北京市临床重点专科培育项目资助

NONGDUZHENG JICHU YU LINCHUANG

脓毒症基础与临床

主　编　顾　伟
副主编　钟　洁　刘　波　吴彩军
　　　　张　强　周海江

北京大学医学出版社

NONGDUZHENG JICHU YU LINCHUANG

图书在版编目（CIP）数据

脓毒症基础与临床 / 顾伟主编. -- 北京 : 北京大学医学出版社, 2025. 8. -- ISBN 978-7-5659-3474-2

Ⅰ. R631

中国国家版本馆 CIP 数据核字第 202554RF11 号

脓毒症基础与临床

主　　编：顾　伟

出版发行：北京大学医学出版社

地　　址：（100191）北京市海淀区学院路 38 号　北京大学医学部院内

电　　话：发行部 010-82802230；图书邮购 010-82802495

网　　址：http://www.pumpress.com.cn

E-mail：booksale@bjmu.edu.cn

印　　刷：中煤（北京）印务有限公司

经　　销：新华书店

责任编辑：郭　颖　　**责任校对：**靳新强　　**责任印制：**李　啸

开　　本：787 mm × 1092 mm　1/16　　**印张：**31.5　　**字数：**806 千字

版　　次：2025 年 8 月第 1 版　2025 年 8 月第 1 次印刷

书　　号：ISBN 978-7-5659-3474-2

定　　价：180.00 元

编者名单

主　编　顾　伟

副主编　钟　洁　刘　波　吴彩军　张　强　周海江

编　者（按姓名汉语拼音排序）

曹　阳（新疆医科大学第一附属医院）

柴艳芬（天津医科大学总医院）

陈传熹（四川大学华西医院）

崔莹莹（首都医科大学附属北京佑安医院）

丁洪光（广东省人民医院）

董传莹（大连医科大学附属第一医院）

方晓磊（北京中医药大学东方医院）

高恒波（河北医科大学第二医院）

高嘉悦（首都医科大学附属复兴医院）

葛晓利（上海交通大学医学院附属第九人民医院）

龚　平（深圳市人民医院）

顾　伟（清华大学附属垂杨柳医院）

郝亚娟（清华大学附属垂杨柳医院）

何婧瑜（首都医科大学宣武医院）

胡天鹏（中日友好医院）

黄　坡（北京中医药大学东方医院）

黄钦悠（佳木斯大学）

康　健（大连医科大学附属第一医院）

兰　超（郑州大学第一附属医院）

李桂仙（中国人民解放军陆军第八十二集团军医院）

李　梅（河北医科大学第三医院）

李彦媚（首都医科大学附属北京友谊医院）

李永凯（河北医科大学第二医院）

练　睿（中日友好医院）
林长纯（上海交通大学医学院附属第九人民医院）
刘　波（首都医科大学附属北京佑安医院）
刘晓伟（中国医科大学附属第一医院）
刘雪晴（哈尔滨医科大学附属第二医院）
刘艳存（天津医科大学总医院）
陆思雨（清华大学附属垂杨柳医院）
马林沁（北京中医药大学东直门医院）
孟　醒（郑州大学第一附属医院）
闵　安（苏州大学附属第二医院）
戎思萌（清华大学附属垂杨柳医院）
宋琳琳（清华大学附属北京清华长庚医院）
王　静（河北医科大学第三医院）
王　颖（清华大学附属垂杨柳医院）
王　玉（清华大学附属垂杨柳医院）
王昱强（首都医科大学附属北京友谊医院）
吴彩军（北京中医药大学东直门医院）
吴建勇（深圳市人民医院）
肖红丽（首都医科大学附属北京友谊医院）
张　斌（浙江大学医学院附属第二医院）
张海博（首都医科大学附属北京同仁医院）
张　敬（首都医科大学附属北京同仁医院）
张　强（北京大学第三医院）
张　蜀（四川大学华西医院）
张文博（首都医科大学附属北京世纪坛医院）
张瑛琪（河北医科大学第三医院）
赵宏宇（中国医科大学附属盛京医院）
赵连兴（青岛大学附属医院）
钟　洁（清华大学附属垂杨柳医院）
周海江（首都医科大学附属北京朝阳医院）
周　爽（中国医科大学附属盛京医院）
周亚雄（四川大学华西医院）
秘　书　陆思雨（清华大学附属垂杨柳医院）

点评专家

（按姓名汉语拼音排序）

陈旭岩（清华大学附属北京清华长庚医院）
邓　颖（哈尔滨医科大学附属第二医院）
顾　伟（清华大学附属垂杨柳医院）
李　杰（首都医科大学附属复兴医院）
齐文杰（首都医科大学附属北京友谊医院）
闫圣涛（中日友好医院）

主编简介

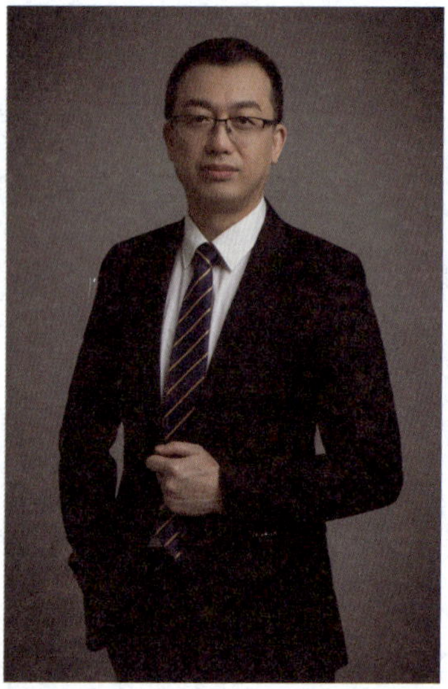

顾伟，1976年6月出生，医学博士，教授，主任医师，硕士研究生导师，清华大学附属垂杨柳医院急诊医学科主任，“凤凰计划”高层次领军人才。现任中华医学会急诊医学分会卒中学组副组长，北京医学会急诊医学分会常务委员兼学术秘书，北京医师协会急诊医学专科医师分会常务理事兼副总干事，京津冀急诊急救联盟秘书，中国老年医学学会急诊医学分会常务委员兼学术委员会副秘书长，海峡两岸医药卫生交流协会急诊医学分会常务委员，中国医师协会急救复苏和灾难医学专业委员会委员等。

从事急危重症一线救治工作25年，曾在香港东区尤德夫人那打素医院和香港大学访问学习，致力于心搏骤停和脓毒症的基础与临床研究，在 *Shock*，*Resusciatation*，*American Journal of Emergency Medicine* 等期刊以第一作者和通讯作者发表学术论文100余篇，其中被SCI收录30余篇。承担国家自然科学基金、北京市自然科学基金、首都特色专项等课题10余项，主编或参编专著、译著和教材20余部，作为通讯作者和执笔人发起和撰写中国急诊专家团体标准、指南和共识10余个，获批专利多项。

主编寄语

亲爱的读者：

当您翻开这本书时，或许刚刚结束一场与脓毒症的生死博弈：监护仪刺耳的警报声仍在耳畔回响，升压药与抗生素的联合作战仍在持续，多脏器功能衰竭的阴影仍在病房游荡。作为急诊科医生，我们都曾经历过这样的至暗时刻——面对患者急剧恶化的生命体征，却总在诊疗决策的“十字路口”感受到认知的局限与技术的无力。正是这份刻骨铭心的体验，促使我们历时 1 年之久，综合脓毒症基础与临床相结合的 31 个章节，汇聚国内近 60 位急诊、重症、感染专家的智慧结晶，铸就了这部兼具一定科学深度与临床温度的学术专著。

在急诊医学的“星空”下，脓毒症始终是最耀眼的“黑洞”。全球每 2.8 秒就有一人因为脓毒症而丧失生命。尽管其致死率已超过急性心肌梗死，但脓毒症依然在临床实践中遭遇“诊断延迟、治疗趋同、预后难测”的困境。我们痛心地发现，当基础医学已深入单细胞测序与代谢组学层面时，临床一线医生却仍在沿用 20 年前的 SOFA 评分；当免疫治疗在肿瘤领域大放异彩时，脓毒症的免疫调节策略却仍停留在糖皮质激素的世纪之争。这种基础研究与临床实践的鸿沟，恰是本书试图弥合的裂谷。

在本书的编写过程中，我们始终秉持三个核心原则：“知其然更知其所以然”的认知深化、“从基础到临床”的知识转化以及“个体化精准治疗”的实践赋能。本书不是文献的简单汇编，而是将晦涩的机制研究转化为可操作的临床思维。在无数个挑灯夜战的编撰日子里，我们始终被一个问题所叩问：“什么才是对抗脓毒症最有力的武器？是不断更新的指南规范？是日新月异的技术手段？还是深奥精妙的分子机制？”直到有一天，我们突然顿悟：真正的武器，是临床医生将基础认知转化为救治策略的思维能力。医学的进步从来就不是一蹴而就的，但每一次认知边界的突破，都可能为患者推开一扇生命之窗。愿这本凝聚着临床智慧与实践经验的著作，能陪伴您在脓毒症救治的征途上，以科学之光穿透迷雾，用理性之火点燃希望。

本书的完成得到了众多国内知名急诊、重症、感染专家、老师和同道的积极参与和支持，对此表示衷心的感谢。同时也感谢北京大学医学出版社郭颖编辑对编写工作给予的有力帮助和指导。本书的出版得到了北京市临床重点专科培育项目（2023）的资助。最后感谢钟洁、陆思雨等医师和王颖护士长在本书编写中所付出的努力。

主编谨识

2025 年夏 · 北京

目　录

上篇　基础篇

下篇　临床篇

上篇

基础篇

第一章

脓毒症的历史与演变

脓毒症（sepsis）是人体对感染的免疫反应失调引起的危及生命的器官功能障碍。每年全世界约有数百万人罹患脓毒症，该病致残率极高，总病死率在20%~45%，造成数以亿计的医疗成本支出，因此亟需临床医生高度警觉、积极预防并给予治疗。同时，该病也是需要得到政府层面关注的重大疾病和社会问题。从古至今，经过数千年的变迁与发展，逐渐形成了现代脓毒症理论体系，本文将结合脓毒症的发现和发展过程中的重要事件来讲述该疾病的历史及演变。

一、古人对脓毒症的认识

“脓毒症”一词来源于古希腊语，本意为腐烂的动物、植物或者有机物，第一次用于医学描述是在2700多年前的古希腊诗人荷马的诗歌中。公元前400年，希波克拉底的著作中也曾用到这个词，他认为脓毒症是体内发生了危险的、充满恶臭的生物腐败性变化，这种腐败是由结肠释放的有毒物质所致，于是他尝试使用药用化合物（如红酒和醋）来抵抗这种腐败。

随着医学经验的积累，古人对于脓毒症的认识也逐渐增多，尽管有些认知是片面的，甚至是错误的，但仍不能否认先辈们的探索精神。公元2世纪，古罗马人认为脓毒症是由能释放“瘴气”的生物导致的，在当时，这一说法引发了一场有关居住条件与卫生的健康改革，进而成功减少了“瘴气”致病的病例。古罗马关于脓毒症的理论形成中最著名的代表人物为盖伦，由于他所处的时代还没有现代意义上的感染和炎症理论，因而他并没有直接对脓毒症有详细的描述，但他在体液理论、解剖学和生理学方面的医学理念及实践对脓毒症理论的发展产生了重要影响。他提出脓是伤口愈合的重要产物，是“令人赞赏的脓”，由于盖伦在当时社会上的权威地位，这一理念被广泛传播，导致此后 1000 多年间采用西医烧灼术以及腐蚀性软膏来治疗伤口化脓的方法被滥用，即使没有污染的伤口也被人为地制造感染，导致化脓和炎症反应。甚至一直到 14 世纪，法国外科医生居伊・德・肖利亚克在其经典名著《大外科学》中仍写道“化脓对伤口愈合有利”，这一错误的认知致使无数患者在伤口感染的化脓过程中悲惨地死去。这种临床认识和处理的误区一直延续到了 19 世纪末叶，直到英国著名外科医师约瑟夫・李斯特发明外科消毒法后才逐渐得以终止。

二、近代脓毒症理论的发展

医学史上对于脓毒症认识的飞速发展源于细菌学说的产生和发展。荷兰显微镜学家安东尼・范・列文虎克在 17 世纪末就已经首次观察到了细菌，但他的工作直到 19 世纪才被广泛认可。19 世纪初期，显微镜技术的进步使得科学家能够更清晰地观察到微观世界，为细菌学的诞生和发展奠定了重要的基础，细菌学理论就此进入了飞速发展的黄金时代，而细菌致病理论起始于临床医生细致入微的临床实践观察。1810 年，拿破仑战役中的医生亚历山大・奥利维尔为自己注射了因脓疱热死亡的士兵伤口处的脓液，第一次证明了脓疱热具有传染性。奥地利维也纳的产科医生伊格纳兹・塞梅维斯发现产后脓毒症的发生有一定规律，即在分娩期间由助产士接生的妇女患产后脓毒症的概率为 2%，而由医学生接生的妇女患产后脓毒症的概率为 16%。塞梅维斯发现医学生在进行尸体解剖后不洗手，而直接给产妇进行接生，于是他猜测是医学生的手被尸体上的毒物弄脏了，然后再将这些毒物带入了产妇体内所致，因此他制定了让医学生在接生前必须洗手的规矩，由此在他的病房中，产后脓毒症的发生率迅速降至 3% 以下。1854 年，在克里米亚战争期间，近代护理学创始人、著名英国护理教育家弗洛伦斯・南丁格尔在斯库塔里（土耳其）兵营的医院里引进了预防医院感染的措施，包括洗手，这些措施降低了所在医院的脓毒症的感染率和死亡率。1861 年，约瑟夫・李斯特成为一名外科医生，彼时外科术后脓毒症的发病率及死亡率居高不下，他敏锐地观察到皮肤完好的骨折患者一般不易发生感染，便提出了大胆的设想，感染可能是从破损的伤口处进入人体的。几乎在同一时间，法国科学家路易斯・巴斯德进行了著名的“鹅颈瓶实验”，证明了微生物的存在，且微生物可经空气传播导致疾病的发生，并在 1864 年发表了相关论文，这一发现大大支持了细菌致病理论。1865 年，当李斯特读到这篇论文时，思路豁然开朗，由此得以认识到了细菌学说，这为其后来的消毒理论提供了关键的思路，随即他提出缺乏消毒是手术后发生感染的重要原因。1867 年，李斯特发表论文公布了这一重要成果，随后不到 10 年时间，就使外科手术后死亡率从45%降到15%，挽救了亿万人的生命。与此同时，德国医生罗伯特·科赫进一步发展了细菌致病理论，他提出了著名的科赫法则，这是一套用于确定特定微生物是否为某种疾病病原体的标准，为后来对脓毒症的研究和诊断提供了重要的科学工具和基础理论。

三、近代脓毒症治疗的演变

伴随着对脓毒症认识的不断发展，临床医生也在思考如何应对和诊疗这种疾病。使用药物来治疗感染和脓毒症最早可追溯到希波克拉底时代，他曾使用葡萄酒、醋和无机盐来治疗伤口。大约在2500年前，中国古人利用发霉的豆腐来治疗疖痈。直到“细菌致病学说”被接受之前，对感染的治疗都是经验性的。随着细菌理论在医学界的生根发芽，人们的注意力转向了如何有针对性地根除这些有传染性的微生物，于是诞生了抗生素这一概念。诺贝尔奖获得者，德国著名科学家保罗·埃利希首次提出了某些化合物可能能够杀死这些会导致感染和脓毒症的病原体，并在1910年上市了第一个治疗梅毒的药物——新砷凡纳明，该药物在此后的数十年间一直被作为治疗梅毒的首选药物。30年后，德国著名细菌学家格哈德·多马克在一种染料中发现了磺胺的杀菌作用，并对其进行提纯加工，制成了世界上第一种商品化的合成抗菌药物百浪多息，并用其治愈了被链球菌感染的女儿。在抗生素的发展史上不得不提的另一个知名人物是英国细菌学家、青霉素的发现者亚历山大·弗莱明，他在实验中偶然发现的青霉素至今仍在临床抗感染中发挥着至关重要的作用，同时他也对细菌的耐药性进行了重要的观察，经过这些观察后得出的结论给后来的细菌耐药理论同样提供了重要思路。1929年，弗莱明对外公布了这些发现，但他当时并没有认识到这一物质的巨大价值，也没有对青霉素进行提纯。英国著名病理学家霍华德·弗洛利和化学家欧内斯特·柴恩对弗莱明的工作进一步拓展，他们推算出了青霉素的结构，然后对其进行提纯和批量生产。在第二次世界大战期间，青霉素被正式大规模投入使用，成功拯救了数万名士兵，使其免于化脓性感染导致的死亡。在有证可循的历史上，第一批从抗生素使用中获益的人群是产后脓毒症患者。1936年，英国医生莱纳德·科尔布鲁克使用磺胺类药物对38名产后脓毒症的患者进行治疗，经治疗后的患者中仅有3人死亡。至此抗生素正式登上了医学的历史舞台。在此后的近100年间，人们致力于研发更多种类的抗生素和优化抗生素使用流程，不断推进细菌感染性疾病和脓毒症的临床治疗。

到20世纪中后期，脓毒症的研究经历了显著的发展，这一时期的关键进展为现代脓毒症治疗和管理奠定了基础。在此之前，脓毒症的治疗主要集中在对感染的识别和抗生素的使用上，然而，随着炎症介质的发现和炎症反应机制的阐明，医学界开始意识到脓毒症治疗的复杂性远远超出了单纯的感染控制。研究者开始认识到炎症介质如干扰素

（interferon，IFN）、白细胞介素（interleukin，IL）和肿瘤坏死因子（tumor necrosis factor，TNF）在脓毒症病理生理学中的重要作用。1957 年，英国细菌学家 Isaacs 和瑞士微生物学家 Lindenmann 发现了 IFN 的存在及其在抵抗病毒感染中的作用。美国科学家 Charles Dinarello 发现了白细胞介素 1（IL-1）并对其进行研究，发现这是一种在脓毒症中起关键作用的细胞因子。以色列免疫学家 Gershon Eisenbach 的研究主要集中在 TNF 上，这是一种在脓毒症和其他炎症性疾病中发挥作用的关键细胞因子。炎症介质在脓毒症的病理生理学中起着核心作用，其过度释放不仅攻击感染源，还可能损害正常的组织和器官，导致器官功能损伤和衰竭。Bruce Beutler 是一位美国遗传学家和免疫学家，他揭示了炎症反应中的信号转导途径，特别是在识别病原体和激活免疫反应方面。这些发现揭示了脓毒症患者体内发生的级联反应，导致了全身性炎症反应综合征。随着对炎症反应认识的进一步加深，治疗策略开始从单一的抗生素治疗转变为包括抗炎治疗的综合治疗，包括使用类固醇药物和其他免疫调节剂来抑制脓毒症期间过度的炎症反应和调节免疫功能失调。

四、现代脓毒症的理论和实践进展

（一）脓毒症定义的演变和发展

现代医学对脓毒症进行系统的定义始于 1991 年，由美国胸科医师学会（American College of Chest Physicians，ACCP）和危重病学会（Society of Critical Care Medicine，SCCM）共同制定，将脓毒症定义为由感染引起的全身炎症反应综合征（systemic inflammatory response syndrome，SIRS），并根据器官功能障碍的严重程度进一步区分为严重脓毒症和脓毒性休克。严重脓毒症被定义为与器官功能障碍、灌注不足或低血压相关的脓毒症。脓毒症相关低血压是指在没有其他低血压原因的情况下，收缩压小于 90 mmHg 或较基线降低 40 mmHg。脓毒性休克被定义为尽管进行了充分的液体复苏，但仍持续存在的脓毒症相关低血压。上述定义被称为 Sepsis 1.0。Sepsis 1.0 制定的 SIRS 的诊断标准包括以下 4 项中的 2 项或 2 项以上：①体温＞ 38℃或＜ 36℃；②心率＞ 90 次 / 分；③呼吸频率＞ 20 次 / 分或动脉血二氧化碳分压（$PaCO_2$）＜ 32 mmHg；④白细胞计数＞ 12×10^3/ml 或＜ 4.0×10^3/ml，或未成熟中性粒细胞（有核白细胞）的比例＞ 10%。

但由于 SIRS 诊断标准的特异性和敏感性不足，2001 年欧洲和北美的几个重症监护协会联合召开了第二次共识会议，目的是更新这些定义和诊断标准，称之为 Sepsis 2.0。Sepsis 2.0 扩大了诊断标准的内容，更加关注器官功能障碍的定义，增加了多个器官功能评价的指标，提出了对脓毒症进行分级，参照肿瘤疾病的 TNM 分级系统制定了 PIRO 分级系统，具体内容包括易感因素（P，predisposition）、感染（I，infection）、机体反应

（R，response）及器官功能不全（O，organ dysfunction）4 个部分，但共识对于脓毒症、严重脓毒症和脓毒性休克的定义并未做大的调整。然而由于 Sepsis 2.0 的诊断标准相对复杂，在临床应用实施时有较大的局限性，且其敏感性和特异性仍不足以准确地识别所有脓毒症患者，尤其是轻度病例，导致该定义标准一直未得到广泛应用。

随着对脓毒症病理生理机制理解的深入，2014 年，欧洲重症医学会（Europe Society of intensive Care Medicine，ESICM）和 SCCM 召集新的专家小组，更新了脓毒症和脓毒性休克的定义。专家组认为“严重败血症”一词是多余的，并删除了 SIRS 概念在脓毒症定义中的应用。2016 年脓毒症定义的第三个国际共识正式发布，被称为 Sepsis 3.0。Sepsis 3.0 强调了脓毒症是宿主对感染的反应失调导致的危及生命的器官功能障碍，而不再依赖 SIRS 的标准。这一定义更加注重器官功能障碍的评估，并推荐使用序贯器官衰竭评分（Sequential Organ Failure Assessment，SOFA）来量化器官功能衰竭。如果 SOFA 评分改变≥ 2 分，则提示器官功能障碍符合脓毒症的标准。同时，脓毒性休克被定义为脓毒症的一种严重形式，特征是严重的循环、细胞和代谢异常，需要使用血管活性药物来维持血压，并且伴有动脉血乳酸水平升高。与此同时，专家们也制定了简化版的 SOFA 评分，即 qSOFA，qSOFA 不需要等待实验室检测结果，就可以简单、快速地评估可能感染的患者，但对早期脓毒症风险评估的敏感性较差。后期工作组在定义之上提出了新的治疗指南，强调了脓毒症早期识别和治疗的重要性。

（二）脓毒症治疗指南的更新发展

与脓毒症定义的制定和更新同步发展的是针对脓毒症治疗的国际指南。1997 年，德国一家生命科学公司组织成立了一个由国际脓毒症领域专家共同组成和发起的国际脓毒症论坛（International Sepsis Forum，ISF），ISF 主要尝试进行某种针对脓毒症药物的临床试验，但遗憾的是该药物试验并未成功。即便如此，成员们仍决定利用这个机会发展学术界和行业之间的非党派合作，目标是提高对脓毒症的理解和认识，并逐步改进新型辅助治疗的临床技术。1997 年 9 月，ISF 在巴黎举行的第二次会议上决定制定一套针对严重脓毒症和脓毒性休克管理的循证医学指南，他们参考抗血栓药物使用的循证医学指南制定流程，从以下关键领域进行综述编辑，包括定义、感染的诊断、抗生素的使用、脓毒症的预防、肺部管理、已有的免疫治疗、未来的免疫治疗和 ICU 病房内的支持护理。这些综述结果在 2000 年布鲁塞尔举办的会议上被正式公布，并于 2001 年发布在重症监护医学杂志（Intensive Care Medicine，ICM）上。同一时期的一项针对重症监护医生的研究调查发现，83% 的 ICU 医生认为彼时的脓毒症临床诊断不足或者存在误诊。因此，ESICM、SCCM 和 ISF 成员同意加入一项共同的运动，其目标是增加医疗从业者对脓毒症诊断和治疗的知识，以期改善脓毒症患者的预后。这项运动被称为拯救脓毒症运动（Surviving Sepsis Campaign，SSC）。

SSC 于 2002 年正式开启，其既定目标是在 5 年内将脓毒症死亡风险相对降低 25%。后来，他们认识到仅发布指南并不会改变临床实践效果，因此 SSC 与美国医疗保健改善研究所（The Institute for Healthcare Improvement，IHI）共同合作开发了一项计划，以改善严重脓毒症和脓毒性休克住院患者的早期管理。2004 年，IHI 提出“集束化治疗”的概念，该概念在急症领域得到了关注，研究表明，通过集束化治疗可最大限度减少呼吸机相关肺炎的发生率。基于上述研究发现，SSC 召集专家小组，制定了脓毒症的集束化治疗策略，分为前 6 h 内的复苏集束化治疗和前 24 h 内的管理集束化治疗，这个版本的集束化治疗侧重于早期识别、抗生素治疗、液体管理、血管活性药物和糖皮质激素的使用。但由于最初的几年，SSC 的活动经费由各种医药公司出资支持，其公信力遭到了学术界的质疑。因此 2006 年和 2010 年 SSC 修订指南的会议没有接受任何商业支持，其活动经费由参与的单位原专业医疗组织共同承担，后来 ISF 正式撤出该运动。2006 年更新的指南中使用 GRADE（the Grading of Recommendations Assessment，Development and Evaluation）系统，即循证医学证据的推荐评估、制定和评价的分级系统，以评估证据的质量和建议强度。2010 年一篇发表在《危重症医学》（*Critical Care Medicine*，*CCM*）杂志上的文章对脓毒症集束化治疗的效果进行评估，发现随着临床医生对集束化治疗的执行程度的提高，患者的预后也在逐步改善，死亡率逐步下降，从而肯定了集束化治疗的效果。2012 年指南对于诊断脓毒症后的集束化治疗启动时限进一步缩短，由原来的 6 h 复苏集束化治疗和 24 h 内的管理集束化治疗变为 3 h 内和 6 h 内完成的集束化治疗。2016 年 SSC 再次更新指南，强调了脓毒症的治疗越快越好，并提出了新的治疗理念，包括液体复苏、抗生素使用、血管活性药物使用、降阶梯治疗和器官功能支持等。2018 年，随着对脓毒症的诊疗经验不断丰富，临床数据的快速增多，SSC 再次对集束化治疗进行规范，将时限缩短至 1 h，再次强调更早的干预治疗对于脓毒症患者治疗的重要性。2021 年更新的指南内容更加详实，包含了脓毒症的识别、诊断、治疗等各个方面，指南推荐了新的筛查评分工具，细化了感染诊断、控制及抗菌药物使用方面的建议内容，包含对疑似脓毒症患者进行持续性评估、抗真菌治疗建议，并对 β- 内酰胺类药物的使用方式进行了规范，建议根据患者的具体情况和感染风险，提供更具个性化的抗生素治疗建议，强调在识别脓毒症后 1 h 内使用抗生素，但对于没有休克和可疑感染的患者，可推迟抗生素使用时间至 3 h 内，并推荐根据药动学、药效学原则和药物特性优化抗生素剂量。

尽管近年来脓毒症的诊疗规范快速发展，脓毒症的早期识别和快速治疗仍然是改善患者预后的关键。目前的研究正在探索更有效的筛查工具和生物标志物，以期更早、更准确地诊断脓毒症。抗菌药物的合理使用仍然是治疗脓毒症的重要组成部分，如何减少抗菌药物耐药性的发展，以及如何更精确地针对病原体进行治疗仍是医学界亟需解决的难题。其他方面，如免疫调节治疗、个体化治疗、非药物治疗以及多学科协作治疗亦是当前的热点，提高医疗专业人员对脓毒症的认识和处理能力，以及提高公众对脓毒症的认识对于整个社会来说都是至关重要的。

（陆思雨　顾　伟）

参考文献

[1] Geroulanos S，Douka ET. Historical perspective of the word "sepsis". Intensive Care Med，2006，32(12)：2077.

[2] Funk DJ，Parrillo JE，Kumar A. Sepsis and septic shock：a history. Crit Care Clin，2009，25（1）：83-101.

[3] Majno G. The ancient riddle of sigma eta psi iota sigma (sepsis). J Infect Dis，1991，163（5）：937-945.

[4] Cavaillon JM，Chrétien F. From septicemia to sepsis 3.0-from ignaz semmelweis to louis pasteur. Genes Immun，2019，20（5）：371-382.

[5] Kadar N. Rediscovering ignaz philipp semmelweis (1818-1865). Am J Obstet Gynecol，2019，220（1）：26-39.

[6] Thurston AJ. Of blood，inflammation and gunshot wounds：the history of the control of sepsis. Aust N Z J Surg，2000，70（12）：855-861.

[7] Cohen S. Cytokine：more than a new word，a new concept proposed by Stanley Cohen thirty years ago. Cytokine，2004，28（6）：242-247.

[8] Cohen S，Bigazzi PE，Yoshida T. Commentary. Similarities of T cell function in cell-mediated immunity and antibody production. Cell Immunol，1974，12（1）：150-159.

[9] Bone RC，Balk RA，Cerra FB，et al. Definitions for sepsis and organ failure and guidelines for the use of innovative therapies in sepsis. The ACCP/SCCM Consensus Conference Committee. American College of Chest Physicians/Society of Critical Care Medicine. Chest，1992，101（6）：1644-1655.

[10] Levy MM，Fink MP，Marshall JC，et al. 2001 SCCM/ESICM/ACCP/ATS/SIS International Sepsis Definitions Conference. Crit Care Med，2003，31（4）：1250-1256.

[11] Singer M，Deutschman CS，Seymour CW，et al. The third international consensus definitions for sepsis

and septic shock（Sepsis-3）. JAMA，2016，315（8）：801-810.

［12］Marshall JC，Dellinger RP，Levy M. The surviving sepsis campaign：a history and a perspective. Surg Infect（Larchmt），2010，11（3）：275-281.

［13］Levy MM，Dellinger RP，Townsend SR，et al. The Surviving Sepsis Campaign：results of an international guideline-based performance improvement program targeting severe sepsis. Intensive Care Med，2010，36（2）：222-231.

［14］Dellinger RP，Levy MM，Rhodes A，et al. Surviving sepsis campaign：international guidelines for management of severe sepsis and septic shock：2012. Crit Care Med，2013，41（2）：580-637.

［15］Rhodes A，Evans LE，Alhazzani W，et al. Surviving Sepsis Campaign：international guidelines for management of Sepsis and Septic Shock：2016. Intensive Care Med，2017，43（3）：304-377.

［16］Oczkowski S，Alshamsi F，Belley-Cote E，et al. Surviving Sepsis Campaign Guidelines 2021：highlights for the practicing clinician. Pol Arch Intern Med，2022，132（7-8）：16290.

第二章

脓毒症流行病学

脓毒症（sepsis）的发病率在过去几十年中急剧增加，但死亡率呈下降趋势。随着人们对脓毒症的深入研究，其结局有所改善。脓毒症发病率增加的常见原因包括人口老龄化、免疫抑制剂的频繁使用以及耐药病原体的传播等，而脓毒症相关死亡率的下降通常归因于更好的脓毒症识别、更快的治疗、医疗水平的提高、危重症患者护理水平的提高等。然而，根据目前临床上观察到的趋势，脓毒症死亡率在很大程度上受到了脓毒症诊断策略、诊断标记的偏倚影响，例如当脓毒症定义不准确时，部分病情较轻的患者也被诊断为脓毒症，这就会产生死亡率下降的误导，而死亡率下降并不能反映患者结局的改善。因此准确了解脓毒症的流行病学趋势对于指导新的研究、改善患者预后及治疗措施等非常重要，本篇文章以 sepsis-1 至 sepsis-3 标准更新为时间轴，阐述脓毒症流行病学的变化趋势、病原学种类及相关预后因素。

一、sepsis-1

1991 年，美国重症医学会联合美国胸科医师学会召开了一次“共识会议”，其目标是提供一个概念和实践框架来定义感染所引起的全身炎症反应。在此次会议上首次提出了脓毒症的定义，当时取名为 sepsis-1，其定义为感染所引起的全身炎症反应综合征（systemic inflammatory response syndrome，SIRS）。除脓毒症外，严重脓毒症定义为与器官功能障碍、灌注不足和低血压相关的脓毒症；而脓毒性休克的定义为尽管进行了充分的体液复苏，但仍有灌注异常，包括但不限于乳酸酸中毒、少尿或精神状态急性改变的病症；而 SIRS 的诊断标准结合体温、白细胞计数、心率及呼吸频率 4 个方面，需至少满足以上中的 2 项即可诊断（表 2-1）。

表2-1　sepsis-1的诊断标准

项目	指征
SIRS	①体温＞ 38℃或＜ 36℃
	②白细胞计数＞ 12×10^9/L 或＜ 4×10^9/L
	③心率＞ 90 次 / 分
	④呼吸频率＞ 20 次 / 分或 $PaCO_2$ ＜ 32 mmHg
严重脓毒症	器官功能障碍、灌注不足和低血压相关的脓毒症
脓毒性休克	尽管进行了充分的体液复苏，但仍有灌注异常，包括但不限于乳酸酸中毒、少尿或精神状态急性改变的病症

2003 年在美国发表的一篇流行病学研究发现，1979—2000 年美国脓毒症从 164 000 例（每 10 万人中有 82.7 例）逐步增加到近 660 000 例（每 10 万人中有 240.4 例），年增长率为 8.7%，其发病率的增加在 1979—1989 年最为显著。治愈率方面，据统计在 1979 年，78.5% 的患者可以出院返家，到 2000 年这一比例下降到 56.4%，但与此同时出院至其他医疗卫生保健机构的比例从 16.8% 上升到 31.8%，这可能是因医疗卫生保健机构的增加所致。随着对脓毒症研究的不断推进，住院时间少于 1 周的患者人数明显增加，住院时间超过 30 天的患者人数明显减少。尽管患者存活率有所提高，但脓毒症发病率的增加导致与脓毒症相关的住院总体死亡人数增加了近 2 倍，从 1979 年的 43 579 例死亡（每 100 000 人中有 21.9 例）增加到 2000 年的 120 491 例死亡（每 100 000 人中有 43.9 例）。

尽管 sepsis-1 的定义及诊断标准较为明确，但通过后续的相关研究证明，使用 SIRS 作为脓毒症的敏感预测因子其特异性较差，且 SIRS 标准不包括生化标志物，如 C- 反应蛋白、降钙素原（PCT）或白细胞介素 -6（IL-6）等，这些指标在脓毒症发病时通常升高，仅用 SIRS 研究脓毒症的发病机制、治疗方案、死亡率预测及患者预后等并不能提供准确价值。

在 1994 年发表的一篇前瞻性、多中心研究文章中，研究纳入了意大利 99 所医院 ICU 的患者，对其中 1101 例患者进行统计分析，显示有 52% 的 ICU 患者被诊断为 SIRS，有 4.5% 及 2.1% 的患者被诊断为脓毒症及严重脓毒症，另外存在 3% 的患者出现脓毒性休克。在死亡率方面，SIRS 患者的死亡率与非 SIRS 患者的死亡率相似，两类患者之间的预后差异有限，这些结果提示使用 SIRS 诊断的预测性和有效性有限。因此脓毒症 -1 不足以特异性地将脓毒症患者与对感染有正常炎症反应或炎症状况由非感染因素引起的患者进行区分。后续相关研究人员对 1058 名医师进行调研发现，所有医师一致认为脓毒症是 ICU 患者死亡的主要原因，但脓毒症的症状很容易被误诊为其他疾病。有 67% 的受访者认为脓毒症缺乏一个通用的定义，83% 的受访者认为脓毒症很可能经常被遗漏，其原因是医生对脓毒症的认识、定义和诊断较为困难，这进一步说明对脓毒症定义的不足已引起广泛的关注，因而进一步探究脓毒症逐渐成为社会医疗亟须攻克的课题。

二、sepsis-2

在 2001 年，为了改进并明确脓毒症的诊断，数个欧洲及北美重症监护协会再次召开会议，会议首先阐述了对脓毒症和相关疾病当前定义的优缺点，并寻找改进现有定义的方法，最终目标是提高脓毒症诊断的准确性、可靠性和临床实践性。会议重新对脓毒症的诊断进行了补充，增加了临床及实验室指标，可使临床医生更精确地诊断脓毒症，为其命名为 sepsis-2，并在 2002 年发起了拯救脓毒症运动（Surviving Sepsis Campaign，SSC），旨在提高对脓毒症患者的认识和标准化治疗及护理。SSC 启动后在几项流行病学研究中发现，美国脓毒症发病率仍在持续增加。

2003—2007 年，美国成人患者中共有 16 140 024 例住院治疗，而严重脓毒症住院病例数量快速、稳定增长，从 2003 年的 415 280 例增加到 2007 年的 711 736 例（增长 71%），年增长率为 17.8%；无记录器官功能障碍的所有脓毒症病例的比例从 2003 年的 48% 下降至 2007 年的 36%，而严重脓毒症合并 1 个器官功能障碍的患者比例从 2003 年的 51% 下降到 2007 年的 45%，合并 2 个器官功能障碍的患者比例没有变化，合并 3 个及 3 个以上器官功能障碍的患者比例分别增加了 1.19 倍和 1.51 倍，这提示随着脓毒症定义的改善，在一定程度上提高了脓毒症诊断的准确性。在这 5 年期间，严重脓毒症患者的院内死亡人数显著增加，从 2003 年的 154 159 例增加到了 2007 年的 207 427 例（增加 35%）。根据统计，小于 85 岁的患者死亡率较前增加，但住院死亡率从 2003 年的 37% 下降到了 2007 年的 29%，且住院时间显著缩短，从 2003 年的平均每例患者住院 9.9 天降至 2007 年的每例患者住院 9.2 天，但出院至护理机构的比例也随之增加，从 2003 年的 29% 增加到 2007 年的 35%。2003—2007 年严重脓毒症患者的年增长率显著高于 Martin 所统计的 1979—2000 年的增长率，这可能是因为被诊断为脓毒症患者数量的增加和器官功能障碍患者的比例增加所致。住院死亡率方面的数据与先前研究大致相同，2003—2007 年住院死亡率平均每年下降 2%，而先前研究显示 1993—2003 年，住院死亡率平均每年下降 0.8%。

脓毒症发病率的增加和死亡率的降低可以通过总体老龄化人群伴合并症增加、其他疾病治疗改善、抗生素耐药性以及更自由地使用脓毒症相关 ICD-9 和 ICD-10 编码来解释，相关研究已经将脓毒症相关代码的使用增加与医院报销的积极政策变化相关联，因为脓毒症已经被列为支付增加的十大疾病诊断之一。

三、sepsis-3

在脓毒症定义基本保持不变的10余年后，2014年1月，欧美危重病医学会指定19位国际脓毒症领域的专家组成工作组，启动了第三版脓毒症的概念修订。修订过程除采用会议、邮件、投票等多种方式外，还包括系统的文献复习和德尔菲（Delphi）调查法，并利用大型医疗数据库进行验证。共识文件完成后又被寄至国际各学术团体进行评阅，最终获得31个国际学会的赞成，并且在2016年根据新证据创建了sepsis-3的定义来解决与先前定义的敏感性和特异性相关的问题。在会议中承认使用SIRS作为脓毒症的诊断标准过于敏感，并没有真正反映死亡原因。新的脓毒症被定义为由宿主对感染的反应失调引起的危及生命的器官功能障碍。使用序贯器官衰竭评估（sequential organ failure assessment，SOFA）评分来标准化疾病的严重程度，并认为SOFA评分的高低与死亡率直接相关。SOFA评分包括呼吸系统、凝血系统、肝脏系统、循环系统、中枢神经系统及肾脏系统6大方面，按照各个系统严重程度进行评分，评分需至少为2分及以上，表明疑似感染的住院患者死亡率约为10%。由于SOFA评分需要结合许多实验室的检测结果，会议中提出了快速SOFA评分（qSOFA），用于迅速识别疑似或证实感染的患者，并评估这些患者是否存在恶化的风险。qSOFA包括了呼吸频率、意识及收缩压3项指标。随着SOFA评分及qSOFA评分的提出及脓毒症定义的更新与规范，为流行病学研究提供了更加准确的证据。

在过去的几十年内，国际和国内有很多研究对脓毒症的流行病学特点做了积极的探索和研究。一项研究的研究人员对1990—2017年195个国家和地区、282种潜在死亡原因和23个年龄组的脓毒症发病率和死亡率进行了全球估计。结果表明，在全球范围内，1990年估计有6020万例脓毒症病例，2017年估计有4890万例脓毒症病例。这一变化表示脓毒症发病率降低了18.8%。2017年全球估计有1100万脓毒症相关死亡，占当年死亡人数的19.7%。2017年全球脓毒症年龄标准化死亡率为每10万人148.1例死亡。

2018年发表的一项中国脓毒症病死率研究采用了全国疾病监测系统死因监测系统（national mortality surveillance system，NMSS）数据。由我国疾病控制中心主导的NMSS最早源自1978年建立的疾病监测系统。截至2013年，该系统在全国设置了605个死因监测点，覆盖了全国约24%的人口。根据2015年NMSS数据库中居民死因的ICD编码，确定与各种感染相关的死亡患者。在2015年NMSS数据库报告的1937 299例死亡患者中，245 105例（12.65%）被认为与脓毒症相关，相当于每100 000人中有73.7例死亡病例与脓毒症相关。根据2010年中国人口普查的人口分布标准化后，每10万例脓毒症相关死亡达到66.7例。2015年全国估计有1 025 997例脓毒症相关死亡病例。与非脓毒症相关死亡病例相比，脓毒症相关死亡病例多发生在年龄较大或患有合并症的患者中。

在2019年一项我国重症医学领域的脓毒症临床流行病学及早期诊断的临床研究中，采用了整群随机抽样的方法，在中国大陆地区人口小于全国总人口4%的省（自治区、直辖市）中随机抽选1家三级医院，人口大于等于4%的省（自治区、直辖市）随机抽选2家三级医院进行横断面调查。将2015年12月1日至2016年1月31日收住参研医院ICU的所有患者进行纳入统计。记录所有脓毒症患者的一般人口信息学特征、临床指标、病原学指标等，并随访至诊断后90天。通过ICU、医院及中国大陆地区整体人口几个层面估算我国ICU内脓毒症的发病率。在ICU层面，脓毒症的发病率为20.6/100 ICU住院患者；在医院层面，ICU脓毒症的发病率为0.29/100住院患者。而在病死率方面，824例（35.49%）患者在入组后90天内死亡，ICU和住院病死率分别为29.63%和32.13%，存活率随着病情严重程度增加而下降。得出结论我国大陆大约1/5的ICU患者被诊断为脓毒症，其中超过1/3的患者在诊断后90天内死亡。

四、病原学种类

脓毒症病原学微生物种类因患者年龄、性别、感染部位、院内或社区获得性感染等的差异而不同。有研究发现，感染的部位主要是皮肤、胃黏膜、泌尿系统、呼吸系统等。脓毒症患者的病理生理学变化绝大多数与革兰氏阴性菌和革兰氏阳性菌密切相关，其中革兰氏阴性菌产生的内毒素与感染密切相关，其有效成分脂多糖被认为是脓毒性休克产生炎性反应的关键介质之一。革兰氏阳性菌中以金黄色葡萄球菌引起的脓毒症发病率最高，且随着耐药性不断升高，对金黄色葡萄球菌感染所致脓毒症的防治已成为现代危重症医学所面临的重要问题之一。Martin等发现，1979—1987年革兰氏阴性菌是引起脓毒症的主要病原体，但在此之后至2001年，革兰氏阳性菌成为了主要病原体，平均每年增加26.3%，且作为脓毒症感染的病原学频率仍在逐步增加，现在几乎与革兰氏阴性菌感染一样常见，这可能与更多地使用侵入性手术和医院获得性感染的比例增加有关。在2000年报告的引起脓毒症的微生物中，革兰氏阳性菌占52.1%，革兰氏阴性菌占37.6%，多种微生物感染占4.7%，厌氧菌占1.0%，真菌占4.6%，其中值得注意的是由真菌引起的脓毒症病例数增加了207%，从1979年的5231例增加到2000年的16 042例。目前脓毒症患者的真菌感染比例也在逐渐升高，并且与发病率和死亡率密切相关。我国2014年对SICU中65例腹腔感染相关脓毒症患者的腹腔引流液标本进行病原学分析和药敏试验，结果共分离出151

株病原菌，其中革兰氏阴性菌104株（68.9%）、革兰氏阳性菌29株（19.2%）、真菌18株（11.9%），其中大肠埃希菌（23.2%）、鲍曼不动杆菌（15.2%）、屎肠球菌（13.2%）、铜绿假单胞菌（8.6%）、肺炎克雷伯菌（7.9%）为常见致病菌，而大肠埃希菌及肺炎克雷伯菌中产超广谱β-内酰胺酶菌株分离率分别高达80.0%和33.3%，且对碳青霉烯类抗菌药物耐药率低；鲍曼不动杆菌中56.5%为多重耐药菌株，而30.4%为泛耐药菌株。2019年我国所发表的一篇论著显示，2016年9月至2018年9月在湖州师范学院附属第一医院进行治疗的186例脓毒症患者中共分离出病原菌263株，其中阴性菌占比为（136/263）51.71%，阳性菌占比为（90/263）34.22%，真菌占比为（37/263）14.07%，分布最广的为葡萄球菌属，占所有病原菌的14.82%。2019年对我国的一项针对ICU患者的研究显示，1919例（82.64%）脓毒症患者中有962例（50.13%）病原微生物培养阳性。最常见的病原微生物是革兰氏阴性菌（32.67%），其次为革兰氏阳性菌（13.76%）及真菌（10.47%）。在所有致病菌中，最常见的是鲍曼不动杆菌（8.82%），其次为肺炎克雷伯菌（7.76%）和大肠埃希菌（7.45%），研究显示死亡患者感染革兰氏阴性杆菌、真菌、多药耐药菌的比例显著高于存活患者。2024年在我国一项最新的研究中，探讨了安徽省二级以上医院重症监护病房中363例脓毒症患者的感染部位及病原菌，研究发现无论是三甲医院还是非三甲医院的ICU，脓毒症感染部位最常见的均为呼吸系统感染，分别占51.7%和66.3%，其次是腹腔感染（40.4%和34.7%），其中非三甲医院ICU泌尿系统感染较血流感染多。所有脓毒症患者都送检了病原学，其中一部分患者存在多种病原菌感染，检出率最高的是革兰氏阴性菌（占34.2%），其次依次为革兰氏阳性菌（14.5%）、真菌（10.1%）和其他细菌（2.9%）。因此，在我国的脓毒症病原学中，目前仍以革兰氏阴性菌属为主，了解脓毒症病原学分布与现状特征，可以为医师用药决策、控制医院感染和判定预后等提供依据。

五、脓毒症预后因素

1. **性别** 在之前的流行病学研究中，脓毒症患者中男性占多数，相关研究估计男性与女性相比，平均年相对风险为1.28，我国男性患者的总体脓毒症相关死亡率高于女性患者。最新发表的一篇有关全球脓毒症分析的论文显示，2017年全球年龄标准化脓毒症相关死亡率男性高于女性，其原因可能与雌激素具有一定的抗炎和抗氧化作用有关，其可能提高机体的免疫功能并具有一定的心脑血管保护作用。

2. **年龄** 年龄是影响脓毒症预后的一项独立危险因素。2022年美国发表的一篇有关脓毒症死亡统计的研究显示，脓毒症死亡患者中40～49岁者占7.05%，50～59岁者占

14.65%，60～69 岁者占 19.76%，70～79 岁者占 22.51%，80～89 岁者占 23.16%，≥ 90 岁者占 7.31%，可以发现，脓毒症患者的年龄越大，死亡率越高。除此以外，儿童也是脓毒症的高发人群，一项关于全球脓毒症流行病学调查的研究发现，幼童的脓毒症死亡率最高，40% 的病例发生在 5 岁以下的儿童中。原因可能是婴幼儿和老年人免疫功能低下，更易遭受致病微生物的感染，导致全身多器官功能障碍。脓毒症不成比例地影响年龄谱两端的患者，特别是 5 岁以下的儿童和 80 岁以上的成人。高收入国家报告的 5 岁以下儿童死亡率在 12%～19%，但低收入国家的新生儿和幼儿死亡率估计为 32%。而在我国，婴儿的死亡率较高，年龄较大的儿童死亡率下降较快，成年人死亡率缓慢上升，老年人死亡率急剧上升。总体而言，脓毒症的发病率在幼儿期达到高峰，在老年人中出现第二个发病率高峰。

3. **白细胞介素 -6（IL-6）** 研究表明，细胞因子水平与脓毒症患者的预后密切相关。IL-6 是活化的 T 淋巴细胞和成纤维细胞产生的淋巴因子，具有促炎和抗炎活性，在自身免疫性疾病或慢性增殖性炎症等多种病理过程中发挥重要作用。IL-6 在脓毒症中也发挥着重要作用，相关人员观察了 203 名来自三甲医院 ICU 的脓毒症患者，结果显示脓毒症死亡患者血浆 IL-6 的水平显著高于存活患者，IL-6 是诊断脓毒症的潜在标志物，并且创伤后 24 h 内血清 IL-6 水平可以预测脓毒症患者的死亡率。

4. **种族** 在美国，非白种人患者的脓毒症发生率高于白种人患者，在非白种人患者中，非洲裔美国人的脓毒症发生率最高，发病年龄更小，死亡率更高。重要的是，这些患脓毒症风险较高的群体确实也有更多的合并症，如糖尿病、肾衰竭、癌症等。无论性别如何，单身、丧偶和合法分居的患者中脓毒症相关住院的发生率均较高。

5. **癌症** 癌症是严重脓毒症患者中最常见的合并症之一。对 1979—2001 年国家医院出院调查中癌症患者亚组的分析发现，所有类型的癌症都会使脓毒症的发生风险增加近 10 倍。与其他合并症相比，肺炎增加了脓毒症的发生风险，并且感染源与癌症类型有关；例如，肺癌患者特别可能发展为肺炎。脓毒症占所有住院癌症死亡的 30%。癌症使脓毒症的病死率增加了 55%。然而，这一数字正在随着时间的推移而下降（癌症相关脓毒症病死率从 1979 年的 44.7% 下降到 2001 年的 23.8%），这可能是由于更安全的化疗，或者可能只是与脓毒症治疗的总体改善平行。虽然血液系统恶性肿瘤发生严重脓毒症的风险是实体瘤的 8.7 倍，但两组严重脓毒症患者的住院死亡率相似。

6. **经济水平** 目前大多数定义脓毒症和计算脓毒症负担的资料都来自对高收入国家住院患者的大型回顾性研究，这些研究可能低估了脓毒症的真正全球负担。在一项脓毒症全球发病率的荟萃分析中，特别关注低收入和中等收入国家，研究显示医院治疗的成人脓毒症的总发病率为 189/100 000。然而超过 90% 的研究来自高收入国家，只有一项研究来自世界卫生组织的非洲次区域，没有来自东地中海和东南亚次区域的研究，未来可以进一步广泛开展全球性研究来提供更为准确的脓毒症流行病学数据。

7. **地域** 研究显示，中国脓毒症相关死亡率有显著的地理差异，范围为每 10 万人口 33.4 例（吉林省，95%CI 32.0 ~ 34.8）至 131.8 例（云南省，95%CI 129.4 ~ 134.3）死亡。而另一项研究显示，我国在华东、中南、华北、西北、西南和东北各个地区的 ICU 脓毒症的发病率分别为 18.90/100 000、13.79/100 000、14.48/100 000、15.62/100 000、13.36/100 000 和 34.33/100 000。在整体人群层面，ICU 脓毒症的发病率为 16.78/100 000。各地区 ICU 脓毒症发病率存在显著差异，这可能与地域经济、气候、文化水平等相关。

8. **其他** 有急危重症专家通过对西安两家急诊科脓毒症患者进行统计分析，发现低体重指数、符合 SIRS 指标的项目数、SOFA 评分、基础合并有心功能衰竭、维持性血液透析、结缔组织疾病、免疫抑制、机械通气、连续性肾脏替代治疗以及高乳酸水平均是脓毒症患者 90 天病死率升高的独立高危因素。

六、脓毒症费用支出

脓毒症是临床急危重症患者的常见严重并发症之一，具有患病率高、病死率高、治疗费用高的“三高”特点。在费用支出方面，高收入国家脓毒症的平均医院费用支出为每例患者超过 32 000 美元，且美国每年投入脓毒症的医疗费用高达 170 亿美元。有研究显示，1995 年美国每年大约有 7.5 万例严重脓毒症患者，其住院费用高达 14 亿美元。2012 年美国一项调查研究显示，2003—2007 年脓毒症患者住院花费大约增长 71%，严重脓毒症患者的住院花费从 2003 年的 15.4 亿美元增长到 2007 年的 24.3 亿美元（大约增长了 57%）。也有调查显示我国严重脓毒症患者人均住院费用为（92 259 ± 92 786）元，人均每天花费（4066 ± 3248）元，死亡的严重脓毒症患者日平均费用要明显高于存活患者[（6577 ± 3491）元 *vs*.（2438 ± 1256）元]。

七、远期预后

尽管目前大部分研究显示脓毒症短期病死率下降，但随着出院患者数量的增加，远期预后不容乐观。相关研究显示，尽管国外脓毒症幸存者的远期病死率并没有明显变化，但其远期生活质量差，除生理疾病外，还存在心理、认知等方面的障碍，生活自理能力下降和较高的再入院率均增加了家庭和社会的经济负担。而我国在 2013 年的一项前瞻性病例对照研究中，对浙江 4 家外科 ICU 患者进行了最长 6 年的随访，通过健康调查简表（36-

item short form health survey，SF-36）评估患者的健康相关生活质量，通过日常生活活动（activities of daily living，ADL）评估患者的生活自理能力。结果显示与非脓毒症的重症对照患者相比，脓毒症患者在生活质量、生活自理能力及1年内重新就业方面并无显著差异，但与社区对照者相比，脓毒症患者的生活质量显著下降，体现在SF-36的4个方面：生理功能（P=0.016）、活力（P=0.037）、情感职能（P=0.043）和精神健康（P=0.038）。2020年一项研究对中国ICU脓毒症流行病学调查中的1498例90天存活患者进行了为期2年的随访，用健康指数量表（EuroQol five dimensions questionnaire，EQ-5D）评估其生活质量。最终随访到1040例成人出院患者中，2年病死率为29.1%，对734例存活患者进行了EQ-5D评估，结果显示近半数（49.6%）患者存在远期生活质量下降，体现在EQ-5D的5个方面：34.7%的患者行动能力下降，25.9%的患者生活自理能力下降，32.7%的患者存在日常活动能力下降，32.7%的患者有疼痛或不适，26.1%的患者有焦虑或抑郁。这部分患者的年龄更大，合并基础疾病的比例更高，其中肺部是主要的感染部位。此研究是目前唯一一个在全国范围内针对ICU脓毒症患者远期预后进行的前瞻性研究，提示国内脓毒症幸存者的远期预后差，对患者、家庭和社会造成了巨大的经济负担。

八、展望

脓毒症的高发病率、高死亡率及每年所造成的高额医疗费用支出已经成为困扰人类健康的公共卫生负担，警示人们需提高对脓毒症研究、诊断、治疗及预后的关注。随着对脓毒症研究的进展，人们已经提高了对脓毒症的诊疗认知，目前临床中对脓毒症的治疗方法依赖于液体复苏、抗生素的使用等综合治疗手段，但脓毒症的病死率仍居高不下，其原因归于目前脓毒症的发病机制尚不明确，无法针对其发病机制进行治疗及预防，未来应进一步开展发病机制的相关研究，并需加强对脓毒症防治的宏观管理，努力降低诱发脓毒症的危险因素，做到早诊断、早治疗及早预防，以提高脓毒症的治愈率及改善患者的不良预后。

（肖红丽　王昱强）

参考文献

[1] Gaieski DF，Edwards JM，Kallan MJ，et al. Benchmarking the incidence and mortality of severe sepsis in the United States. Crit Care Med，2013，41（5）：1167-1174.

[2] Chanu Rhee，Michael Klompas. Sepsis trends：increasing incidence and decreasing mortality，or changing

denominator?. J Thorac Dis, 2020, 12 (Suppl 1): S89-S100.
[3] Bone RC, Balk RA, Cerra FB, et al. Definitions for sepsis and organ failure and guidelines for the use of innovative therapies in sepsis. The ACCP/SCCM Consensus Conference Committee. American College of Chest Physicians/Society of Critical Care Medicine. Chest, 1992, 101 (6): 1644-1655.
[4] Martin GS, Mannino DM, Eaton S, et al. The epidemiology of sepsis in the United States from 1979 through 2000. N Engl J Med, 2003, 348 (16): 1546-1554.
[5] Vincent JL. Dear SIRS, I'm sorry to say that I don't like you. Crit Care Med, 1997, 25 (2): 372-374.
[6] Salvo I, de Cian W, Musicco M, et al. The Italian SEPSIS study: preliminary results on the incidence and evolution of SIRS, sepsis, severe sepsis and septic shock. Intensive Care Med, 1995, 21 (Suppl 2): S244-249.
[7] Srzić I, Nesek Adam V, Tunjić Pejak D. Sepsis definition: what's new in the treatment guidelines. Acta Clin Croat, 2022, 61 (Suppl 1): 67-72.
[8] Poeze M, Ramsay G, Gerlach H, et al. An international sepsis survey: a study of doctors' knowledge and perception about sepsis. Crit Care, 2004, 8 (6): R409-413.
[9] Levy MM, Fink MP, Marshall JC, et al. 2001 SCCM/ESICM/ACCP/ATS/SIS International Sepsis Definitions Conference. Crit Care Med, 2003, 31 (4): 1250-1256.
[10] Lagu T, Rothberg MB, Shieh MS, et al. Hospitalizations, costs, and outcomes of severe sepsis in the United States 2003 to 2007. Crit Care Med, 2012, 40 (3): 754-761.
[11] Gohil SK, Cao C, Phelan M, et al. Impact of Policies on the Rise in Sepsis Incidence, 2000-2010.Clin Infect Dis, 2016, 62 (6): 695-703.
[12] Rudd KE, Johnson SC, Agesa KM, et al. Global, regional, and national sepsis incidence and mortality, 1990-2017: analysis for the Global Burden of Disease Study. Lancet, 2020, 395 (10219): 200-211.
[13] Weng L, Zeng XY, Yin P, et al. Sepsis-related mortality in China: a descriptive analysis. Intensive Care Med, 2018, 44 (7): 1071-1080.
[14] Mayr FB, Yende S, Angus DC. Epidemiology of severe sepsis. Virulence, 2014, 5 (1): 4-11.
[15] Hu JR, Yo CH, Lee HY, et al. Risk-standardized sepsis mortality map of the United States. Digit Health, 2022, 8: 20552076211072400.
[16] 于洋，袁光雄．脓毒症流行病学的研究进展．临床急诊杂志，2015，16 (6): 416-418+420.
[17] Qiao Z, Wang W, Yin L, et al. Using IL-6 concentrations in the first 24 h following trauma to predict immunological complications and mortality in trauma patients: a meta-analysis. Eur J Trauma Emerg Surg, 2018, 44 (5): 679-687.

[18] Chiu C，Legrand M. Epidemiology of sepsis and septic shock. Curr Opin Anaesthesiol，2021，34（2）：71-76.

[19] Dombrovskiy VY，Martin AA，Sunderram J，et al. Rapid increase in hospitalization and mortality rates for severe sepsis in the United States：a trend analysis from 1993 to 2003. Crit Care Med，2007，35（5）：1244-1250.

[20] Vincent JL，de Mendonça A，Cantraine F，et al. Use of the SOFA score to assess the incidence of organ dysfunction/failure in intensive care units：results of a multicenter，prospective study. Working group on "sepsis-related problems" of the European Society of Intensive Care Medicine. Crit Care Med，1998，26（11）：1793-1800.

[21] 谢剑锋 . 中国 ICU 脓毒症临床流行病学及早期诊断的临床研究 . 东南大学，2019.

[22] Garnacho-Montero J，Olaechea P，Alvarez-Lerma F，et al. Epidemiology，diagnosis and treatment of fungal respiratory infections in the critically ill patient. Rev Esp Quimioter，2013，26（2）：173-188.

[23] 殷娜，邓小明 . 外科重症监护病房腹腔感染相关脓毒症病原菌分布及耐药性分析 . 重庆医学，2014，43（7）：812-815.

[24] 何晓玮，钟涛，刘凤琪，等 . 脓毒症患者病原菌分布及相关流行病学调查研究 . 中国预防医学杂志，2019，20（8）：676-680.

[25] 刘林，汤家才，刘杰，等 . 安徽省 ICU 脓毒症流行病学特点及预后影响因素 . 中国急救医学，2024，44（12）：1092-1098.

[26] 谢蓉蓉 . 中国 ICU 脓毒症患者的远期预后调查 . 东南大学，2020.

[27] 王伊帆，陈燕，彭劲民，等 . 中国脓毒症流行病学的研究进展 . 中华重症医学电子杂志，2023，9（1）：89-94.

第三章

脓毒症的定义与诊断

一、脓毒症的定义及其变迁

脓毒症（sepsis）的定义随着时间的推移而发生了变化，1991 年，美国胸科医师学会（The American College of Chest Physicians，ACCP）和危重病医学会（Society of Critical Care Medicine，SCCM）首次提出脓毒症的定义，首次将脓毒症与感染和全身炎症反应联系起来，并提供了明确的诊断标准，便于临床识别。

随着医学的发展，1991 年对脓毒症定义的局限性逐渐显现，SIRS 标准过于敏感但特异性不足，导致许多非感染性炎症也被误诊为脓毒症。2001 年，在华盛顿召开的共识会议上，对脓毒症的定义进行了修订，强调其与感染相关，并引入了“严重脓毒症”和“脓毒症休克”的概念，提高了对严重脓毒症和脓毒症休克的识别能力，为临床治疗提供了更明确的指导。严重脓毒症是脓毒症伴器官功能障碍或组织低灌注。脓毒症休克（后改称脓毒性休克）是严重脓毒症伴持续性低血压，即使充分液体复苏仍无法纠正，或需血管活性药物维持血压。

随着对脓毒症病理生理机制的深入理解，发现 SIRS 标准过于宽泛，且不能准确反映器官功能障碍的严重性。2016 年，SCCM 和欧洲危重病医学会（ESICM）发布脓毒症 -3，重新定义脓毒症为感染引发的危及生命的器官功能障碍，采用 SOFA 评分评估，旨在简化诊断并更贴近临床实际。

2021 年，“拯救脓毒症运动”（surviving sepsis campaign，SSC）发布了《拯救脓毒症运动：2021 年国际脓毒症和脓毒性休克管理指南》，该指南继续沿用 2016 年提出的脓毒症定义，并基于最新的临床研究证据，对脓毒症的诊断、治疗和管理方面提出了更详细的推荐意见，强调早期识别、及时抗感染和器官支持治疗的重要性。

脓毒症的定义从 1991 年的 SIRS 标准到 2016 年的器官功能障碍标准的演变，反映了对其病理生理机制的深入理解和不断发展，而脓毒症 -3 的定义则更加简洁、实用，更符合临床实际需求，并有效提高了脓毒症的诊断准确性和临床实用性。随着对脓毒症病理生理机制的进一步研究，未来可能会有更精准的定义、诊断标准和个体化治疗策略。

二、脓毒症的症状和体征

由于感染部位、病原体、一个或多个器官的急性功能障碍以及基线健康状况的不同，脓毒症的临床表现也有极大的异质性，患者通常会出现感染的一般体征和症状、感染部位特有的症状以及急性器官功能障碍的症状。

（一）感染的一般症状和体征

1. **体温变化** 脓毒性休克患者的体温通常会发生剧烈波动。部分患者可能会出现高热，而另一部分患者则可能表现为体温过低。体温的异常变化与机体的免疫反应和感染类型密切相关。

2. **心率增快** 由于低血压和循环衰竭，心脏会通过加速心率来补偿血液循环的不足，患者常出现心动过速。

3. **呼吸急促** 为了维持氧气供应，脓毒性休克患者可能会表现为呼吸急促，甚至发展为呼吸衰竭。呼吸频率的增加常伴随氧饱和度下降，提示患者缺氧加重。

4. **意识障碍** 随着大脑灌注不足，脓毒性休克患者可能会出现意识模糊、嗜睡，甚至昏迷等神经系统症状。

5. **全身症状** 乏力、食欲减退、寒战、出汗等非特异症状。

（二）感染部位的特异性症状和体征

（1）如咳嗽、咳脓痰、胸痛、呼吸困难，听诊湿啰音等提示呼吸系统感染。

（2）腹痛、腹胀、恶心、呕吐，触诊腹肌紧张提示急性腹膜炎。

（3）尿频、尿急、尿痛，肾区叩击痛提示泌尿系统感染。

（4）头痛、颈强直、意识障碍提示中枢神经系统感染。

（5）皮肤或软组织感染可导致局部红肿热痛、化脓等。

（6）留置中心静脉导管超过 48 h 的患者，怀疑新发感染时，应排除导管相关血流感染。

（三）急性器官功能障碍的症状和体征

1. **心血管功能障碍** 由于微循环障碍和血管舒张，有效循环血容量不足，导致组织灌注不足和细胞缺氧，从而进一步加重器官缺氧和衰竭，出现脓毒性休克。同时，心肌抑制因子的释放使心脏收缩功能下降，进一步加重休克。表现为低血压、心率增快、四肢冰冷、尿量减少、意识模糊，以及皮肤苍白、湿冷，甚至出现紫斑或出血点，毛细血管再充盈时间延长，血乳酸升高。

2. **呼吸功能障碍** 由于炎症因子风暴和内皮损伤，肺泡毛细血管通透性增加，导致肺水肿和肺泡塌陷，引发低氧血症和呼吸衰竭，进而发展为急性呼吸窘迫综合征（acute respiratory distress syndrome，ARDS）。表现为呼吸急促、呼吸困难、发绀，以及肺部湿啰音，氧合指数降低，胸部X线检查显示双肺浸润影。

3. **肾功能障碍** 由于肾灌注不足（低血压和肾血管收缩）以及炎症因子直接损伤肾小管，导致肾小球滤过率下降，引发急性肾损伤（acute kidney injury，AKI）。表现为尿量减少或无尿，水肿、乏力、恶心，以及血液中肌酐和尿素氮水平升高、电解质紊乱。

4. **肝功能障碍** 由于肝血流减少和炎症因子直接损伤肝细胞，导致肝细胞坏死和胆汁排泄障碍，进而引发黄疸和凝血功能障碍。表现为黄疸、腹胀、食欲减退，以及血液中转氨酶、胆红素升高，凝血功能障碍。

5. **中枢神经系统功能障碍** 由于炎症因子透过血脑屏障、脑血流灌注不足以及代谢紊乱（如低血糖、酸中毒），导致神经元功能障碍和脑水肿，进而发展为脓毒症脑病。表现为意识模糊、嗜睡、烦躁不安、昏迷，以及格拉斯哥昏迷评分（GCS）降低、病理反射阳性。

6. **凝血功能障碍** 由于炎症因子激活凝血系统，导致弥散性血管内凝血（disseminated intravascular coagulation，DIC），消耗大量血小板和凝血因子，同时纤溶系统过度激活，引发出血倾向。表现为皮肤瘀点、瘀斑、鼻出血、消化道出血，以及血小板减少、凝血时间延长、D-二聚体升高。

7. **胃肠道功能障碍** 由于肠道灌注不足和炎症因子直接损伤肠黏膜，导致肠麻痹、肠屏障功能破坏，甚至肠道细菌移位，进一步加重全身炎症反应。表现为腹胀、腹痛、肠鸣音减弱、腹泻或便秘，以及腹部压痛、胃管引流量增多。

8. **代谢功能障碍** 由于组织缺氧和无氧代谢增加，乳酸生成增多，同时肾排酸功能障碍，导致代谢性酸中毒。表现为呼吸深快、乏力、嗜睡，以及动脉血气pH降低、血乳酸升高。

9. **免疫功能障碍** 由于炎症因子风暴导致免疫细胞耗竭和功能障碍，同时抗炎反应过度，导致免疫抑制状态，增加继发感染风险。表现为反复感染、发热或低体温，以及白细胞计数异常、淋巴细胞减少。

三、脓毒症的实验室检查

（一）炎症、免疫状态相关检查

1. **血常规**　白细胞计数升高或降低均可提示感染，但仍需结合其他指标综合判断。

2. **降钙素原**（procalcitonin，PCT）　PCT 是细菌感染的特异性标志物，可用于脓毒症的诊断和抗生素治疗效果的监测。

3. C **反应蛋白**（C-reactive protein，CRP）　CRP 是急性期反应蛋白，感染或炎症时显著升高，但特异性较低。

4. **白细胞介素** -6（interleukin-6，IL-6）　IL-6 是早期炎症反应的敏感标志物，可用于评估炎症程度和预后。

5. **血清淀粉样蛋白** A（serum amyloid A protein，SAA）　SAA 是一种急性期反应蛋白，与 CRP 类似，但在某些感染或炎症中可能更敏感。

6. **淋巴细胞亚群分析**　淋巴细胞亚群（尤以 T 淋巴细胞亚群 $CD4^+$ 等）分析可评估脓毒症患者的免疫状态，尤其是免疫抑制状态。

7. **单核细胞** HLA-DR　表达 HLA-DR 是单核细胞活化的标志，低表达提示免疫麻痹，常见于脓毒症晚期。

8. **细胞因子谱**　细胞因子谱可反映脓毒症患者的炎症和抗炎反应平衡。

（二）器官功能障碍的实验室检查

1. **心脏功能障碍**　肌钙蛋白（cTnI 或 cTnT）是心肌损伤的特异性标志物，可用于评估脓毒症相关的心肌功能障碍。脑钠肽（BNP）或 N 端 B 型脑钠肽前体（NT-proBNP）是心功能不全的标志物，可用于评估脓毒症患者的心脏功能。肌酸激酶同工酶（CK-MB）是心肌损伤的标志物，但其特异性要低于肌钙蛋白。

2. **呼吸功能障碍**　动脉血气分析：动脉血氧分压（PaO_2）、动脉血二氧化碳分压、氧合指数（PaO_2/FiO_2）；以及中心静脉血氧饱和度（$ScvO_2$）是评估全身氧供需平衡的重要指标。

3. **肝肾功能障碍**　ALT、AST、肌酐等，可评估肝肾功能情况。

4. **神经功能障碍**　S100B 是神经胶质细胞损伤的标志物，可用于评估脓毒症相关脑损伤。神经元特异性烯醇化酶（NSE）是神经元损伤的标志物，可用于评估脓毒症患者的神经系统并发症。

5. **血液和凝血功能障碍**　血小板减少是脓毒症患者常见的实验室异常，可能与炎症反应、凝血激活或骨髓抑制有关。凝血功能异常在脓毒症中也很常见，DIC 是脓毒症的严重并发症之一。凝血功能检查：D- 二聚体、凝血酶原时间（PT）、活化部分凝血活酶时间（APTT）。

6. **代谢功能障碍** 血乳酸水平是评估组织灌注和预后的重要指标。

（三）病原微生物检查

可通过培养、PCR、宏基因组二代测序（Metagenomics Next Generation Sequencing，mNGS）等方法明确感染的病原体，为精准治疗提供依据，并根据病原体种类和药敏结果，选择针对性抗生素，避免广谱抗生素的过度使用，还可以通过病原体载量、毒力因子等指标帮助评估感染的严重程度和预后。

1. **病原菌培养** 包括血培养和感染部位分泌物、痰液、脓液的培养，一般针对细菌和真菌。结核分枝杆菌培养时间较长，而病毒、支原体、衣原体等培养条件苛刻，除非特殊要求，一般不通过培养获取病原学结果。

2. **血清学检查** 针对病毒、支原体、衣原体等难以培养的病原体，可检测患者血液中的特异性抗原或抗体，如酶联免疫吸附试验（ELISA）、免疫荧光等，需依赖免疫反应产生的抗体，可能存在检测窗口期而出现假阴性。

3. **核酸检测（PCR 等）** 通过扩增病原体特异性的核酸序列（DNR 或 RNA），具有高敏感性和特异性，适用于几乎所有病原微生物，尤其是难以培养的病原微生物，如病毒、结核分枝杆菌等，但需特异的引物和探针，即先要有怀疑的病原微生物，才能有针对性地选择引物和探针，且成本较高。

4. **病理检查** 通过染色后直接观察病原体形态，适用于结核分枝杆菌、疟原虫、真菌等病原微生物，方法简便、快速，但依赖检验人员的经验，敏感性也较低。

5. **快速抗原检测** 直接检测病原体的特异性抗原，部分病毒和细菌，如流感病毒、链球菌、军团菌等。操作简单，出结果快，但敏感性和特异性可能低于核酸检测。

6. **mNGS** mNGS 是一种基于高通量测序技术的病原微生物检测方法，能够直接从临床样本（如血液、脑脊液、痰液、肺泡灌洗液、组织液、尿液等）中检测所有微生物（细菌、病毒、真菌、寄生虫等）的核酸序列。适用于疑似感染但传统检测方法未能明确的病原体；免疫抑制患者（如器官移植、HIV 感染者）的复杂感染；重症感染（如脓毒症、脑膜炎、肺炎）的快速诊断；多重感染或混合感染的鉴别诊断。特点是无需培养，可直接检测样本中的微生物核酸，可在 24 ~ 48 h 内提供结果；可同时检测多种病原体，覆盖细菌、病毒、真菌、寄生虫等多种病原体；其检测灵敏度高，尤其适用于传统方法难以检测的病原体（如病毒、罕见病原体），并可检测耐药基因和毒力因子，指导精准治疗。

开展病原微生物检查时要注意合理应用病原微生物检查手段，要根据临床情况选择检查方法。对于常见感染，优先选择传统方法（如培养、PCR）。对于疑难、复杂或重症感染，可考虑 mNGS。应避免过度依赖 mNGS，因 mNGS 并非万能，需结合临床背景和其他检查结果做出综合判断。

开展病原微生物检查还应正确解读检测结果，要注意区分感染与定植，检测到病原体并不一定意味着感染，需结合临床表现、影像学、炎症标志物等综合判断。例如，在呼吸道样本中检测到条件致病菌（如肺炎克雷伯菌）时，需判断是感染还是定植。还要关注病原体载量，高载量病原体更可能为感染，低载量病原体可能为污染或定植。必要时需结合耐药基因结果，mNGS 可检测耐药基因，但需验证其与表型耐药的一致性。

四、脓毒症的影像学检查

影像学检查在脓毒症感染部位的诊断、鉴别感染与非感染性疾病、器官功能的评估、并发症的诊断和指导穿刺引流等治疗方面扮演着重要角色。结合临床表现，有针对性地进行影像学检查可以证实感染病灶的存在，并评价感染治疗的效果。

（一）放射影像学

胸部 X 线和 CT 等可以发现肺部实变、渗出、磨玻璃影、空洞和液平等感染征象；腹部 X 线平片和 CT 可以发现胃肠穿孔、阑尾炎、肝脓肿、胆囊炎、肠缺血坏死、肾和肾周积脓等腹腔感染性病变。头部 CT 可发现颅内感染性病变，即便无明确颅内感染，头部磁共振成像也是诊断脓毒症相关脑病的重要影像学检查。X 线和 CT 有一定辐射暴露风险，孕妇和婴幼儿等特殊人群需权衡利弊。此外还需考虑检查中搬动危重患者的不利影响和增强 CT 对比剂导致肾损伤的相关风险。

（二）超声

超声可以发现腹腔感染（如肝脓肿、胆道感染、肾或肾周感染和其他腹盆腔感染）和皮肤软组织感染（如颈深间隙感染、肛周脓肿），超声声学造影在鉴别感染与非感染病变方面有较大优势，如肝脓肿与非感染性肝占位的鉴别。经胸超声（TTE）可以提示感染性心内膜炎，相比经胸超声，经食管超声（TEE）可以进一步提高感染性心内膜炎的诊断率。超声的优点是无创、可安全地用于所有患者，包括孕妇和儿童，可反复评估，并可于床旁完成而无需搬运危重患者。此外，在急诊重症领域，床旁超声在评估脓毒症容量反应性、心功能、肺水肿、全身性静脉淤血、指导液体复苏、强心治疗等血流动力学支持方面越来越显示其巨大优势。

（三）核医学检查（PET/CT）

不明原因发热（fever of unknown origin）可以通过全身 PET/CT 来鉴别肿瘤或感染性疾病，或者通过 PET/CT 显像来发现有意义的病灶以指导精准检查（组织活检或病原学检查）来查明病因，也可以发现高度怀疑的隐匿性感染病灶并指导进一步检查。

影像学检查在脓毒症的诊断和治疗中发挥着重要作用，不同的影像学检查都有其适用范围，不可相互取代，只能相互补充，以多角度探索脓毒症病灶并区分感染与非感染性病变。另外，如果发展到脓毒性休克阶段，出现血流动力学不稳定，若非必要，应尽量选择床旁检查手段，以免因搬动患者导致病情加重。

五、脓毒症的诊断标准与流程

脓毒症的最新定义为宿主对感染反应失调所致危及生命的器官功能不全，即脓毒症就是感染导致的器官功能不全。脓毒症的诊断应涉及 3 个方面：①感染的诊断；②器官功能不全的诊断；③感染与器官功能不全的逻辑关系。

（一）感染的诊断

感染是脓毒症发生的前提，脓毒症是普通感染发展到器官功能不全的严重阶段。导致急性器官功能损伤的病因众多，如急性创伤、烧伤、中毒等，只有感染导致的器官功能损伤才被诊断为脓毒症。因此，诊断感染是诊断脓毒症的第一步。由于感染表现的多样性以及基础疾病或并发症的掩盖，部分感染患者在急诊科就诊时的表现可能不典型。通常可从感染的全身表现、局部症状体征、感染标志物和辅助检查等方面来诊断感染。

1. **感染的全身表现**　有别于轻症感染，脓毒症通常伴有感染的全身性表现，包括体温升高、寒战、白细胞计数的改变。发热是感染的常见全身表现，但营养不良、免疫抑制以及特殊病原体感染（如伤寒）的患者可表现为体温不升，严重感染者甚至出现低体温，因此，体温异常升高或降低均要考虑全身性感染的可能。虽然病毒感染时白细胞可正常或降低，但急性细菌感染时，可出现白细胞升高，而细菌又是脓毒症最常见的病原体，因此，白细胞计数升高仍是急性感染的早期全身表现。

2. **感染的局部表现**　脓毒症患者通常会出现与感染部位相关的症状和体征，如咳嗽、咳痰、腹泻、腹痛、尿频、尿痛、腰痛、头痛、皮肤关节红肿热痛等。特殊患者，如老年人、免疫抑制或意识障碍患者，其感染的局部表现可能不典型或被掩盖，而鼻旁窦、腋下、肛周、会阴、腰大肌和肢端等部位的感染病灶常易被忽略，故临床医师应详细询问病史，进行重点而全面的查体。

3. **感染相关生物标志物**　生物标志物能帮助临床医师快速区分“感染”与“非感染”，评估感染严重程度和推断可能的病原体。在细菌感染急性期，PCT、CRP、IL-6 和肝素结合蛋白（heparin-bindingprotein，HBP）均明显升高，具有早期诊断感染的价值。

4. **辅助检查**　感染部位的影像学检查（如胸部 CT 和 X 线检查、腹部超声、头颅磁共振成像等）、体液（包括脑脊液、胆汁、尿液、胸腔积液、腹水）常规、生化和病原微生物培养，均对感染的定位和定性诊断具有重要的临床价值。

综上，患者有下列表现时可提示急性感染的存在：①发热或低体温；②白细胞计数升高或降低；③ CRP、IL-6 升高；④ PCT、HBP 升高；⑤有感染部位的影像学或实验室检查证据。一般而言，满足①～④中的 2 项即可诊断急性感染，满足①～④中的 1 项则怀疑急性感染，同时满足⑤可帮助确定感染部位。

（二）感染所致器官功能不全的诊断

当前的脓毒症诊断标准以“序贯器官衰竭评分（sequential organ failure assessment，SOFA）”作为感染所致器官功能损害的定量指标。SOFA 评分项目包括呼吸系统、凝血系统、肝、循环系统、中枢神经系统和肾 6 项，每项单独评分后汇总为 SOFA 评分（见第十一章表 11-3）。

（三）脓毒症的诊断标准

脓毒症的诊断标准：确诊或怀疑感染且 SOFA 评分≥ 2 分，或因感染导致本次就诊的 SOFA 评分在原有器官功能不全基础上增加程度超过 2 分，即可诊断脓毒症。如果不清楚既往器官功能，则假定原有基础 SOFA 评分为 0 分。

多种因素可导致急诊患者出现器官功能不全，只有感染所致器官功能不全才能诊断为脓毒症。因此，须仔细评估感染与器官功能不全之间的内在逻辑联系。

（四）脓毒性休克的诊断标准

在诊断脓毒症的基础上，出现经充分液体复苏仍然无法纠正的低血压，平均动脉压（MAP）＜ 65 mmHg（或收缩压＜ 90 mmHg）或需要升压药维持血压到正常水平，且乳酸水平＞ 2 mmol/L，则可诊断脓毒性休克。

（五）危险因素评估

脓毒症早期表现的不典型和多样性易导致漏诊、误诊，识别脓毒症发生的危险因素有助于早期预警。脓毒症的危险因素包括以下几种。

（1）高龄，尤其年龄＞ 75 岁者。

（2）免疫功能受损：激素或免疫抑制剂使用者、肿瘤放化疗后、器官移植后、HIV 感染、长期透析患者、糖尿病患者、脾切除者、营养不良患者。

（3）近 6 周接受手术或其他侵入性操作。

（4）合并慢性器官功能不全：慢性阻塞性肺疾病、慢性肾功能不全、肝硬化、慢性心力衰竭等。

（5）皮肤完整性受损，包括创伤、烧伤、水疱或皮肤感染等。

（6）体内导管或人工装置留置，如深静脉管路、透析管路、人工关节、机械瓣等。

（7）长期静脉注射药物或毒品。

（8）过去 6 周有过妊娠、终止妊娠或流产。

（六）脓毒症早期筛查

1. **qSOFA 评分** 脓毒症诊断的核心 SOFA 评分需依赖实验室检查，如血气分析、肝肾功能、血小板计数等才能获得，过程相对繁琐，不利于脓毒症在急诊科的早期筛查。为此，脓毒症国际协作组通过大数据分析筛选出预测脓毒症不良预后最有效的 3 个指标：意识状态、呼吸频率和收缩压，构成“快速序贯器官功能衰竭评分（quick sequential organ failure assessment，qSOFA）”。qSOFA 是国际拯救脓毒症运动推荐的可疑脓毒症早期筛查的工具。若感染患者存在：①呼吸频率≥ 22 次 / 分；②意识状态改变（Glasgow 评分＜ 15）；③收缩压≤ 100 mmHg，以上 3 项中的 2 项，即 qSOFA 评分≥ 2，则怀疑脓毒症，需要进一步完善 SOFA 评分以确诊脓毒症（表 3-1）。qSOFA 只需要检测 3 个生理指标，无需实验室检查，简单易得，有助于脓毒症早期筛查和及时干预，有望降低脓毒症的病死率。

表3-1 脓毒症快速筛检工具——qSOFA标准

项目	标准	评分
呼吸频率	≥ 22 次 / 分	1
意识状态	任何改变，即 Glasgow（GCS）评分＜ 15	1
收缩压	≤ 100 mmHg	1

注：总分 3 分，评分≥ 2 分则考虑脓毒症，需进一步完善 SOFA 评分。

2. **NEWS 评分** 由英国专家提出的“国家早期预警评分（national early warning score，NEWS）”是急诊医学领域公认的、相对实用的快速评价和病情严重程度分级的工具。其评价指标在绝大多数医院的急诊科都可以得到，而且加入了吸氧措施的修正，对病情的判断将更加准确，特别是对于有心肺功能改变的患者。有研究表明，NEWS 评分系统在预测非 ICU 患者的死亡和 ICU 转入方面也优于 qSOFA（表 3-2）。

表3-2 NEWS评分表

参数	3 分	2 分	1 分	0 分	1 分	2 分	3 分
收缩压（mmHg）	≤ 90	91 ~ 100	101 ~ 110	111 ~ 219	—	—	≥ 220
心率（次 / 分）	≤ 40	—	41 ~ 50	51 ~ 90	91 ~ 110	111 ~ 130	≥ 131

续表

参数	3分	2分	1分	0分	1分	2分	3分
呼吸频率（次/分）	≤ 8	—	9 ~ 11	12 ~ 20	—	21 ~ 24	≥ 25
体温（℃）	≤ 35	—	35.1 ~ 36.0	36.1 ~ 38.0	38.1 ~ 39	≥ 39.1	—
氧饱和度（%）	≤ 91	92 ~ 93	94 ~ 95	≥ 36	—	—	—
测氧饱和度时是否氧疗 *	—	是	—	否	—	—	—
意识状态	—	—	—	A	—	—	VPU
分值							

注：A 为意识清醒；V 为对声音有反应；P 为对疼痛有反应；U 为无反应。

1 ~ 3 分为一般急诊，可采用常规支持治疗；4 ~ 6 分需要急诊医生立即评估脓毒症的可能性，并考虑留观或液体支持治疗；7 分以上考虑脓毒性休克，应立即收入抢救室，并开始液体复苏、血管活性药物及抗生素等救治。

（七）脓毒症和脓毒性休克的筛检和诊断流程

感染发展到一定严重程度即可引起器官功能损伤，对任何急性或者慢性加重的器官功能不全，均要考虑感染的可能，需积极搜寻感染相关证据；反之，对于任何感染，均需要全面评估器官功能，早期用 qSOFA、NEWS 等工具进行筛选，动态评估，警惕感染发展成脓毒症的可能，做到早期发现、早期诊断，降低脓毒症的病死率（图 3-1）。

六、脓毒症的鉴别诊断

脓毒症需与非感染因素导致的器官功能障碍相鉴别，非感染因素导致的器官功能障碍常包括下列病因。

1. **严重创伤、大面积烧伤、大手术后** 上述情况可导致患者有效循环血容量不足、心功能抑制、严重缺氧等，进而出现多脏器功能障碍。弥散性出血、低体温（尤其是体温≤ 34℃）和酸中毒可导致危及生命的凝血病。软组织损伤导致急性炎症，可进一步强化这一过程。

2. **噬血细胞综合征** 严重感染、风湿免疫性疾病、恶性肿瘤等均可诱发噬血细胞综合征，符合下列指标中的 5 项及以上即可诊断：①体温在 38.5℃以上持续超过 7 天；②脾大；③血细胞减少（累及外周血两系或三系）：血红蛋白＜ 90 g/L，血小板＜ 100×10^9/L，中性粒细胞＜ 1.0×10^9/L 且非骨髓造血功能减低所致；④纤维蛋白原减少或甘油三酯增高：甘油三酯＞ 3 mmol/L 或高于同年龄的 3 个标准差，纤维蛋白原＜ 1.5 g/L 或低于同年龄的 3 个标准差；⑤血清铁蛋白升高：铁蛋白≥ 500 μg/L；⑥血浆可溶性 CD25 升高；⑦ NK 细胞活性下降或缺乏；⑧骨髓、脾、肝或淋巴结中发现噬血现象。

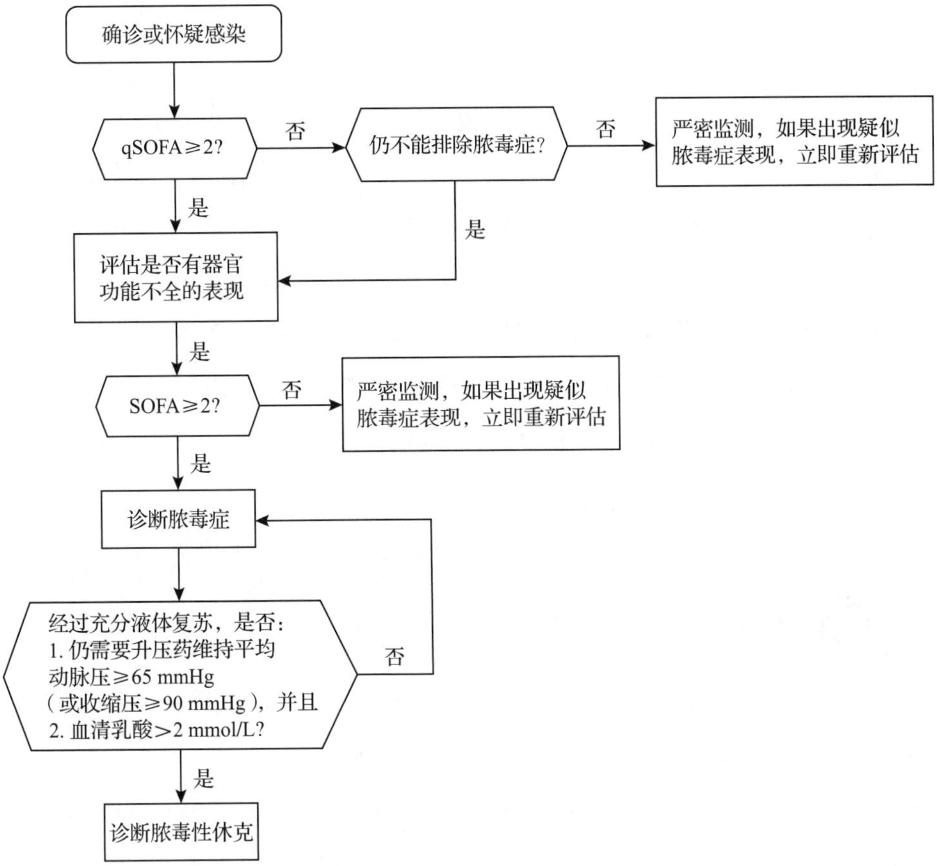

图 3-1 脓毒症和脓毒性休克的筛检和诊断流程图

3. **系统性红斑狼疮活动期** 育龄期女性，发热伴面颊部蝶形红斑，实验室检查显示抗核抗体阳性（如抗双链 DNA 抗体阳性、抗 Sm 抗体阳性）可诊断。

4. **热射病** 诊断标准按照 GBZ 41—2019 规定执行。在高温、高湿或强烈的太阳照射环境中作业或运动数小时（劳力性），或老年、体弱、有慢性疾病患者在高温和通风不良环境中维持数日（非劳力性），机体热应激机制失代偿，出现以体温明显增高及意识障碍为主的临床表现，表现为皮肤干热、无汗，体温高达 40℃及以上，谵妄、昏迷等；可伴有全身性癫痫样发作、横纹肌溶解、多器官功能障碍综合征。

5. **急性中毒** 短时间内机体吸收一定量药物或毒物等化学物质导致躯体损害，起病急骤，症状严重，病情变化迅速，易导致多脏器功能障碍，治疗不及时可危及生命。明确的病史或血液 / 尿液检测出达中毒剂量的毒物可确诊。职业性急性化学物质中毒性多器官功能障碍综合征的诊断按照 GBZ 77—2019 的规定执行。

七、总结

脓毒症的定义与诊断历经从“感染 +SIRS”到“宿主反应失调致器官损伤”的范式跃迁，这一演变不仅折射出人们对疾病本质认知的深化，更标志着临床思维从表象描述向机制探索的跨越。Sepsis-3 标准以 SOFA 评分量化器官功能障碍，虽提升了诊断特异性，却仍未完全破解脓毒症异质性的密码——同一致病菌可诱发截然不同的宿主反应表型，而相似的器官衰竭背后可能潜藏相异的分子通路。当前研究正试图通过基因组学、代谢组学等分层技术，将脓毒症从“综合征”解构为“分子亚型集合体”，使诊断从“满足标准”转向“识别特征”。唯有如此，方能在混沌的临床表象中锚定治疗的生物学本质。

（陈传熹　周亚雄　张　蜀）

参考文献

[1] Singer M，Deutschman CS，Seymour CW，et al. The Third International Consensus Definitions for Sepsis and Septic Shock（Sepsis-3）. JAMA，2016，315（8）：801-810.

[2] Rhodes A，Evans LE，Alhazzani W，et al. Surviving Sepsis Campaign：International Guidelines for Management of Sepsis and Septic Shock：2016. Intensive Care Med，2017，43（3）：304-377.

[3] Levy MM，Evans LE，Rhodes A. The Surviving Sepsis Campaign Bundle：2018 Update. Crit Care Med，2018，46（6）：997-1000.

[4] Rudd KE，Johnson SC，Agesa KM，et al. Global，regional，and national sepsis incidence and mortality，1990-2017：analysis for the Global Burden of Disease Study. Lancet，2020，395（10219）：200-211.

[5] Surviving Sepsis Campaign：International Guidelines for Management of Sepsis and Septic Shock 2021. Crit Care Med，2021，49（11）：e1063-e1143.

[6] Pei F，Yao RQ，Ren C，et al. Expert consensus on the monitoring and treatment of sepsis-induced immunosuppression. Mil Med Res，2022，9（1）：74.

[7] Sonneville R，Benghanem S，Jeantin L，et al. The spectrum of sepsis-associated encephalopathy：a clinical perspective. Crit Care，2023，27（1）：386.

[8] Joosten SCM，Wiersinga WJ，Poll TV. Dysregulation of host-pathogen interaction in Sepsis：host-related factors. Semin Respir Crit Care Med，2024，45（4）：469-478.

[9] 王力军，柴艳芬. 脓毒症并发弥散性血管内凝血诊治急诊专家共识. 实用检验医师杂志，2017，9（3）：129-132.

[10] 王仲，魏捷，朱华栋，等. 中国脓毒症早期预防与阻断急诊专家共识. 临床急志，2020，21（7）：517-529.

[11] 中国研究型医院学会休克与脓毒症专业委员会，中国人民解放军重症医学专业委员会，重症免疫研究协作组，等. 脓毒症免疫抑制诊治专家共识. 中华危重病急救医学，2020，32（11）：1281-1289.

[12] 宋景春，丁仁彧，吕奔，等. 脓毒症性凝血病诊疗中国专家共识（2024 版）. 解放军医学杂志，2024，49（11）：1221-1236.

第四章

脓毒症的发病机制

本章将从炎症与免疫失衡、细胞损伤、细胞因子作用及器官功能障碍等方面深入探讨脓毒症的发病机制，为脓毒症的诊断、治疗、预防及未来研究提供理论依据。

一、脓毒症的炎症失衡和免疫障碍机制

炎症反应失衡、免疫系统的激活和调节失控是脓毒症发病最关键的基础，贯穿于脓毒症的整个发病过程。

（一）脓毒症免疫反应的详细机制

脓毒症的免疫反应可分为两个主要阶段：早期免疫反应（即过度炎症阶段）、后期免疫抑制（即免疫耐受阶段）。在早期阶段，强烈的炎症反应有助于清除病原体，但后期过度激活的免疫系统会使机体逐渐进入免疫耐受状态，显著增加继发感染的风险。

1. **免疫系统的初期激活**　当病原体（如细菌、病毒、真菌等）侵入血液循环或组织时，免疫系统首先通过天然免疫反应进行识别和应对。此时，病原体相关分子模式（pathogen-associated molecular patterns，PAMPs）和机体细胞损伤相关分子模式（damage-associated molecular patterns，DAMPs）被免疫系统检测到，模式识别受体（pattern recognition receptors，PRRs）如Toll样受体（TLR）和NOD样受体（NLR）负责识别这些分子信号。巨噬细胞、中性粒细胞和树突状细胞等天然免疫细胞通过这些受体感知病原物质或损伤信号，启动“细胞因子风暴”。

在脓毒症的初期阶段，这些模式识别受体相关通路激活核因子-κB（NF-κB）和干扰素调节因子（IRFs），引起细胞因子如肿瘤坏死因子α（TNF-α）、白细胞介素-1（IL-1）、白细胞介素-6（IL-6）、IL-8等的大量释放，导致全身性炎症反应。趋化因子（如

IL-8）进一步引导中性粒细胞、单核细胞和巨噬细胞等免疫细胞迁移至感染部位。在局部组织内清除病原体，从而形成初始防御屏障（图 4-1）。

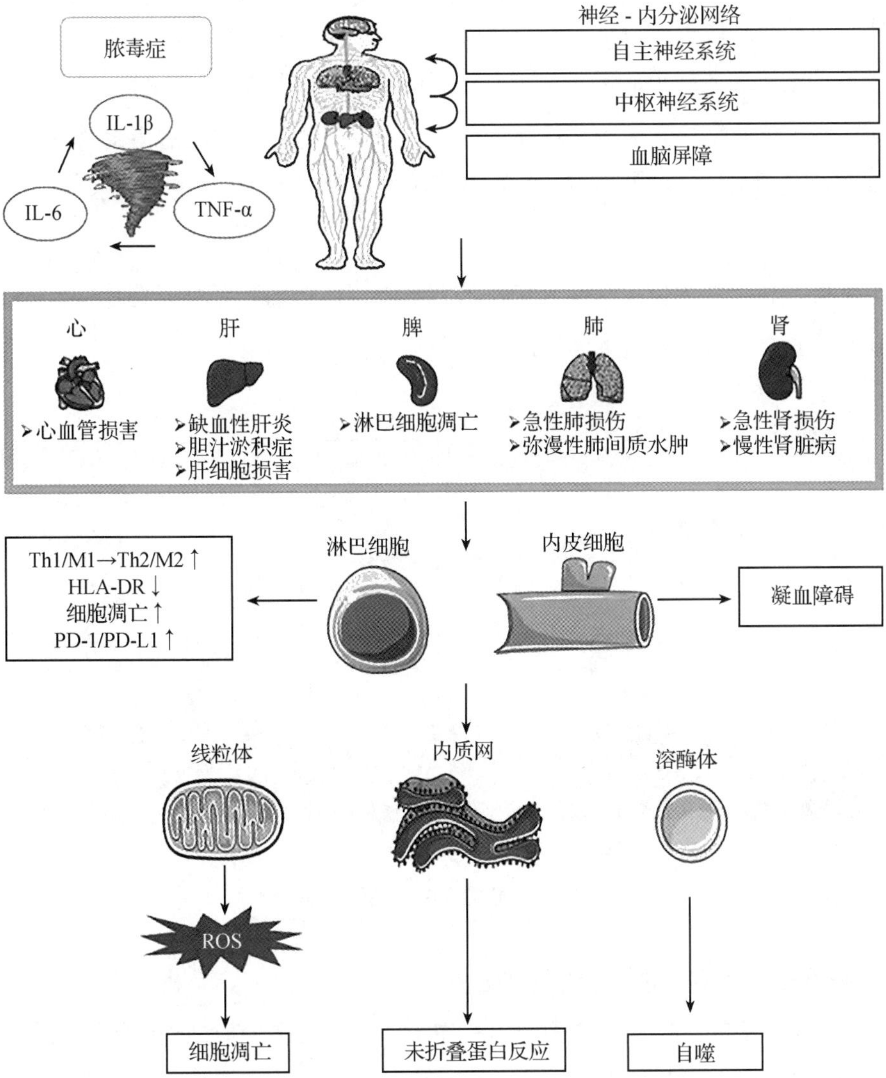

图 4-1 脓毒症复杂的发病机制

2. **炎症反应与细胞因子风暴** 随着脓毒症的进展，免疫系统反应逐渐失控，进入“细胞因子风暴”阶段。肿瘤坏死因子 α（TNF-α）作为脓毒症中关键的促炎细胞因子，会导致内皮细胞损伤，增加血管通透性，引起血管渗漏，进而加重低血压和休克。IL-6 和 IL-1 同样是脓毒症的重要促炎细胞因子，它们进一步激活免疫细胞，放大免疫反应。虽然这些细胞因子在清除病原时发挥了重要作用，但其过量释放也会导致系统性炎症反应，从而引发多脏器功能衰竭。

3. **免疫系统的后期抑制（免疫耐受）** 在脓毒症后期阶段，免疫系统的过度激活逐渐导致免疫功能的疲劳，并进入免疫耐受状态。免疫耐受的主要特征包括以下几个方面：

（1）免疫细胞功能抑制：T 细胞功能显著下降，尤其是 $CD4^+T$ 细胞和 $CD8^+T$ 细胞的功能受抑。这种抑制使机体对感染的免疫应答减弱，难以有效清除病原体。

（2）单核细胞和巨噬细胞的免疫抑制：巨噬细胞和单核细胞的功能逐渐丧失，包括细胞因子的产生、抗原呈递和清除病原体的能力。研究发现，脓毒症患者的外周血单核细胞中 HLA-DR 的表达明显下调，同时 T 细胞耗竭标志物（如 PD-1 和 CTLA-4）表达增加，提示免疫瘫痪的存在。

（3）免疫逃逸：在免疫反应受到抑制的背景下，机体对新感染或持续感染的病原体防御能力显著降低，从而极易发生继发性感染。

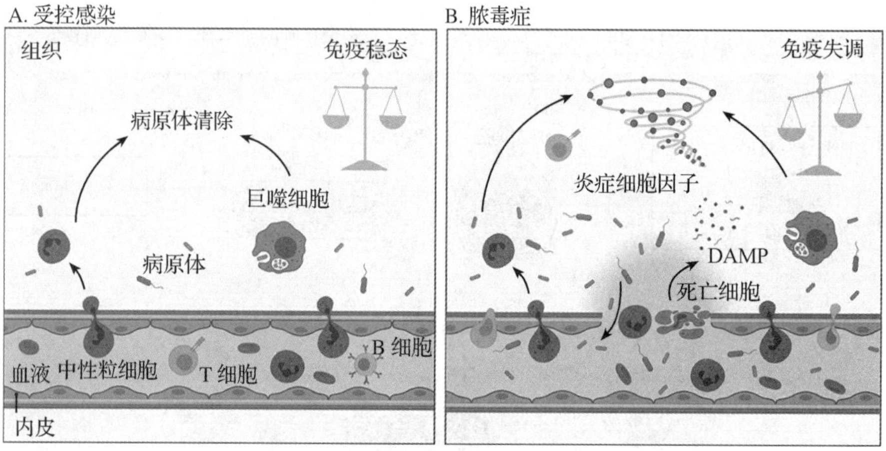

图 4-2 脓毒症中的免疫失衡

（二）脓毒症免疫反应的关键免疫细胞

脓毒症的免疫反应不仅依赖细胞因子的作用，还涉及多种免疫细胞的协同参与。以下是脓毒症发病过程中主要免疫细胞的功能与变化。

1. **中性粒细胞** 中性粒细胞是先天免疫的关键细胞。在脓毒症中，它们通过趋化因子的引导迅速迁移至感染部位，吞噬与清除病原体。然而，过度活化的中性粒细胞会释放过量的自由基和蛋白酶，不仅损伤病原体，也可能破坏自身组织，导致炎症加重。

2. **巨噬细胞** 巨噬细胞在免疫中起核心调控作用。早期，它们通过吞噬病原体和分泌细胞因子（如 TNF-α、IL-1、IL-6）来激活免疫反应。然而在脓毒症后期，巨噬细胞这两种功能可能受到抑制，进而增加继发感染的风险。

3. T 细胞　T 细胞在适应性免疫中具有重要作用。$CD4^+T$ 细胞通过协助 B 细胞和巨噬细胞激活免疫反应，而 $CD8^+T$ 细胞则通过杀伤受感染细胞直接清除病原体。在脓毒症后期，T 细胞功能显著下降，表现为 T 细胞数量减少、活性降低以及免疫耐受状态的出现。

4. 树突状细胞　树突状细胞是重要的抗原呈递细胞，能够识别病原体并激活 T 细胞。脓毒症中，树突状细胞数量减少且功能受损，导致抗原呈递能力下降，从而削弱 T 细胞的激活和适应性免疫反应。

（三）细胞因子与免疫反应的调控

脓毒症中的细胞因子不仅参与免疫反应的启动和调控，还负责平衡促炎与抗炎信号的动态关系，在免疫反应中起核心桥梁作用。细胞因子根据其功能可分为以下两大类。

1. 促炎细胞因子　促炎细胞因子如 TNF-α、IL-1、IL-6 和 IL-8 等，能通过活化免疫细胞和放大炎症反应来增强病原清除能力。然而其过度释放可能引发“细胞因子风暴”，导致组织损伤和全身性炎症。

2. 抗炎细胞因子　抗炎细胞因子如 IL-10 和转化生长因子 -β（TGF-β）等，能通过抑制促炎因子的过度作用来调节免疫反应强度，并减少炎症对机体的损害。然而抗炎反应过度则可能引发免疫耐受，增加继发感染的风险。

（四）新兴的免疫机制：细胞外囊泡与免疫代谢

近年来，细胞外囊泡（EVs）作为免疫调节因子的作用逐渐受到关注。研究表明，EVs 是由细胞分泌的纳米级膜结构，能够携带细胞因子、microRNA（miRNA）以及代谢产物等分子，参与免疫细胞间的信号传递。它们不仅调节免疫细胞的活化和功能，还可能在脓毒症相关炎症和免疫耐受中扮演重要角色，为诊断和治疗提供了新靶点。

另外，免疫代谢的研究揭示了代谢途径在免疫应答调控中的重要性。脓毒症过程中的免疫细胞常表现为“代谢重编程”，从氧化磷酸化切换至糖酵解，这种变化不仅可快速为细胞提供能量支持，还通过代谢产物（如乳酸）影响免疫信号通路的激活。免疫代谢的动态调节在炎症控制和组织修复中具有重要意义，也为脓毒症干预策略提供了新的研究方向。

二、脓毒症的细胞损伤机制

脓毒症引发的细胞损伤机制是导致其致死性并发症以及多器官功能受损的核心因素之一。脓毒症的细胞损伤不仅限于免疫细胞，还包括内皮细胞、肝细胞、肾小管上皮细胞等多种细胞类型。细胞损伤的机制是多因素、多途径的，除了前文提到的炎症反应，还包括氧化应激、细胞因子的作用以及细胞凋亡和坏死等过程。细胞损伤的最终结果常常是器官功能衰竭，甚至是器官坏死。以下是脓毒症细胞损伤的详细机制。

（一）氧化应激和自由基损伤作用

氧化应激是脓毒症中细胞损伤的重要机制之一，在脓毒症期间，由于氧气供应不足、氧化反应的不完全以及免疫细胞的过度激活，导致活性氧（ROS）、活性氮（RNS）等自由基的产生急剧增加。同时，抗氧化系统的功能受到抑制，无法有效清除过量的自由基。这些自由基通过直接攻击细胞膜的磷脂，促进脂质过氧化，从而破坏细胞膜的完整性和功能。此外，活性氧还能够激活多种信号通路，如 NF-κB 通路，进一步增强炎症反应，导致持续的细胞损伤。氧化应激对细胞的影响主要表现在以下几个方面。

（1）膜脂过氧化：自由基损伤细胞膜上的磷脂，导致膜结构不稳定，增加其通透性，从而引发细胞膨胀、渗漏，甚至破裂。

（2）DNA 损伤：活性氧可直接攻击细胞 DNA，导致基因突变或染色体断裂，进而诱导细胞凋亡。

（3）蛋白质变性：自由基通过与细胞内蛋白质反应，引起构象变化，导致蛋白质功能丧失或不稳定，影响细胞的正常功能。

（二）细胞凋亡与坏死

脓毒症中的细胞损伤常伴随着细胞凋亡（程序性死亡）和细胞坏死（非程序性死亡）两种形式。这两种细胞死亡形式在脓毒症的发生发展中扮演着重要角色，且它们的机制各自独立，但有时也相互交织。

1. 脓毒症中的细胞凋亡途径

（1）Fas/FasL 系统介导凋亡途径：在脓毒症的发生发展中，细胞因子如肿瘤坏死因子α（TNF-α）和白细胞介素 -1（IL-1）通过与其相应的受体结合，激活 Fas/FasL 系统，进而触发细胞凋亡的信号转导。这些细胞因子在脓毒症早期由过度活化的免疫细胞（如巨噬细胞和 T 细胞）分泌，并通过诱导 Fas 受体的表达和 Fas 配体（FasL）的释放，介导细胞程序性死亡。Fas/FasL 系统是典型的死亡受体途径之一，Fas 受体通过与 FasL 结合，激活下游的含半胱氨酸的天冬氨酸蛋白水解酶（caspase）级联反应，最终诱导细胞的凋亡。

（2）线粒体途径：线粒体是细胞内参与能量产生、蛋白质合成和分解的主要细胞器。在氧化应激状态下，大量自由基的产生导致线粒体膜上电子传递链（ETC）活性的不可逆性抑制，使得线粒体功能受到破坏并产生更多的 ROS，而这些额外产生的 ROS 又会进一步损害线粒体（包括内膜损伤、ETC 活性抑制和线粒体 DNA 损伤）。这就形成了恶性循环，最终导致线粒体基质膨胀，线粒体膜破裂，释放细胞色素 C 并启动下游的凋亡信号通路，导致细胞程序性死亡。

（3）内质网应激（ERS）：内质网（ER）是细胞内负责蛋白质转运、折叠及修饰的重要细胞器。脓毒症的发生伴随着内质网功能的紊乱，大量未折叠或错误折叠的蛋白质使内质网稳态失衡，并发生氧化应激和钙离子紊乱，引发内质网应激。ER 应激通过多个途径激活细胞凋亡机制：首先是 PKR 样内质网激酶（PERK）、肌醇需求酶 1（IRE1）和激活转录因子 6（ATF6）这三大经典应激途径通过上调 CEBP 同源蛋白（CHOP）基因的表达，启动凋亡信号；其次是 IRE1 通过激活 c-Jun *N* 端激酶（JNK）途径，进一步调控 TNF 受体相关因子 2（TRAF2）和凋亡信号调节激酶 1（ASK1），促进细胞凋亡。最新研究表明，ER 应激诱导的细胞凋亡可能是脓毒症引发多脏器衰竭的关键机制，为脓毒症的临床预防和治疗提供了潜在靶点。

2. 脓毒症中的细胞坏死　在脓毒症的早期阶段，细胞受到缺血、低氧以及高浓度细胞因子的共同作用，可能会发生坏死。坏死是一种非程序性细胞死亡形式，通常伴随细胞膜的破裂和细胞内容物的外泄。这些细胞内容物不仅会引发强烈的局部免疫反应，还可通过激活免疫系统促进炎症介质的释放，加剧全身性炎症反应，最终导致组织和器官的损伤。

（三）内皮细胞损伤与血管通透性增加

脓毒症引起的内皮细胞损伤是多脏器功能障碍的一个重要机制。脓毒症发生时，TNF-α、IL-1 等促炎细胞因子通过与内皮细胞表面受体结合，激活下游信号通路（如 NF-κB、MAPK 和 JAK/STAT 等），引发内皮细胞的激活、炎症反应以及细胞凋亡。这些过程破坏了血管壁的完整性，导致内皮屏障功能丧失，血管通透性增加。此时血浆成分（如白蛋白、免疫球蛋白等）和液体从血管渗漏到组织间隙，不仅加剧了水肿，还引起血流动力学不稳定，表现为低血压、器官灌注不足和进一步的组织缺氧，最终可能导致多脏器衰竭。

三、微生物因子与脓毒症的发病机制

（一）微生物因子的分类与特征

微生物因子是指病原微生物（如细菌、病毒、真菌等）表面具有特征性的结构分子或其分泌的毒素，这些因子能够被宿主细胞表面的模式识别受体（PRRs）识别，进而启动炎症级联反应并调控免疫反应。根据微生物因子的性质和功能，可将其分为以下几类。

1. 病原体相关分子模式（PAMPs）　病原微生物携带的特征性分子，包括脂多糖（LPS）、肽聚糖、脂磷壁酸、脂蛋白、核酸（如病毒 RNA）等。这些分子通常是病原体的结构特征，不存在于宿主细胞中，能够被宿主免疫系统通过模式识别受体（PRRs）所识别。

2. **病原体分泌的毒素**　指细菌及其他微生物分泌的外毒素和内毒素。这些毒素通过直接破坏宿主细胞、改变细胞功能或调节免疫反应，在病理进程中起到推动作用。常见的毒素包括革兰氏阴性菌分泌的脂多糖（LPS），革兰氏阳性菌产生的肽聚糖和脂磷壁酸，以及某些细菌分泌的超抗原或外毒素（如金黄色葡萄球菌产生的 TSST-1）。

（二）模式识别受体（PRRs）

PRRs 是宿主免疫系统中能够特异性识别外源性微生物分子，并触发细胞免疫反应的一种受体。主要的 PRRs 包括以下几种。

1. **Toll 样受体（TLRs）**　TLRs 是 PRRs 中被研究得最广泛的一类，其分布于细胞膜和内体膜上，能够识别多种微生物的特征性分子。例如，TLR4 识别革兰氏阴性细菌的脂多糖（LPS），TLR2 识别革兰氏阳性细菌的肽聚糖及脂磷壁酸，TLR3 识别病毒的双链 RNA。这些受体通过激活下游信号通路，引发免疫反应。

2. **NOD 样受体（NLRs）**　NLRs 位于细胞质内，能够识别细菌的细胞壁成分，特别是肽聚糖。比如被研究最多的 NOD1 和 NOD2 在细胞质中识别细菌的肽聚糖或其分解产物，并通过激活 NF-κB 和 MAPK 通路，启动炎症反应。

3. **RIG-I 样受体（RLRs）**　RLRs 主要分布于细胞质内，专门识别病毒 RNA。RIG-I 受体通过识别病毒的 5’ 三磷酸双链 RNA（dsRNA）启动抗病毒反应，并激活 IRF3 和 NF-κB，诱导抗病毒因子和炎症因子的表达。

4. **C 型凝集素受体（CLRs）**　CLRs 是主要识别真菌的 PRRs，能够识别如葡聚糖等真菌特有的分子。CLRs 的激活不仅可启动局部免疫反应，还在调节免疫耐受性和免疫适应性方面发挥作用。

（三）常见的病原体相关分子模式（PAMPs）与模式识别受体（PRRs）的相互作用机制

1. **细菌 LPS 与 TLR4 的相互作用**　革兰氏阴性细菌的脂多糖（LPS）是脓毒症发生的关键致病因子之一。LPS 通过与宿主细胞膜表面的 Toll 样受体 4（TLR4）结合，启动一系列复杂的免疫反应：LPS 首先与辅助因子如 CD14 和 MD2 结合，形成 LPS-CD14-MD2 复合物，这一复合物随后激活 TLR4 受体。TLR4 的激活通过两个关键途径引发细胞内信号转导：一是激活核因子 κB（NF-κB）通路，二是启动丝裂原活化蛋白激酶（MAPK）信号通路。这两条通路的激活最终导致多种促炎细胞因子的过量释放，进而引发严重的全身炎症反应综合征（SIRS）。

2. **细菌肽聚糖与 TLR2 的相互作用**　革兰氏阳性细菌的细胞壁中富含肽聚糖和脂磷壁酸（LTA），TLR2 能够识别并结合肽聚糖和脂磷壁酸，激活一系列免疫反应。具体过程是 TLR2 通过与其他受体（如 TLR1 或 TLR6）的协同作用，共同识别不同的病原成分，从而放大免疫反应，增强细胞因子的分泌和免疫细胞的募集。

（四）微生物毒素的作用机制

除了 PAMPs，病原体分泌的毒素在脓毒症的发病中也扮演着重要角色。毒素直接或间接破坏宿主细胞，导致组织损伤和器官衰竭。

1. **革兰氏阴性菌的内毒素**　革兰氏阴性菌的内毒素即细胞壁上的脂多糖（LPS），是细菌在死亡或裂解后释放到血液中的重要毒素分子。如前所述，LPS 通过与 TLR4 结合激活免疫反应，导致细胞因子风暴。LPS 引发的炎症反应会导致血管通透性增加，微血管渗漏和血管扩张，从而造成循环血流不畅、器官灌注不足，进而引发器官功能障碍（MODS），甚至器官衰竭。因此，抑制 LPS 介导的免疫反应，尤其是在免疫反应过度时的干预，成为临床治疗脓毒症的一个重要研究方向。

2. **外毒素**　革兰氏阳性菌以及某些革兰氏阴性菌能够分泌外毒素，这些毒素能够直接作用于宿主细胞，导致广泛而严重的组织损伤。

（1）超抗原和免疫系统失调：如金黄色葡萄球菌和链球菌等细菌分泌的超抗原能够通过非特异性方式绕过常规的 T 细胞受体识别机制，导致大量 T 细胞的激活，继而释放出大量细胞因子，形成典型的“细胞因子风暴”。

（2）细菌溶血素和细胞膜破坏；某些细菌分泌的溶血素可直接破坏宿主细胞的膜结构，包括红细胞、白细胞及内皮细胞的细胞膜。溶血素通过与细胞膜结合，形成孔洞或破坏细胞膜的完整性，导致细胞内容物外泄，进而引发细胞崩解和组织损伤。

（3）其他细菌毒素的作用机制：除了超抗原和溶血素外，还有一些细菌分泌的毒素，如霍乱毒素和白喉毒素，它们通过干扰宿主细胞内的信号通路或代谢过程，导致细胞的死亡或功能障碍。霍乱毒素通过激活腺苷酸环化酶，导致细胞内 cAMP 水平升高，引发水、电解质失衡和严重的腹泻。而白喉毒素则通过抑制宿主细胞内的蛋白质合成，造成细胞的死亡和组织坏死。

（五）微生物因子对血管系统和器官的影响

微生物因子通过引发炎症反应、破坏内皮细胞、增加血管通透性等途径，对血管系统和多个器官产生直接或间接的损伤，导致多脏器功能衰竭。

1. **内皮细胞损伤**　如前所述，微生物因子（特别是 LPS）通过作用于内皮细胞，引发血管通透性增加，导致组织水肿和低血压。

2. **凝血异常**　微生物因子能够诱导凝血因子表达和血小板聚集，导致弥散性血管内凝血（DIC），进一步加重器官损伤。

3. **器官功能障碍**　免疫反应和炎症介质的大量释放对多个器官（如肺、肝、肾）造成损伤，导致器官功能障碍，如急性肾损伤（AKI）、急性呼吸窘迫综合征（ARDS）、肝衰竭等。

四、脓毒症的器官损伤与微循环障碍

脓毒症的器官损伤机制复杂，涉及免疫反应过度激活、氧化应激、血流动力学不稳定以及代谢紊乱等多种因素的交互作用。脓毒症引起的器官功能障碍可影响包括呼吸系统、循环系统、肾、肝、神经系统、消化系统及凝血系统，最终可能导致多脏器衰竭。下面将详细探讨脓毒症中主要受累的器官系统及其损伤机制（图 4-3）。

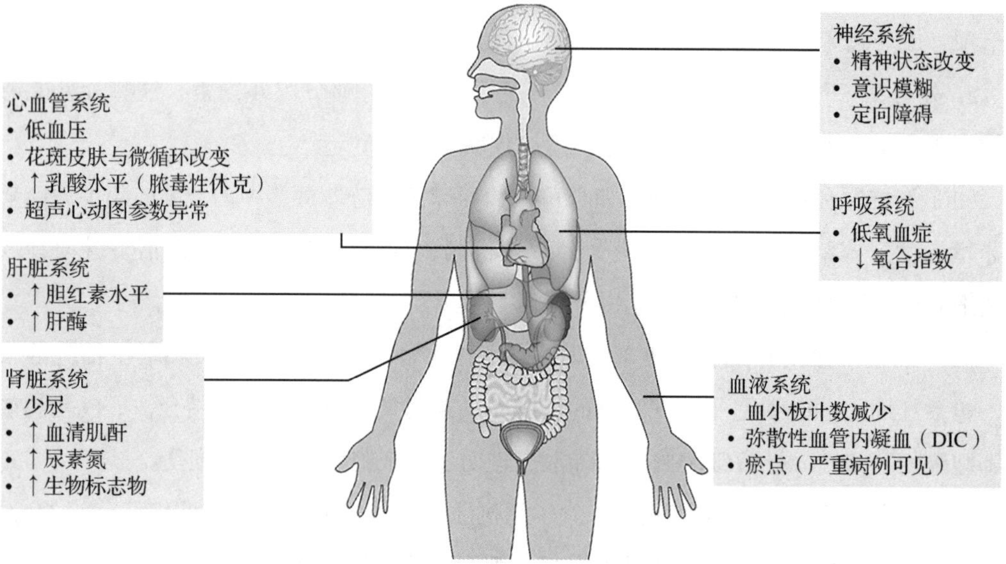

图 4-3　脓毒症中的多器官功能障碍

（一）急性呼吸窘迫综合征（ARDS）与呼吸功能障碍

肺是脓毒症中最早受到影响的器官之一，急性呼吸窘迫综合征（ARDS）是脓毒症最常见的并发症。ARDS 的发生与炎症反应、免疫失调和肺部微环境的改变密切相关。

1. **内皮细胞和上皮细胞损伤**　脓毒症中的促炎因子如肿瘤坏死因子 α（TNF-α）和白细胞介素 1（IL-1）等，能够激活炎症反应并诱导大量免疫细胞浸润。与此同时，氧化应激的增强也可对肺部组织特别是肺部毛细血管内皮细胞和肺泡上皮细胞造成直接损伤。这些细胞的受损使肺泡 - 毛细血管屏障功能遭到破坏、通透性增高。这不仅使得白细胞、蛋白质及细胞因子等渗透到肺泡腔内，还直接影响肺泡的气体交换功能。

2. **毛细血管通透性增加**　脓毒症中，血管内皮细胞受损后，血管壁的结构完整性丧失，血浆成分包括水分和大分子物质（如白蛋白）渗透到肺泡腔内，形成肺水肿。肺水肿的发生加剧了氧合障碍，使得气体交换变得更加困难，进一步加重了呼吸功能的不全。

3. **肺泡塌陷**　脓毒症诱发的炎症因子和免疫反应会影响肺泡表面活性物质（pulmonary surfactant）的合成与分泌。表面活性物质对维持肺泡的张力至关重要，其减少使得肺泡更容易发生塌陷（尤其在呼气末）。肺泡塌陷导致肺部通气 / 血流比例失调，降低了氧合效率，增加了发生低氧血症的风险。此外，肺泡塌陷还可能导致非通气肺区的血流重新分布，进一步恶化了肺部的氧合功能障碍。

4. **低氧血症及全身性影响**　肺水肿和肺泡塌陷共同作用导致肺部气体交换功能严重受损，造成了全身性缺氧。全身性缺氧不仅加重了脓毒症本身的病理生理状态，还可能影响其他器官的功能。低氧血症对心血管、肾和肝等多个器官的功能产生负面影响，形成器官间的交互损伤，进一步加速多脏器功能衰竭的进程。因此，ARDS 的早期干预和治疗是减少脓毒症相关死亡率的重要手段。

（二）脓毒症性心肌病与微循环障碍

1. **脓毒症性心肌病**　脓毒症常伴随血流动力学紊乱，其中脓毒症性心肌病（septic-induced cardiomyopathy，SIC）是最常见的并发症之一。SIC 表现为心肌功能的显著减弱，主要表现为心脏的收缩和舒张功能受损，虽然这一功能障碍多为可逆性，但在病情进展严重时，可导致显著的血流动力学失调，增加患者的死亡风险。

（1）心肌抑制因子：脓毒症引起的心肌功能损伤，部分归因于各种炎症介质的释放，尤其是肿瘤坏死因子 -α（TNF-α）、白介素 -1（IL-1）以及一氧化氮（NO）等。这些炎症介质被认为是 SIC 的心肌抑制因子（myocardial depressant factors，MDF）。研究表明，TNF-α 和 IL-1 能够直接作用于心肌细胞，激活细胞内的信号通路，抑制心肌的收缩功能。同时，NO 作为一种重要的细胞信号分子，通过促进环磷酸腺苷（cAMP）的降解，进一步降低心肌的收缩力。

（2）线粒体功能障碍：SIC 的另一重要机制是线粒体功能障碍。脓毒症引发的氧化应激反应和代谢紊乱导致心肌细胞内的线粒体损伤，从而影响能量的生成与消耗平衡。ATP 的合成不足导致了心肌收缩力下降。

（3）钙离子稳态失衡：钙离子在心肌收缩过程中起着至关重要的作用。在脓毒症的病理过程中，心肌细胞的钙离子稳态发生失衡，表现为钙内流的增加和钙泵功能的障碍。钙稳态失衡不仅影响心肌的收缩力，还可能导致心肌细胞内钙过载，进而引起细胞的损伤和凋亡。

（4）心肌细胞凋亡和坏死：在脓毒症的严重阶段，持续的炎症反应和氧化应激对心肌细胞造成了显著的损伤，导致细胞凋亡或坏死，加剧了心脏的泵血功能不足。此外，心肌细胞的坏死和凋亡会导致心肌组织结构的破坏，使得心脏对负荷的适应能力下降，从而加重了血流动力学的紊乱。

2. **微循环障碍** 脓毒症引发的微循环障碍是其致命性的重要因素之一。脓毒症时，全身性炎症反应和血流动力学改变会导致微血管收缩、扩张失衡以及血液流变学特性的异常，最终引发微循环灌注不足。

（1）微血管收缩和扩张失衡：脓毒症引起的全身性炎症反应通过促炎细胞因子（如TNF-α、IL-1β）以及一氧化氮（NO）等分子的释放，导致微血管的收缩和扩张失衡。在炎症反应初期，微血管可能出现收缩，限制血液流动，加剧局部缺血。随着脓毒症的进展，微血管则可能出现过度扩张，导致血管壁通透性增加，液体外渗及血管内皮细胞损伤，加重微循环障碍。

（2）血流动力学异常：脓毒症导致的血流动力学异常（如低血压、心输出量减少、外周血管扩张等）会影响微循环的灌注。由于血流动力学不稳定，组织灌注减少，尤其是肾、肝和大脑等重要器官的微循环遭遇严重损害，最终加重多脏器功能衰竭。

（3）微血栓形成：在脓毒症引起的弥散性血管内凝血（DIC）过程中，微循环中可出现微血栓阻塞血管，导致局部缺血和器官损伤。这些微血栓的形成与脓毒症引发的凝血系统激活和血液流变学改变密切相关。

（三）急性肾损伤

急性肾损伤（AKI）是脓毒症常见且严重的并发症之一，其发生机制复杂，涉及缺血、炎症反应和毒性作用等多方面因素。

1. **肾小管缺血缺氧** 与脓毒症伴随的低血压和血管功能障碍会导致全身血液循环的紊乱，肾的灌注不足导致肾小管的缺血和缺氧。肾小管上皮细胞是肾滤过功能的核心，当这些细胞因缺氧而受损时，肾小管的滤过功能受到严重影响，从而出现AKI，且肾小管上皮细胞的损伤通常伴随急性炎症反应。

2. **炎症介质作用** 脓毒症中的全身性炎症反应产生的多种炎症介质（如TNF-α、IL-6）通过循环系统到达肾小管上皮细胞，引发局部炎症反应。这些炎症反应不仅直接损伤肾组织，还能通过调节肾的微环境，导致细胞功能衰退和肾的病理改变。

3. **内皮细胞损伤** 脓毒症引起内皮细胞受损后，微血管的内皮屏障功能受到破坏，导致微血管通透性增加，血管内皮的凝血功能也发生改变。这些变化引发微血管凝血、血栓形成及局部血流受限，最终加重肾的缺血状态，并可能进一步损害肾小管功能。

4. **肾小管细胞凋亡** 脓毒症中持续的氧化应激和炎症因子（如NO、氧自由基等）会通过多种途径激活凋亡信号通路，导致细胞的程序性死亡。细胞凋亡的加重不仅使肾小管的功能进一步衰退，还可能促进间质纤维化，最终导致肾功能的不可逆性损害。

（四）肝功能损伤

脓毒症中的肝功能损伤表现为胆汁淤积、急性肝衰竭以及代谢紊乱等多种临床症状。

1. **胆汁淤积**　脓毒症引起的肝损伤常常伴随着胆汁淤积。细胞因子如肿瘤坏死因子-α（TNF-α）、白介素-6（IL-6）等在脓毒症患者体内大量释放，作用于肝细胞和胆管上皮细胞，激活局部炎症反应，抑制胆汁酸的分泌和胆管的正常功能，导致胆汁积聚，并使胆汁中的毒性物质对肝细胞产生直接损害。

2. **肝细胞坏死**　在脓毒症的严重炎症反应和氧化应激的共同作用下，肝细胞逐渐受到损害，部分肝细胞发生坏死。

3. **凝血功能障碍**　肝是凝血因子的合成和代谢中心，脓毒症引起的肝功能损害直接影响凝血因子的合成，导致凝血功能障碍。特别是在脓毒症进展时，肝合成的凝血因子显著减少，常伴有弥散性血管内凝血（DIC）的发生。这一变化增加了患者出血和血栓形成的风险。

4. **代谢失常**　肝功能损伤在脓毒症中可导致广泛的代谢紊乱。由于肝在葡萄糖、脂质和蛋白质的代谢中起着至关重要的作用，因此脓毒症引起的肝损伤可导致血糖水平紊乱、脂肪酸代谢障碍，以及蛋白质合成减弱。这种代谢失常使得机体对能量需求的应答能力降低，影响了免疫功能和细胞修复能力，进而加重了脓毒症的病程。

（五）神经系统损伤与脓毒症相关脑病

脓毒症相关脑病（sepsis-associated encephalopathy，SAE）是脓毒症引起的急性中枢神经系统功能障碍，表现为不同程度的意识模糊、昏迷、谵妄等神经症状。SAE 的发生与全身性炎症反应、血脑屏障的破坏、代谢紊乱以及氧化应激等多种因素密切相关。该病症不仅影响患者的神经认知功能，还显著增加了脓毒症患者的死亡率和并发症风险。

1. **血脑屏障通透性增加**　研究表明，血脑屏障通透性改变是 SAE 发展的早期标志之一，并在神经损伤中起到关键作用。脓毒症相关的全身炎症反应及氧化应激通过激活多种细胞因子使血脑屏障（blood-brain barrier，BBB）功能受损，进而导致 BBB 通透性的增加。此过程使得有害物质（包括细菌毒素、炎症因子及其他免疫活性分子）得以通过 BBB 进入中枢神经系统，从而引发脑组织的损伤和炎症反应。

2. **神经炎症**　促炎细胞因子如 IL-1β、TNF-α 等通过 BBB 进入中枢神经系统，直接作用于神经细胞，引发局部炎症反应。这些细胞因子激活神经胶质细胞（如小胶质细胞和星形胶质细胞），进一步释放更多的炎症介质，从而加剧神经炎症，导致神经功能受损。这种神经炎症反应不仅影响神经细胞的存活，还可能导致神经网络的重塑，最终导致认知障碍和行为改变。

3. **神经递质紊乱** 脓毒症引起的代谢紊乱和电解质失衡会显著影响兴奋性神经递质（如谷氨酸）和抑制性神经递质（如 γ-氨基丁酸，GABA）的不平衡释放，这种失衡会引发神经元的过度激活或抑制，从而影响神经系统的正常功能。

4. **线粒体损伤与氧化应激** 神经细胞对氧化应激极为敏感，脓毒症的氧化应激反应会破坏线粒体膜，导致能量代谢障碍，进一步引发神经元的死亡。线粒体功能障碍不仅降低了神经元的能量供给，还促进了神经细胞的凋亡和坏死，最终加剧了 SAE 的临床表现，如意识障碍、谵妄及昏迷等。

（六）神经内分泌 - 免疫网络异常

神经内分泌 - 免疫网络的异常是脓毒症期间宿主反应的关键特征。在脓毒症期间主要通过以下 3 种途径介导反应：①自主神经系统（ANS）感知病原体相关分子模式（PAMPs），主要是通过迷走神经和三叉神经的传入纤维诱导炎性细胞因子的激活和释放；②循环中的炎性介质通过脉络膜丛及脑室周围器官传递至中枢神经系统，形成神经免疫间的信号联络；③血脑屏障的内皮细胞被激活后释放炎症介质，如一氧化氮合酶（NOS）的代谢产物，进一步放大炎性反应。

免疫系统被形象地比喻为“弥漫性感觉器官”，能通过多种途径（如迷走神经的激活及内皮细胞功能的改变）将周围炎性信号传递至 CNS。这些传入信号触发了中枢的传出效应，主要表现为 ANS 和下丘脑 - 垂体 - 肾上腺（HPA）轴的激活。在生理条件下，下丘脑室旁核和视上核释放促肾上腺皮质激素释放激素（CRH）和精氨酸加压素（AVP），其中 AVP 还能够增强 CRH 的释放效应。这些激素共同刺激垂体分泌促肾上腺皮质激素（ACTH），继而促使肾上腺皮质分泌糖皮质激素（如皮质醇），其通过抑制炎症反应和恢复心血管稳态来维持机体平衡。然而在脓毒症中，HPA 轴功能失调导致 CRH、ACTH 和肾上腺皮质醇的分泌减少，表现为肾上腺功能不全综合征。与此同时，ANS 的交感神经分支通过释放去甲肾上腺素（NA）调控免疫反应。NA 可通过 β_2 肾上腺素受体与免疫细胞相互作用，抑制促炎因子（如 TNF-α 和 IL-12）的生成，并促进抗炎因子（如 IL-10）的释放。这些机制共同表明，神经内分泌 - 免疫网络在脓毒症的发病机制中发挥着复杂且重要的调节作用。

（七）胃肠道屏障功能障碍

脓毒症可导致胃肠道屏障功能的显著损伤，从而增加肠道的通透性，使细菌、内毒素及其他有害物质更容易跨越肠黏膜进入血液循环，进而加重全身性炎症反应和感染的扩散。

1. **肠黏膜缺血缺氧** 脓毒症引起的低血压和血流重新分布会导致胃肠道的血流量减少，造成肠黏膜缺血和缺氧。肠道是一个高度代谢活跃的器官，缺氧状态下，肠黏膜上皮细胞无法维持正常的屏障功能，导致屏障完整性受损，进而促进肠道通透性增加。

2. **肠道通透性增加** 缺血缺氧和脓毒症相关的炎症因子（如TNF-α、IL-6等）会直接作用于肠道上皮细胞，破坏其结构和功能。这些细胞因子通过激活相关的信号通路，导致紧密连接蛋白（tight junction proteins）失调，使肠道屏障的选择性通透性增加。肠道内的细菌、内毒素等有害物质便可以越过肠屏障进入血液循环，诱发全身性炎症反应和感染。

3. **细菌易位** 肠道屏障功能的损伤为肠道细菌的易位提供了有利条件。正常情况下，肠道菌群通过肠黏膜屏障受到限制，而在脓毒症的背景下，肠道上皮细胞的功能丧失使得肠道菌群和毒素能够进入全身循环，导致继发性感染。

4. **肠道屏障蛋白的分解** 在脓毒症中，氧化应激的激活以及细胞因子的增多直接导致肠黏膜屏障蛋白的降解，特别是紧密连接蛋白（如occludin、claudin）和黏附连接蛋白（如E-cadherin）等的破坏。这些蛋白的损伤削弱了肠道的屏障功能，使得肠道对外来有害物质的屏蔽作用降低，增加了细菌内毒素进入血液的机会。

（八）凝血与弥散性血管内凝血

脓毒症常伴有凝血系统的激活以及DIC，这是一种临床常见且危及生命的并发症。DIC表现为微血栓形成和出血倾向并存，主要通过凝血因子激活、抗凝功能抑制、纤维蛋白溶解障碍以及血小板消耗等机制发生。

1. **凝血因子激活** 在脓毒症的发展过程中，促凝因子（如组织因子TF）被大量释放至血液中，激活外源性凝血级联反应，启动凝血过程并形成微血栓。这些微血栓在小血管中逐渐聚集，阻塞血流，导致局部组织缺血和损伤。

2. **抗凝功能抑制** 正常情况下，凝血的激活由3个关键的生理抗凝途径系统调节，包括组织因子途径抑制系统、活化蛋白C（APC）系统和抗血栓系统。在脓毒症过程中，内毒素和炎症因子会抑制这些天然抗凝物质，使上述3条途径表现出一定程度的紊乱，导致凝血系统处于持续激活状态。

3. **纤维蛋白溶解障碍** 在脓毒症过程中，纤溶系统受到抑制，使得已形成的血栓无法有效溶解，进一步加重微血栓的积聚，导致血管腔内微循环障碍、组织缺血和坏死。

4. **血小板减少** 凝血过程的过度激活会导致血小板大量消耗，尤其在DIC的早期阶段，血小板的过度聚集和沉积加剧了出血倾向的发生。随着血小板数量的减少，患者的出血风险增加，可能表现为皮肤瘀斑、内脏出血等症状。

五、脓毒症发病机制研究的新方向

（一）细胞代谢重编程

脓毒症患者的细胞代谢发生显著改变，这一过程被称为“免疫细胞代谢重编程”。炎症反应期间，巨噬细胞和单核细胞通过增强糖酵解途径以快速满足高能量需求。然而，持续的代谢紊乱可能导致线粒体功能障碍，这不仅削弱了细胞的能量代谢效率，还加剧了氧化应激，从而加重组织缺氧和细胞损伤。研究发现代谢性炎症因子如琥珀酸和乳酸能够通过稳定缺氧诱导因子 1α（HIF-1α）的表达，进一步激活促炎基因转录，放大炎症反应。这种代谢 - 炎症的相互作用为脓毒症的治疗靶点提供了新思路。近期的动物实验表明，通过调控琥珀酸脱氢酶活性可以有效缓解脓毒症相关炎症反应。

（二）表观遗传调控的作用

表观遗传学在脓毒症发病机制中的作用日益受到关注，其主要通过调控炎症相关基因的表达参与病理过程。组蛋白的乙酰化和去乙酰化作为表观遗传学的核心机制，能够动态调整炎症基因的开放状态，从而影响促炎因子和抗炎因子的平衡。

此外，脱氧核糖核酸（DNA）甲基化的异常变化也被证实与脓毒症的免疫抑制状态相关。例如，某些炎症反应相关基因的高甲基化可能抑制免疫细胞活化，而低甲基化状态则可能诱发过度炎症反应。最新研究表明，小分子核糖核酸（RNA）（如 miR-146a 和 miR-155）在脓毒症中扮演了重要的调控角色。这些 miRNA 通过靶向 NF-κB 信号通路等关键炎症通路，调控炎症因子的释放，并与疾病严重程度及预后呈显著相关性。

（三）组学研究和新型生物标志物

随着多组学技术的快速发展，转录组学、代谢组学和蛋白质组学等方法已被广泛应用于脓毒症的亚型分类和个体化治疗策略开发中。通过多维数据整合，研究者能够识别不同脓毒症患者的生物学特征，从而揭示疾病异质性。例如，转录组学研究发现，脓毒症患者可分为“炎症主导型”和“免疫抑制型”等不同亚型，这为精准治疗提供了依据。

此外，新型生物标志物的开发也在脓毒症的早期诊断和风险评估中展现出巨大潜力。血清可溶性尿激酶型纤溶酶原激活物受体（suPAR）作为一种炎症状态的敏感指标，与患者的全因死亡率密切相关。细胞外囊泡 RNA 的检测则为反映疾病动态变化提供了可能，其表达谱能够区分疾病的不同阶段，并预测治疗反应。未来，将组学研究与人工智能技术相结合，有望进一步提高脓毒症早期诊断的准确性和治疗的个体化水平。

（董传堃　康　健）

参考文献

[1] Chen J, Wei H. Immune intervention in sepsis. Front Pharmacol, 2021 (12): 718089.

[2] Robbins PD, Morelli AE. Regulation of immune responses by extracellular vesicles. Nat Rev Immunol, 2014, 14 (3): 195-208.

[3] Pearce EL, Pearce EJ. Metabolic pathways in immune cell activation and quiescence. Immunity, 2013, 38 (4): 633-643.

[4] Huang M, Cai S, Su J. The pathogenesis of sepsis and potential therapeutic targets. Int J Mol Sci, 2019, 20 (21): 5376.

[5] Jiao G, Hao L, Wang M, et al. Upregulation of endoplasmic reticulum stress is associated with diaphragm contractile dysfunction in a rat model of sepsis. Mol Med Rep, 2017, 15 (1): 366-374.

[6] Choi JA, Song CH. Insights into the role of endoplasmic reticulum stress in infectious diseases. Front Immunol, 2020 (10): 3147.

[7] Lelubre C, Vincent JL. Mechanisms and treatment of organ failure in sepsis. Nat Rev Nephrol, 2018, 14(7): 417-427.

[8] Dellinger RP, Rhodes A, Evans L, et al. Surviving sepsis campaign. Crit Care Med, 2023, 51 (4): 431-444.

[9] Gao Q, Hernandes MS. Sepsis-associated encephalopathy and blood-brain barrier dysfunction. Inflammation, 2021, 44 (6): 2143-2150.

[10] Sonneville R, Verdonk F, Rauturier C, et al. Understanding brain dysfunction in sepsis. Ann Intensive Care, 2013, 3 (1): 15.

[11] Mills E, O'Neill LA. Succinate: a metabolic signal in inflammation. Trends Cell Biol, 2014, 24 (5): 313-320.

[12] 漆波，张翕珠，江飞，等．琥珀酸脱氢酶抑制剂对内毒素血症大鼠心肌组织内琥珀酸代谢和炎性损伤的影响．第三军医大学学报，2020，42 (19): 1938-1943.

[13] Binnie A, Tsang JLY, Hu P, et al. Epigenetics of sepsis. Crit Care Med, 2020, 48 (5): 745-756.

[14] Formosa A, Turgeon P, Dos Santos CC. Role of miRNA dysregulation in sepsis. Mol Med, 2022, 28 (1): 99.

[15] Esteve-Pastor MA, Roldán V, Rivera-Caravaca JM, et al. The use of biomarkers in clinical management guidelines: a critical appraisal. Thromb Haemost, 2019, 119 (12): 1901-1919.

[16] Raeven P, Zipperle J, Drechsler S. Extracellular vesicles as markers and mediators in sepsis. Theranostics, 2018, 8 (12): 3348-3365.

第五章

脓毒症相关免疫问题

随着中国老龄化人口的加剧，脓毒症（sepsis）的发病率呈增高趋势。尽管新型抗感染药物不断更新换代，血液净化、心肺功能支持技术等也有了快速发展，但脓毒症仍是一个危害生命的病症，其死亡率仍高达 30% 以上。脓毒症的发展过程包括多个方面，包括全身炎症反应、免疫功能障碍、细胞组织损害、宿主对各种病原体及其毒素的异常应答等，最终会引起人体多系统、多器官发生病理改变。研究表明，免疫系统紊乱是脓毒症患者致死的主要原因之一。越来越多的学者聚焦于免疫的相关研究，尤其是免疫功能抑制相关的监测及治疗。

一、脓毒症相关免疫功能概述

免疫功能紊乱与脓毒症的发生及发展密不可分，尽管目前尚不清楚其机制，但最新的研究表明，脓毒症可以分成全身炎症反应综合征（systemic inflammatory response syndrome，SIRS）和代偿性抗炎反应综合征（compensatory anti-inflammatory response syndrome，CARS），这两个阶段都可能进一步发展，从而导致急危重症的发生。近期研究发现，脓毒症也会发生促炎和抗炎的混合性拮抗综合征（mixed antagonist response syndrome，MARS），而 SIRS、CARS 以及 MARS 在脓毒症各个阶段的情况下分别占据主导地位，但是尚未明确具体的时间点。当人体感染病原微生物时，免疫系统会通过一系列信号转导通路来应对。这些通路分为固定性免疫和适应性免疫。在 SIRS 期，固定性免疫通路的模式识别受体（pattern recognition receptor，PRR）能够辨别侵入病原菌的威胁信息并发动免疫信号。目前，研究较多的 PRR 是 Toll 样受体（Toll like receptors，TLR），TLR 能够早期发现病原菌，激活机体的免疫反应，从而促进炎症介质的转录。此外，细胞因子表达也是脓毒症免疫反应的重要组成部分，其中包含肿瘤坏死因子（tumor necrosis factor，TNF）-α、白介素（interleukin，IL）-1、IL-6、IL-8、IL-12 以及干扰素（Interferon，IFN）等。IFN 等通过激活靶细胞，产生大规模的促炎细胞因子，从而引发“炎症因子风暴”，进而导致严重的全身性炎症反应，也就是 SIRS 期。过量的免疫反应可能会导致严重的后果，包括大规模炎症细胞损伤、凋亡、中性粒细胞胞外陷阱生成等，从而导致组织和器官的损伤，甚至发热、休克、酸中毒等，严重者甚至可能在脓毒症早期就出现死亡。

为了防止免疫功能进一步恶化，机体启动适当的免疫学措施，其中包括 B 淋巴细胞介导的体液免疫，以及由 T 淋巴细胞介导的细胞免疫。脓毒症患者受病原微生物刺激后，T 淋巴细胞分布比例增加，是机体适应性免疫功能被激活所致。机体为了抑制炎症反应，则出现代偿性抗炎反应，促炎反应与抗炎反应共存，此现象称为 MARS 期。一旦炎症反应继续出现，且这些代偿性反应不断加剧，将导致免疫系统功能失调，细胞增殖和细胞因子分泌功能减弱，使得淋巴细胞更容易出现凋亡，从而使患者陷入免疫抑制状态。尤其在重症脓毒症或脓毒性休克患者中更容易出现淋巴细胞免疫反应低下、细胞数量减少等现象，严重者导致免疫麻痹。研究表明，T 淋巴细胞的耗竭会导致其增殖分泌能力显著降低，而凋亡活性则会显著增加。此外，B 淋巴细胞在脓毒症的免疫功能中也发挥着重要作用，B 淋巴细胞的数量显著减少，与脓毒症的存活率有着密切的关系。研究表明，脓毒症早期的炎症反应也可能会导致淋巴细胞数量的显著减少，其中包括 T 淋巴细胞、B 淋巴细胞和树突状细胞等。脓毒症后免疫反应不同阶段（SIRS、CARS、MARS）可能存在混杂出现的现象，但大部分脓毒症患者早期可能以促炎反应为主，之后促炎及抗炎反应共存，重度脓毒症死亡患者早期即可出现免疫抑制，出现大量淋巴细胞严重凋亡现象。

二、脓毒症的免疫反应

人体免疫系统包括天然免疫和适应性免疫两部分，在抵抗外来病原体的过程中发挥着至关重要的作用。

天然免疫是机体固有的、非特异性的防御机制，主要包括巨噬细胞和中性粒细胞等免疫细胞。①巨噬细胞：可吞噬入侵的病原体如细菌、病毒等，通过胞吐作用将其分解，清除有害物质；可提呈抗原给 T 细胞，起到免疫激活作用；可分泌细胞因子，如 TNF-α、IL-1、IL-6。②中性粒细胞：与巨噬细胞相似，可吞噬病原体，释放炎症介质，参与免疫调节等。脓毒症状态下天然免疫能力下降，细胞迁移能力减弱，且数量下降，导致细菌清除率明显下降，出现严重免疫调节失衡，感染部位损伤可能进一步加重，从而加重脓毒症进程。

适应性免疫包括与 B 淋巴细胞相关的体液免疫和与 T 淋巴细胞相关的细胞免疫，是针对病原体产生的特异性防御机制，能够识别并精准地做出相对免疫应答。主要功能如下：特异性识别和记忆，免疫应答调节，免疫效应，免疫平衡及自免调节等。通过以上免疫反应，分泌特定的细胞因子，并杀死感染细胞，同时确保免疫反应不会攻击自身组织。

脓毒症的发生机制涉及多种免疫细胞和细胞因子的相互作用。当病原体入侵机体后会启动免疫反应，激活各种免疫细胞，如中性粒细胞、单核细胞、巨噬细胞等。这些免疫细胞在识别病原体或受损组织后，严重时释放大量炎性细胞因子到血液中，导致炎症反应失控，加重组织损伤，炎症因子分泌进一步增多，出现恶性循环。出现脓毒症进程不断加剧，血管通透性增加，引起水肿和组织缺氧，血管扩张，血压下降，出现脓毒性休克。同时凝血功能也出现紊乱，细胞因子风暴可以进一步激活凝血系统，导致微血栓形成，加重组织缺血缺氧，从而导致多器官功能障碍综合征（multiple organ dysfunction syndrome，MODS）的发生。

三、脓毒症免疫相关因素及临床特点

（一）脓毒症免疫相关危险因素

了解脓毒症免疫相关危险因素有助于早期识别和管理脓毒症的免疫抑制状态，从而采取适当的预防和治疗措施。在脓毒症病情发展中，动态监测患者的免疫状态是非常重要的，以便及时进行免疫调节和治疗。相关危险因素如下：①药物使用：长期接受免疫抑制剂或激素治疗的患者面临较高的免疫抑制风险；②慢性疾病：患有恶性肿瘤的患者由于疾病本身以及治疗（如化疗和放疗）的影响，免疫系统功能受损；③高龄：老年人由于免疫系统的自然衰退，面临更高的免疫抑制风险；④营养不良：长期的营养不良，特别是蛋白质 - 能量营养不良，可以导致免疫系统功能下降；⑤环境因素：长期暴露于污染环境或生活和工作压力过大，也可能影响免疫系统的正常功能；⑥感染状态：重度感染患者常常表现出免疫抑制，因此脓毒症患者可以出现免疫系统的过度反应和调节失常。

（二）脓毒症免疫功能障碍的临床特征

脓毒症患者免疫功能异常表现可能因个体差异和具体的免疫反应而有所不同。此处重点探讨脓毒症免疫功能抑制的临床表现。主要表现为以下几方面：①二重感染风险增加：脓毒症免疫抑制的患者在原有感染的基础上，更容易合并各种感染，如细菌、病毒、真菌等，这些感染可能表现为常见的呼吸道感染、皮肤感染或者更严重的全身性感染；②感染的持续时间延长：由于免疫系统的功能受损，感染往往难以控制，持续时间可能会比正常情况下更长；③慢性炎症状态：免疫抑制可能导致体内的炎症反应持续处于高水平，这可能表现为血沉加快、C 反应蛋白升高等，导致患者迁延不愈，发展成慢性炎症；④肿瘤易感性增加：免疫系统是抵抗肿瘤的重要力量，免疫抑制可能使得患者更容易发生肿瘤，或者导致已有的肿瘤生长速度加快；⑤自身免疫性疾病：在免疫抑制的状态下，机体可能产生自身免疫反应，攻击自身健康细胞和组织，导致自身免疫性疾病如系统性红斑狼疮、类风湿性关节炎等。有调查发现，脓毒症存活的患者中仅 50% 能完全康复，未完全康复的患者中约 20% 在出院后第 2 年死亡，另有 20% 伴有持续性的机体损伤。

四、脓毒症免疫相关监测

（一）细胞因子

目前用于脓毒症诊断或预后评估的指标较少。而在众多生化标志物中找到敏感性和特异性较高的指标也相对比较困难。

目前临床常用的炎性因子如下。

1. **降钙素原**（procalcitonin，PCT） PCT 是降钙素的前体物质，是目前常用于感染的生物标志物，在健康个体血液中含量极低（< 0.05 ng/ml）。机体受细菌内毒素刺激后可生成 PCT，在血液循环中可检测到 PCT 升高。在排除甲状腺相关疾病后，PCT 的异常升高程度可反映机体感染严重程度，故 PCT 可用于脓毒症的辅助诊断及严重程度评估。

2. **C 反应蛋白**（C-reactive protein，CRP） CRP 是一种急性期反应蛋白，合成速率很低，正常情况下维持在相对稳定的范围内。当机体出现炎症反应时，在 IL-6 等促炎细胞因子的刺激下，CRP 被大量合成并释放入血，因此当血清 CRP 水平升高时，提示机体存在炎症反应。有研究显示，脓毒症患者 CRP 水平每天下降 25%，预示有良好的预后，反之则预后不良，其预后预测的敏感性和特异性分别为 97% 和 95%。

3. **促炎和抗炎细胞因子** 包括 TNF-α、IL-6、IL-18 等。上述因子与脓毒症的严重程度存在明确相关性，TNF-α、IL-6、IL-18 等在感染性疾病患者中水平均升高，是导致脓毒症高炎症的原因之一，有研究比较了脓毒症、非脓毒症患者与健康人群的 IL-6 水平，结果显示，各组 IL-6 水平比较差异有统计学意义；组间两两比较，脓毒症组 IL-6 水平高于非脓毒症组和健康对照组，非脓毒症 IL-6 水平高于健康对照组，差异均有统计学意义。提示 IL-6 可作为诊断脓毒症的生物标志物之一。同时 TNF-α、IL-18 等促炎因子在诊断脓毒症方面的敏感性和特异性较低。IL-17 是由辅助性 T 细胞 -17（Th-17）产生的促炎细胞因子，可触发 TNF-α、IL-6 和 IL-1β 产生介导促炎反应。抗炎细胞因子 IL-10 是主要由 Th2 细胞和单核巨噬细胞分泌的抗炎细胞因子，其主要生物学特征如下：一是抑制免疫效应和 T 细胞增殖；二是促进 IFN-γ 等骨髓来源的抑制性细胞、调节性 T 细胞等增殖；三是可抑制人类白细胞 DR 抗原（HLA-DR）、TNF-α 等促炎细胞因子的释放。故 IL-10 是脓毒症特异性较高的生物标志物，可通过促进脓毒症患者调节性 T 细胞增殖，减少效应细胞因子分泌，抑制 T 细胞增殖来发挥免疫抑制作用。

（二）免疫监测

免疫监测是发现免疫失衡及免疫抑制的重要手段，也是动态观察脓毒症患者的免疫状态、适时适当进行免疫调节及治疗的前提。目前研究常应用的免疫监测也分为固有性免疫监测及适应性免疫监测，例如：中性粒细胞、巨噬细胞以及 T 淋巴细胞、B 淋巴细胞及其所表达的分子标志物等，这些均是人体免疫应答的重要组成成分，在免疫调节中都发挥着重要的作用，具体如表 5-1 所列。通过检测免疫生物标记，可以准确评价患者的免疫系统，从而更好地预防和治疗疾病。

表5-1　免疫损伤相关分子标记物

	免疫细胞	主要功能	相关分子	标志物
固有免疫	巨噬细胞	吞噬清除	TNF-α	IL-6、IL-1、NF-κB
	中性粒细胞	趋化、吞噬	TNF-α	IL-6、IL-10、IFN-γ
	树突状细胞	抗原提呈	HLA-DR	IL-10、IL-12、IL-7R
适应性免疫	T 淋巴细胞	特异性杀伤靶细胞	TNF-α	IL-6、IL-10、IL-4、IFN-γ、PD-1、IL-7R
	B 淋巴细胞	分泌特异性抗体	抗体	PDL1、IL-7R

中性粒细胞是人体免疫系统中重要的组成部分，脓毒症状态下中性粒细胞迁移能力减弱，导致细菌清除率下降，感染部位的损伤程度得不到有效缓解，从而加速了脓毒症病程的进展。作为重要的天然免疫效应细胞，中性粒细胞的募集和迁移功能障碍会严重影响脓毒症结局，故实验者能够通过化学发光强度来评估其杀菌活性，从而进一步明确脓毒症患者出现免疫抑制的可能。

淋巴细胞计数是医学上最易于获取的技术指标，当淋巴细胞数量持续减少时，可提示免疫学抑制。脓毒症时 Th 细胞分化会向 Th2 型明显极化，导致 Thl/Th2 比例失调，且平衡失调的严重程度与疾病预后相关。同时，Th17 细胞在免疫反应中扮演着重要角色，可分泌 IL-17、IL-6、IL-23 等细胞因子；而 Treg 可促进 T 细胞的凋亡，发挥免疫抑制作用，使机体避免不必要的炎性损伤。Treg 通常是通过流式细胞仪分析 $CD4^{+}CD25^{+}FOXP3^{+}$ 或

$CD4^+CD25^+CD127^-$ 细胞来进行监测。在典型脓毒症病程中，Th17/Treg 比例往往呈现先高后低的变化过程，而 Treg 异常升高同时伴随 Th17/Treg 比例倒置，提示免疫抑制的发生。脓毒性休克患者存在免疫麻痹现象，表现为单核细胞 HLA-DR 表达减弱和 Treg 增多，这在死亡患者中表现尤为显著。

B 细胞功能监测：Ig 含量可用来评估 B 细胞免疫状态，采用蛋白分析仪测定血清 IgG、IgA、IgM 含量可直接反映 B 细胞功能。有学者提出单一抗体成分对于脓毒症患者预后的预测价值不如多种抗体成分的总和，血清 IgG、IgM、IgA 联合应用对于脓毒症患者预后具有较好的预测价值。

程序性死亡受体 -1（programmed death-1，PD-1）与程序性死亡配体 -1（programmed cell death-ligand 1，PD-L1）是目前免疫抑制中一种主要的调节机制，它们在患者免疫细胞上的表现水平显著增加，致使免疫功能受损，而且 PD-1 和 PD-L1 的表现水平增高与脓毒症的病死率呈正相关。血浆中这些指标的浓度及其变化趋势能够为脓毒症患者的免疫学功能评估提供主要的参考依据。而任何一项单一的实验室指标均不能准确反映患者的免疫状态，因此注重个体化评估，结合多种免疫指标，可能对免疫状态的评估更加准确。IL-7R 作为免疫指标，可表达于 T 淋巴细胞及 B 淋巴细胞，在树突状细胞中也有表达，但对其研究较少。

五、免疫抑制相关临床表现

脓毒症免疫抑制的临床表现主要包括体温变化、临床症状加重、生物标志物异常以及免疫细胞的功能障碍等。

1. **体温变化**　脓毒症患者可能会出现体温升高或降低。研究表明，低体温与患者的不良预后相关，尤其是在病程中出现低体温的患者，其病死率较高。低体温可能导致淋巴细胞减少，进而引起免疫抑制。

2. **临床症状加重**　老年脓毒症患者早期往往临床表现不典型，常无明显全身感染表现，如发热、寒战、白细胞升高等。但脓毒症免疫抑制时也可出现临床症状加重，出现脓毒性休克、脓毒症相关脑病、凝血功能异常和多脏器功能衰竭等。

3. **生物标志物异常**　炎症生物标志物如 PCT、IL-6 和 CRP 等异常升高。持续性淋巴细胞减少可以作为评估脓毒症免疫状态的指标。有研究发现，脓毒症患者在感染后第 4 天，幸存者的淋巴细胞计数明显高于非幸存者。单核细胞人白细胞 DR 抗原（HLA-DR）的低表达和持续淋巴细胞减少是脓毒症免疫抑制的重要生物标志物。HLA-DR 的持续低表达与脓毒症患者的不良预后相关，并且与继发性感染的发生有密切关系。

4. **免疫细胞功能障碍** 脓毒症诱导的免疫抑制包括抗炎细胞因子的释放、免疫细胞的死亡、HLA-DR 表达降低以及负性共刺激分子的表达增加。这些变化会导致免疫细胞的功能受损，包括 T 细胞耗竭和免疫调节细胞的过度产生，如调节性 T 细胞（Treg）和骨髓源性抑制细胞（MDSC）。因此临床可表现为淋巴细胞下降或者 CD4 细胞下降和功能异常等。评估 B 细胞免疫状态，测定血清 IgG、IgA、IgM 等，他们是 B 细胞分泌的一种天然蛋白，可以中和体内毒素及参与巨噬细胞的吞噬功能，机体内抗体含量可直接反映 B 细胞功能。近年来研究发现，脓毒症患者中 IgG 缺乏的发生率约为 70%，B 细胞数量与脓毒症严重程度呈负相关，脓毒性休克患者的 B 细胞数量明显低于脓毒症患者，由此认为 B 细胞在脓毒症免疫反应中发挥重要作用。

六、脓毒症免疫抑制的诊断方法

1. **脓毒症的诊断** 脓毒症诊断标准应同时满足以下 2 条：①确诊感染或疑似感染；② SOFA 评分较基线增加≥ 2 分。脓毒性休克诊断标准应同时满足以下 3 项：①脓毒症诊断成立；②充分液体复苏后仍需使用血管活性药物以维持平均动脉压≥ 65 mmHg；③血乳酸浓度＞ 2 mmol/L。对于发热伴器官功能障碍或不明原因的器官功能障碍的患者，应考虑脓毒症的可能性。

2. **免疫监测指标** 脓毒症常用的生物标志物为 PCT、CRP 和白细胞计数。然而，其特异性并不高，不能有效帮助识别参与免疫失调的细胞或组织。在脓毒症状态下，先天免疫细胞介导病原体清除，有助于激活和调节适应性免疫反应。因此，中性粒细胞、单核 / 巨噬细胞、树突状细胞（DC）和 NK 细胞等数量和功能状态的改变以及细胞亚群间的不平衡是监测脓毒症先天性免疫应答的关键指标。T 细胞和 B 细胞是获得性免疫系统功能障碍的主要监测对象。故目前将 mHLA-DR 下降、单核细胞对内毒素脂多糖（LPS）刺激的反应性降低、淋巴细胞计数减少、调节性 T 细胞（Tregs）的比例增加、Th1/Th2 比例失衡和免疫球蛋白（IgA、IgM 和 IgG）浓度降低作为脓毒症所致免疫抑制的监测指标（表 5-2）。

表5-2 脓毒症免疫监测指标

免疫细胞类型	监测指标
中性粒细胞	CD64、TREM-1、PD-L1、HBP 表达增多，CD88 表达减少
单核 / 巨噬细胞	HLA-DR 表达减少 LPS 刺激的单核细胞 TNF-α 产生减少 IL-12 产生减少 IL-10 分泌增加 血清铁蛋白、CD14 水平升高

续表

免疫细胞类型	监测指标
NK 细胞	抑制 IFN-γ 和 TNF-α 的分泌
骨髓源性抑制细胞	C-MDSC 和 M-MDSC 的扩展 HLA-DR 表达减少 IL-10 分泌增加
淋巴细胞总数	淋巴细胞计数持续偏低
T 淋巴细胞	T 淋巴细胞计数减少 $CD4^+/CD8^+$T 淋巴细胞比例下降 细胞因子分泌减少（IL-2、IL-6、IFN-γ、TNF-α、Tregs 的比例增加） Th17/Tregs 逆转（先上升、后下降） Th1/Th2 比例失衡
B 淋巴细胞	免疫球蛋白（IgA、IgM 和 IgG）减少

注：TREM-1：髓系细胞触发受体 -1；PD-L1：细胞程序性死亡 - 配体 1；HBP：肝素结合蛋白；HLA-DR：人类白细胞抗原 DR；LPS：内毒素 G；C-MDSC：粒细胞骨髓源性抑制细胞；M-MDSC：单核细胞骨髓源性抑制细胞；Treg：调节性 T 细胞。

3. **诊断流程**　脓毒症免疫抑制的诊断流程主要包括以下几个步骤。

（1）结合患者的症状和体征，如体温异常、心率加快、呼吸急促等全身炎症反应综合征相关表现。

（2）实验室检测：进行血液和体液检查，包括血常规、炎症标志物（如 CRP、PCT）和免疫标志物（如 Ig、细胞因子等），以及病原微生物检测等。

（3）影像学和其他辅助检查：如 X 线检查、CT 扫描等，用于评估可能的并发症和感染部位。

（4）评估免疫抑制的指标

1）天然免疫功能监测：①中性粒细胞功能：通过测定中性粒细胞的杀菌活性和表面标志物（如 CD64 和 TREM-1）的表达来评估。②单核 / 巨噬细胞功能：监测抗原提呈功能（如 HLA-DR 的表达）和细胞因子释放功能（如 TNF-α、IL-12 和 IL-10 的释放）。③ NK 细胞功能：通过 NK 细胞计数和 γ- 干扰素（IFN-γ）分泌水平来评估。④补体系统：通过 C3、C5a 等补体成分的活性来评估。

2）获得性免疫功能监测：① T 细胞功能：通过 T 细胞计数、T 细胞增殖与分泌功能、T 细胞分化功能来评估；② B 细胞功能：通过血清免疫球蛋白（如 IgG、IgA、IgM）的水平来评估。

（5）监测和评估：定期检测免疫相关指标，以评估治疗的效果和患者的免疫状态变化。根据以上流程有助于及时识别和管理脓毒症患者的免疫抑制状态，及早干预与治疗，从而提高患者的治疗效果。

（6）鉴别诊断：脓毒症免疫抑制应与其他免疫相关疾病（如自身免疫系统疾病、血液系统疾病）相鉴别，鉴别依据在于其病理机制和临床表现的不同。脓毒症免疫抑制主要是由感染引发的全身性免疫反应失控，而其他疾病则主要由遗传因素、环境因素或特定的病理过程引起。临床上通过病史、体征以及细致的病情评估和实验室检查，可以更准确地进行鉴别。

七、脓毒症的治疗

（一）免疫治疗

严重的免疫抑制可导致原发感染加重或者二次感染，是脓毒症患者死亡的主要原因之一。因此，为了提升脓毒症患者的生存率，必须采用有效的方案来评估其免疫状态，以便针对性地进行免疫治疗。

1. **抗感染治疗** 脓毒症病理机制与炎症反应失控密切相关。故抗感染治疗是脓毒症免疫调节治疗的重要策略之一。糖皮质激素、非甾体抗炎药等是目前临床常用的抗炎药物，在降低炎症反应的同时，也可能抑制机体的免疫功能，进一步导致感染加重。

2. **免疫增强治疗** 脓毒症患者尤其是重度脓毒症或者脓毒性休克患者往往伴有免疫功能低下，因此，免疫增强治疗也是脓毒性休克免疫调节治疗的重要方案之一。目前，已有多种免疫增强药物应用于临床实践，如干扰素、粒细胞集落刺激因子等。其中，PD-1抑制剂可以有效抑制脓毒症患者的 T 细胞和单核 - 巨噬细胞的功能，从而有效改善患者的预后。应用此抑制剂阻断 PD-1 后，可减少脓毒症患者的免疫细胞凋亡，改善 T 细胞的功能。IFN-γ 是一种干扰素，通过激活 $CD4^{+}$T 细胞和 $CD8^{+}$T 细胞以及 NK 细胞而产生。目前已证明运用重组 IFN-γ 治疗脓毒症患者可改善单核细胞功能，改善预后。粒细胞 - 巨噬细胞集落刺激因子可以促进中性粒细胞、单核 / 巨噬细胞和树突状细胞的增殖和分化，从而提高抗原表达水平，进而增强机体的适应性免疫功能。胸腺肽 -α1 是一种广泛存在于体外的免疫调节因子，目前在临床应用广泛，其主要作用为增强 T 细胞功能。然而，需要注意的是，这些药物在增强免疫功能的同时，也可能加重炎症反应，导致病情恶化。

3. **靶向治疗** 针对脓毒症发病机制中的关键分子和信号通路，开发的具有靶向作用的药物称为靶向药物，目前已有多种靶向药物应用于临床实践，如抗肿瘤坏死因子（TNF）抗体、抗白细胞介素 -1 受体拮抗剂等。然而，这些药物在改善病情的同时，也可能产生不良反应，如感染、过敏等。因此在免疫治疗时需严格评估患者病情，制订合理的免疫治疗方案。

（二）其他治疗

脓毒症的抗感染治疗仍是重点，及早控制感染，控制感染源，可以避免出现免疫功能紊乱，故临床要做到快速筛查和识别高风险患者，包括免疫功能受损或严重感染的患者。临床医生可以通过患者体征和器官功能变化的快速筛查和检测技术，如 PCT 检测、G 试验（1,3-β-D 葡聚糖检测）和 GM 试验（半乳甘露聚糖检测）等，快速识别脓毒症，尽早开始抗感染治疗，建议在确诊后 1 h 内开始。抗生素治疗应尽早开始，以降低病死率。治疗目标是控制感染源并减少炎症反应。通过影像学检查和微生物培养明确感染部位及感染原，并采取针对性措施进行控制。早发现、早诊断、早治疗可以提高脓毒症患者的治疗效果，降低病死率，并减少抗生素耐药的风险。同时还应强调早期诊断、个体化治疗和持续监测的重要性。同时也不能忽视液体复苏、脏器功能及凝血功能管理、血糖管理以及营养支持治疗，这些对于脓毒症患者的免疫功能十分重要，任何环节都可能导致免疫功能障碍加剧。

八、免疫调节治疗的挑战

脓毒症免疫调节治疗的效果因个体差异而异。根据具体情况制定个体化的免疫调节治疗方案，仍是当前的研究挑战。首先是何时启动免疫治疗至关重要，脓毒症的病程进展迅速，目前尚缺乏准确判断脓毒症病程及治疗时机的方法。故在治疗过程中严密监测免疫指标、评估患者病情变化十分重要。

虽然脓毒症的免疫调节治疗已取得了一定的进展，但仍面临诸多挑战。如何优化免疫调节治疗方案，提高治疗效果，降低副作用，为临床实践提供更加有效的治疗手段是目前研究的重点。此外，免疫调节药物在改善病情的同时，可能产生不良反应，如感染、过敏等，以及脓毒性休克患者往往需要同时使用多种药物，这可能导致药物之间的相互作用，影响免疫调节治疗的效果。因此，如何在保证疗效的前提下，降低药物副作用，避免药物相互作用，仍是当前的研究挑战。

九、预后

脓毒症的预后情况通常较为复杂，根据最新的研究和统计，脓毒症患者的预后受多种因素影响，包括脓毒症的严重程度、患者的年龄、基础健康状况以及治疗的及时性和有效性等。①疾病严重程度：严重的脓毒症患者更有可能出现多器官功能衰竭，直接影响其远期预后。②年龄和基础健康状况：年龄较大或具有其他慢性疾病的患者，其远期预后通常较差。③治疗的及时性和有效性：及时有效的医疗干预可以显著改善脓毒症患者的预后，包括适当的抗生素治疗、呼吸循环支持等。

脓毒症患者的远期预后普遍较差，尤其是严重脓毒症患者。尽管近年来已在医学方面取得了显著进展，脓毒症患者的病死率已有所下降，但远期预后依然不佳。长期来看，脓毒症患者仍面临着高病死率、生理功能差、认知功能和心理健康障碍等问题，这些都会显著增加患者家庭和社会的负担。

脓毒症免疫抑制的预后通常更差，死亡率更高，但其与患者病情恢复密切相关。根据最新的研究结果显示，脓毒症患者中广泛存在特异性和非特异性免疫抑制，这种免疫状态的紊乱会显著影响患者的预后。免疫抑制状态不仅会导致炎症反应与免疫抑制共存，还会使患者更容易发生继发感染，进一步加重病情。在脓毒症的进展过程中，免疫抑制可能导致患者进入所谓的慢性危重症阶段，这一阶段表现为严重的免疫抑制，伴有持续炎症反应及蛋白质高分解代谢。这种情况下，患者的死亡率显著增加，且医疗资源消耗加大，远期病死率也有所提高。但研究指出，需要对脓毒症患者的免疫状态进行动态监测，以便及时评估患者的状况，并采取相应的免疫管理措施。通过监测免疫指标如 T 淋巴细胞计数和淋巴细胞亚群水平，可以更好地预测患者的预后情况。

因此，重视改善预后的措施十分重要。早期识别和有效干预：早期识别脓毒症并立即开始治疗是改善预后的关键。综合治疗：包括适当的抗生素治疗、维持生命体征、营养支持等。心理和认知康复训练：针对脓毒症患者的心理和认知功能障碍，进行长期的康复训练，以提高其生活质量。

总体来说，脓毒症的预后不良，特别是在远期高病死率和生活质量下降方面表现更为突出。因此，加强对脓毒症的早期识别和集束化治疗（包括免疫治疗等），以及提供长期的康复训练和支持，是改善脓毒症患者预后的重要措施。

（李桂仙　郝亚娟　顾　伟）

参考文献

［1］Chiu C，Legrand M. Epidemiology of sepsis and septic shock. Curr Opin Anaesthesiol，2021，34（2）：71-76.

［2］李守玮 . 血清淀粉样蛋白 A、肝素结合蛋白与脓毒症严重程度的相关性分析 . 中国当代医药，2018，25（15）：127-129.

［3］陈振英，何小军 .2018 中国脓毒症研究发展蓝皮书及未来展望 . 中华急诊医学杂志，2019，28（10）：1332-1334.

［4］Hotchkiss RS，Monneret G，Payen D. Immunosuppression in sepsis：a novel understanding of the disorder and a new therapeutic approach. Lancet Infect Dis，2013，13（3）：260-268.

［5］Osuchowski MF，Craciun F，Weixelbaumer KM，et al. Sepsis chronically in MARS：systemic cytokine responses are always mixed regardless of the outcome，magnitude，or phase of sepsis. J Immunol，2012，189（9）：4648-4656.

［6］赵鹏跃，杜晓辉 . 脓毒症免疫联合治疗研究进展 . 解放军医学杂志，2019，44（5）：434-439.

［7］Kawai T，Akira S. The role of pattern-recognition receptors in innate immunity：update on Toll-like receptors. Nat Immunol，2010，11（5）：373-384.

［8］Huber-Lang M，Lambris JD，Ward PA. Innate immune responses to trauma. Nat Immunol，2018，19（4）：327-341.

［9］Shin J，Jin M. Potential immunotherapeutics for immunosuppression in sepsis. Biomol Ther（Seoul），2017，25（6）：569-577.

［10］Pauken KE，Wherry EJ. SnapShot：T cell exhaustion. Cell，2015，163（4）：1038-1038.e1.

［11］Lu CX，Qiu T，Tong HS，et al. Peripheral T-lymphocyte and natural killer cell population imbalance is associated with septic encephalopathy in patients with severe sepsis. Exp Ther Med，2016，11（3）：1077-1084.

［12］Novotny AR，Reim D，Assfalg V，et al. Mixed antagonist response and sepsis severity-dependent dysbalance of pro and anti-inflammatory resp- onses at the onset of postoperative sepsis. Immunobiology，2012，217（6）：616-621.

［13］Aziz M，Ode Y，Zhou M，et al. B-1a cells protect mice from sepsis-induced acute lung injury. Mol Med，2018，24（1）：26.

［14］Li T，Dong G，Zhang M，et al. Association of Neutrophil-Lymphocyte Ratio and the Presence of Neonatal Sepsis. J Immunol Res，2020（2020）：7650713.

［15］Huang Z，Fu Z，Huang W，et al. Prognostic value of neutrophil-to-lymphocyte ratio in sepsis：A meta-analysis. Am J Emerg Med，2020，38（3）：641-647.

［16］Torres LK，Pickkers P，van der Poll T. Sepsis-Induced Immunosuppression. Annu Rev Physiol，2022，10（84）：157-181.

［17］Zhao Y，Jia Y，Li C，et al. The risk stratification and prognostic evaluation of soluble programmed death-1 on patients with sepsis in emergency department. Am J Emerg Med，2018，36（1）：43-48.

［18］Nalos M，Santner-Nanan B，Parnell G，et al. Immune effects of interferon gamma in persistent staphylococcal sepsis. Am J Respir Crit Care Med，2012，185（1）：110-112.

［19］Mu X，Liu K，Li H，et al. Granulocyte-macrophage colony-stimulating factor：an immunotarget for sepsis and COVID-19. Cell Mol Immunol. 2021，18（8）：2057-2058.

［20］van der Poll T，van de Veerdonk FL，Scicluna BP，et al. The immunopathology of sepsis and potential therapeutic targets. Nat Rev Immunol. 2017，17（7）：407-420.

第六章

脓毒症与微循环障碍

近年来，在脓毒性休克的管理中，宏观循环和微循环之间的相互作用越来越受到关注。微循环包括直径小于 100 μm 的动脉血管、毛细血管网和静脉，对维持组织灌注至关重要。在脓毒性休克患者中观察到，尽管大循环功能在复苏后得到恢复，但微循环障碍可能会持续存在。这种现象被称为血流动力学不一致，表明血压和心输出量（cardiac output，CO）等宏观循环参数与微循环之间存在失耦联。血流动力学的不一致被认为是休克持续存在的关键因素，不充分及不恰当的复苏措施可能无法恢复微循环，反而导致组织水肿，毛细血管和组织细胞之间的扩散距离增加，最终导致进一步的组织灌注和氧合不良。

一、微循环的结构和功能

微循环单元由进入毛细血管床的动脉血管组成，毛细血管床由静脉引流。毛细血管的管壁缺乏肌肉组织，只有一个内皮细胞层，并与基底膜相连，毛细血管前的括约肌位于动脉血管和毛细血管床之间。微循环中的动脉和静脉的直径一般小于 100 μm，而毛细血管的直径小于 10 μm，还有一些分流血管，允许动脉血完全绕过相关的微循环单元。血管内皮表面层（endothelial surface layer，ESL）在健康和疾病进程中也起着关键的作用，ESL 的厚度从 200 nm 到 2 μm 不等，最多占血管空间的 25%。糖萼是一种富含糖类的复杂凝胶状层，可作为血管壁和血液之间的屏障，整体带负电荷，含有与血管内皮表面相关的膜结合蛋白聚糖、分泌的糖胺聚糖、含唾液酸的糖蛋白和糖脂，血浆中的蛋白质，如白蛋白和抗凝血酶，也包含在糖萼中。ESL 的主要功能是维持血管通透性屏障，调节响应剪切应力的一氧化氮的产生，保留保护性酶（如超氧化物歧化酶），含有抑制凝血的因子（如抗凝血酶、组织因子途径抑制剂和蛋白 C），协助机械传导，并防止白细胞黏附和配体结合以控制局部炎症。对于临床诊疗有重要指导意义的是 ESL 的最新发现促成了 Starling 原理的修订。

总之，微循环对于有效地将营养物质输送到细胞和从组织床中清除废物至关重要，对于维持足够的灌注和使代谢需求与氧 / 营养物质输送相匹配至关重要。

二、微循环紊乱的机制

微循环系统疾病的发展涉及 3 个步骤：器官灌注不足、系统性炎症反应的发展，以及终末器官衰竭。根据研究结果，脓毒症有可能通过一系列机制破坏微循环系统的先天调节，包括内皮细胞损伤、血管渗透性增加、血管活性和炎症因子的释放、糖萼的损伤、循环细胞改变和微血栓的形成，即使在容量复苏后，对微循环系统造成的损害通常也无法立刻逆转。

（一）内皮细胞损伤

血管内皮细胞（vascular endothelial cell，VEC）被一层半透膜所包围，这层半透膜充当着血液与血管平滑肌细胞之间的屏障。细胞膜能调节血管张力，抑制炎症反应，并防止血栓的形成。因此，VEC 受损会导致微血管系统出现严重的结构损伤，并破坏该系统微妙的止血平衡，尤其是在脓毒症休克的急性期，一旦受损，VEC 就会脱落，而它们的缺失会削弱血管结构，并促使血管舒张因子和血管收缩因子的释放，这些物质的释放还会引发炎症因子风暴，其特征是大量炎症因子的释放以及毛细血管通透性的增加。

（二）内皮糖萼的退化

研究还发现，内皮糖萼（endothelial glycocalyx，eGC）的损伤与脓毒症所致的微循环障碍之间存在高度相关性。eGC 含有 5 种类型的糖胺聚糖（GAG）链，即硫酸乙酰肝素、硫酸软骨素、透明质酸、硫酸皮肤素和硫酸角质素。脓毒症引起的内皮层降解可促使这些糖胺聚糖链释放入血。此外，在脓毒症期间，炎症因子的释放会启动金属蛋白酶、乙酰肝素酶和透明质酸酶的降解酶的激活，这些酶会促使 eGC 逐渐降解。因此，eGC 的退化会导致白细胞黏附以及毛细血管渗漏，使得血浆蛋白和液体渗入第三间隙，进而引发组织水肿。与此同时，eGC 降解可通过替代途径刺激中性粒细胞聚集，进一步加剧炎症反应和疾病进展。

（三）循环细胞的改变以及微血栓的形成

脓毒症可引发一氧化氮（nitric oxide，NO）的释放，NO 是一种强效的血管扩张剂，它的释放会改变微循环系统内的血流情况。此外，脓毒症可通过内皮细胞损伤、细胞脱水和腺苷耗竭等机制显著改变血液流变学特性，这会导致红细胞的变形能力下降，使其无法顺利通过微循环。白细胞和血小板的活化及黏附增加，会引发血管炎症反应，并促进微血栓的形成，而微血栓会在微循环的各个层面阻碍血流。因此，即使宏观的血流动力学异常得到了纠正，微血栓仍可能持续存在，这可能对微循环系统和各个器官造成不可逆的损害。

（四）静脉充血

每个毛细血管床的血流量受毛细血管前括约肌和毛细血管后静脉之间产生的血流动力学压力的调节。毛细血管动脉端和静脉端之间的压力差通常为 15 ~ 30 mmHg。静脉压升高会产生反向压力，阻碍血液从毛细血管流向静脉，从而破坏微循环的压力梯度，导致微循环障碍。CO 减少、过多液体复苏、机械通气或腹压升高都会导致静脉压的升高。Vellinga 等人的研究证实了这一观点，他们发现中心静脉压（central venous pressure，CVP）升高与微循环血流受损之间存在明显的相关性。

（五）血管运动反应性亢进

微循环的动脉血管由血管平滑肌包围，并受交感神经调节。过度的交感神经活动会导致血管收缩，从而减少微循环中的血流量。血流减少会对组织灌注和器官整体功能产生负面影响，导致缺血或代谢过程受损。休克患者在疾病的某些阶段可能会出现交感神经和副交感神经功能失衡。交感神经兴奋会引发肾上腺素和去甲肾上腺素的释放，而血管活性药物的不当使用会进一步加剧血管收缩。此外，局部内皮细胞一氧化氮合酶（endothelial nitric oxide synthase，eNOS）合成减少以及其他血管收缩物质的释放会放大儿茶酚胺的血管收缩效应，从而导致微循环灌注障碍。

三、微循环监测方法

（一）体格检查

毛细血管再充盈时间（capillary refill time，CRT）是指用手指按压示指指尖后，皮肤恢复至基线颜色所需的时间。CRT 大于 2 s 表明组织灌注不良。因此，临床指南推荐将 CRT 作为一项辅助工具，与其他灌注指标一起用于评估血容量状态。

一项大型随机临床试验表明，以 CRT 为指导进行目标导向性复苏，与更低的死亡率、治疗强度以及器官衰竭发生率相关。艾特 - 乌费拉（Ait-Oufella）等发现，CRT 与序贯器官衰竭评估评分密切相关。研究还发现，在脓毒症休克患者初始复苏后的 14 天内，CRT 是死亡率的一个强有力的预测指标。即使在恢复了宏观循环参数之后，CRT 仍然较高，这表明 CRT 能准确反映微循环情况。

皮肤花斑是指皮肤出现的斑片状变色，通常出现在膝盖周围，常被用作皮肤灌注异常的一个直观指标。临床上使用由艾特 - 乌费拉等制定的皮肤花斑评分来对其进行评估。这个评分系统的分值范围是 0 ~ 5 分，分值越高，表明膝盖周围的花斑或皮肤变色程度越严重，皮肤灌注情况也越差（表 6-1）。

表6-1　皮肤花斑评分

评分	皮肤色泽改变
0	无花斑
1	局限于膝盖中央的小花斑区域（硬币大小）
2	中等大小的花斑区域，未超过髌骨的上缘
3	轻度花斑区域，未超过大腿中部
4	严重的花斑区域，范围未超过腹股沟褶皱处
5	极严重的花斑区域，范围延伸至超过腹股沟褶皱处

（二）实验室检查

乳酸（lactic acid，Lac）是无氧呼吸的一种副产物。研究表明，在组织灌注不足和细胞缺氧后，血清 Lac 水平往往会升高。研究发现，脓毒症患者发病 6 h 的 Lac 水平和 6 h LAC 清除率与患者 30 天死亡率相关。然而，除了缺氧之外，在存在严重微循环障碍的情况下，还有其他因素也可导致血清 Lac 水平升高，包括炎症标志物的释放、肾上腺素诱导的有氧糖酵解增强、肝对 Lac 的清除能力下降、内脏局部糖酵解增强，以及由于胰岛素抵抗导致的葡萄糖 - 乳酸循环加速。在兔内毒素性休克模型中，张（Zhang）等观察到，在输注脂多糖（LPS）诱导组织损伤后的 60 min 内，Lac 水平就发生了变化，而微循环参数的改变则发生在 LPS 输注结束后的 30 min。这些发现表明，Lac 水平的变化滞后于微循环损伤的发生。

其他实验室指标，如中心静脉血氧饱和度（$ScvO_2$）、动静脉二氧化碳分压差，以及中心静脉与动脉的二氧化碳分压差结合动脉与静脉的氧含量差（$Pcv\text{-}aCO_2/Ca\text{-}cvO_2$），也都与微循环灌注速率相关。这些信息可以帮助临床医生了解启动早期液体复苏的合适时机。

（三）正交偏振光谱成像

由于缺乏适用于床边的技术，微循环的评估长期以来仅限于临床前环境。1999 年，正交偏振光谱成像（orthogonal polarization spectral imaging，OPSI）被引入并纳入手持式视频显微镜中，允许在被薄上皮层（如黏膜表面）覆盖的微血管床中对流动的红细胞进行无创体内观察。De Backer 等首先在严重脓毒症或脓毒性休克患者中使用 OPSI，并描述了舌下微血管密度的降低以及间歇性或停止血流血管的存在。最重要的是，这些改变在死亡患者中更为多见。在接下来的20年中，侧流暗场（SDF）的第二代设备，以及最近被称为入射暗场（IDF）的第三代视频显微镜被引入至该技术中，使研究者能够获得质量越来越高、分辨率更高和放大倍率得以改进的图像。

多项研究利用舌下视频显微镜检查来探索脓毒症诱导的微血管异常及其与结局的关系。Sakr等证明，脓毒性休克幸存者的微循环改善迅速，而多器官衰竭死亡的患者无论休克是否消退都没有改善。舌下视频显微镜还可以通过测量灌注边界区域（perfused boundary region，PBR）来估计内皮糖萼的状态，即糖萼的可渗透部分的尺寸，允许红细胞渗透。与健康志愿者或非脓毒性危重患者相比，脓毒症患者的舌下PBR往往更高，较高的PBR与更差的预后相关。PBR与微循环中滚动白细胞的数量相关，有研究发现，在因脓毒症死亡的患者的舌下微循环中发现了更多黏附的白细胞，由此证实了这一观点。

（四）血流动力学不一致分型

以上微循环评估尤其是舌下视频显微镜发展使人们能够直观地观察微循环的变化，这一进步使研究者能够直接评估休克患者血流动力学不一致时的微循环状态。何怀武教授和他的同事根据大循环、微循环和组织氧代谢的情况，从概念上将血流动力学不一致分为4种类型。类型1：复苏后微循环紊乱（如CRT、脉压指数、脉压变异率），同时组织代谢指标（如lac）明显异常。大循环和微循环失耦联的主要原因是局部血流、氧输送（DO_2）和细胞缺氧等微循环功能受损。类型2：复苏后观察到微循环灌注指数异常，但组织氧代谢保持正常。类型3：细胞氧代谢与微循环灌注分离，此类型中患者大循环和微循环灌注在复苏后得到恢复，但细胞氧利用功能障碍会导致持续的代谢异常。类型4：复苏后同时存在微循环障碍和细胞氧利用问题，导致微循环和组织代谢异常。

四、微循环对脓毒症治疗干预的意义

（一）液体复苏与微循环

在脓毒性休克后的液体复苏过程中，必须考虑到各种因素，包括时间、液体种类、液体温度、输注速度、持续时间以及液体摄入量。研究表明，补液能够增加氧输送量，增加微血管血容量，并且通过降低血液黏稠度以及减少白细胞与血管内皮的黏附来改善微血管灌注情况。有研究发现，给予胶体液比生理盐水更能有效改善微循环。杜斌（Dubin）等发现，接受早期目标导向治疗并使用6%羟乙基淀粉（HES）130/0.4的脓毒性休克患者，其毛细血管微血管血流指数、灌注毛细血管百分比以及灌注毛细血管密度均高于接受生理盐水治疗的患者。徐（Xu）等发现，以微循环为导向的液体复苏所需的液体量明显低于以血压为导向的液体复苏。在脓毒性休克早期，真正对补液有反应的患者不到40%。需要注意的是，所有的液体输注都可能导致液体超负荷，最终可能会损害微循环系统的功能性毛细血管密度，进而导致肾损伤。

（二）血管活性药物与微循环

血管加压药通常用于恢复因严重低血压而受损的器官的灌注压。在脓毒性休克的实验模型中，去甲肾上腺素或加压素均可以使肠道微血管灌注得到改善，然而并非所有器官都具有相似性。在脓毒性休克的绵羊模型中，应用血管加压药物虽然可以使脑组织氧合略有改善，但未能改善严重受损的脑微循环。值得注意的是，在对照条件下，血管加压药引起阻力小动脉和小静脉的联合收缩，降低了毛细血管灌注压，从而损害了微循环。几项试验已经测试了不同的血压目标，得出以疾病前的血压水平为目标与微血管灌注的可变效应相关的结论。

不同的正性肌力药物已被用于各种研究中，以试图改善脓毒症患者的微循环。例如多巴酚丁胺，低剂量多巴酚丁胺可以改善一些患者的微循环，导致乳酸减少，但不适用于所有患者。米力农和左西孟旦等药物的临床试验得出的结论也不尽相同。

（三）机械通气与微循环

机械通气是治疗缺氧性呼吸衰竭的一种有效方法。根据《拯救脓毒症运动指南》，对于因中、重度脓毒症引发急性呼吸窘迫综合征的成年患者，建议使用较高水平的呼气末正压（positive end-expiratory pressure，PEEP）。在机械通气过程中，高水平的PEEP会通过减少静脉回流和增加肺循环阻力，从而影响体循环的血流动力学。最近的研究还表明，较高水平的PEEP可能会损害肺泡微血管系统，即使在体循环恢复后，这种对肺泡微循环的损害仍可能持续存在，从而导致毛细血管密度和血流量减少。此外，机械通气也可能会影响内脏灌注，包括肝门静脉和肠系膜血管内的血流量。目前评估机械通气对局部微血管灌注影响的研究是基于有控制条件的实验室研究，因此，有必要开展进一步的临床研究，以了解机械通气对微循环灌注的影响，并开发出更有效的临床监测方法。

（四）微循环引导下的复苏治疗

考虑到脓毒症在患者特征（如潜在的合并症）、感染类型（如腹部与肺部）、全身炎症的严重程度以及对治疗的反应随时间变化的循环改变方面具有高度异质性，为脓毒症患者建立可行且普遍有效的“以微循环为中心”的治疗方案是困难的。在如此复杂的情况下，微循环可以代表个性化治疗的工具。来自舌下微循环评估的信息应成为综合血流动力学和生理监测的一部分，舌下微循环监测应与完整的血流动力学和生理评估相结合。

目前，有学者提出了一种针对脓毒症患者的血流动力学优化的流程，其中微循环监测与全局血流动力学参数一起发挥着核心作用。该流程基于以下 3 个方面。

首先，在尝试恢复脓毒症患者的组织 O_2 输送时，不能纯粹依赖宏观血流动力学目标，因为此时血流动力学的一致性可能会丢失。用于血流动力学优化的经典治疗可能无法改善微血管灌注，甚至是有害的。例如，液体输注会引起血液稀释并降低血液黏度，从而可能损害以剪切应力为介导的血管张力调节。脓毒性休克时大量液体可能导致医源性内皮损伤和糖萼降解。先前的研究表明，在宏观血流动力学基线出现显著改变的情况下，扩容药物、升压药、正性肌力药甚至输血都能够恢复微循环。因此，微血管血流的评估应伴随标准的宏观血流动力学监测。其次，应同时评估宏观和微循环对治疗的反应，以验证心输出量或血管张力的改善是否可以使毛细血管血流量增加。微血管监测可能有助于指导液体、升压药和正性肌力药的滴定，以便对患者实施针对性的治疗并避免过度或治疗不足。最后，应该考虑辅助治疗（例如体外血液净化）在优化微血管血液流变学和潜在保护内皮免受医源性损伤方面的可能作用。

五、结论

本章主要说明脓毒症微循环障碍中重要的相关理论，有助于理解脓毒性休克患者宏观血流动力学参数恢复正常，并不一定意味着微循环灌注已经恢复，也不意味着氧合状况得到了改善。持续且严密地监测微循环系统，对于有效实施能够改善组织灌注的干预措施至关重要。然而，目前可用于评估微循环系统的工具往往具有主观性，且在重症监护环境中不易实施。将微循环研究工具融入临床实践，是未来面临的一项重大挑战。治疗脓毒症的方法侧重于增加氧输送和改善组织代谢，但过度的治疗干预可能会加剧微循环的恶化，尤其是在出现血流动力学不一致的情况下。未来，最佳的治疗方法应该包括对宏观循环和微循环进行动态、多参数、个体化且持续的监测。

（张　斌）

参考文献

[1] Damiani E，Carsetti A，Casarotta E，et al. Microcirculation-guided resuscitation in sepsis：the next frontier?. Front Med（Lausanne），2023（10）：1212321.

[2] Dubin A，Pozo MO，Casabella CA，et al. Comparison of 6% hydroxyethyl starch 130/0.4 and saline solution for resuscitation of the microcirculation during the early goal-directed therapy of septic patients. J Crit Care，2010，25（4）：659.e1-659.e6598.

[3] Gough CJR, Nolan JP. The role of adrenaline in cardiopulmonary resuscitation. Crit Care, 2018, 22 (1): 139.

[4] He HW, Long Y, Liu DW, et al. Resuscitation incoherence and dynamic circulation-perfusion coupling in circulatory shock. Chin Med J (Engl), 2019, 132 (10): 1218-1227.

[5] Hernández G, Ospina-Tascón GA, Damiani LP, et al. Effect of a resuscitation strategy targeting peripheral perfusion status vs serum lactate levels on 28-day mortality among patients with septic shock: the ANDROMEDA-SHOCK Randomized Clinical Trial. JAMA, 2019, 321 (7): 654-664.

[6] Hutchings SD, Naumann DN, Hopkins P, et al. Microcirculatory impairment is associated with multiple organ dysfunction following traumatic hemorrhagic shock: the MICROSHOCK Study. Crit Care Med, 2018, 46 (9): e889-896.

[7] Ince C, Mik EG. Microcirculatory and mitochondrial hypoxia in sepsis, shock, and resuscitation. J Appl Physiol (1985), 2016, 120 (2): 226-235.

[8] Joffre J, Hellman J, Ince C, et al. Endothelial responses in sepsis. Am J Respir Crit Care Med, 2020,202(3): 361-370.

[9] Khanna AK, Karamchandani K. Macrocirculation and Microcirculation: The "Batman and Superman" Story of Critical Care Resuscitation. Anesth Analg. 2021, 132 (1): 280-283.

[10] Song JW, Zullo J, Lipphardt M, et al. Endothelial glycocalyx-the battleground for complications of sepsis and kidney injury. Nephrol Dial Transplant, 2018, 33 (2): 203-211.

[11] Zhang H, Li L, Wu J, et al. Time of dissociation between microcirculation, macrocirculation, and lactate levels in a rabbit model of early endotoxemic shock. Chin Med J (Engl), 2020, 133 (18): 2153-2160.

第七章

脓毒症的感染部位分类

脓毒症最常见的病因是细菌感染，但在患有严重合并症或免疫抑制的患者中也常常发生病毒或真菌感染。住院患者最常见的感染部位是下呼吸道，其次是腹腔、血流、泌尿系统和皮肤软组织，其主要病原体包括金黄色葡萄球菌、大肠埃希菌、肺炎克雷伯菌、铜绿假单胞菌、肠球菌、链球菌和凝固酶阴性葡萄球菌等（表 7-1）。免疫反应诱发严重的大循环和微循环功能障碍，导致严重的机体灌注不足而损伤多个器官。因此，无论是何感染部位，脓毒症患者都可能出现任何系统的功能障碍，常受影响的器官是肾、肝、肺、心脏、中枢神经系统和血液系统。这种多器官衰竭是脓毒症的标志，也决定了患者从感染到康复或死亡的过程。从临床方面来看，由于感染部位决定了脓毒症的严重程度，并且由于治疗决策是基于可疑的感染部位做出的，因此了解不同感染部位与脓毒症之间的关系对于提供准确和适当的治疗至关重要。

表7-1　脓毒症不同感染部位的常见病原体

感染部位	常见病原体
呼吸道	肺炎链球菌、流感嗜血杆菌、肺炎克雷伯菌、大肠埃希菌、铜绿假单胞菌、金黄色葡萄球菌、曲霉菌
腹腔	大肠埃希菌、肺炎克雷伯菌、肠球菌、厌氧菌、白念珠菌
胃肠道	大肠埃希菌、肺炎克雷伯菌、金黄色葡萄球菌、粪肠球菌、屎肠球菌、白念珠菌
胆道	大肠埃希菌、肺炎克雷伯菌、肠球菌、白念珠菌
泌尿道	大肠埃希菌、肺炎克雷伯菌、粪肠球菌、屎肠球菌、白念珠菌
皮肤软组织	葡萄球菌、链球菌、肠杆菌科
血流	大肠埃希菌、肺炎克雷伯菌、金黄色葡萄球菌、粪肠球菌、屎肠球菌、白念珠菌

第一节　呼吸系统感染

在下呼吸道感染中，肺炎是脓毒症的主要病因之一。一项针对国内 ICU 脓毒症的流行病学调查显示，最常见的感染部位为肺部。肺炎的发病率随着年龄的增长而显著增加，因此肺炎是老年人患病和死亡的主要原因。研究表明肺炎链球菌是导致社区获得性肺炎（CAP）最常见的细菌病原体。在西班牙对 1999—2013 年 3 个时间段的严重 CAP 患者进行的一项研究中，肺炎链球菌是分离出的最常见病原体，总发病率为 41.7%。

一、下呼吸道感染

（一）临床诊断

符合下述两条之一即可诊断。

（1）患者出现咳嗽、痰液黏稠，肺部出现湿啰音并有下列情况之一：①发热；②白细胞总数和（或）中性粒细胞比例增高；③影像学检查显示肺部有炎性浸润性病变。

（2）慢性气道疾病患者稳定期（慢性支气管炎伴或不伴阻塞性肺气肿、哮喘、支气管扩张症）继发急性感染，并有病原学改变或胸部 X 线检查显示有炎性浸润性病变。

（二）病原学诊断

在临床诊断基础上，符合下述 6 项之一即可诊断。

（1）经筛选的痰液，连续两次分离到相同病原体。

（2）痰细菌定量培养分离病原菌数≥ 10^6 cfu/ml。

（3）血培养标本或并发胸腔积液者的胸液中分离到病原体。

（4）经纤维支气管镜或人工气道吸引采集的下呼吸道分泌物病原菌数≥ 10^6 cfu/ml；经支气管肺泡灌洗分离到病原菌数≥ 10^4 cfu/ml；或经防污染标本刷、防污染支气管肺泡灌洗采集的下呼吸道分泌物分离到病原菌，而原有慢性阻塞性肺病包括支气管扩张者病原菌数必须≥ 10^3 cfu/ml。

（5）在痰或下呼吸道采样标本中分离到通常非呼吸道定植的细菌或其他特殊病原体。

（6）免疫血清学、组织病理学的病原学诊断证据。

说明：①痰液筛选的标准为痰液涂片镜检鳞状上皮细胞数量＜ 10 个 / 低倍视野和白细胞＞ 25 个 / 低倍视野或鳞状上皮细胞 / 白细胞≤ 1∶2.5；免疫抑制和粒细胞缺乏患者见到柱状上皮细胞或锥状上皮细胞与白细胞同时存在，白细胞数量可以不严格限定；②应排除非感染性原因如肺栓塞、心力衰竭、肺水肿、肺癌等所致的下呼吸道的胸部 X 线检查的改变；③病变局限于气道者为气管 - 支气管炎；出现肺实质炎症（影像学显示）者为肺炎（包括肺脓肿）。

（三）治疗

CAP 的抗生素方案包括青霉素 / 酶抑制剂复合物、第三代头孢菌素或其酶抑制剂复合物、头霉素和喹诺酮类药物（表 7-2）。

（1）轻度或中度医院获得性肺炎（HAP）：患者发病早、机械通气时间短、无高危因素、生命体征稳定、无明显器官功能障碍，则可能涉及的病原体包括肠杆菌科细菌、流感嗜血杆菌、肺炎链球菌和甲氧西林敏感金黄色葡萄球菌，可选择以下抗生素方案：第三代头孢菌素（不一定具有抗假单胞菌活性）、β- 内酰胺 /β- 内酰胺酶抑制剂和氟喹诺酮类药物（表 7-2）。

（2）重度 HAP：如果患者符合以下主要标准之一或 3 个以上次要标准，即可诊断为重症肺炎。主要标准包括：①需要气管插管进行机械通气；②即使在积极液体复苏后仍需要血管活性药物治疗的感染性休克。次要标准包括：①呼吸频率≥ 30 次 / 分；②氧合指数≤ 250 mmHg（1 mmHg=0.133 kPa）；③多叶浸润；④意识丧失；⑤血尿素氮水平≥ 7.14 mmol/L；⑥收缩压＜ 90 mmHg，需要积极液体复苏。发病较晚、机械通气时间长且有高危因素的患者即使没有完全达到规定的标准亦应考虑为重症肺炎。潜在的病原体包括铜绿假单胞菌、耐甲氧西林金黄色葡萄球菌（MRSA）、不动杆菌属、肠杆菌属和厌氧菌。可选择喹诺酮类或氨基糖苷类抗生素治疗，与下列药物之一联合：①抗假单胞菌 β- 内酰胺类药物，如头孢他啶、头孢哌酮、哌拉西林、替卡西林或美洛西林；②广谱 β- 内酰胺 /β- 内酰胺酶抑制剂，如替卡西林 / 克拉维酸、头孢哌酮 / 舒巴坦钠、哌拉西林 / 他唑巴坦；③碳青霉烯类，例如亚胺培南、美罗培南和比阿培南；④必要时使用糖肽或利奈唑胺（针对 MRSA）。当高度怀疑真菌感染时，应使用有效的抗真菌药物（表 7-2）。

表7-2 肺炎的抗菌药物治疗经验

感染类型	推荐治疗
CAP	哌拉西林 / 他唑巴坦、第三代头孢菌素、莫西沙星、厄他培南
HAP	轻度或中度 HAP：哌拉西林 / 他唑巴坦、厄他培南 重症 HAP：亚胺培南 / 西司他丁钠或美罗培南；考虑革兰氏阳性菌感染时联用万古霉素或利奈唑胺

二、胸膜腔感染

（一）临床诊断

发热、胸痛、胸腔积液外观呈脓性或带臭味，常规检查白细胞计数≥ 1000×10^6/L。

（二）病原学诊断

临床诊断基础上，符合下述 2 项之一即可诊断。

（1）胸腔积液培养分离到病原菌；

（2）胸腔积液普通培养无菌生长，但涂片可见细菌。

说明：①胸腔积液发现病原菌，则不论胸腔积液性状和常规检查结果如何，均可作出病原学诊断；②应强调胸腔积液的厌氧菌培养。

第二节　腹部和消化系统感染

腹腔感染涵盖许多疾病，包括腹膜炎、胆管炎、胰腺炎、腹脓肿、肠穿孔、腹部创伤等。腹腔感染的微生物学因感染源以及患者是否暴露于医疗环境而具有一定差异。社区获得性腹腔感染的微生物学通常涉及许多肠道微生物的混合感染。既往大量研究表明，从感染的腹腔液体或组织中培养的革兰氏阴性菌主要是大肠埃希菌，小部分是其他肠杆菌科，如克雷伯菌属或非发酵革兰氏阴性需氧菌，如铜绿假单胞菌。肠球菌在社区获得性腹腔感染患者中的检出频率要低得多。以拟杆菌属、脆弱双歧杆菌为主的肠道厌氧菌也很常见，厌氧微生物更常见于远端胃肠道感染。胆道感染病原体以革兰氏阴性菌为主，占总体感染的 70%～75%，主要菌株为大肠埃希菌、肺炎克雷伯菌、铜绿假单胞菌。革兰氏阳性菌感染病原体主要是屎肠球菌和粪肠球菌。腹腔内盆腔脓肿和腹膜炎真菌感染的发生率正在逐年增加，其发病率和死亡率甚至高于腹部细菌感染的发病率和死亡率。

一、感染性腹泻

（一）临床诊断

符合下述 3 项之一即可诊断。

（1）急性腹泻，粪便常规镜检白细胞≥ 10 个 / 高倍视野。

（2）急性腹泻，或伴发热、恶心、呕吐、腹痛等。

（3）急性腹泻每天 3 次以上，连续 2 天，或每天水样泻 5 次以上。

（二）病原学诊断

临床诊断基础上，符合下述 4 项之一即可诊断。

（1）粪便或肛拭子标本培养出肠道病原体。

（2）常规镜检或电镜直接检出肠道病原体。

（3）血液或粪便中检出病原体的抗原或抗体，达到诊断标准。

（4）根据组织培养的细胞病理变化（如毒素测定）判定系肠道病原体所致。

说明：①急性腹泻次数应≥ 3 次 /24 h；②排除慢性腹泻的急性发作及非感染性因素如诊断治疗原因、基础疾病、心理紧张等所致的腹泻。

二、抗菌药物相关性腹泻

（一）临床诊断

近期曾应用或正在应用抗生素，出现腹泻，可伴粪便性状改变如水样便、血便、黏液脓血便或见斑块条索状伪膜，可合并下列情况之一：

（1）体温≥ 38℃。

（2）腹痛或腹部压痛、反跳痛。

（3）外周血白细胞升高。

（二）病原学诊断

临床诊断基础上，符合下述 3 项之一即可诊断：

（1）粪便涂片有菌群失调或培养发现有意义的优势菌群；

（2）如情况许可，做纤维结肠镜检查见肠壁充血、水肿、出血，或见到直径 2～20 mm 灰黄（白）色斑块伪膜。

（3）细菌毒素测定证实。

三、胃肠道感染

（一）临床诊断

患者出现发热（≥ 38℃）、恶心、呕吐和（或）腹痛、腹泻，无其他原因可解释。

（二）病原学诊断

临床诊断基础上，符合下述 3 项之一即可诊断。

（1）从外科手术或内镜取得组织标本或外科引流液培养出病原体。

（2）上述标本革兰氏染色或氢氧化钾浮载片可见病原体、多核巨细胞。

（3）手术或内镜标本显示感染的组织病理学证据。

四、腹（盆）腔内组织感染

腹（盆）腔内组织感染包括胆囊、胆道、肝、脾、胰、腹膜、膈下、盆腔及其他组织或腔隙的急性感染，含持续腹膜透析继发性腹膜炎。

（一）临床诊断

具有下列症状、体征中的任何 2 项，无其他原因可以解释，同时有检验、影像学检查的相应异常发现：

（1）体温≥ 38℃。

（2）恶心、呕吐。

（3）腹痛、腹部压痛或反跳痛，或触及包块状物并伴触痛。

（4）黄疸。

（二）病原学诊断

在临床诊断基础上，符合下述 2 项之一即可诊断：

（1）经手术切除、引流管、穿刺吸引或内镜获取的标本中检出病原体。

（2）血培养阳性，且与局部感染菌相同或与临床表现相符。

（三）说明

应排除非生物因子引起的炎症反应及慢性感染的急性发作。

五、腹水感染

（一）临床诊断

腹水原为漏出液，出现下述 2 项之一即可诊断：

（1）腹水检查示液体性质变为渗出液。

（2）腹水不易消除，出现腹痛、腹部压痛或反跳痛。腹水常规检查白细胞计数$> 200 \times 10^6$/L，中性粒细胞比例$>$ 25%。

（二）病原学诊断

临床诊断基础上，腹水细菌培养阳性。

（三）治疗

（1）胃肠道感染的患者，首选根据危险因素进行个体化抗生素治疗，可以选择涵盖革兰氏阴性菌的广谱抗生素治疗方案作为经验性治疗。对于严重感染，建议联合使用涵盖革兰氏阴性菌和革兰氏阳性菌的抗生素（表 7-3）。

表7-3　胃肠道感染的抗生素治疗经验

感染类型	推荐治疗
社区获得性	哌拉西林 / 他唑巴坦、第三代头孢菌素、左氧氟沙星
医院获得性	哌拉西林 / 他唑巴坦、第三代头孢菌素或美罗培南联合万古霉素或利奈唑胺 对于抗菌药物相关性腹泻（艰难梭菌），可以酌情给予制霉菌素或万古霉素

（2）对于轻度胆道感染，推荐使用哌拉西林、哌拉西林 / 他唑巴坦、头孢哌酮 / 舒巴坦，或者选用第二代或第三代头孢菌素、氨苄青霉素或氨基糖苷类药物与甲硝唑或替硝唑联合使用。如果治疗 3 ~ 5 天临床症状无改善，则考虑合并革兰氏阳性菌感染，需要联合使用对革兰氏阳性菌敏感的抗生素（如万古霉素或替考拉宁）进行治疗（表 7-4）。

（3）对于严重的胆道感染，建议使用碳青霉烯类药物（美罗培南、亚胺培南或比阿培南）、万古霉素或替考拉宁。胆道感染部位的局部切除和引流很重要，必要时可考虑及时手术干预（表 7-4）。

表7-4　腹部及胆道感染的抗生素治疗经验

感染类型	推荐治疗
社区获得性	哌拉西林 / 他唑巴坦、第三代头孢菌素、环丙沙星、左氧氟沙星
医院获得性	单用碳青霉烯类，或与万古霉素、利奈唑胺联合使用

（4）对于自发性细菌性腹膜炎（spontaneous bacterial peritonitis，SBP），应积极消除腹水（放腹水、利尿、补充白蛋白）和给予经验性抗生素治疗。经验性抗生素治疗抗菌谱应涵盖潜在的 SBP 相关病原体（大肠埃希菌、肺炎克雷伯菌和肠球菌）。对于社区获得性 SBP（CA-SBP），最常见的致病菌是革兰氏阴性杆菌，可以根据经验选择 β- 内酰胺 /β- 内酰胺酶复合物或头孢菌素，而对于严重的 SBP 可以选择碳青霉烯类（美罗培南、亚胺培南或比阿培南）。医院获得性 SBP（NA-SBP）最常见的致病菌也是革兰氏阴性杆菌，但革兰氏阳性球菌（如粪肠球菌和屎肠球菌）检出的概率高于 CA-SBP，治疗时可能需要联合利奈唑胺或替考拉宁。替加环素可用于治疗难治性腹膜炎。

第三节　泌尿系统感染

泌尿系统感染是一种由病原微生物侵入泌尿系统引起的疾病，可以发生在任何泌尿系统器官，包括肾、输尿管、膀胱和尿道。严重或危及生命的感染通常发生在复杂的泌尿系统感染中。除了肺炎外，泌尿系统感染是老年人住院治疗的第二常见感染性疾病。排尿后残留尿量的增加、尿流速度的平均值和峰值降低以及排尿减少都会使老年人易于产生尿潴留，为细菌的定植、繁殖和感染提供条件。脑卒中、阿尔茨海默病和帕金森病导致的神经源性膀胱，以及男性前列腺增生所致的尿路出口阻塞也会进一步影响膀胱的有效排空。更年期妇女尿道周围的细菌定植、男性慢性前列腺炎和感染的肾结石或膀胱结石都可能成为反复泌尿感染的来源。泌尿感染相关性脓毒症的主要原因是尿路梗阻，在一项涉及 205

例泌尿系统所致的脓毒症研究中，43% 是由尿石症引起的，25% 是由前列腺腺瘤引起的，18% 是由泌尿系统癌症引起的，14% 是由其他泌尿系统疾病引起的。大肠埃希菌是泌尿系统感染最常见的病原菌，其他病原菌还包括肠球菌、奇异变形杆菌和肺炎克雷伯菌，肠球菌属和念珠菌属感染常见于留置导尿管的患者中。

（一）临床诊断

患者出现尿频、尿急、尿痛等尿路刺激症状，或有下腹触痛、肾区叩痛，伴或不伴发热，并具有下列情况之一：

（1）尿检白细胞，男性≥ 5 个 / 高倍视野，女性≥ 10 个 / 高倍视野，插导尿管患者应结合尿培养。

（2）临床已诊断为泌尿道感染，或抗菌治疗有效而认定的泌尿道感染。

（二）病原学诊断

临床诊断基础上，符合下述 4 项之一即可诊断：

（1）清洁中段尿或导尿留取尿液（非留置导尿）培养革兰氏阳性球菌菌数≥ 10^4 cfu/ml、革兰氏阴性杆菌菌数≥ 10^5 cfu/ml。

（2）耻骨联合上膀胱穿刺留取尿液培养细菌数≥ 10^3 cfu/ml。

（3）新鲜尿液标本经离心应用相差显微镜检查（1×400）在 30 个视野中有半数视野见到细菌。

（4）无症状性菌尿症：患者虽然无症状，但在近期（通常为 1 周）有内镜检查或留置导尿史，尿液培养革兰氏阳性球菌浓度≥ 10^4 cfu/ml、革兰氏阴性杆菌浓度≥ 10^5 cfu/ml，应视为泌尿系统感染。

说明：①非导尿或穿刺尿液标本细菌培养结果为 2 种或 2 种以上细菌，需考虑污染可能，建议重新留取标本送检；②尿液标本应及时接种。若尿液标本在室温下放置超过 2 h，即使其接种培养结果细菌菌数≥ 10^4 cfu/ml 或 10^5 cfu/ml，亦不应作为诊断依据，应予重新留取标本送检。

（三）治疗

引起单纯性尿路感染的主要病原体是大肠埃希菌。呋喃妥因、复方新诺明、氟喹诺酮、第三代头孢菌素和阿莫西林 / 克拉维酸已被推荐为经验性治疗抗生素。然而，复杂尿路感染患者的肠球菌感染明显增加。对于轻中度感染，可选用氟喹诺酮类药物和三代头孢菌素类药物作为经验性治疗。对于严重感染或经验性治疗失败者，首选氟喹诺酮类药物（如果初始治疗不使用）、哌拉西林 / 他唑巴坦、第三代头孢菌素 / 酶抑制剂、碳青霉烯类（亚胺培南、美罗培南或比阿培南）或与糖肽类抗生素联合治疗。如果是真菌性尿路感染，则需要适当的抗真菌治疗（表 7-5）。

表7-5　泌尿系感染的抗生素治疗经验

感染类型	推荐治疗
社区获得性	单纯性下尿路感染：呋喃妥因、复方磺胺甲噁唑、环丙沙星 复杂或上尿路感染或合并脓毒血症：哌拉西林 / 他唑巴坦、第三代头孢菌素、厄他培南
医院获得性	单纯性下尿路感染：阿莫西林 / 克拉维酸、哌拉西林 / 他唑巴坦 复杂或上尿路感染或合并脓毒血症：碳青霉烯类药物联合或不联合替考拉宁或万古霉素

第四节　血流感染

2016 年中国抗菌药物监测网络（CHINET）报告结果显示，血流感染分离菌呈多样性，其中 67.5% 为革兰氏阴性菌，29.6% 为革兰氏阳性菌，2.9% 为真菌。主要的血流感染病原体是大肠埃希菌、肺炎克雷伯菌、凝固酶阴性葡萄球菌、金黄色葡萄球菌、肠球菌和鲍曼不动杆菌，真菌的感染率也在逐年增高，主要为念珠菌属。血流感染多继发于肺部、腹腔、尿路或手术切口感染，也与血管内植入物及导管留置相关。

一、导管相关性感染

（一）临床诊断

符合下述 3 项之一即可诊断：

（1）静脉穿刺部位有脓液排出，或有弥散性红斑（蜂窝织炎的表现）。

（2）沿导管的皮下走行部位出现疼痛性弥散性红斑并除外理化因素所致。

（3）经血管介入性操作，体温＞ 38℃，局部有压痛，无其他原因可解释。

（二）病原学诊断

导管尖端培养和（或）血液培养分离出有意义的病原微生物。

说明：①导管尖端培养的接种方法是取导管尖端 5 cm，在血平板表面往返滚动 1 次，细菌菌数≥ 15 cfu/ 平板即为阳性；②从穿刺部位抽血定量培养，细菌菌数≥ 100 cfu/ml，或细菌菌数相当于对侧同时取血培养的 4 ~ 10 倍；或对侧同时取血培养出同种细菌。

二、败血症

（一）临床诊断

体温＞ 38℃或体温＜ 36℃，可伴有寒战，并合并下列情况之一：

（1）有入侵门户或迁徙病灶。

（2）有全身中毒症状而无明显感染灶。

（3）有皮疹或出血点、肝脾肿大、血液中性粒细胞增多伴核左移，且无其他原因可以解释。

（4）收缩压低于 12 kPa（90 mmHg）或较原收缩压下降超过 5.3 kPa（40 mmHg）。

（二）病原学诊断

临床诊断基础上，符合下述 2 项之一即可诊断：

（1）血液培养分离出病原微生物。

（2）在血液中检测到病原体的抗原物质。

说明：①血液培养分离出常见皮肤菌，如类白喉杆菌、肠杆菌、凝固酶阴性葡萄球菌、丙酸杆菌等，需不同时间采血，有 2 次或多次培养阳性；②血液中发现有病原体抗原物质，如流感嗜血杆菌、肺炎链球菌、乙型溶血性链球菌，必须与症状、体征相符，且与其他感染部位无关；③血管相关败（菌）血症属于此条；④血培养有多种菌生长，在排除污染后可考虑复数菌败血症。

（三）治疗

临床上一旦怀疑血流感染，应尽快开始经验性抗生素治疗。在对疑似继发性血流感染进行经验性抗生素治疗之前，应首先评估原发病灶、宿主免疫状态、感染原和临床流行病学。抗生素治疗疗程应在退热后持续 7～10 天。具有游走性病灶的患者需要持续治疗直至病灶消失，必要时手术引流或清创。对于疑似原发性血流感染，应积极进行导管相关病原体培养，拔除导管和尽早经验性应用抗生素是主要治疗手段（表 7-6）。

表7-6　血流感染的抗生素治疗经验

感染类型	推荐治疗
原发性血流感染	替加环素、万古霉素、替考拉宁、莫西沙星、哌拉西林 / 他唑巴坦、头孢哌酮 / 舒巴坦
继发性血流感染	评估感染原发病灶、病原体来源等，给予经验性抗感染治疗

第五节　皮肤和软组织感染

皮肤软组织感染通常不区别年龄和性别，但某些因素如免疫系统受损、糖尿病、静脉曲张等基础疾病会增加发生皮肤软组织感染的风险。皮肤软组织感染的病原体主要为细菌，常见病原菌有金黄色葡萄球菌、化脓性链球菌、铜绿假单胞菌、肠杆菌科细菌和厌氧菌等。

一、皮肤感染

（一）临床诊断

符合下述 2 项之一即可诊断：

（1）皮肤有脓性分泌物、脓疱、疖肿等。

（2）患者有局部疼痛或压痛，局部红肿或发热，无其他原因可以解释。

（二）病原学诊断

临床诊断基础上，符合下述 2 项之一即可诊断：

（1）从感染部位的引流物或抽吸物中培养出病原体。

（2）血液或感染组织特异性病原体抗原检测阳性。

二、软组织感染

软组织感染包括：坏死性筋膜炎、感染性坏疽、坏死性蜂窝织炎、感染性肌炎、淋巴结炎及淋巴管炎。

（一）临床诊断

符合下述 3 项之一即可诊断：

（1）从感染部位引流出脓液。

（2）外科手术或组织病理检查证实有感染。

（3）患者有局部疼痛或压痛、局部红肿或发热无其他原因可以解释。

（二）病原学诊断

临床诊断基础上，符合下述 2 项之一即可诊断：

（1）血液特异性病原体抗原检测阳性，或血清 IgM 抗体效价达到诊断水平，或双份血清 IgG 呈 4 倍升高。

（2）从感染部位的引流物或组织中培养出病原体。

三、褥疮感染

褥疮感染包括褥疮浅表部位和深部组织感染。

（一）临床诊断

褥疮局部红、压痛或褥疮边缘肿胀，并有脓性分泌物。

（二）病原学诊断

临床诊断基础上分泌物培养阳性。

四、烧伤感染

（一）临床诊断

烧伤表面的形态或特点发生变化，如：焦痂迅速分离，焦痂变成棕黑色、黑色或紫罗兰色，烧伤边缘水肿，同时具有下述 2 项之一即可诊断：

（1）创面有脓性分泌物。

（2）患者出现发热（体温＞ 38℃）或低体温（体温＜ 36℃），合并低血压。

（二）病原学诊断

临床诊断基础上符合下述 2 项之一即可诊断：

（1）血培养阳性并除外其他部位感染。

（2）烧伤组织活检显示微生物向邻近组织浸润。

（三）治疗

对于局部感染，使用局部抗菌疗法，如莫匹罗星软膏或夫西地酸乳膏局部涂抹，持续 7 ~ 10 天。对于深部软组织感染，例如蜂窝织炎，主要由金黄色葡萄球菌或化脓性链球菌引起，可以用静脉注射头孢唑啉治疗。对于耐甲氧西林金黄色葡萄球菌（MRSA）的感染，需要使用万古霉素、利奈唑胺或达托霉素治疗（表 7-7）。

表7-7　皮肤软组织感染的抗生素治疗经验

感染类型	推荐治疗
非化脓性 （蜂窝织炎 / 丹毒）	轻度：外用（莫匹罗星）、口服（青霉素 V、第一代至第三代头孢菌素、喹诺酮类） 中重度：静脉注射（青霉素 G、喹诺酮类药物）
化脓性 （疖 / 痈 / 脓肿）	轻中度：外科处理、口服药物（复方磺胺甲噁唑、耐酶青霉素） 重度：非 MRSA（头孢唑林、头孢呋辛、耐酶青霉素）；MRSA（万古霉素或达托霉素或利奈唑胺）

第六节　中枢神经系统感染

从病原菌分布来看，中枢神经系统感染中病毒感染占首位，如调查研究显示，常见的中枢神经系统感染病原体包括细菌、病毒、真菌和寄生虫等。其中最常见的病原体为各类病毒，如乙型脑炎病毒、单纯疱疹病毒等。细菌感染如链球菌、肺炎克雷伯菌、流感嗜血杆菌、脑膜炎双球菌等也会导致中枢神经系统感染。真菌和寄生虫的感染较为罕见，但在特定情况下也可能发生。

一、细菌性脑膜炎、脑室炎

（一）临床诊断

符合下述 3 项之一即可诊断：

（1）发热、颅高压症状（头痛、呕吐、婴儿前囟张力增高、意识障碍）之一、脑膜刺激征［颈抵抗、布鲁津斯基征（Brudzinski sign）、克尼格征（Kernig sign）阳性、角弓反张］之一、脑脊液（CSF）炎性改变。

（2）发热、颅高压症状、脑膜刺激征及脑脊液白细胞轻至中度升高，或经抗菌药物治疗后症状和体征消失，脑脊液恢复正常。

（3）在应用抗生素过程中出现发热、不典型颅高压症状或体征、脑脊液白细胞轻度增多，并具有下列情况之一：①脑脊液中抗特异性病原体的 IgM 水平达诊断标准，或 IgG 呈 4 倍升高，或脑脊液涂片找到细菌；②有颅脑侵袭性操作（如颅脑手术、颅内穿刺、颅内植入物）史或颅脑外伤或腰椎穿刺史；③脑膜附近有感染灶（如头皮切口感染、颅骨骨髓炎等）或有脑脊液漏者；④新生儿血培养阳性。

（二）病原学诊断

临床诊断基础上，符合下述 3 项之一即可诊断：

（1）脑脊液中培养出病原菌。

（2）脑脊液病原微生物免疫学检测阳性。

（3）脑脊液涂片找到病原菌。

说明：① 1 岁以内婴儿有发热（体温＞ 38℃）或低体温（体温＜ 36℃），并出现意识障碍、呼吸暂停或抽搐，如无其他原因可解释，应疑为脑膜炎并及时进行相关检查；②老年人反应差，可仅有嗜睡、意识活动减退、定向困难表现，应及时进行相关检查；③细菌性脑膜炎与创伤性脑膜炎、脑瘤脑膜反应的区别要点是脑脊液葡萄糖水平的降低，C- 反应蛋白增高等。

二、颅内脓肿（包括脑脓肿、硬膜下和硬膜外脓肿等）

（一）临床诊断

符合下述 2 项之一即可诊断：

（1）发热、颅高压症状之一，颅内占位体征（功能区定位征）并具有以下影像学检查证据之一：① CT 扫描；②脑血管造影；③磁共振成像检查；④核素扫描。

（2）外科手术证实。

（二）病原学诊断

临床诊断基础上，穿刺脓液或组织活检找到病原体，或细菌培养阳性。

三、椎管内感染

椎管内感染包括硬脊膜下脓肿和脊髓内脓肿。

（一）临床诊断

符合下述 2 项之一即可诊断：

（1）发热、有神经定位症状和体征或局限性腰背痛和脊柱运动受限，并具有下列情况之一：①棘突和棘突旁有剧烈压痛及叩击痛；②神经根痛；③完全或不完全脊髓压迫征；④检查证实：脊髓 CT、椎管内碘油造影、磁共振成像、X 线平片、脑脊液蛋白及白细胞增加并且 Queckenstedt 试验有部分或完全性椎管梗阻。

（2）手术证实。

（二）病原学诊断

手术引流液细菌培养阳性。

（三）治疗

所有疑似脑膜炎或脑膜炎球菌败血症的患者均应每 12 h 静脉注射 2 g 头孢曲松或每 6 h 静脉注射 2 g 头孢噻肟；60 岁及以上的老年人或免疫功能低下的患者（包括糖尿病和有酗酒史的患者）除头孢菌素外，还应每 4 h 接受 2 g 静脉注射氨苄西林或阿莫西林；如果有明确的青霉素或头孢菌素过敏史，则静脉注射氯霉素 25 mg/kg，每 6 h 一次。

（1）如果发现肺炎链球菌：继续使用 2 g 头孢曲松每 12 h 一次，或 2 g 头孢噻肟每 6 h 一次；如果肺炎球菌对青霉素敏感（MIC $\leq$ 0.06 mg/L），以下任何选项均适用：苄青霉素 2.4 g，每 4 h 一次；2 g 头孢曲松，每 12 h 一次，或 2 g 头孢噻肟，每 6 h 一次；如果肺炎球菌对青霉素耐药（MIC $>$ 0.06 mg/L），但对头孢菌素敏感，则应继续使用头孢噻肟或头孢曲松；如果肺炎球菌对青霉素和头孢菌素均耐药，则继续使用 2 g 头孢曲松每 12 h 一次，或 2 g 头孢噻肟每 6 h 一次加万古霉素 15 ~ 20 mg/kg 每 12 h 一次，加 600 mg 利福平每日一次，持续治疗 14 天；对于确诊为肺炎球菌脑膜炎的患者，如果在第 10 天康复，则应终止治疗；如果第 10 天仍未康复，应给予 14 天的治疗。

（2）如果发现脑膜炎奈瑟球：继续使用 2 g 头孢曲松每 12 h 一次或 2 g 头孢噻肟每 6 h 一次；静脉注射 2.4 g 青霉素，每 4 h 一次，可作为替代方案。

（3）如果鉴定出单核细胞增生李斯特菌：每 4 h 给予 2 g 氨苄西林或阿莫西林并持续至少 21 天；复方新诺明 10 ~ 20 mg/kg，分 4 次剂量（甲氧苄氨嘧啶成分）或氯霉素

25 mg/kg，每 6 h 一次，是 β 内酰胺类药物过敏反应的替代方案。

（4）如果鉴定出流感嗜血杆菌：继续 2 g 头孢曲松每 12 h 一次或 2 g 头孢噻肟每 6 h 一次，持续 10 天。

（5）如果从血液或脑脊液中分离出肠杆菌科细菌：继续 2 g 头孢曲松每 12 h 一次或 2 g 头孢噻肟每 6 h 一次。

（6）如果高度怀疑可能存在产超广谱 β 内酰胺酶（extended-spectrum β-lactamases，ESBLs）微生物，则应静脉注射美罗培南 2 g，每 8 h 一次，治疗应持续 21 天（表 7-8）。

表7-8 中枢神经系统感染的抗生素治疗经验

感染病原体	推荐治疗
肺炎链球菌	头孢曲松或头孢噻肟、青霉素、万古霉素、利福平
脑膜炎奈瑟菌	头孢曲松或头孢噻肟、青霉素、环丙沙星
李斯特菌	氨苄西林或阿莫西林、复方新诺明或氯霉素
流感嗜血杆菌或肠杆菌	头孢曲松或头孢噻肟
产超广谱 β 内酰胺酶（ESBL）微生物	美罗培南

针对病毒性脑膜炎目前还没有找到有效的治疗方法。一些临床医生使用阿昔洛韦或伐昔洛韦治疗疱疹性脑膜炎，但迄今为止，没有循证医学证据支持。尽管理论上这些药物可能是有益的，但存在药物副作用和不必要的长期住院治疗的潜在风险，应权衡这些风险与缺乏有效性证据的情况。必要时应采用镇痛和液体支持治疗。如果已经开始使用抗生素，一旦做出病毒诊断就应停止使用，并优先考虑加快出院。如果有任何关于脑炎的迹象，例如性格的改变，对于疑似单独疱疹病毒性脑炎，应给予阿昔洛韦静脉注射，并应遵循英国感染协会 / 英国神经病学家协会关于脑炎治疗的指南。不同感染部位侵袭性真菌病的抗真菌药物治疗经验见表 7-9。

表7-9 不同感染部位侵袭性真菌病的抗真菌药物治疗经验

感染部位	病原类型	推荐药物
腹腔	念珠菌、曲霉菌	卡泊芬净、米卡芬净、伏立康唑
呼吸道	曲霉菌、念珠菌	卡泊芬净、米卡芬净、氟康唑、伏立康唑
泌尿道	念珠菌	氟康唑、两性霉素 B 脂质体
皮肤软组织	念珠菌	外用药物：克霉唑、益康唑、咪康唑、酮康唑 全身用药：氟康唑、伊曲康唑
血流	念珠菌、曲霉菌	卡泊芬净、米卡芬净、氟康唑、伏立康唑、两性霉素 B 脂质体
颅内	念珠菌、曲霉菌、隐球菌	氟康唑、伏立康唑、两性霉素 B 脂质体

总结

有研究表明，独立于诱发因素，感染部位与脓毒症患者的院内死亡率密切相关。研究发现，泌尿系统感染或皮肤感染的预后较好，而肺部感染和腹腔感染的预后较差，有可能是因为产生高微生物负荷的部位（呼吸道和腹腔）引起下游大量促炎症状态的爆发，导致死亡率最高。相比之下，那些具有多重保护屏障的器官感染（如皮肤和肌肉骨骼感染）的死亡率则相对较低。

（崔莹莹　刘　波）

参考文献

[1] Kern WV, Rieg S. Burden of bacterial bloodstream infection-a brief update on epidemiology and significance of multidrug-resistant pathogens. Clin Microbiol Infect, 2020, 26（2）: 151-157.

[2] Xie J, Wang H, Kang Y, et al. The Epidemiology of Sepsis in Chinese ICUs: A National Cross-Sectional Survey. Crit Care Med, 2020, 48（3）: e209-e218.

[3] Bowdish DME. The Aging Lung: is lung health good health for older adults?. Chest, 2019, 155（2）: 391-400.

[4] Jang HR, Rabb H. Immune cells in experimental acute kidney injury. Nat Rev Nephrol, 2015, 11（2）: 88-101.

[5] Dellepiane S, Marengo M, Cantaluppi V. Detrimental cross-talk between sepsis and acute kidney injury: new pathogenic mechanisms, early biomarkers and targeted therapies. Crit Care, 2016（20）: 61.

[6] Prina E, Ranzani OT, Torres A. Community-acquired pneumonia. Lancet, 2015, 386（9998）: 1097-1108.

[7] Kalil AC, Metersky ML, Klompas M, et al. Management of adults with hospital-acquired and ventilator-associated pneumonia: 2016 clinical practice guidelines by the Infectious Diseases Society of America and the American Thoracic Society. Clin Infect Dis, 2016, 63（5）: e61-e111.

[8] Augustin P, Kermarrec N, Muller-Serieys C, et al. Risk factors for multidrug resistant bacteria and optimization of empirical antibiotic therapy in postoperative peritonitis. Crit Care, 2010, 14（1）: R20.

[9] Sartelli M, Catena F, Ansaloni L, et al. Complicated intra-abdominal infections in Europe: a comprehensive review of the CIAO study. World J Emerg Surg, 2012, 7（1）: 36.

[10] Lübbert C, Mutters R. Gastrointestinal infections. Internist（Berl）, 2017, 58（2）: 149-169.

[11] Shizuma T. Spontaneous bacterial and fungal peritonitis in patients with liver cirrhosis: A literature review. World J Hepatol, 2018, 10 (2): 254-266.

[12] Shi L, Wu D, Wei L, et al. Nosocomial and community-acquired spontaneous bacterial peritonitis in patients with liver cirrhosis in China: Comparative microbiology and therapeutic implications. Sci Rep, 2017 (7): 46025.

[13] Kennedy JL, Haberling DL, Huang CC, et al. Infectious disease hospitalizations: United States, 2001 to 2014. Chest, 2019, 156 (2): 255-268.

[14] Engel C, Brunkhorst FM, Bone HG, et al. Epidemiology of sepsis in Germany: results from a national prospective multicenter study. Intensive Care Med, 2007, 33 (4): 606-618.

[15] Klein RD, Hultgren SJ. Urinary tract infections: microbial pathogenesis, host-pathogen interactions and new treatment strategies. Nat Rev Microbiol, 2020, 18 (4): 211-226.

[16] Hu F, Yuan L, Yang Y, et al. A multicenter investigation of 2, 773 cases of bloodstream infections based on China antimicrobial surveillance network (CHINET). Front Cell Infect Microbiol, 2022 (12): 1075185.

[17] Bartoletti M, Giannella M, Lewis RE, et al. Extended infusion of β -Lactams for bloodstream infection in patients with liver cirrhosis: an observational multicenter study. Clin Infect Dis, 2019, 69 (10): 1731-1739.

[18] Stevens DL, Bisno AL, Chambers HF, et al. Practice guidelines for the diagnosis and management of skin and soft tissue infections: 2014 update by the Infectious Diseases Society of America. Clin Infect Dis, 2014, 59 (2): e10-e52.

[19] McGill F, Heyderman RS, Michael BD, et al. The UK joint specialist societies guideline on the diagnosis and management of acute meningitis and meningococcal sepsis in immunocompetent adults. J Infect, 2016, 72 (4): 405-438.

[20] Chou EH, Mann S, Hsu TC, et al. Incidence, trends, and outcomes of infection sites among hospitalizations of sepsis: a nationwide study. PLoS One, 2020, 15 (1): e0227752.

第八章

脓毒症的常见致病微生物

脓毒症常见的致病微生物主要包括革兰氏阴性杆菌和革兰氏阳性球菌，除此之外，病毒、真菌也不容忽视，某些情况下会出现多种微生物感染。同时，微生物耐药问题也是热点话题。

一、病原学特点

脓毒症可由社区获得性感染和（或）医院内获得性感染引起，其中社区获得性感染约占 60%。在所有感染中，肺部感染最为常见，约占 50%；其次是腹腔内感染和泌尿生殖道感染，但常因国家和地区不同而有所差异；汇总我国重症监护室（ICU）中脓毒症的病原学结果，显示出最常见的感染部位是肺部，占比为 68.2%，其次是腹部感染，占比为 26.6%，血液感染占比为 7.8%，尿路感染占比为 7.2%，皮肤和软组织感染占比为 5.8%，神经系统感染占比为 2.8%。在院内获得性感染引起的脓毒症中，导管相关血流感染可能是主要原因，其次为下呼吸道感染及消化道感染。

脓毒症最常见的病原体是细菌，其中革兰氏阴性菌和革兰氏阳性菌是主要的细菌种类。在分离出的病原体中，最常见的革兰氏阳性菌是金黄色葡萄球菌、凝固酶阴性葡萄球菌、肺炎链球菌和肠球菌，最常见的革兰氏阴性菌是克雷伯菌属、大肠埃希菌、假单胞菌属、变形杆菌、寡养单胞菌、沙雷菌和不动杆菌属。一项针对 88 个国家中 15 202 名 ICU 患者的病原学研究发现，67% 的阳性分离株是革兰氏阴性菌，37% 的阳性分离株是革兰氏阳性菌，16% 的阳性分离株是真菌。对我国脓毒症患者开展的病原学调查显示了类似的结果，在阳性分离株微生物构成比例中，革兰氏阴性菌占比最高。但在部分国家和地区，革兰氏阳性菌所占比例呈上升趋势，并超越革兰氏阴性菌成为最主要的致病菌。

尽管大多数严重的葡萄球菌感染是由凝固酶阳性葡萄球菌（金黄色葡萄球菌）引起的，但凝固酶阴性葡萄球菌（如表皮葡萄球菌）的感染正在增加，严重时也可能危及生命。金黄色葡萄球菌是一种高度侵袭性的病原体，能够通过血液传播到许多器官，从而导致感染的转移。凝固酶阴性葡萄球菌通常是与医疗保健相关的（HA）感染，需要有假体材料的存在才能引起感染。

目前有 28% ~ 89% 的脓毒症患者不能通过培养明确病原菌，血液培养通常只有 1/3 的病例呈阳性，而许多病例在所有部位都呈阴性。近年来，宏基因组二代测序技术（mNGS）逐渐应用于临床，该检测手段具有检测速度快、准确性和敏感性高以及病原学覆盖范围广等特点，尤其是对于特殊及少见病原体的检出率高，可以弥补传统检测技术存在的不足，该检测方法的广泛使用可能对脓毒症病原谱分布产生新的影响。

研究细菌感染必然涉及细菌耐药。细菌耐药问题由来已久。在 20 世纪 40 年代第一代青霉素开始使用之时，研究者就观察到了细菌的耐药性。目前已鉴定出约 1000 种与耐药性和抗生素失活相关的 β- 内酰胺酶，这个数字是 20 世纪 90 年代报告的 10 倍左右。全球范围内耐药基因的分布导致了耐甲氧西林金黄色葡萄球菌（Methicillin-resistant staphylococcus aureus，MRSA）、耐万古霉素肠球菌（Vancomycin-resistant *enterococcus*，VRE）、产超广谱 β- 内酰胺酶细菌（Extended-spectrum β-Lactamases，ESBLs）、碳青霉烯类抗菌药物耐药肠杆菌科细菌（Carbapenem-resistant enterobacteriaceae，CRE）、碳青霉烯类抗菌药物耐药鲍曼不动杆菌（Carbapenem-resistant acinetobacter baumannii，CR-AB）、多重耐药铜绿假单胞菌（Multi-drug resistant pseudomonas aeruginosa，MDR-PA）、青霉素耐药肺炎链球菌（Penicillin resistant streptococcus pneumoniae, PRSP）和碳青霉烯酶肺炎克雷伯菌（Klebsiella pneumoniae carbapenemase，KPC）等的出现。这种细菌分布不仅在医院内发生，在社区医院中也被观察到。在医院环境中，因为这些患者可能存在免疫功能受损或广谱抗生素的使用，耐药基因的传播可能会很快并造成严重的后果。CHINET 耐药监测结果显示，在 2023 年收集的 5 508 438 株临床分离菌株中，痰标本占 40.7%，尿标本占 20.6%，血标本占 8.3%。临床分离菌种以革兰氏阴性菌为主，占 72.4%，大肠埃希菌在所有分离菌中排名第一，其次是肺炎克雷伯菌、铜绿假单胞菌、鲍曼不动杆菌和阴沟肠杆菌。细菌耐药结果显示，大肠埃希菌对第三代头孢菌素和喹诺酮的耐药率都处于较高水平，全国平均耐药率分别为 48.9% 和 50.7%；肺炎克雷伯菌对碳青霉烯的耐药率呈上升趋势，2023 年监测结果显示全国平均耐药率为 10.8%；铜绿假单胞菌对碳青霉烯的全国平均耐药率为 16.3%；鲍曼不动杆菌对碳青霉烯的耐药率为 55.5%；MRSA 全国平均检出率为 29.1%。随着细菌耐药基因型的增加，耐药基因的播散令人担忧，其与重症监护病房中的高死亡率密切相关。

真菌也是引起脓毒症较为常见的一类重要病原体，并主要作为条件致病菌。常见的致病菌包括念珠菌、曲霉菌、隐球菌和毛霉菌等。在真菌性脓毒症中，念珠菌是最常见的致病菌，主要包括白念珠菌和光滑念珠菌，其中白念珠菌最为普遍。念珠菌通常存在于人体的口腔、胃肠道和阴道等部位，正常情况下不会引起感染，当免疫抑制或免疫失调、应激状态下黏膜屏障和微生态屏障受损时，定植于人体黏膜的念珠菌将经过受损的黏膜屏障进入循环系统，从而引起念珠菌血流感染。曲霉菌并不属于生理状态下定植的真菌，在环境中广泛存在，当机体处于免疫正常状态时，即使曲霉菌随呼吸进入呼吸道，也将被黏膜免疫清除，但对于免疫抑制状态的患者来说，曲霉菌经由各种途径进入人体就容易引发侵袭性真菌感染。

病毒感染很少是脓毒症的主要原因，但在特定的临床情况下也可能引起严重的健康问题。如流感病毒、副流感病毒、呼吸道合胞病毒、冠状病毒、人类偏肺病毒、单纯疱疹病毒、巨细胞病毒、腺病毒、肠道病毒及鼻病毒等可能引起严重感染。流感病毒一直是导致脓毒症的较常见病毒之一。然而，目前尚不清楚这些患者是原发病毒感染还是并发细菌性肺炎导致宿主器官功能障碍引起的继发感染。热带和亚热带地区常存在人畜共患病毒感染的地方性和流行性暴发，包括登革热病毒、埃博拉病毒、拉沙病毒、马尔堡病毒、辛诺布雷病毒和基孔肯雅病毒引起的感染，其中许多表现为脓毒症的临床特征，不过这些病毒大多缺乏有效的治疗方法。有些新型病毒的大流行引发了全球健康问题，如严重急性呼吸综合征冠状病毒（severe acute respiratory syndrome-coronavirus，SARS-CoV）、中东呼吸综合征冠状病毒（middle east respiratory syndrome-coronavirus，MERS-CoV）以及引起 2019 冠状病毒病（coronavirusdisease 2019，COVID19）流行的新型冠状病毒（SARS-CoV-2）。近些年病毒感染的流行受到了空前的关注和研究，人们对于病毒感染的了解正在迅速变化。

二、危险因素

脓毒症的许多风险因素与感染进展为急性器官功能障碍有关。增加感染风险的常见因素包括慢性疾病和免疫功能异常，如糖尿病、恶性肿瘤、慢性肾脏和肝脏疾病、皮质类固醇的使用、免疫抑制剂的使用，以及烧伤、大手术、创伤、导尿管的留置、长期住院、血液透析、极端年龄阶段（新生儿或老年人群）等。住院病例中最常出现的感染为细菌引起的血流感染。早产儿、高龄老人（尤其是 85 岁以上的老人）、静脉导管、植入装置、严重烧伤、血液系统恶性肿瘤等严重疾病患者发生菌血症的概率最高。有研究显示，脓毒症的流行与季节及温度相关，秋冬季脓毒症的发生率高于夏季，可能与呼吸道感染秋冬季发生率明显增高相关。

人口统计学调查显示，年龄、性别、社会经济水平、种族和民族都会影响脓毒症的发病率。年纪较小（如新生儿）或年纪较大（如 65 岁以上老年人）的人群更容易发生脓毒症；男性比女性发病率更高；黑人比白人发病率更高。种族间脓毒症风险的差异不能完全用社会经济因素等来解释，这有可能是因为不同种族人群对感染的遗传易感性有差异或在宿主反应中关键蛋白表达存在差异性。

糖尿病患者的高血糖状态可以损害中性粒细胞的功能，包括趋向性、黏附力、吞噬作用、细胞内杀菌作用等，导致免疫功能障碍。这使得糖尿病患者更易发生脓毒症，并且高血糖也是引起脓毒症死亡率增加的独立危险因素。脓毒症患者也容易出现血糖水平异常升高，脓毒症患者在感染等应激因素作用下，丘脑 - 垂体 - 肾上腺皮质轴被异常激活，皮质醇分泌增加，可以引起血糖升高。大量炎症因子释放还会引起胰岛素抵抗，使得血糖稳态不容易控制。脓毒症和高血糖会相互促进，形成恶性循环。

接受维持性透析患者发生严重脓毒症的概率非常高，发病率为 145.4/1000，而普通人群为 3.5/1000。其原因可能是透析患者常因尿毒症毒素、营养不良、贫血等因素导致免疫功能受损。透析患者的严重脓毒症病因与普通人群也不同，透析患者的血管通路（如动静脉内瘘、中心静脉导管）是常见的感染途径。维持性透析患者较普通的脓毒症患者平均年龄更小（64.1 岁 *vs*. 68.2 岁）。与普通人群相比，维持性透析患者总体死亡率也呈下降趋势，但维持性透析合并严重脓毒症患者的死亡风险仍显著高于普通人群，调整后的优势比为 1.26。

免疫缺陷人群易发生脓毒症。研究显示，在所有因严重脓毒症或脓毒性休克而入住 ICU 的患者中，有 30.6% 存在免疫受损。尽管不同类型的免疫缺陷与不同的死亡风险相关，但总体而言免疫缺陷本身就是死亡的独立风险因素。与免疫未受损的患者相比，这些患者发生脓毒症的病原体类型也不同，包括更多的假单胞菌、除肺炎链球菌外的革兰氏阳性球菌、结核分枝杆菌、病毒、寄生虫和真菌。此外，在免疫受损的患者中，感染更常累及多个部位。脓毒症会破坏免疫稳态引起免疫抑制，其特点包括抗炎细胞因子的释放、免疫效应细胞的异常死亡、免疫抑制细胞的过度增殖和免疫检查点表达的上调。脓毒症早期释放大量炎症细胞因子以对抗外来病原体，并同时激活补体系统，这可能导致损伤相关分子模式（DAMPs）的释放，从而进一步促进免疫细胞的活化和细胞因子的释放。这种失控的炎症反应可能导致弥散性血管内凝血（DIC）和免疫缺陷。

术后也是脓毒症的易发风险之一。据估计，术后脓毒症的发生率现为 1.3%，严重脓毒症的发生率为 0.9%。尽管术后脓毒症的死亡率已经下降，并与整体脓毒症的死亡率下降趋势一致，但其仍然是术后重要的风险因素。围手术期脓毒症患者通常为急诊手术患者，多处于饱胃状态，反流误吸风险高，这可能导致肺部损伤和感染。而手术本身和麻醉过程可能会影响患者的正常生理机制，常累及呼吸功能，从而增加肺部感染的风险。对于需要机械通气的患者，呼吸机相关性肺炎（VAP）是一个较为常见的问题。此外，某些类型的手术，如腹部手术，由于手术时间长、肠道内细菌多，易造成细菌移位，同时机体免疫力降低，术后肠道功能减退，使得术后脓毒症成为患者器官功能障碍和死亡的主要原因之一，与此同时，还可导致术后严重脓毒症相关的额外住院费用呈上升趋势。值得注意的是，肺炎仍然是术后患者发生严重脓毒症的最常见原因（35.2%），而未指明的术后感染（包括腹腔脓肿）和其他伤口感染仅占 18%。

创伤患者较为年轻且通常无并存疾病，由此构成了一个独特的脓毒症风险人群。文献中报道的创伤后发生脓毒症的概率差异很大，从 2% 到 10.2% 不等，并且与创伤的严重程度相关。与轻伤患者相比，损伤严重度评分（ISS）≥ 15 的患者脓毒症发生率增加 6 倍，ISS ≥ 30 的患者发生脓毒症的风险增加 16 倍。组织损伤、炎症反应、组织缺血再灌注、凝血系统和补体系统的过度激活容易引起免疫功能紊乱并导致脓毒症。除了创伤本身，治疗过程中可能使用的中心静脉置管、有创机械通气及其持续时间、输血、外伤创面或外科手术部位感染等也与脓毒症的发生相关。在创伤患者中，脓毒症与多种不良结局相关，包括死亡率增加、单系统和多系统器官衰竭风险增加，以及在 ICU 和医院的住院时间延长。

三、感染后临床特点

脓毒症一般无特征性临床表现，但不同病原菌、不同基础疾病和不同年龄段患者的临床表现有一定差异。细菌常由原发感染病灶侵入血液而引起脓毒症。确定原发感染灶对经验性选择有效的抗菌药物治疗有重要意义。常见的原发感染病灶有：皮肤化脓性感染，烧伤感染，以及呼吸道、胆道、消化道和泌尿生殖系统感染、开放性创伤等。真菌感染常为机会性感染，需注意调查患者的基础疾病和用药情况，以及工作生活环境情况等。病毒感染常与季节或流行相关，以秋冬季多见。脓毒症患者常出现寒战、高热，但患者热型不定，且抗生素和退热药物的使用也会影响体温。脓毒症患者常伴有全身不适、肌肉关节酸痛、消化道症状（乏力和食欲下降、恶心、呕吐、腹痛、腹泻等）、神经精神症状（如头痛、烦躁、精神萎靡、嗜睡等）、脉搏细数、呼吸急促等；病情严重者会出现休克（心血管功能障碍）、昏迷等。临床上需要特别注意患者皮肤黏膜的异常改变和皮肤黏膜的阳性发现（如蜂窝织炎、脓肿等），进而为临床医生提供脓毒症原因的线索，并可能提示外周组织灌注的状态。几种微生物可以在系统性感染中引起特定的皮肤表现，例如金黄色葡萄球菌和链球菌可以引起弥漫性红皮病、大疱性病变或全身性脱屑。而在铜绿假单胞菌和肠道微生物中几种革兰氏阴性菌引起的菌血症中，可能导致免疫受损患者出现坏死性筋膜炎，此病变呈圆形，直径 1 ~ 15 cm，中心区域坏死，周围有红斑。感染脑膜炎奈瑟菌的患者最初可能出现下肢瘀点并逐渐发展为弥漫性紫癜，这可能预示着脓毒症休克和高死亡风险。在其他一些不寻常的感染性疾病中，也可以观察到类似的临床表现，例如无脾宿主的肺炎链球菌脓毒症或晚期补体缺陷患者的播散性奈瑟菌感染。

迁徙性病灶多见于病程较长的革兰氏阳性球菌和厌氧菌感染。常见的迁徙性病灶有皮下脓肿（腰背及四肢的皮下或深部软组织内多见）、坏死性筋膜炎、肺脓肿、肝脓肿、肾脓肿、骨髓炎、眼内炎、关节炎和心包炎等。近年来，我国肺炎克雷伯菌感染引起的侵袭性综合征呈增多趋势，以肝脓肿最为常见，并引发多部位侵袭性感染，如血流感染、肺脓肿、眼内炎、坏死性筋膜炎等。少数金黄色葡萄球菌、溶血性链球菌、肠球菌、假单胞菌属和厌氧菌等脓毒症病例也可引起急性或亚急性感染性心内膜炎。

革兰氏阳性球菌所致脓毒症的代表性致病菌为金黄色葡萄球菌，多见于严重的痈、急性蜂窝织炎、骨关节化脓、导管相关感染、大面积烧伤等。临床特点包括：发病急骤，寒战发生率相对较低，发热通常呈稽留高热或弛张热型，并可能出现多型性皮疹、瘀点、脓疱疹。约 1/4 的患者出现大关节的红肿与疼痛。常见迁徙性感染病灶，如肺部感染或脓肿、肝脓肿、肾脓肿、骨髓炎等。有心脏瓣膜病或其他基础疾病的老年人和静脉注射成瘾类药物的人群容易并发细菌性心内膜炎。其所致的脓毒性休克发生的时间相对较晚，血压下降相对缓慢。耐甲氧西林金黄色葡萄球菌脓毒症多见于免疫功能障碍者，病情多较严重。凝固酶阴性葡萄球菌脓毒症主要见于医院感染，皮疹少见，潜伏期长，很少有迁徙性感染灶。而粪肠球菌和屎肠球菌等肠球菌属，当机体免疫力下降或肠道黏膜受损时，可侵入血液循环，引发脓毒症。近些年来，肠球菌引起脓毒症的发病率有上升趋势，且易并发心内膜炎，肠球菌心内膜炎的症状与其他类型的感染性心内膜炎十分相似。

革兰氏阴性杆菌所致脓毒症患者一般在发病前存在某些原发病（如糖尿病、肝硬化、恶性肿瘤）或长期使用激素、免疫抑制剂等，导致机体基础免疫力下降。常见的致病菌有大肠埃希菌、铜绿假单胞菌和肺炎克雷伯菌等。引起该类脓毒症的原发病灶包括肺部炎症、泌尿系统感染、蜂窝织炎、腹膜炎、胆道系统感染、无明确感染部位的粒细胞减少等。革兰氏阴性菌通过其细胞壁成分如内毒素诱发强烈的炎症反应，引起一系列病理生理学改变，包括心动过速、心脏收缩功能下降、外周血管阻力下降、血管壁通透性增加等。临床上一般以寒战开始，热型不定，容易发生脓毒性休克。尽管革兰氏阳性菌引起的脓毒症患者血清中的多种促炎因子浓度比革兰氏阴性菌引起的脓毒症患者低，但在生存率、住院时间方面两者没有明显差异。

厌氧菌引起的脓毒症常见的致病菌为脆弱类杆菌、厌氧链球菌、产气荚膜杆菌等。厌氧菌感染好发于口腔、腹腔、胸腔等低氧环境，通常经消化道、胆道、女性生殖道、压疮溃疡与肢体坏疽处侵入机体。厌氧菌通常在组织缺血的情况下生长，可释放有毒代谢产物和蛋白水解酶，这些产物不仅直接损伤周围组织，还可促进感染的传播，形成恶性循环。临床表现的特点包括：发热、皮疹、关节损害、肝脾大等，易发生迁徙性感染，部分患者可发生弥散性血管内凝血、血栓性静脉炎、高胆红素血症；病灶内常有气体形成，以产气荚膜杆菌明显，这是产气荚膜杆菌感染的重要特征。厌氧菌的实验室诊断需要在无氧条件下进行培养，且这些细菌对营养有特殊要求，培养过程可能较慢。厌氧菌对某些抗生素敏感，如甲硝唑具有广谱的厌氧菌活性且抗药性最小。目前真菌脓毒症的发病率有增加趋势，病原体包括念珠菌类和非念珠菌类（曲霉菌、毛霉菌、隐球菌、肺孢子菌）。最常见的病原菌是白念珠菌和热带念珠菌。真菌感染多为机会性感染，通常与宿主免疫力下降有关，常见于年老体弱、免疫功能严重下降的患者。大多发生在严重原发疾病的后期、肾上腺皮质激素治疗、肿瘤放疗和化疗、血液透析、导管相关性感染、艾滋病、病毒感染、长时间广谱抗生素使用的基础上。真菌性脓毒症通常会导致患者一般情况迅速恶化，出现神志淡漠、嗜睡和血压下降。表现与革兰氏阴性菌所致者很相似，具有病情严重、治疗周期长、病死率普遍较高的特点。肺部真菌感染的影像学表现尤为关键，对于早期诊断和治疗具有重要意义。在胸部 X 线或 CT 扫描中，侵袭性肺部真菌感染病变沿血行和气道分布，病理表现常为血管血栓形成，病变中心坏死伴周边出血，影像学表现大致可分为肺炎型、肿块型、曲霉球、胸膜炎型和粟粒型等几种类型。沿血行分布的念珠菌感染在影像学上多表现为结节影，周围有晕征，很少形成空洞，沿气道分布的念珠菌感染多呈支气管肺炎表现。侵袭性肺曲霉感染可以出现典型的影像学改变，如早期出现胸膜下密度增高的结节实变影，数天后病灶周围可出现晕轮征，之后出现肺实变区液化、坏死，最终出现典型的空洞或新月征等。

病毒感染的临床特点因病毒类型和感染部位的不同而表现出很大差异。呼吸道症状，如咳嗽、咽喉痛、鼻塞、流鼻涕、打喷嚏等常见于流感病毒、冠状病毒等引起的呼吸道感染。胃肠道症状，如恶心、呕吐、腹泻等，常见于轮状病毒、诺如病毒引起的胃肠炎。某些病毒感染如风疹、麻疹、水痘等会引起特征性的皮疹。头痛、脑炎、脑膜炎等神经系统症状，可能由单纯疱疹病毒、肠道病毒等引起。与细菌、真菌的实质性炎症不同，病毒性肺炎主要表现为间质性肺炎，炎症从支气管、细支气管开始，沿肺间质发展，涉及支气管、细支气管壁及其周围、小叶间隔以及肺泡壁。严重情况下，肺泡也可能受累，出现由浆液、纤维蛋白、红细胞及巨噬细胞组成的炎性渗出物，甚至可发生组织坏死。某些病毒感染具有一定的影像学特征。水痘 - 带状疱疹病毒感染常表现为双肺多灶性结节影，周围有光环或斑块状磨玻璃密度影。巨细胞病毒感染表现为两肺弥漫性边界不清的斑块状磨玻璃密度影，伴有小叶间隔增厚。人偏肺病毒常沿支气管血管束出现多个界限不清的结节或磨玻璃密度影。甲型流感病毒感染病变主要表现为在肺外周分布的弥漫性磨玻璃密度影。新冠病毒感染的影像学特征以实变伴磨玻璃、细小网格为主。在临床工作中需警惕病毒感染常容易合并细菌或真菌感染，根据影像学表现并不能准确判断具体致病病原体。

四、不同感染部位常见的致病微生物

感染部位被认为对预后有重要影响。对感染特征和脓毒症预后相关的文章进行荟萃分析后发现，与肺部、腹腔内或软组织来源的脓毒症相比，尿路脓毒症和中心静脉导管相关感染致命的可能性较小。此外，不同感染部位中的特定病原体也与预后相关。感染部位与病原体之间的关系构成了一个复杂的系统，环境和患者自身情况等多种因素也会增加该系统的复杂性。

（一）呼吸系统方面

在社区获得性肺炎（community acquired pneumonia，CAP）中，肺炎链球菌、非典型细菌病原体（肺炎衣原体、肺炎支原体和军团菌属）、流感嗜血杆菌、流感病毒是最常见的病因。但肺炎链球菌引起的肺炎近些年来呈下降趋势，这可能与肺炎球菌疫苗的使用增加以及吸烟率的下降有关系。金黄色葡萄球菌仅引起 1% ~ 3% 的 CAP 病例，但具有较高的死亡率。社区获得性肺炎中约 1/3 的病例由呼吸道病毒引起，核酸检测有助于早期找到病毒感染的实验室证据。当然，不能仅通过病史识别特定的病原体，因为没有任何病原体具有独特的临床特征。在面对大多数严重的 CAP 时，应注意调查是否存在人类免疫缺陷病毒（HIV）感染、糖尿病、恶性肿瘤等相关免疫抑制因素。

在院内获得性肺炎（hospital acquired pneumonia，HAP）中，医院获得的呼吸道病原体最常见的是需氧革兰氏阴性杆菌。其中非常重要但并不是最常见的病原体是铜绿假单胞菌，引起 HAP 的重要革兰氏阴性杆菌主要为肺炎克雷伯菌、大肠埃希菌、黏质沙雷杆菌、变形杆菌以及不动杆菌。呼吸道分泌物常见定植菌包括：金黄色葡萄球菌（MSSA/MRSA）、铜绿假单胞菌、鲍曼不动杆菌、肠杆菌、嗜麦芽窄食单胞菌、莫拉菌属、棒状杆菌属等。在某些情况下，厌氧菌也可能在呼吸道分泌物中定植，尤其是在口腔厌氧菌中较为常见。

在吸入性肺炎的常见病原体中，社区获得性病原主要为肺炎链球菌、金黄色葡萄球菌、流感嗜血杆菌和肠杆菌，医院获得性病原主要为革兰氏阴性杆菌，如铜绿假单胞菌。而草绿色链球菌（兼性厌氧菌）和厌氧菌（包括消化链球菌、拟杆菌和梭菌）也是重要的病原体。长期卧床、意识障碍、吞咽困难、咳嗽反射受损、胃食管反流或留置鼻胃管、鼻肠管等均是误吸常见的危险因素。感染主要发生在依赖重力的肺部解剖部位，主要是下叶和后叶。厌氧菌感染时，因厌氧菌毒力偏弱，症状常呈现亚急性。厌氧菌感染的脓液通常被描述为具有腐败、臭鸡蛋等特殊气味，这和厌氧微生物产生的挥发性短链脂肪酸相关。这些微生物通常与肺脓肿和脓胸有关。研究表明，在疗养院的吸入性肺炎患者中，厌氧菌所致者的比例达 20%，而在使用抗生素、住院或在疗养院环境的患者中，需氧菌，特别是金黄色葡萄球菌、肠道革兰氏阴性杆菌和铜绿假单胞菌是吸入性肺炎的常见致病病原体。在重症监护病房接受治疗的患者中，以金黄色葡萄球菌和肠杆菌科为病原者更为常见。铜绿假单胞菌在之前接受过强化抗微生物治疗或有支气管扩张、囊性纤维化等结构性肺病或严重免疫抑制的人群中更为常见。

（二）消化系统方面

在胆道感染中，急性胆管炎的致病菌与急性胆囊炎的致病菌相似，胆汁中的细菌随着症状发作时间的延长而增加，大多数患者在 3 天内出现细菌性胆汁。总体来说最常见的分离出的微生物包括：革兰氏阴性菌，如大肠埃希菌（30.90%）、肺炎克雷伯菌（12.70%）、铜绿假单胞菌（4.90%）、阴沟肠杆菌（4.50%）和鲍曼不动杆菌；革兰氏阳性菌，以肠球菌属为主，如粪肠球菌、屎肠球菌。胆道感染通常合并厌氧菌感染，在超过 10% 的病例中可分离出厌氧菌，尤其是在胆道梗阻合并感染的情况下更为常见。因此在经验性用药时应尽量使用广谱抗革兰氏阴性菌药物，同时联合抗厌氧菌药物。在某些情况下，胆道感染也可能由真菌引起，尤其是念珠菌属中的白念珠菌。念珠菌在正常患者中并不常见，但在免疫抑制患者和潜在恶性肿瘤患者中经常出现。那些接受移植后免疫抑制或患有获得性免疫缺陷综合征（AIDS）的患者常与机会性感染有关，如感染巨细胞病毒（CMV）、隐孢子虫或鸟分枝杆菌复合物。

肝脓肿的病原体主要包括细菌、真菌和阿米巴原虫等，其中细菌性肝脓肿最为常见，约占肝脓肿的 80%。混合的肠道兼性和厌氧菌种是常见病原体。肠道需氧革兰氏阴性杆菌和肠球菌常提示胆道来源。包含厌氧菌如脆弱拟杆菌的混合肠道菌群起源于门静脉菌血症。在亚洲国家，肺炎克雷伯菌是导致细菌性肝脓肿的主要致病菌，这些患者具有独特的临床表现，如眼内炎，大多数患者还患有糖尿病。小肠结肠炎耶尔森菌是一种不寻常的病原体，与患有糖尿病或潜在肝病（特别是血色病）的患者相关联。革兰氏阳性菌，如金黄色葡萄球菌和米勒链球菌，通常起源于腹腔外的感染。真菌可通过口腔、肠道或呼吸道进入血液循环，随后定植于肝，念珠菌一般在免疫抑制患者中引起炎症和脓肿。

感染性胰腺炎患者的病原菌主要来源于肠道及胆汁，细菌培养阳性的病例以革兰氏阴性菌为主，其次是革兰氏阳性菌。常见病原菌如大肠埃希菌、肺炎克雷伯菌、铜绿假单胞菌、鲍曼不动杆菌、屎肠球菌、粪肠球菌等。感染性胰腺坏死是急性胰腺炎的严重并发症，病原菌常为院内获得性感染，以多重耐药菌常见。念珠菌属是感染性胰腺坏死患者中最常见的分离真菌。全肠外营养会导致肠屏障功能障碍，有利于细菌移位，出现胰腺外感染的并发症。

（三）泌尿系统方面

大多数上尿路和下尿路感染都是由单一微生物引起的。最常见的感染途径为病原菌经下尿路末端，沿尿道向上扩散至膀胱，有时会累及一侧或双侧肾。另外一种可能的途径是经血液直接感染肾。尿路感染的致病菌多为肠道革兰氏阴性菌，大肠埃希菌是最常见的病原体，肺炎克雷伯菌、变形杆菌也是常见的尿路感染病原体。在革兰氏阳性菌中，腐生链球菌和肠球菌属是最常被识别的病原体。其他细菌，如铜绿假单胞菌和沙雷菌属，在留置导尿管时更常见，但多微生物尿路感染也可能在这种情况下发生。在没有导尿管的情况下发生多微生物感染可能提示肠膀胱瘘或在标本收集过程中发生污染。真菌性尿路感染较少见，但念珠菌属（尤其是白念珠菌）是尿路感染中的重要病原菌，特别是在免疫功能低下的患者中更易发生。

无论在医院还是家庭环境中，导尿管相关的尿路感染的发生率均很高。在留置导尿管的情况下发现的尿路感染被认为是复杂性尿路感染。复杂性尿路感染的病原菌以革兰氏阴性菌为主，耐药菌检出率较高。大肠埃希菌在这些感染中仍然是一个重要的病原体，但也常见其他微生物，包括其他肠杆菌科细菌，如肺炎克雷伯菌、柠檬酸杆菌属、肠杆菌属和黏质沙雷菌。铜绿假单胞菌和鲍曼不动杆菌属，以及革兰氏阳性菌，特别是肠球菌和凝固酶阴性葡萄球菌，也可能被分离出来。非细菌性病原体通常从接受抗生素治疗、免疫功能抑制、存在梗阻、泌尿道结构畸形的个体中被分离出来。反复发作的感染和反复的抗微生物治疗促进了耐药微生物的出现。

（四）血管内导管相关性感染

血管内导管相关性感染是指带有血管内导管或拔出导管后 48 h 内的患者出现菌血症或真菌血症。与血管内导管相关血流感染相关的致病微生物主要是革兰氏阳性菌，其次是革兰氏阴性菌和念珠菌属。皮肤菌群如表皮葡萄球菌和金黄色葡萄球菌仍然是中心静脉导管相关血流感染的主要来源，其次是粪肠球菌、肺炎克雷伯菌属、屎肠球菌和大肠埃希菌。医院环境中的微生物，如铜绿假单胞菌、鲍曼不动杆菌、嗜麦芽窄食单胞菌和念珠菌也较常见。大肠埃希菌、屎肠球菌和草绿色链球菌等微生物引起的血管内导管相关性感染，潜在的原因可能是患者的消化道黏膜屏障损伤，导致这些生物体从胃肠道移位。

五、总结

脓毒症的致病菌分布和感染部位具有显著的地域性和人群差异。革兰氏阴性菌（如大肠埃希菌、肺炎克雷伯菌）仍是主要病原体，但耐甲氧西林金黄色葡萄球菌（MRSA）及多重耐药克雷伯菌的威胁持续上升。感染部位以肺部、腹腔及泌尿系统为主，侵入性操作相关感染（如导管相关血流感染）亦不容忽视。当前挑战集中于快速识别耐药菌、区分定植与感染，以及明确感染源控制的最佳时机。随着分子检测技术（如多重 PCR、靶向测序）的普及，病原体鉴定时效性显著提升，但如何结合宿主免疫状态与病原体毒力特征制定个体化抗感染策略，仍是未来研究的重要方向。

（张海博　张　敬）

参考文献

[1] Xie J，Wang H，Kang Y，et al. The Epidemiology of Sepsis in Chinese ICUs：A National Cross-Sectional Survey. Crit Care Med，2020，48（3）：e209-e218.

[2] Vincent JL，Sakr Y，Singer M，et al. Prevalence and outcomes of infection among patients in intensive care units in 2017. JAMA，2020，323（15）：1478-1487.

[3] 2023 年全国细菌耐药监测报告 . 全国细菌耐药监测网（China Antimicrobial Resistance Surveillance System）.2024-11-28.

[4] Tillmann B，Wunsch H. Epidemiology and Outcomes. Crit Care Clin，2018，34（1）：15-27.

[5] David S，CunhaCheston B C. Schlossberg’s clinical infectious disease. 3rd ed. Oxford：Oxford University Press，2022.

[6] 中华医学会外科学分会胆道外科学组 . 急性胆道系统感染的诊断和治疗指南（2021 版）. 中华外科杂志，2021，59（6）：422-429.

第九章

脓毒症与生物标志物

一、概述

生物标志物（biomarker）是可通过检测含量或活性来反映人体系统、器官、组织、细胞及亚细胞结构功能变化，可在临床广泛应用于疾病诊断、判断疾病分期的一类生物分子。随着脓毒症发病率呈日益增高趋势，关于与脓毒症相关的生物标志物研究也备受重视。在临床实践中，无论在脓毒症的早期诊断、精准治疗还是预后评估中，生物标志物均发挥了关键性作用。

作为一种由感染引起的全身炎症反应综合征，脓毒症的死亡率高，严重威胁人类健康，因此早期诊断和及时治疗对改善脓毒症患者的预后至关重要。然而脓毒症的诊断缺乏公认的金标准，也缺乏评估预后和阶梯治疗的关键指标，临床上亟需有效的生物标志物来支持早期诊断和精准治疗。

尽管现行脓毒症诊疗指南中推荐使用若干生物标志物，但它们在灵敏度、特异性或经济效益等方面均存在局限性，相关研究结果也时常出现争议。近年来，脓毒症相关生物标志物的研究集中于寻找可在早期诊断中预警、提示并发症或预后、高效经济的新型生物标志物。也有部分研究集中于在临床实践中结合多种不同生物标志物，或是与脓毒症相关的序贯器官衰竭评估量表（Sequential Organ Failure Assessment，SOFA）、急性生理和慢性健康状况Ⅱ评分（Acute Physiology and Chronic Health Evaluation-Ⅱscore，APACHE-Ⅱscore）等临床应用已久的量化评分共同使用，以提高其示警或者评估预后的价值。本章节将从历史及定义、临床应用以及最近研究进展等方面介绍临床常见的脓毒症相关生物标志物（biomarker）。

二、常见的生物标志物

（一）乳酸

乳酸（lactic acid，lac）作为人体代谢过程中不可或缺的有机酸分子，在三大营养物质代谢（糖类、脂类、蛋白质）及细胞能量代谢网络中扮演着关键角色。从生物化学途径来看，Lac 是糖酵解的终产物，其生成与清除的动态平衡直接反映了机体的代谢状态和能量代谢效率。在生理条件下，约 90% 的葡萄糖通过有氧氧化途径（包括三羧酸循环和氧化磷酸化）被彻底降解为二氧化碳和水，每分子葡萄糖可生成 30 ~ 32 个腺苷三磷酸（adenosine triphosphate，ATP）分子，能量转化效率显著；而在病理性缺氧（如休克、脓毒症、严重创伤等）或组织氧供不足的情况下，细胞线粒体功能受损，有氧氧化途径受限，葡萄糖主要通过无氧糖酵解途径代谢，每分子葡萄糖仅能生成 2 个 ATP 分子，同时产生大量 Lac 堆积（血清浓度可升高至 4 mmol/L 以上）。

Lac 的这一代谢特征使其能够敏感地反映机体组织的氧供需平衡状态，其动态变化特点（包括生成速率、清除速率及清除时间）不仅能够准确评估组织缺氧程度和灌注状态，还在脓毒症、多器官功能障碍综合征（multiple organ dysfunction syndrome，MODS）、急性呼吸窘迫综合征（acute respiratory distress syndrome，ARDS）等危重疾病的早期预警、病情监测及预后评估中均具有重要的临床价值。因此，实时监测 Lac 水平及其动态变化趋势，对于指导临床干预、评估治疗效果及预测疾病转归等均具有重要的临床实践意义。

早在 1780 年，瑞典化学家卡尔·威尔海姆·舍勒（Carl Wilhelm Scheele）就已经从酸奶中分离出 Lac；到了 1843 年，德国医生约翰·约瑟夫·舍雷尔（Johann Joseph Schere）则首次在一位因产褥感染导致感染性休克的死亡患者血液中发现 Lac；1858 年，奥地利医生卡尔·福瓦尔茨尼（Carl Folwarczny）更是第一次证明存活的患者体内存在 Lac。早期，人们将 Lac 视作一种“代谢废物”，当机体处于剧烈运动、严重感染、休克或缺氧状态时，Lac 生成量显著增加，而清除能力却可能相对不足，从而导致高 Lac 血症或 Lac 性酸中毒。随着对其生理学、病理学等相关领域及临床应用研究的不断深入，Lac 作为反映机体组织灌注和细胞代谢状态的指标，已经成为重症患者监测和诊疗中的重要工具，作为具有一定抗炎、抗氧化和免疫调节性质的多功能信号分子越来越受到重视。在此阶段，“高乳酸血症提示组织灌注不足或细胞利用氧障碍”的临床理念逐步形成，并将 Lac 测定纳入推荐的监测指标。

临床上所测得的“乳酸”通常指患者血清中的乳酸盐（lactate）含量，即乳酸根阴离子含量。乳酸在体内主要分为两种光学异构体：L-Lac 异构体与 D-Lac 异构体，其中以 L-Lac 异构体最为常见，目前临床常使用的实验室 Lac 检测通常只能检测全血或血清中的 L-Lac 异构体，关于 D-Lac 的临床研究则相对较少。Lac 检测的临界值范围为 1.6 ~ 2.5 mmol/L，临床上通常使用动脉血进行分析，但动静脉血分析的结果具有高度一致性，故在临床应用中均可使用。

脓毒症作为临床常见的危重症之一，其核心病理机制是过度炎症反应与免疫失调引起的组织损伤，以及微循环障碍导致的组织缺氧，进而引起细胞代谢紊乱。感染性休克作为脓毒症的一个亚型，在脓毒症和感染性休克第三次国际共识定义（Sepsis-3）中所确定的感染性休克诊断标准为：在排除低血容量的情况下，仍需要血管活性药物维持平均动脉压（mean arterial pressure，MAP）≥ 65 mmHg 的持续性低血压或者血 Lac 水平≥ 2 mmol/L。临床上还可用于疑似脓毒症患者的筛查及进一步诊断，由此可见 Lac 测定在脓毒症诊断中的重要地位。

在最新发表的 1 h 脓毒症复苏集束化策略（sepsis resuscitation bundle strategy）中，Lac 水平作为一项监测指标指导脓毒症患者的复苏治疗：首先检测患者体内 Lac 水平，若 Lac > 2 mmol/L 则需要再次检测；对低血压或 Lac 值≥ 4 mmol/L 的患者快速输注 30 ml/kg 的晶体液。此外，Lac 也贯穿脓毒症休克患者液体管理的 4 个阶段中。

相比静态的绝对 Lac 值，6 h Lac 清除率（clearance of Lac）< 10% 是独立危险因素，更能动态、综合地反映机体灌注恢复情况与整体代谢能力，近年来也开始使用这一指标指导脓毒症患者的治疗及评估预后。Lac 水平与脓毒症患者的死亡率也有一定的关联，研究显示，脓毒症患者初始 Lac 水平> 2 mmol/L 与 28 天死亡率显著相关，使用 Lac 指导复苏及治疗可显著提高患者生存率。随着重症监护室（intensive care unit，ICU）及急诊科（emergency department，ED）床旁血气分析仪的应用，床旁快速 Lac 测定的应用也得到了发展，这对于 ICU 及 ED 尽早识别患者组织低灌注状态及“隐匿性”休克有着重大意义。

然而，Lac 的检测在实际临床应用中仍面临诸多挑战：在基层或资源有限的医疗机构，由于血气分析仪的普及率并不高，且检测成本较高，导致 Lac 的常规监测难以广泛开展。此外，Lac 作为诊断指标存在显著局限性：其敏感性和特异性相对较低，且水平波动易受多种混杂因素的影响，包括肝功能不全、非感染相关因素导致的低灌注状态以及药物因素。基于这些局限性，《2021 年拯救脓毒症运动：国际脓毒症和脓毒性休克管理指南》明确指出：Lac 应作为可能存在脓毒症的成年患者的辅助实验室检查指标，而非诊断金标准。临床实践中建议将 Lac 与 SOFA 评分、降钙素原（procalcitonin，PCT）等指标联合使用，以提高脓毒症诊断的准确性。同时，推荐动态监测 Lac 水平变化，并结合 6 h Lac 清除率（目标＞ 10%）作为评估治疗反应和预后的重要参考。

（二）C 反应蛋白

C 反应蛋白（C reactive protein，CRP）是一类在感染或组织损伤状态下血浆浓度显著升高的急性期反应蛋白，作为同源五聚体蛋白结构，主要在肝实质细胞中由白细胞介素 -6（Interleukin-6，IL-6）介导的 Janus 激酶 - 信号转导和转录激活因子（Janus kinase-signal transducer and activator of transcription，JAK-STAT）信号通路诱导合成。其发现可追溯至 1930 年，由威廉 · 史密斯 · 蒂列特（William Smith Tillett）和小托马斯 · 弗朗西斯（Thomas Francis Jr.）从大叶性肺炎患者血清中分离得出，因其能与肺炎双球菌的荚膜成分 C 多糖产生反应的独特性质而得名。

早期关于 CRP 的研究主要集中在其作为感染和心血管事件的重要生物标志物的作用上，近年来多项研究表明，CRP 在炎症级联反应和宿主免疫防御中发挥重要作用，包括补体途径、细胞凋亡、吞噬作用、一氧化氮释放以及细胞因子的产生，特别是和 IL-6 及肿瘤坏死因子 α（tumor necrosis factor-α，TNF-α）的产生有所关联。它能够识别病原体，并通过招募补体系统和吞噬细胞来介导病原体的清除，这使得 CRP 成为固有免疫防御的第一道防线的重要成分。

CRP 作为急性期反应蛋白，在正常个体的血浆中浓度较低（平均浓度为 0.8 mg/L，通常＜ 10 mg/L），而在感染性炎症急性期表现出显著的动态变化特征：通常在感染后 6 ~ 8 h 开始升高，24 ~ 48 h 内上升幅度接近 1000 倍，这种快速反应特性使其成为感染性疾病早期诊断的重要生物标志物，尤其在脓毒症的早期识别中具有独特价值。

由于脓毒症的早期阶段通常缺乏特异性的临床症状，CRP 浓度的显著升高可以作为感染和炎症状态的早期预警信号，其动态变化（如 48 h 上升率）不仅能够反映炎症的严重程度，还与患者预后密切相关：研究显示，CRP 水平持续升高（＞ 72 h）的患者发生 MODS 的风险增加数倍，且 28 天死亡率显著升高；而 CRP 水平每 48 h 下降＞ 30% 的患者存活率显著提高，即脓毒症患者体内 CRP 水平持续升高往往提示病情恶化，而其水平的下降则与治疗有效和病情改善相关。在实际的临床应用中，常将其用于评估脓毒症患者停用抗生素的时机。一些研究表明，CRP 可用于鉴别是否由脓毒症引起的全身炎症反应综合征（systemic inflammatory response syndrome，SIRS），在足月产的新生儿脓毒症的预测中，CRP 敏感性也较为理想。因此，CRP 不仅是脓毒症早期诊断的敏感指标，更是病情监测、治疗评估及预后判断的重要参考依据。

尽管 CRP 作为感染相关生物标志物在临床实践中应用广泛，但其局限性仍不容忽视。

CRP 的特异性仅为 68% ~ 75%，其水平升高不仅见于感染性疾病，还可见于多种非感染性病理状态，包括急性心血管事件、创伤、恶性肿瘤以及自身免疫性疾病，因此这些情况下均可能导致误诊。同时，针对临床病例的分析表明，CRP 用于鉴别细菌性及病毒性感染的诊断效能有限。此外，在局部感染（如深部脓肿、局限灶性肺炎）情况下，CRP 可能出现假阴性结果。一项针对非发达地区的研究认为，CRP 作为单一指标难以准确区分细菌感染和其他炎症状态。因此，临床实践中建议将 CRP 与其他生物标志物（如 PCT、IL-6）联合使用，以提高诊断准确性，同时结合临床特征进行综合判断，避免单一依赖 CRP 导致的误诊或漏诊。

超敏 CRP（high-sensitivity C reactive protein，hs-CRP）是一种新型 CRP 检测方法。其检测采用高灵敏度免疫分析方法的技术，检测下限可达 0.1 mg/L，较传统 CRP 检测方法（检测下限约 3 mg/L）灵敏度提升了约 30 倍，先前已在心血管疾病风险评估领域得到广泛应用。在一些医疗机构中，它还被应用于脓毒症等感染性疾病的早期识别。一些研究表明，超敏 CRP 在脓毒症的早期诊断和轻微炎症状态的识别中具有潜在价值，特别是在传统 CRP 检测方法无法敏感捕捉轻微炎症变化的情况下。然而，它与普通 CRP 检测一样，特异性低这一缺陷依旧突出，同时由于其检测成本高而难以推广、更易受到非病理性因素（如妊娠、肥胖等）的影响，目前未能广泛应用。

从结构上来看，CRP 具有两种不同的构象形式：天然五聚体 CRP（pCRP）和单体 CRP（mCRP），这两种形式在生物学功能上存在显著差异。近年来相关研究认为其中 pCRP 主要发挥抗炎和保护作用，而 mCRP 则参与介导免疫、炎症和血栓形成。在脓毒症的病理过程中，pCRP 向 mCRP 的转化可能参与了过度炎症反应与免疫失调。一些小分子药物可通过抑制五聚体向单体的转化，或者直接阻断 mCRP 的促炎作用、调控 CRP 活性，可以在一定程度上缓解脓毒症的炎症反应，为脓毒症的个性化治疗提供了新的思路。

CRP 作为一种经典的急性期诊断性生物标志物，作为天然免疫系统的重要组成部分，是连接固有免疫与适应性免疫的重要桥梁。CRP 在早期识别病原体、启动免疫应答及监测治疗效果等方面发挥着不可替代的作用，在脓毒症诊疗中，CRP 的应用价值已从单纯的诊断标志物扩展到病情监测和治疗评估。近年来，随着对 CRP 结构与功能研究的深入解析，其在脓毒症发病机制中的双重作用逐渐明确：一方面，CRP 通过调节巨噬细胞极化和抑制过度炎症反应发挥保护作用；另一方面，其持续高水平可能通过激活核转录因子 -κB（nuclear factor-κB，NF-κB）通路加重器官损伤。临床应用已从单纯的生物标志物扩展到免疫功能调节的重要靶点，为靶向治疗提供了新的可能性。

（三）降钙素原

降钙素原（procalcitonin，PCT）是由 116 个氨基酸因子组成的糖蛋白，为降钙素的无活性前体肽，具有独特的生物学特征和临床诊断价值。1984 年，让·米歇尔·勒穆莱克（Jean Michel Le Moullec）等人首次分离出 PCT 并对其进行了描述，然而直到 20 世纪 90 年代，研究者们才发现血清中的高水平 PCT 与细菌感染和血培养阳性的脓毒症患者之间存在明显的正相关关系，这一点确立了其在感染性疾病中的诊断价值。

一般情况下 PCT 在健康个体中的血清浓度通常维持在极低水平（< 0.1 μg/L），且性质稳定，这种情况下 PCT 主要由甲状腺 C 细胞以受控方式分泌；然而在伴有全身表现的严重感染（如细菌、寄生虫和真菌感染）时，PCT 的水平可能升高至 100 μg/L 以上。这归结于巨噬细胞和单核细胞等免疫细胞被病原体相关分子模式（pathogen-associated molecular patterns，PAMPs）激活，通过激活 NF-κB 通路诱导 IL-1、IL-6 和 TNF-α 等细胞因子的释放，PCT 可在全身多种组织和器官（包括肝、肺、肾等器官的上皮细胞）中大量合成并释放入血，导致其血清浓度急剧升高，较基础水平可提高 1000 倍。PCT 在感染后 2 ~ 4 h 内即出现显著升高，12 ~ 24 h 达到峰值，48 h 后开始下降，其快速响应的特点使其在感染性疾病的早期诊断中具有重要价值。

与更为早期的感染相关生物标志物（如 CRP）相比，PCT 在鉴别细菌感染与非感染性炎症方面展现出显著的诊断优势，对危重症患者脓毒症诊断的总敏感性和特异性也较为理想。值得注意的是，PCT 在病原体类型鉴别方面也具有重要价值，革兰氏阴性杆菌脓毒症患者血清 PCT 水平中位数显著高于革兰氏阳性杆菌或真菌感染脓毒症患者，提示 PCT 可作为区分革兰氏阴性杆菌与革兰氏阳性杆菌脓毒症以及真菌性脓毒症的潜在敏感生物标志物。这些特点使得 PCT 水平的测定在临床鉴别诊断中具有重要意义。

此外，PCT 水平还有另一项重要的临床应用是评估脓毒症的严重程度和预后。其水平与脓毒症严重程度呈显著正相关，且 PCT $\geqslant 10$ μg/L 的患者发生 MODS 的风险较 PCT < 2 μg/L 的患者更高，死亡的风险也更大。

PCT 在不同体液中的检测也展现出独特的诊断价值：尿液中的 PCT 水平测定在区分尿路感染或尿源性脓毒症患者的诊断上具有一定的价值，脑脊液中的 PCT 水平在诊断细菌性脑膜炎方面的准确性显著优于传统脑脊液白细胞计数。这些特征使得 PCT 成为脓毒症诊断、病原体类型鉴别、病情评估和预后判断的重要生物标志物，其在优化抗生素应用策略、降低 ARDS 及 MODS 发生风险方面具有重要的临床指导意义。

在指导抗生素应用价值方面，在脓毒症的抗生素治疗策略中，包括脓毒症-3中均明确提到，不应将PCT作为单一指标来决定抗生素治疗的启动时机，而应在全面的临床评估基础上结合PCT水平进行决策。PCT指导的抗生素治疗方案在一定程度上可降低脓毒症患者的短期（28天）死亡率，但对严重脓毒症患者的ICU住院时长以及总体住院时长未见明显改善，也未能降低这类患者的90天死亡率。在确定最佳疗程时，相关临床指南建议采用PCT动态监测策略，可在临床评估的基础上测定PCT以评估何时停止使用抗生素药物：当PCT水平低于0.5 μg/L或从峰值水平下降80%时可考虑停用抗生素，如果PCT水平仍然升高（超过0.5 μg/L），建议维持或调整抗生素方案，直到PCT水平明显下降。

PCT监测指导抗生素的使用这一策略在一定程度上可以缩短抗生素的使用时长，从而降低患者对抗生素的暴露。在临床实践中，尽管PCT在脓毒症危重患者的抗生素管理中应用相当广泛，但相关的数据和分析存在一定的争议。例如：假阴性率不甚理想，可能延误治疗，造成严重后果；在慢性肾功能不全患者中可能出现假性升高；对于局部感染（如腹腔脓肿）可能存在假阴性结果。多项研究均指出，PCT不应作为独立的生物标志物指导抗生素管理，而应与临床评估、微生物学证据及其他生物标志物（如CRP、IL-6）联合应用，以实现脓毒症抗生素治疗的精准化、实践化和个体化。

（四）白细胞介素

白细胞介素（interleukin，IL）是由T淋巴细胞、单核吞噬细胞及部分非免疫细胞（如内皮细胞、上皮细胞）分泌的一类具有广泛生物学活性的细胞因子。白细胞介素的发现历程可追溯至1953年，美国医生保罗·布鲁斯·比森（Paul Bruce Beeson）和小伊凡·洛弗里奇·贝内特（Ivan Loveridge Bennett Jr.）首次发现IL-1并将其描述为一种内源性致热原，这奠定了IL家族研究的基石。随着研究的深入，目前已发现并命名的白细胞介素家族成员超过40种（表9-1）。IL家族参与多项免疫过程，在免疫细胞的激活和分化、增殖、成熟、迁移和黏附中发挥着重要作用，同时具有促炎和抗炎的特性，其主要功能是在炎症的发生发展和免疫反应中发挥调节作用。IL家族成员在炎症反应中呈现出复杂的调控网络：促炎因子（如IL-1、IL-6、IL-17）和抗炎因子（如IL-10、IL-4、IL-13）之间的动态平衡决定炎症反应的方向和强度。研究表明，多种IL（包括IL-2、IL-7、IL-15等）在T淋巴细胞和自然杀伤细胞的发育和功能维持中发挥关键作用，同时影响B细胞的分化和抗体的产生。它们通过与细胞表面高亲和力受体结合，可以在细胞和组织中引发多种反应。此外，白细胞介素既具有旁分泌功能，也具有自分泌功能。

表9-1 部分白细胞介素的来源及其功能

名称	主要来源	主要功能
IL-1	巨噬细胞、B 淋巴细胞、单核细胞等	促进炎症反应，刺激辅助 T 淋巴细胞，刺激 B 淋巴细胞成熟和增生，诱导发热
IL-2	辅助性 T 淋巴细胞（helper T cell，Th cell）	促进 T 淋巴细胞增殖和分化，增强免疫反应
IL-3	辅助性 T 淋巴细胞、肥大细胞、自然杀伤细胞（natural killer cell，NK cell）等	刺激造血干细胞增殖和分化，刺激肥大细胞增生、释放组胺
IL-4	辅助型 T 淋巴细胞 2（T helper 2 cell，Th2）	促进活化 B 淋巴细胞增殖和分化，促进免疫球蛋白 E（immunoglobulin E，IgE）和免疫球蛋白 G1（immunoglobulin G1，IgG1）合成，引发过敏反应。诱导 T 淋巴细胞向 Th2 细胞分化
IL-5	Th2 细胞、肥大细胞、嗜酸性粒细胞	促进嗜酸性粒细胞增殖和活化，促进 B 淋巴细胞合成免疫球蛋白 A（immunoglobulin A，IgA）
IL-6	巨噬细胞、Th2 细胞、内皮细胞等	促进 B 淋巴细胞分化为浆细胞，促使浆细胞分泌抗体，促使造血干细胞分化，诱导急性期蛋白产生，参与造血，引发炎症
IL-7	骨髓和淋巴基质细胞	促进淋巴细胞分化及增殖，促进 T 淋巴细胞、B 淋巴细胞、NK 细胞发育、生长，促进炎症因子生成
IL-8	巨噬细胞、上皮细胞、淋巴细胞等	趋化中性粒细胞，促进炎症反应
IL-9	Th2 细胞	促进 IgM、IgG、IgE 生成，促进肥大细胞增殖和活化
IL-10	单核细胞、巨噬细胞、T 淋巴细胞等	促进巨噬细胞合成细胞因子，活化 B 淋巴细胞，抑制 Th1 细胞生成细胞因子，抑制炎症反应，调节免疫耐受
IL-11	骨髓基质细胞	生成急性期蛋白，生成破骨细胞
IL-12	巨噬细胞、树突状细胞、B 淋巴细胞、T 淋巴细胞	促进 T 淋巴细胞分化成为细胞毒性 T 淋巴细胞，增强细胞免疫反应。促进 γ 干扰素（interferon-γ，IFN-γ）、TNF-α 生成
IL-13	活化的 Th2 细胞、肥大细胞等	促进 B 淋巴细胞产生 IgE，抑制辅助型 T 淋巴细胞 1（T helper 1 cell，Th1），抑制炎症反应
IL-14	T 淋巴细胞	调控 B 淋巴细胞生成，抑制抗体产生
IL-15	单核细胞	促进 NK 细胞生成
IL-16	T 淋巴细胞、嗜酸性粒细胞、淋巴细胞等	趋化 $CD4^+$T 淋巴细胞，参与炎症反应
IL-17	辅助型 T 淋巴细胞 17（T helper 17 cell，Th17）	促进炎症反应，促进破骨细胞生成和血管新生，参与自身免疫性疾病
IL-18	巨噬细胞	促进 IFN-γ 产生，增强 NK 细胞活性，增强细胞免疫反应

续表

名称	主要来源	主要功能
IL-19	单核细胞、巨噬细胞等	属于 IL-10 家族，诱导单核细胞产生活性氧和发生凋亡
IL-20	角质形成细胞	参与皮肤炎症和屏障功能
IL-21	活性辅助 T 淋巴细胞	刺激 $CD8^+$T 淋巴细胞生成及活化，增加 NK 细胞毒性，调节 B 淋巴细胞功能
IL-22	Th17 细胞	促进上皮细胞屏障功能，参与组织修复
IL-23	巨噬细胞、树突状细胞	促进 Th17 细胞分化，促进血管新生，参与炎症反应
IL-24	单核细胞、T 淋巴细胞、黑色素细胞等	参与细胞凋亡和免疫调节，释放促炎症细胞因子
IL-25	T 淋巴细胞、肥大细胞、嗜酸性粒细胞等	促使 IL-4、IL-5 及 IL-13 生成，促进嗜酸性细胞增生
IL-26	Th17 细胞、自然杀伤细胞等	促使 IL-10 及 IL-8 分泌，可能参与黏膜和皮肤的局部免疫
IL-27	巨噬细胞、树突状细胞	调节 T 淋巴细胞和 B 淋巴细胞活性
IL-28	–	即 IFN-λ2 和 IFN-λ3，参与抗病毒免疫
IL-29	–	即 IFN-λ1，参与抗病毒免疫
IL-30	–	即 IL-27 亚基 p28
IL-31	辅助性 T 淋巴细胞	参与皮肤炎症和瘙痒反应
IL-32	活化的淋巴细胞、上皮细胞和 NK 细胞	促进炎症反应，诱导单核细胞和巨噬细胞分泌细胞因子
IL-33	肥大细胞、Th2 细胞	参与 Th2 细胞介导的免疫应答，调节肥大细胞的功能
IL-34	神经元细胞、成骨细胞等	巨噬细胞集落刺激因子 1 受体（macrophage colony-stimulating factor 1 receptor，CSF-1R）的第二配体，参与调节单核细胞、巨噬细胞等生成
IL-35	调节 T 淋巴细胞，部分肿瘤细胞	属于 IL-12 家族，抑制 T 淋巴细胞活化，参与多种肿瘤的发生发展
IL-36	单核细胞、T 淋巴细胞	介导炎症反应，与银屑病密切相关
IL-37	巨噬细胞	属于 IL-1 家族，抑制炎症反应，抑制适应性免疫及固有免疫应答
IL-38	B 淋巴细胞	属于 IL-1 家族，抑制炎症反应，调节适应性免疫应答及固有免疫应答
IL-39	B 淋巴细胞	属于 IL-12 家族，参与炎症反应，调节 B 淋巴细胞功能
IL-40	–	调节 B 淋巴细胞功能，参与体液免疫

以下将介绍几种常见的 IL 家族。

1. **IL-1 家族（IL-1 family）** 作为最早被发现的 IL，IL-1 家族在免疫调控网络中扮演着不可或缺的角色。根据其独特的分子结构和功能特性，目前已鉴定出 11 个成员，包括 IL-1α、IL-1β、IL-1 受体拮抗剂（IL-1Ra）、IL-18、IL-33、IL-36α、IL-36β、IL-36γ、IL-36 受体拮抗剂（IL-36Ra）、IL-37 和 IL-38。这些成员在分子结构上均包含典型结构，并通过特定的受体介导其生物学功能。

IL-1 家族作为免疫调控网络的核心组分，在固有免疫和适应性免疫应答中发挥着多重调节作用。例如：刺激 T 淋巴细胞分化，影响 B 淋巴细胞活化和抗体产生，以及参与组织修复和再生。在脓毒症的病理过程中，多种 IL-1 家族成员发挥着重要作用。

IL-1 通过作用于下丘脑视前区（preoptic area，POA）可引起发热，还能通过激活 JAK-STAT 信号通路，诱导肝合成和分泌 CRP、血清淀粉样蛋白 A（serum amyloid A protein，serum amyloid A，SAA）等大量急性期反应蛋白。如前所述，作为 IL-1 家族中最具代表性的促炎因子，IL-1α 和 IL-1β 显示出不同的生物学特性：IL-1α 主要在组织损伤（如创伤、缺血再灌注）和细胞应激（如氧化应激）中发挥关键作用，而 IL-1β 则作为感染和系统性炎症反应的主要介质，通过 NF-κB 信号通路促进 IL-6、TNF-α 等炎症因子的释放，从而放大炎症级联反应。研究表明，IL-1β 在脓毒症早期即显著升高，入院 4 h 内即可检测到；其动态变化与疾病严重程度和预后密切相关，是脓毒症重要的预后生物标志物。IL-1Ra 则作为内源性保护因子，可以竞争性抑制 IL-1 的作用，在脓毒症的病程发生发展中具有抗炎保护作用。可观察到高水平 IL-1Ra 患者 28 天死亡率明显降低，这为脓毒症的靶向治疗提供了思路。

IL-18 又被称为 IFN-γ 诱导因子，是另一种关键的促炎因子，作为 IL-1 家族的重要成员在脓毒症病理过程中发挥着独特的促炎作用。通过与 IL-18 受体（IL-18R）结合，可激活 NF-κB 和 MAPK 信号通路，协同 IL-12（显著促进 Th1 细胞和 NK 细胞产生 IFN-γ），从而增强细胞免疫应答；还能刺激 T 淋巴细胞增殖，并通过上调穿孔素和颗粒酶表达增强自然杀伤细胞活性。然而过度的 IL-18 表达可能与脓毒症病程中的组织损伤和器官功能障碍密切相关，有研究认为其与细胞因子风暴（cytokine storm）的形成有一定关系，相关病理过程可通过促进氧化应激和细胞凋亡、加重内皮细胞损伤、诱导心肌抑制等途径实现。IL-18 水平与脓毒症患者的器官衰竭评分和预后也存在相关性。IL-18 结合蛋白（IL-18BP）作为内源性抑制剂，可通过高亲和力结合 IL-18 抑制其生物活性，在脓毒症中具有潜在的治疗价值。重组 IL-18BP 治疗可显著降低炎症因子水平和器官损伤程度，这些发现为脓毒症的免疫调节治疗提供了新的思路。

除 IL-1β、IL-18 外，其他 IL-1 家族成员在脓毒症病理过程中也发挥着独特的调控作用。IL-33 通过与 ST2 受体结合，可显著促进 Th2 型免疫应答，诱导调节性 T 淋巴细胞活化，并通过上调血管内皮细胞生长因子（vascular endothelial growth factor，VEGF）表达促进组织修复和再生。IL-36 家族成员（包括 IL-36α、IL-36β 和 IL-36γ）作为强效促炎因子，通过激活 NF-κB 和 MAPK 信号通路，促进 IL-6、IL-8 和 TNF-α 等炎症因子的分泌，在脓毒症中可加重炎症级联反应和器官损伤。IL-37 作为 IL-1 家族中唯一的抗炎成员，可通过抑制核苷酸结合寡聚化结构域样受体蛋白 3（nucleotide-binding domain leucine-rich repeat and pyrin domain-containing receptor 3，NLRP3）炎症小体活化和母亲对抗缺失性体态矮小相关蛋白（small mothers against decapentaplegic，SMAD）信号通路，显著减少促炎因子（IL-1β、IL-6 和 TNF-α）的产生，可有效减轻脓毒症相关的组织损伤和器官功能障碍。有临床研究显示，高水平 IL-37 与脓毒症患者的预后改善显著相关，这为脓毒症的免疫调节治疗提供了新的潜在靶点。

2. **白细胞介素 -6 家族（IL-6 family）** IL-6 家族是由结构相似的细胞因子组成的多效性细胞因子超家族，包括 IL-6、IL-11、IL-27、IL-31、睫状神经营养因子（ciliary neurotrophic factor，CNTF）、心肌营养因子 -1（cardiotrophin-1，CT-1）、白血病抑制因子（leukemia inhibitory factor，LIF）等成员。这些分子通过共享糖蛋白（glycoprotein，gp）130 受体亚基形成信号复合体，激活 JAK-STAT、MAPK 和磷脂酰肌醇 3 激酶 - 蛋白激酶 B（phosphoinositide 3-kinase-protein kinase B，PI3K-AKT）等经典信号通路，在免疫调节、造血调控、代谢稳态及组织修复中发挥关键作用。

在 IL-6 家族细胞因子中，以 IL-6 的研究最为深入。作为典型的“双刃剑”分子，IL-6 在炎症反应中同时发挥着促进和抑制作用：一方面通过激活信号转导及转录激活因子 3（signal transducer and activator of transcription 3，STAT3）信号通路促进炎症因子释放，另一方面可通过诱导 IL-10 等抗炎因子的产生发挥抗炎作用。在免疫调控方面，IL-6 能够促进 B 细胞增殖和向浆细胞分化，增强巨噬细胞的吞噬功能，并刺激肝细胞合成 CRP 等急性期蛋白。在脓毒症病理过程中，IL-6 水平的动态变化特征尤为显著：其浓度可在短时间内升高达 1000 倍，并在炎症反应启动后 2 h 达到峰值，这种快速响应的特性使其成为脓毒症早期诊断的重要生物标志物。近年研究进一步证实，IL-6 水平在区分脓毒症及感染性休克中展现出显著诊断价值，其优越性不仅体现在区分不同感染的严重程度上，更在于其优异的诊断指标特性：与传统的 biomarker（如 PCT、CRPr）相比，IL-6 在敏感性和特异性方面均表现优异，且保持独立预测价值。特别是在脓毒症早期预警模型中，IL-6 的纳入显著提高了曲线下面积（AUC 值），这一特性使其成为脓毒症诊断和分层管理的潜在有力工具。此外，在脓毒症治疗过程中，IL-6 水平的下降幅度与患者预后密切相关，为临床评估治疗方案提供了重要参考。

然而值得注意的是，IL-6 作为诊断相关的生物标志物的应用存在一定局限性，其诊断阈值并非固定不变，且明显受到多方面因素的干扰。首先，感染部位显著影响其表达水平；其次，手术创伤等非感染性炎症因素亦可导致 IL-6 显著升高至脓毒症水平，可能造成假阳性结果。此外，不同检测方法间存在显著差异，不同 ELISA 试剂盒间结果偏差较大，进一步增加了结果解读的复杂性。因此，在临床实践中，对 IL-6 水平的解读需要结合患者的临床表现、病原学检查及其他生物标志物（如 PCT、CRP 等）进行综合判断，以提高诊断的准确性和可靠性。

除此之外，在脓毒症的病理过程中，IL-6 家族的其他成员同样发挥着不可忽视的调控作用。IL-27 通过特异性抑制 Th17 细胞分化，在脓毒症早期的免疫失衡调控中发挥重要作用；而在造血系统的代偿性激活方面，LIF 和 CT-1 可维持造血干细胞自我更新，这一机制对于脓毒症继发的骨髓抑制具有保护作用；特别是在组织损伤修复环节，CTF 通过抑制神经元凋亡保护中枢神经系统功能，而 CT-1 则通过减少心肌细胞坏死，改善脓毒症相关心脏功能障碍。这些多层次的调控机制不仅揭示了 IL-6 家族在脓毒症发病中的关键作用，同时也为开发基于其信号通路的新型治疗策略提供了重要的理论依据。

3. **白细胞介素 10 家族（IL-10 family）** IL-10 家族是细胞因子超家族的重要组成部分，其成员结构高度保守且功能关联密切，目前确认包含 9 个结构相关的成员，包括核心成员 IL-10、IL-19、IL-20、IL-22、IL-24、IL-26，以及具有部分同源性的 IFN-λ 成员 IL-28A（IFN-λ2）、IL-28B（IFN-λ3）和 IL-29（IFN-λ1）。这些分子在受体结合域和功能调控网络方面表现出显著的一致性。IL-28 与 IL-29 虽归类于干扰素家族，但其受体系统与信号转导通路仍与 IL-10 家族保持密切的进化关联。

IL-10 也被称为细胞因子合成抑制因子（cytokine synthesis inhibitory factor，CSIF），是典型的免疫抑制细胞因子，可以通过 IL-10Rα/IL-10Rβ 受体抑制 NF-κB 和丝裂原活化蛋白激酶（mitogen-activated protein kinase，MAPK）通路，从而抑制巨噬细胞、树突状细胞的促炎因子（如 TNF-α、IL-6）释放，进而抑制促炎细胞因子的产生，减轻组织炎性损伤。然而 IL-10 的双刃剑特性在脓毒症中依旧表现突出：过度的 IL-10 表达可能导致严重免疫抑制，显著增加继发感染的风险。在脓毒症后期，持续高水平的 IL-10 导致单核 - 巨噬细胞失能、T 淋巴细胞耗竭和抗原呈递功能受损，最终使机体进入“免疫麻痹（immune paralysis）”状态。既往一些动物实验曾经证实，IL-10 在可逆性脓毒症向不可逆性感染性休克的转化过程中扮演关键角色：IL-10 水平的持续升高可加速器官功能障碍和血流动力学紊乱，最终导致不可逆性休克的发生。

（五）肝素结合蛋白

肝素结合蛋白（heparin-binding protein，HBP）也称为天青杀素（azurocidin，AZU）

或 37 kDa 阳离子抗菌蛋白（cationic antimicrobial protein of 3700，CAP37），最初由威廉 · M· 沙弗（William M. Shafer）等于 1984 年首次从中性粒细胞中提取并描述。该蛋白由多个不同团队从 3 种不同的研究途径进行描述，最终确认 HBP、天青杀素及 CAP37 为同一种蛋白。它能够在多形性中性粒细胞（polymorphonuclear neutrophils，PMNs）活化迁移时，响应多种细菌结构、细胞因子、炎症因子和趋化因子的刺激而迅速释放，展现出显著的抗菌活性和趋化作用。这种多功能特性使其在感染和炎症调控中发挥重要角色，特别是在招募免疫细胞（如单核细胞）和诱导炎症反应方面表现出强大的生物学效应。HBP 对革兰氏阴性病原体具有强大的抗菌活性，一些革兰氏阳性菌也对其敏感。在健康个体中，血浆 HBP 的浓度通常很低。然而，在肺部细菌感染、急性肺损伤或 ARDS 等病理条件下，由于血管内皮细胞通透性增高，血液或组织液中的 HBP 水平会显著升高。

HBP 在早期识别细菌感染及评估疾病严重程度等方面均具有重要的临床指导意义。当多形中性粒细胞受到细菌感染或炎症刺激时，HBP 会被迅速释放到血液循环中，在脓毒症患者出现典型临床症状之前就已显著升高。这一生物学特性使其在脓毒症的病理生理过程中扮演重要角色，尤其是在早期识别细菌感染方面，可作为脓毒症的早期诊断生物标志物。其在预测疾病严重程度以及评估器官功能障碍方面也表现出优势，可用于预测感染性休克，还在脓毒症相关循环衰竭、早期肾损害及急性肺损伤等方面具有预警价值。高 HBP 水平能够准确识别即将发展为循环衰竭的患者，并有效预测脓毒症的严重程度。研究证实，入院时 HBP 水平的显著升高不仅与脓毒症的病情恶化相关，还预示着患者在短期内（＜ 28 天）存在较高的死亡风险。这种早期预测能力使 HBP 成为脓毒症管理中的重要工具之一，在 ED 和 ICU 等关键临床场景中，能够帮助医生及时识别高危脓毒症患者，并采取针对性的干预措施，从而改善患者预后。作为一种丝氨酸蛋白酶家族的成员，HBP 的分子机制也为其作为治疗靶点提供了理论依据。通过抑制 HBP 的释放功能，可能减轻脓毒症相关的炎症反应和器官损伤，为治疗脓毒症提供新的策略。

目前相关研究表明，HBP 在识别严重脓毒症和感染性休克方面的诊断性能优于 PCT、CRP 和 Lac 等传统标志物。此外，HBP 与其他炎症标志物（如 IL-6、IL-8）的联合使用，可进一步提高脓毒症诊断和预后评估的准确性，这种组合生物标志物的应用为临床实践提供了更可靠的诊断工具。

尽管 HBP 在脓毒症中的应用前景日趋广阔，但其临床推广仍面临一些挑战和质疑。首先，检测方法需要进一步标准化，以确保在不同临床场景中的一致性和准确性。其次，HBP 在不同感染类型和病理条件下的作用机制仍需深入研究。此外，作为新型脓毒症相关生物标志物，其作为治疗靶点的潜力和安全性也需通过更多临床研究进一步验证。

（六）中性粒细胞分化簇 64

中性粒细胞分化簇 64（neutrophil cluster of differentiation 64，nCD64）是一种整合膜糖蛋白，是一种 Fc 受体，又被称为 Fcγ 受体 1（Fc-gamma receptor 1，FcγR1），能够以高亲和力结合单体 IgG 型抗体。CD64 通常在巨噬细胞、单核细胞及树突状细胞表面组成性表达（constitutive expression），并介导细菌吞噬。在细胞因子的作用下，也可以被诱导在多形白细胞上。在生理状态下，普通中性粒细胞不表达 CD64，但在感染或炎症刺激下，IFN-γ、粒细胞集落刺激因子（granulocyte colony-stimulating factor，G-CSF）等细胞因子可诱导其快速上调，即产生人中性粒细胞 CD64（nCD64）。在上述细胞因子的影响下，感染后 4 ~ 6 h 中性粒细胞胞膜表面 CD64 表达便升高，经过 22 h 可达到高峰，24 h 内的敏感性和特异性都较理想。这种动态表达特性使 nCD64 已成为反映机体免疫激活状态的关键指标。

在临床应用中，nCD64 在预测细菌感染中的特异性较为理想，但敏感性较低，虽可有效鉴别细菌感染与创伤、自身免疫性炎症等非感染性疾病，却存在漏诊风险。其表达在病原体刺激后短时间内明显上调，早于传统指标（如 CRP、PCT 等），可作为感染扩散至全身的预警信号，且在合并多器官功能衰竭的重症患者群体中仍保持稳定的诊断效能。nCD64 表达水平能够为患者住院期间死亡率评估提供预警价值，但对 28 天短期死亡预测能力较弱，通过与 CRP 联合可显著提升在短期死亡率中的预测价值，该组合优势超过其他生物标志物联合方案。nCD64 表达水平还能反映脓毒症的严重程度（如脓毒症、严重脓毒症和脓毒性休克）。此外，nCD64 指数对 ICU 中成人患者的脓毒症与 SIRS 的鉴别诊断具有显著优势。

nCD64 在临床应用上仍存在一些缺陷。例如，其检测方法仍未实现标准化，不同医疗机构实验室的技术操作流程存在显著差异；目前关于其诊断截断值的界定存在争议，多项研究都未能达成一定共识；且缺乏大规模、多中心的临床研究验证其诊断效能与临床实用性，这些限制因素使得 nCD64 的临床应用价值仍需进一步探索与优化。

三、新型生物标志物

（一）微小核糖核酸

微小核糖核酸（microRNA，miRNA）是真核生物中广泛存在的一类长度为 21 ~ 23 个核苷酸的非编码单链 RNA 分子。其通过种子序列（seed sequence，2 ~ 8 位核苷酸）与靶基因信使核糖核酸（messenger RNA，mRNA）的 3' 非编码区（3'-UTR）部分互补结合，在转录后水平调控基因表达。miRNA 主要通过 2 种分子机制发挥其调控功能：一是通过

RNA 诱导沉默复合物（RNA-induced silencing complex，RISC）介导靶 mRNA 的降解；二是通过抑制翻译起始复合物的组装来阻碍靶 mRNA 的翻译过程。大量研究表明，miRNA 在细胞增殖、凋亡、分化、免疫应答和炎症反应等多种生物学过程中发挥关键的调控作用。此外，miRNA 具有耐核糖核酸酶（ribonuclease，RNase）降解的高稳定性、组织特异性表达的选择性以及对靶基因的高度特异性，使其成为理想的潜在生物标志物。近年来，随着高通量测序技术的进步和生物信息学的发展，miRNA 作为一种新型生物标志物，因其在基因表达调控中的重要作用以及在多种疾病中的特异性表达异常，逐渐成为脓毒症研究的热点领域。最初被发现在脓毒症中具有生物标志物作用的是微小核糖核酸 -150（microRNA-150，miR-150），由卡塔林・瓦西列斯库（Catalin Vasilescu）研究团队于 2009 年首次系统描述，他们通过对外周血白细胞进行全基因组 miRNA 阵列分析，发现白细胞和血浆中的 miR-150 水平与脓毒症的侵袭性相关，这为后续 miRNA 在脓毒症中的研究奠定了重要基础。

多项研究表明，miRNA 作为脓毒症的诊断生物标志物具有一定的诊断准确性，其中 miR-155-5p、miR-21、miR-223-3p、miR-146a 和 miR-125a 是脓毒症领域最常见的生物标志物。

miR-155-5p 在 B 淋巴细胞、巨噬细胞等多种免疫细胞中表达并参与免疫细胞的发育、增殖和功能调节。在脓毒症中，其早期表达增加且与疾病进展呈正相关。miR-155-5p 可作为潜在生物标志物，通过调控相关靶基因，激活 NF-κB 和 PI3K/AKT 信号通路，促进促炎因子的释放，其表达量与脓毒症严重程度和预后有关。抑制 miR-155-5p 的表达可显著减轻脓毒症模型中的多器官损伤，提示其作为治疗靶点的潜力。

miR-21 则通过相关靶向基因，解除其对 PI3K/AKT 信号通路的抑制作用，导致下游炎症因子释放增加，进而加剧脓毒症相关炎症反应。

miR-223-3p 表达水平在不同病理生理过程中呈现显著差异，在粒细胞分化过程（如中性粒细胞生成）和肝缺血再灌注损伤中，其表达显著上调，其上调机制涉及转录因子的激活和表观遗传修饰的改变。然而，在单核细胞 / 巨噬细胞分化过程以及急性肺损伤中，miR-223-3p 的表达量则显著降低，提示其在免疫细胞发育和炎症调控中的双重作用。过表达 miR-223 可通过抑制 NLRP3 表达，抑制炎症小体的组装和激活；同时通过 Toll 样受体 4（Toll like receptor 4，TLR4 ）/NF-κB 信号通路减少炎症因子（如 IL-1β、TNF-α 和 IL-6）的释放来减轻炎症反应，进而显著减轻炎症相关组织损伤（如肺损伤和肝损伤）并存在改善预后的可能。基于其显著的免疫调节功能，可作为潜在的免疫调节相关生物标志物。

miR-146a 可通过靶向 TLR-4/NF-κB 信号转导通路减少炎症因子（如 TNF-α 和 IL-6）的释放，并降低心肌细胞凋亡率，在脓毒症相关心肌损伤中发挥保护作用；相比之下，在脓毒症患者中的表达水平与疾病预后密切相关，其在28天死亡病例中的预测价值优于miR-146a。

miR-125a和miR-125b均通过调控TLR4信号通路参与脓毒症的炎症反应，其在脓毒症风险预测中均表现出一定的价值。miR-125b在疾病管理和预后预测方面表现更为显著。研究发现，miR-125b的表达水平与疾病严重程度显著相关，并与28天死亡风险高度相关。此外，miR-125b的高表达还与炎症标志物（如CRP、IL-1β和IL-6）明显相关，进一步凸显其在脓毒症预后评估中的临床价值。

这些miRNA的研究为脓毒症的早期诊断提供了重要的理论基础。miRNA在脓毒症研究中的应用虽然具有重要潜力，但也存在一些局限性。首先，相关技术的应用尚未广泛普及，目前应用于许多研究的样本量较小，可能影响统计效力和结果的可靠性。其次，miRNA在脓毒症中的具体调控机制尚未完全阐明，尽管已有研究表明miR-146a、miR-155、miR-125b等miRNA与炎症反应、疾病严重程度及预后相关，但其明确作用机制及与其他miRNA以及传统生物标志物的协同作用仍需进一步探索。此外，miRNA作为生物标志物的特异性和敏感性仍需验证，提示不同miRNA的临床应用价值可能存在差异，还有部分研究结论存在冲突。最后，尽管目前有研究者尝试将miRNA作为脓毒症的治疗靶点，但其能否真正运用于临床仍需大量试验验证，并需进一步筛选与脓毒症关系最密切的特异性较高的miRNA。

（二）肿瘤坏死因子α

肿瘤坏死因子α（tumor necrosis factor-α，TNF-α）是一种重要的细胞因子，主要由活化的巨噬细胞、单核细胞、T细胞等免疫细胞产生。它是一种多效性炎症介质，在炎症、免疫反应、细胞增殖、分化和凋亡等过程中发挥关键作用。TNF-α由美国科学家劳埃德·约翰·欧尔德（Lloyd John Old）及其团队于1975年首次发现。他们在研究细菌感染（如卡介苗）诱导肿瘤消退的过程中，发现一种由巨噬细胞分泌的因子能够引起肿瘤细胞坏死，因此将其命名为“肿瘤坏死因子”。后续研究进一步揭示了TNF-α的分子结构和功能，并发现其在免疫和炎症反应中的核心作用。TNF-α通过与细胞表面的肿瘤坏死因子受体（tumor necrosis factor receptor，TNFR）1和2结合，激活下游信号通路，从而调控多种生物学反应。在病理状态下，TNF-α过度表达与多种疾病脓毒症的发生和发展存在一定关系。

在脓毒症的病理过程中，TNF-α通过激活NF-κB和MAPK信号通路，诱导大量炎症因子（如IL-1β、IL-6和趋化因子）的释放，导致全身性炎症反应综合征和多器官功能障碍综合征；还可以促进心肌细胞凋亡和抑制心肌收缩力，这是脓毒症相关心功能障碍的重要机制。此外，TNF-α 还能通过激活内皮细胞，增加血管内皮细胞间黏附分子的表达，并提高微血管通透性，这不仅能够促进白细胞的浸润和组织水肿，还可导致微循环障碍和器官灌注不足，从而进一步加剧组织损伤和器官功能衰竭。在这些机制的共同作用下，构成了脓毒症复杂病理生理网络的关键节点。

TNF-α 作为生物标志物存在以下缺陷：① TNF-α 在感染早期由免疫细胞快速释放，但半衰期短，患者就诊时可能已错过 TNF-α 峰值，导致其在血液中的峰值窗口短暂；②虽然 TNF-α 是脓毒症炎症反应的核心介质，但其表达升高并非脓毒症特有，而其他炎症性疾病（如类风湿性关节炎、炎症性肠病等）也可能导致 TNF-α 水平升高，因此 TNF-α 作为脓毒症生物标志物的特异性较低，难以单独用于脓毒症的诊断；③ TNF-α 与其他炎症因子（如 IL-1β、IL-6 和趋化因子）存在复杂的相互作用，单一检测 TNF-α 可能无法全面反映脓毒症的炎症状态；④ TNF-α 水平的升高与脓毒症的早期阶段相关，而在晚期阶段可能不显著升高，不能完全反映疾病进程或预测不良预后；⑤ TNF-α 的测定依赖于先进的实验室技术，对检测平台的灵敏度和精准度均有较高要求，然而这些技术在临床实践中的普及率和应用效果可能受到局限，尤其是在资源有限的医疗环境中。综上所述，TNF-α 作为脓毒症相关生物标志物存在各种不足，未来研究应进一步探索 TNF-α 与其他生物标志物的联合应用，以提高脓毒症诊断和治疗的精准性。

（三）可溶性 CD14 亚型

可溶性 CD14 亚型（soluble CD14 subtype，sCD14-ST，即 Presepsin）由单核细胞和巨噬细胞表面的膜结合型 CD14（mCD14）在受到病原体相关分子模式如脂多糖（lipopolysaccharide，LPS）刺激后裂解产生，主要由免疫细胞（如单核细胞、巨噬细胞）在病原体感染或炎症反应中释放到血液循环中，属于 Toll 样受体家族的重要组成部分。作为一种近年来备受关注的脓毒症生物标志物，sCD14 亚型在脓毒症的早期诊断、严重程度评估和预后预测中显示出重要价值。在脓毒症早期，病原体感染激活单核细胞和巨噬细胞，导致 CD14 的裂解和可溶性 CD14 亚型的释放。sCD14 亚型可被认为是先天免疫效应细胞对侵袭性病原体反应激活的一个指标，在感染后迅速升高，通常在脓毒症早期即可检测到，比传统标志物（如 CRP 和 PCT）更早反映感染状态，为脓毒症的早期诊断提供了有力支持，并有助于及时干预和改善患者预后。

近年来研究表明，sCD14 亚型在区分脓毒症患者与健康对照以及 SIRS 患者方面表现出显著优势，且细菌感染患者的 sCD14 亚型水平明显更高。当截断值设定为 600 ~ 864 ng/L 时，sCD14 亚型的敏感性和特异性均较为理想，展现出其在脓毒症诊断中的临床应用潜力。值得注意的是，当 sCD14 亚型水平高于 946 ng/L 时，与革兰氏阴性细菌感染呈现高度相关性，提示其在病原体类型鉴别中的潜在价值。此外，sCD14 亚型水平的变化可作为监测抗生素治疗效果的可靠指标，有助于改善严重脓毒症或脓毒性休克患者的预后，并提高其生存率。具体而言，在血培养阳性且接受适当的抗生素治疗的患者中，sCD14 亚型水平在第 7 天呈下降趋势；而在抗生素治疗方案不合理的患者中，其水平则可能持续升高，这为调整抗生素治疗方案提供了重要参考依据。

在临床实际应用中，sCD14 亚型被认为是检测 ICU 和 ED 患者潜在感染的可靠指标。得益于其快速检测技术的发展，sCD14 亚型在 ICU 和 ED 中展现出显著的临床应用潜力，但其标准化截断值仍需进一步研究和验证。在 ICU 住院脓毒症患者中，sCD14 亚型预测感染的敏感性表现较为理想，但特异性稍显不足，且与 APACHE Ⅱ评分显著相关。尽管其在诊断严重脓毒症和感染性休克方面敏感性较高，但特异性仍有一定的局限性。然而，多项研究表明，sCD14 亚型在 ED 中用于鉴别 SIRS 与脓毒症时具有较高的诊断价值。此外，sCD14 亚型在识别感染方面的效能高度依赖于截断值的选择，随着截断值的升高，其特异性也显著提升，这为其在不同临床场景中的精准应用提供了重要参考。

尽管 sCD14 亚型在脓毒症的早期诊断、严重程度评估和预后预测中均展现出重要价值，但其在实际应用中仍存在一些缺陷和局限性。如上所述，sCD14 亚型在脓毒症的预测和诊断上的特异性均不理想，可能存在较高的假阳性率，增加了误诊风险；其诊断价值高度依赖于截断值的选择，而不同研究中报告的截断值也存在显著差异，导致结果的不一致性，致使目前尚无公认一致的理想截断值，仍需要进一步研究和验证标准化截断值。除此之外，虽然 sCD14 亚型在早期诊断中的优势明显，但在其他非脓毒症感染中，其水平也可能升高，这进一步限制了其特异性。未来研究也将致力于优化截断值标准，并探索 sCD14 亚型与其他生物标志物的联合应用，以提升其在临床实践中的准确性和可靠性。

（四）高迁移率族蛋白 B1

高迁移率族蛋白 B1（high mobility group box 1，HMGB1）是一种高度保守的非组蛋白核蛋白，作为重要的 DNA 结合因子，HMGB1 在细胞内主要参与调控基因表达、维持核小体结构等生理过程。HMGB1 具有独特的双相释放机制：在细胞坏死和凋亡的过程中，细胞核内的 HMGB1 可直接泄漏至胞外；而在巨噬细胞 / 单核细胞受炎症刺激后，则通过溶酶体途径主动分泌 HMGB1。这种双相释放机制使 HMGB1 在炎症反应中扮演着“炎症级联放大器”的角色。HMGB1 也通过多重受体相互作用参与脓毒症的病理过程：它能够与 Toll 样受体（如 TLR2、TLR4）、晚期糖基化终末产物受体（receptor for advanced glycation end-products，RAGE）等结合，激活 NF-κB 信号通路，促进炎症因子的释放，加重全身炎症反应。此外，HMGB1 还可诱导内皮细胞损伤、增加血管通透性，参与脓毒症相关器官功能障碍的发生发展。HMGB1 的释放具有时间依赖性，通常在感染后 12 ~ 24 h 达到峰值，这一特征使其区别于 TNF-α、IL-6 等早期炎症介质，在脓毒症的病理过程中被视作一种晚期炎症介质。近年来研究发现，HMGB1 在脓毒症等炎症性疾病中发挥着关键的病理生理作用，其独特的释放机制和生物学特性使其成为一种具有重要临床价值的生物标志物。

与传统炎症标志物相比，HMGB1 在脓毒症诊断中具有独特优势，其具有独特的动力学特征：在脓毒症患者体内升高的持续时间可超过 72 h，这一特性使其在脓毒症晚期的诊断中具有重要价值，延长的监测窗口为病程动态评估提供了关键依据。由此可见，与 PCT 和 CRP 等传统生物标志物相比，HMGB1 在脓毒症晚期的诊断价值更为突出，且与疾病严重程度显著相关。

在预后评估方面，HMGB1 水平也与脓毒症患者的预后密切相关。持续高水平的 HMGB1 不仅提示疾病严重程度，还反映了患者的免疫抑制状态。研究发现，HMGB1 水平与 SOFA 评分明显相关，可作为评估器官功能障碍的重要指标，对判断病情进展具有重要意义。值得注意的是，HMGB1 的持续升高还与继发感染风险的增加密切相关，这一发现为临床治疗决策提供了重要参考依据，也可作为脓毒症晚期患者出现“免疫麻痹”状态的分子预警信号。

在治疗监测方面，HMGB1 的动态变化特征为临床提供了有价值的指导信息。在有效的抗感染治疗下，HMGB1 水平呈现特征性的逐渐下降趋势，这种变化模式与治疗效果密切相关。通过连续监测 HMGB1 水平的变化，临床医生可以及时评估治疗效果，为治疗方案的调整提供客观依据。这种实时监测能力使 HMGB1 在脓毒症的个体化治疗中发挥重要作用，有助于提高治疗精准度和改善患者的预后。

尽管 HMGB1 作为脓毒症生物标志物已显示出良好的应用前景，但其临床应用仍面临诸多挑战和亟待解决的问题。首先，关于 HMGB1 的动态变化规律尚未完全阐明，仍需要进一步开展大规模、多中心临床研究，以明确其在脓毒症病程中的最佳检测时机和具有临床诊断价值的截断值。其次，HMGB1 与其他炎症标志物（如 PCT、CRP、IL-6 等）的联合应用模式仍需优化，包括标志物组合的选择、检测时机的确定以及诊断模型的构建等方面，以提高脓毒症早期诊断的准确性和特异性。最后，HMGB1 在指导个体化治疗中的应用价值有待进一步探索，特别是在评估病情严重程度、预测预后以及指导抗菌药物和免疫调节剂使用等方面，需要开展更多前瞻性临床研究来验证其临床应用价值。此外，HMGB1 的检测方法标准化、检测成本控制以及结果解读的统一标准等问题，也是未来需要重点关注和解决的方向。

四、生物标志物的联合应用与综合评估

脓毒症确诊缺乏可以被称为“金标准”的标准化生物标志物，尽管病原学检查可作为确诊依据（如血培养、分子生物学检测），但其普遍存在检测周期长（血培养阳性结果通常需要数日）、阳性率低（只有低于 50% 的脓毒症患者可获得明确的病原体证据）及成本较高等固有局限，在 ICU 和 ED 等亟需即时诊断指导治疗决策的医疗场景下，往往难以满足临床时效性的需求，可能导致治疗延误。

然而，临床常用的现有生物标志物在单一指标应用时均存在显著缺陷：① PCT 虽具较高细菌感染特异性及敏感性，在各项指南中频繁被提及，但其早期升高幅度有限，也难以作为启动抗生素治疗的决定性生物标志物；② Lac 能反映组织灌注不足，能够指导液体复苏治疗，可以提供一定程度上的预警，却缺乏感染特异性，在其他生理以及非感染性的病理反应中也会升高；③ CRP 作为广谱炎症标志物，其临床应用也存在显著局限性，不仅无法有效区分感染性与非感染性炎症反应，且易受多种病理因素干扰，这些因素严重影响了其在脓毒症诊断中的特异性。

单一生物标志物的应用难以全面反映脓毒症复杂的病理生理机制，无法满足从早期预警（如识别潜在感染风险）、动态监测（如评估治疗反应、指导抗生素治疗）到预后判断（如预测 MODS 及死亡率）等多维度临床需求。通过整合多种类型的生物标志物（如感染相关指标 PCT、炎症介质 IL-6、细胞因子风暴标志物等）与临床量化评分系统（如 SOFA 评分、APACHE Ⅱ 评分等），构建多维度、动态化的脓毒症诊疗与预后评估模型，可显著提高脓毒症诊断的准确性和预后分层的精确性。这种整合模型不仅能够精准、及时反映脓毒症时机体炎症反应状态和器官功能损伤程度，还可以通过时序性监测来评估脓毒症的进展和治疗反应情况，从而为临床医生提供更具时效性和精准性的决策依据。例如，在早期诊断阶段，PCT 与多种生物标志物的联合检测可以提高脓毒症的诊断特异性；在病情评估方面，将 IL-6 动态变化与 SOFA 评分相结合，有助于更准确地判断脓毒症的严重程度；而在预后预测方面，多种生物标志物联合评分模型可提供更可靠的脓毒症预后信息，以指导个体化治疗方案的制定和调整。这种多维度的评估体系为脓毒症的精准医疗提供了新的思路和方法。

五、总结与展望

脓毒症作为一种复杂的全身性炎症反应综合征，其诊断和治疗一直是临床医学，尤其是危急重症相关学科的重大挑战。近年来，随着对脓毒症发病机制的深入研究，生物标志物在脓毒症的诊断、病情评估和预后预测中的应用价值逐渐凸显。本文从 Lac、CRP、

PCT、IL 及各家族成员、HBP 等传统生物标志物，到 miRNA 等新型生物标志物，系统性地探讨了这些指标在脓毒症中的作用及其临床意义。

在传统生物标志物方面，Lac 作为经典的代谢标志物，其水平变化能够反映机体的代谢状态和能量代谢效率，在脓毒症诊断和病情监测中具有重要意义。然而，Lac 检测在临床实践中面临敏感性和特异性不足、受多种因素干扰等局限性。CRP 作为急性期反应标志物，不仅在病原体识别和免疫应答中发挥关键作用，还在病情监测和治疗评估中展现出广泛应用价值。近年来，随着对其结构与功能的深入研究，CRP 的双重作用机制逐渐被揭示，为靶向治疗提供了新的可能性。PCT 则作为一种特异性较高的感染标志物，在细菌感染的早期诊断中具有显著优势，尤其在区分细菌感染类型方面表现出独特价值。然而，其在严重脓毒症患者中的指导意义仍需进一步验证。IL 及各家族成员在脓毒症的免疫调控中发挥着多层次作用，不仅参与炎症反应的调节，还在造血系统激活和组织损伤修复中发挥重要功能。这些研究为基于多种信号通路的治疗策略开发提供了理论依据。

此外，新型生物标志物如 miRNA 的研究为脓毒症的精准医疗开辟了新的方向。miRNA 通过调控基因表达，在脓毒症的早期诊断和病理机制研究中展现出重要潜力。然而，其实际应用仍面临特异性不足、标准化难题等挑战，需要进一步优化和验证。

在临床实践中，整合多种生物标志物与临床量化评分系统（如 SOFA 评分、APACHE Ⅱ评分等）的多维度评估模型逐渐成为研究热点。这种动态化的评估体系能够更全面地反映机体炎症反应状态和器官功能损伤程度，为疾病的早期诊断、病情监测和预后预测提供更高的准确性和可靠性。这种多生物标志物联合的评估模式为脓毒症的个体化治疗提供了科学依据。

总而言之，生物标志物在脓毒症的诊疗中具有重要的临床价值，但其实际应用仍面临诸多挑战。未来的研究应致力于优化现有生物标志物的检测方法，探索新型生物标志物的潜力，并进一步完善多生物标志物联合评估模型，以实现脓毒症的精准诊断和个体化治疗，这不仅有助于提高患者的生存率，还将推动脓毒症相关研究和临床实践的进一步发展。

（黄钦悠　王　玉　顾　伟）

参考文献

[1] Kompanje EJ, Jansen TC, van der Hoven B, et al. The first demonstration of lactic acid in human blood in shock by Johann Joseph Scherer (1814-1869) in January 1843. Intensive Care Med, 2007, 33 (11):

1967-1971.

[2] Singer M, Deutschman CS, Seymour CW, et al. The Third International Consensus Definitions for Sepsis and Septic Shock(Sepsis-3). JAMA, 2016, 315(8): 801-810.

[3] Evans L, Rhodes A, Alhazzani W, et al. Surviving sepsis campaign: international guidelines for management of sepsis and septic shock 2021. Crit Care Med, 2021, 49(11): e1063-e1143.

[4] He RR, Yue GL, Dong ML, et al. Sepsis Biomarkers: Advancements and Clinical Applications—A Narrative Review. Int J Mol Sci, 2024, 25(16): 9010.

[5] Li S, Rong H, Guo Q, et al. Serum procalcitonin levels distinguish Gram-negative bacterial sepsis from Gram-positive bacterial and fungal sepsis. J Res Med Sci, 2016, 21(1): 39.

[6] Peng F, Chang W, Xie JF, et al. Ineffectiveness of procalcitonin-guided antibiotic therapy in severely critically ill patients: a meta-analysis. Int J Infect Dis, 2019, 85: 158-166.

[7] Van Engelen TSR, Wiersinga WJ, Scicluna BP, et al. Biomarkers in sepsis. Crit Care Clin, 2018, 34(1): 139-152.

[8] Slaats J, Ten Oever J, van de Veerdonk FL, et al. IL-1β/IL-6/CRP and IL-18/ferritin: distinct inflammatory programs in infections. PLoS Pathog, 2016, 12(12): e1005973.

[9] Henning DJ, Hall MK, Watsjold BK, et al. Interleukin-6 improves infection identification when added to physician judgment during evaluation of potentially septic patients. Am J Emerg Med, 2020, 38(5): 947-952.

[10] Latifi SQ, O'Riordan MA, Levine AD. Interleukin-10 controls the onset of irreversible septic shock. Infect Immun, 2002, 70(8): 4441-4446.

[11] Yang Y, Liu G, He Q, et al. A promising candidate: heparin- binding protein steps onto the stage of sepsis prediction. J Immunol Res, 2019, 2019(1): 7515346.

[12] Patnaik R, Azim A, Agarwal V. Neutrophil CD64 a Diagnostic and Prognostic Marker of Sepsis in Adult Critically Ill Patients: A Brief Review. Indian J Crit Care Med, 2020, 24(12): 1242-1250.

[13] Zheng X, Zhang Y, Lin S, et al. Diagnostic significance of microRNAs in sepsis. PLoS One, 2023, 18(2): e0279726.

[14] Memar MY, Baghi HB. Presepsin: A promising Biomarker for the detection of bacterial infections. Biomed Pharmacother, 2019(111): 649-656.

下篇

临床篇

第十章

脓毒症的集束化治疗

在过去的数十年中，脓毒症的临床治疗策略不断革新与优化，各类研究和指南迭代的核心目标是降低患者的病死率和改善预后。集束化治疗作为一整套时间敏感的标准化干预措施，已成为临床上被广泛接受与应用的关键策略。“集束化治疗”强调在特定的时间窗口内，快速、准确地同时应用多个经过循证医学证实能够改善结局的干预手段。随着指南的不断更新与临床实践的不断积累，集束化治疗已成为脓毒症临床治疗和管理的重要基石。

一、脓毒症集束化治疗的历史沿革与概念形成

脓毒症集束化（bundle）治疗的提出与普及经历了一个由点到面的过程。在早期治疗中，临床医师更多地依赖个人经验或遵循通用的重症处理模式，存在显著的变异性与延迟干预问题。2001 年，一项关于早期目标导向治疗（early goal-directed therapy，EGDT）的开创性研究显示，通过严格且有序的干预策略可显著降低脓毒症患者的死亡率。这一研究引领了后续“集束化”思想的萌芽，将多项关键措施（如早期液体复苏、血管加压药物、早期抗生素使用和血流动力学监测等）在短时间内集中实施，从而使治疗标准化、时间化、路径化。这类策略在全球范围内迅速传播，在国际性的脓毒症防治倡议中，如“Surviving Sepsis Campaign，SSC”（拯救脓毒症运动），也将集束化理念写入指南。

随着大量临床试验和循证医学研究的开展，脓毒症集束化治疗方案经历了从 6 h 到 3 h、再到 1 h 集束的不断优化。尽管每一版指南都会引发临床不断的讨论和争议，但无可置疑的是，脓毒症集束化治疗使治疗环节进一步清晰和明确，减少了临床实践差异，提高了患者的获益率。

二、脓毒症集束化治疗的关键指导原则与循证依据

脓毒症集束化治疗的形成与巩固离不开权威指南和共识的推动。国际上比较具有影响力的脓毒症指导文件之一是“Surviving Sepsis Campaign”指南。从最初版本到近年更新的版本，该指南持续强调早期和快速干预措施的重要性。

起初，EGDT为后续的集束化概念奠定了基石。然而，大型研究如ProCESS（protocolized care for early septic shock）、ARISE（Australasian resuscitation in sepsis evaluation）和ProMISe（protocolized management in sepsis）的结果显示，与严格EGDT方案相比，简化但依旧强调时间窗内核心措施实施的策略同样有效。这些研究促使指南从对特定目标（如CVP、$ScvO_2$）的刻板要求，转向更强调对“时间敏感的关键干预”的执行。国际上对EGDT的态度已在近年的脓毒症治疗指南中有所体现，如“Surviving Sepsis Campaign”指南中不再强调严格遵循Rivers方案中的各项特定目标，而是强调早期识别、及时液体复苏和有效抗感染治疗等核心原则。

最新的国际共识与指南通常将脓毒症集束化治疗聚焦于以下关键环节：在识别后1 h内检测并重复评估乳酸水平、在给药前获取血培养并早期使用广谱抗生素、进行适量的晶体液快速复苏、在必要时使用升压药物维持血压、及时寻找和控制感染源。这些流程被证实与患者死亡率显著降低和预后改善相关。

三、脓毒症集束化治疗的核心

脓毒症集束化治疗的核心在于时效与关键措施的整合。其本质并非简单的流程堆砌，而是将临床实践中最能影响预后的几个步骤加以标准化、路径化和时间化。在实施脓毒症集束化治疗的过程中，医师需要迅速判断患者的病情，及时完成必要的检查（如乳酸测定、血培养），并在最短时间内给予抗生素和补液。

集束化措施优先级别的制定源于临床证据与专家共识。大量文献证据表明，早期经验性给予合适（指针对可能病原体有效）的广谱抗生素是降低脓毒症和脓毒性休克患者死亡率的核心干预措施之一。与此同时，快速补液可纠正相对血容量不足，改善器官灌注。通过将这些关键步骤在有限时间内完成，临床团队可最大限度地减少治疗延误对患者造成的负面影响。

四、脓毒症集束化治疗的具体措施及优化

如前所述，脓毒症集束化治疗方案经历了从6 h到3 h、再到1 h集束的不断优化（即初始6 h集束化治疗、初始3 h集束化治疗和初始1 h集束化治疗），具体包括以下主要治

疗内容。

1. 初始6 h集束化治疗（2012年"Surviving Sepsis Campaign"指南） 2012年"Surviving Sepsis Campaign"指南更新了脓毒症管理指南，其中详细描述了初始6 h集束化治疗方案，并规定了在脓毒症的初始6 h内需要进行的一系列关键治疗措施。这个治疗时限的提出旨在强调脓毒症治疗中的时间依赖性——在早期阶段采取及时且有效的治疗可以显著改善脓毒症患者的预后。

（1）液体复苏（30 ml/kg晶体液）：通过补充液体来恢复血容量，改善微循环，确保器官灌注，特别是在低血压的脓毒症患者中，推荐使用晶体液（如生理盐水或乳酸林格液），至少补充30 ml/kg的液体。

（2）早期使用广谱抗生素治疗（1 h内）：控制感染源，避免感染扩散。应在诊断后1 h内给予广谱抗生素，选用对可能病原有广泛覆盖的抗生素，根据培养结果及时调整。

（3）乳酸（Lac）水平监测（治疗开始后及时测量）：乳酸水平是组织缺氧的标志，高乳酸提示低灌注状态，急需纠正。乳酸水平＞2 mmol/L提示循环灌注不足，必须进行进一步的治疗干预。

（4）血流动力学支持（升压药）：当脓毒血症引发的低血压未通过液体复苏得到有效纠正时，使用升压药（如去甲肾上腺素）以维持有效血压，确保重要器官的血液灌注。

（5）源控制（早期控制感染源）：脓毒症通常由局部感染源引发，尽早控制感染源可以有效减轻全身炎症反应，降低死亡风险。具体方式包括外科手术引流脓肿，移除感染源如导管、膀胱导管等。

2. 初始3 h集束化治疗（2016年"Surviving Sepsis Campaign"指南更新） 在2016年"Surviving Sepsis Campaign"更新的指南中，对初始3 h集束化治疗提出了更为严格的时间要求，强调了及时和规范的治疗干预，具体治疗内容如下。

（1）液体复苏（30 ml/kg的晶体液）：液体复苏是脓毒症治疗的基础，旨在通过快速补液来恢复循环血量。补液方案通常包括晶体液，目标是30 ml/kg。补液后评估疗效，通过尿量、CVP（中心静脉压）等指标来调整液体量。

（2）抗生素治疗（1 h内）：在脓毒症确诊后，应立即使用广谱抗生素，1 h内开始治疗。选择抗生素时，应根据患者的免疫状态、感染源及可能的病原选用抗生素，并根据微生物学培养结果及时调整。

（3）乳酸水平监测与评估：监测乳酸水平，乳酸水平升高提示脓毒症可能引发了低灌注或休克，应加强液体复苏，使用升压药，控制循环状态。

（4）血流动力学监测与支持：对于血压不稳定的脓毒症患者，使用升压药（如去甲肾上腺素）来维持收缩压≥ 65 mmHg。通过中心静脉压（CVP）、尿量、氧合指数等监测患者的循环状态。

（5）源控制（尽早实施）：如果脓毒血症有明确的感染源，早期采取源控制措施，如清除感染性导管、引流脓肿或坏死组织等，是降低死亡率的重要手段。

3. **初始 1 h 集束化治疗（2021 年“Surviving Sepsis Campaign”指南更新）** 由于脓毒症和脓毒性休克是临床上极其危重的急症，其高死亡率部分源于对治疗时效和质量的要求。为应对这一挑战，脓毒症治疗进行了不断研究和优化，“初始 1 h 集束化治疗”的概念应运而生，2021 年更新的“Surviving Sepsis Campaign”指南进一步强调了 1 h 集束化治疗的重要性，治疗的具体内容如下。

（1）测定血乳酸水平（并在初测值升高时复测）：乳酸浓度升高（＞ 2 mmol/L）提示组织灌注不足。通过早期检测乳酸水平，可帮助评估病情严重程度和治疗后改善情况。

（2）在使用抗生素前尽快完善病原学检测：尽可能在给予第一剂抗生素前获取血培养，以确定病原体，有助于后续有针对性地调整抗生素方案。

（3）早期经验性给予合适的广谱抗生素：在识别脓毒症后尽快（理想情况下在 1 h 内）给予适当的广谱抗生素是降低死亡率的关键措施。延迟每增加 1 h 都会显著增加患者的死亡风险。

（4）快速液体复苏：对有效循环血容量不足、低血压（平均动脉压＜ 65 mmHg）或乳酸浓度≥ 4 mmol/L 的患者，应在初始阶段快速给予 30 ml/kg 的晶体液，以改善血流动力学和组织灌注。

（5）根据需要使用血管活性药物：如果在充分液体复苏后仍无法维持平均动脉压≥ 65 mmHg，就应尽早开始使用血管活性药物（首选去甲肾上腺素）以确保器官灌注。

初始 1 h 集束化治疗体现了“时间就是生命”的理念。通过在关键的第 1 h 内完成上述措施，可显著减少治疗延迟所带来的不良后果，从而提高生存率。虽然在实际临床环境中在 1 h 内严格完成全部步骤具有挑战性，但该原则的提出为医疗团队提供了可遵循的标准化流程和行动指南，督促早期、快速和有效地干预。

在后续治疗过程中，还需对患者的病情变化进行动态监测和精细化管理，如调整抗生素、优化液体管理、器官功能支持治疗等。但 1 h 集束化治疗的核心原则依然是脓毒症急救中最重要的初始步骤。

五、后续治疗措施的优化及监测

1. **乳酸监测与组织灌注评估：指标化治疗与动态调控** 血乳酸水平与清除率是脓毒

症集束化治疗中常用的标志之一。高乳酸水平提示组织缺氧和细胞代谢紊乱，治疗过程中应重复测定乳酸水平，以评估复苏疗效。若乳酸水平无法下降，需反思补液是否不足或过量，血管活性药物选择与剂量是否恰当，是否存在未控制的感染源，以及是否有隐匿的并发症。

除血乳酸外，动静脉氧含量差、尿量、皮肤毛细血管再充盈时间、脑氧监测、微循环图像分析等手段也可辅助评估组织灌注状态。指标化治疗有助于将集束化策略从“流程清单”提升为“精细化调控”。在这个过程中，将临床判断与客观指标相结合，有助于医师在复杂多变的临床场景中做出最佳决策。

2. **液体复苏策略及其动态调整** 补液是初始脓毒症集束化治疗的关键环节之一。然而，有关补液的最佳策略在临床上一直存在争议。传统观点强调快速、足量补液（如 30 ml/kg 晶体液），以稳定血压与改善组织灌注。然而，过量补液可能带来容量负荷过重、肺水肿、腹腔间室综合征等不良后果。

近年的研究与指南均建议，根据患者的反应与动态参数（如乳酸变化、脉搏压变异度、被动抬腿试验结果、床旁超声心功能评估）灵活调整补液量。液体管理不应一成不变，应随着患者病情的变化而动态优化。当患者对液体不再有反应或出现容量超负荷迹象时，应适时减少补液或转向其他支持手段（如使用血管活性药物或机械循环支持）。

限制性液体复苏（restrictive fluid resuscitation）成为脓毒症液体管理的新策略。传统液体复苏以快速补充有效循环血容量为目标，但在脓毒症病理生理机制被重新认识的背景下，限制性液体复苏逐渐成为液体管理的重要策略。该理念强调在保证器官灌注的前提下，通过精准控制液体输注量、速度及时机，减少液体过负荷带来的继发性损害。脓毒症患者存在毛细血管渗漏综合征及内皮损伤，过量补液易导致组织间隙水肿，加重氧弥散障碍。有研究显示，每增加 1 L 液体正平衡，患者死亡率上升 2.3%。限制性策略通过维持较低的累积液体平衡（建议前 72 h $<$ 2 L），可减少肺水肿、腹腔高压等并发症。CLASSIC 试验对比限制性［5 ml/（kg·h）］与自由补液方案，发现限制组机械通气时间缩短 1.8 天，28 天死亡率降低 6.7%。2023 年 SSC 指南首次将“限制性液体管理”纳入推荐（弱推荐，低证据质量），建议初始复苏后采用动态指标指导补液。

目前对“限制性”的具体阈值尚未统一，CLOVERS 试验提示过度限制可能增加急性肾损伤风险。临床实践中需进行综合评估，心功能不全、急性呼吸窘迫综合征（ARDS）患者倾向严格限制，而持续低灌注或消化道出血患者需谨慎调整。未来研究将结合人工智能液体反应性预测模型，实现真正的精准化管理。

3. **抗菌治疗与病原学管理：经验性与精准性的平衡** 抗菌治疗是集束化方案中的重

要环节。在 1 h 内给予广谱抗生素可显著改善预后，这一原则已成为共识。然而，在临床实践中，广谱抗生素的早期使用也带来耐药菌株增多和潜在副作用增加的问题。如何在及时性与精准性之间达成平衡，是脓毒症集束化治疗的一项挑战。

经验性选择应基于当地病原谱、患者既往史、感染部位和免疫状况，完成血培养后，在获知病原菌及药敏试验结果后应及时缩窄抗生素谱，实行降阶治疗。过长时间的广谱覆盖不利于抗菌药物管理，会增加耐药与不良反应发生风险。因此，脓毒症集束化治疗的成功不仅在于快速启动，更在于后续的精细化管理与方案优化。

4. **血管升压药与血流动力学监测：个体化支持策略**　当液体复苏仍无法维持充分的组织灌注与血压时，血管升压药的应用成为关键。首选去甲肾上腺素以维持平均动脉压（MAP）≥ 65 mmHg 是目前普遍接受的策略。然而，不同患者对升压药的反应各异，血管张力、心功能、微循环变化均影响终末器官灌注。

脓毒症集束化治疗提倡使用个体化血流动力学监测方法，如床旁超声、中心静脉氧饱和度（$ScvO_2$）监测、脉搏指示连续心排血量（PiCCO）或无创心输出量监测技术。这些监测工具有助于医生判断补液反应性、升压药物剂量调整、是否需要加用血管加压素或肾上腺素，以及何时引入机械循环支持。通过监测与反馈，治疗团队可动态平衡容量状态与血管阻力，尽量避免低灌注或过度升压导致的微循环损害。

5. **感染源控制：介入与手术干预的时间窗与流程优化**　脓毒症的持续进展往往源于未能及时根治感染灶。脓毒症集束化治疗强调在启动初始抗菌与复苏措施的同时，积极寻求并清除感染源。若为可控性感染灶（如腹腔脓肿、坏死组织、梗阻的胆管、感染性心内膜赘生物等），应尽早实施外科手术、介入引流或其他处置。

时间窗同样重要，延误感染源控制会使持续感染导致的炎症风暴无法平息，抵消抗生素和复苏治疗的成效。临床路径中可预设在一定时间内由外科、介入科或相关专科团队会诊与处理，缩短从识别到处置的等待时间。此举也是脓毒症集束化治疗成功的核心要素之一。

6. **脏器支持与并发症预防**　除上述核心步骤外，脏器支持与并发症防控同样被纳入脓毒症集束化治疗的整体管理框架。对于呼吸衰竭患者，需早期采用肺保护性机械通气策略，并避免过度液体负荷引发肺水肿。对于肾功能恶化者，可在适当时机启用连续性肾脏替代治疗（CRRT）以减轻液体和代谢负担。凝血功能紊乱、应激性溃疡、深静脉血栓（DVT）预防以及电解质与血糖管理等也是集束化方案要考虑的要素。在营养和代谢管理方面，早期适度的肠内营养支持可改善肠黏膜屏障功能和免疫调节，有助于减少继发感染与并发症的发生。将这些领域的处理标准化、路径化，不仅有助于降低病死率，也可以改善患者的长期功能恢复。

7. **辅助治疗：激素、免疫调节及新兴疗法在脓毒症集束化治疗中的地位与争议** 在脓毒症集束化治疗中，一些辅助治疗策略的地位仍存有争议。例如，对于脓毒性休克患者，低剂量糖皮质激素（如氢化可的松）对于液体与升压药难以纠正的休克可能有所裨益，但其治疗窗与最佳应用时机仍存在分歧。此外，免疫调节疗法（如IL-6抑制剂、免疫球蛋白治疗）尚缺乏强有力的证据，暂未进入标准集束方案。

一系列新兴疗法（如血液净化、吸附柱清除炎症因子、重组蛋白C类似物、干细胞治疗等）也曾经或正在被探索。其中部分疗法在特定亚组患者中显示出希望，但尚未广泛应用或被写入常规指南。未来，随着更多高质量研究的开展，这些辅助治疗措施可能融入脓毒症集束化治疗策略中，为患者带来更多获益。

六、特殊人群与场景下的策略调整：老年人、免疫抑制宿主和资源匮乏地区

脓毒症集束化治疗方案在实施时，需要考虑患者的特殊性。例如，老年人通常脏器储备功能较差，多合并慢性疾病，对液体与升压药耐受性较低，需谨慎权衡抗生素用量与耐药风险。免疫抑制患者（包括器官移植受者、HIV感染者、长期使用免疫抑制剂者）感染的病原谱可能有其特殊性，需要更加精准地经验性用药与严密监测。

在医疗资源匮乏的地区或环境中，复杂的血流动力学监测手段可能无法获得，这时应简化集束化策略，将关键措施如早期应用抗生素、基础补液和基本生命支持置于优先地位。即便在诊疗条件受限的情况下，遵循脓毒症集束化治疗的核心原则仍可显著改善患者的结局。

七、多学科团队与质量改进：从指南到临床路径与绩效考核

脓毒症集束化治疗的实施不单纯是医学问题，更是医疗管理与质量控制的综合工程。多学科团队（MDT）协作是脓毒症集束化治疗理念成功落地的必要条件。需要急诊科、重症医学科、感染科、护理团队、药剂科、影像科、外科乃至管理层共同参与，确保在最短时间内完成各项指标。

质量改进项目在全球多个医疗机构广泛开展，通过制定标准化临床路径、收集关键绩效指标（如抗生素首剂给药时间、乳酸复测率、血培养获取率）、定期反馈与培训，持续优化脓毒症集束化治疗的执行水平。这些数据驱动型的质量改进措施不仅有助于降低病死率与住院时间，也提高了临床决策质量与团队协作能力。

八、信息化、人工智能与远程医疗：新技术赋能脓毒症集束化治疗

信息技术的发展为脓毒症集束化治疗的实施和改进带来了新契机。临床决策支持系统可通过电子健康记录自动提醒医师在规定时间内完成关键干预，减少人为疏漏与延误。人工智能和机器学习工具可对大数据进行分析，预测患者风险分层和对治疗的反应，甚至提出个体化建议。

远程医疗技术在资源不均衡的地区意义重大，通过将重症专家团队的指导与当地临床团队的即时协作结合起来，确保偏远地区患者也能获得高质量的脓毒症集束化治疗方案。信息与通信技术的持续进步有望加速脓毒症集束化理念的全球推广与本地化适应。

九、脓毒症集束化治疗的挑战与争议：过度医疗、资源消耗与治疗个体化

虽然脓毒症集束化治疗已被证明有效，但在临床实际应用中仍面临若干挑战与争议。批评者指出，严格规定时间与流程可能导致过度医疗，例如对并非真正的脓毒症患者过度使用广谱抗生素与补液。此外，不同患者之间的病理生理特征异质性极大，统一的集束化方案可能不完全适用于所有人群。

资源消耗也是一个大问题。集束化实施要求医院配备足够的医疗团队与监测手段，这对资源有限的基层医疗机构提出了挑战。如何在保证治疗质量的同时，避免不必要的医疗浪费与并发症，是集束化策略未来需继续审慎考量的方向。

十、未来展望：精准医学时代的个体化脓毒症集束化治疗策略

随着精准医学与分子诊断技术的发展，人们对脓毒症的理解将更加深入，对患者亚型的划分也将更加精细化。未来的脓毒症集束化治疗或不再是“一刀切”的标准流程，而可根据患者的特定病原学、免疫状态、基因特征和代谢特征进行个体化调整。例如，为炎症过度的患者提供早期免疫调控，为免疫抑制患者强化覆盖真菌或耐药病原的抗菌方案，为低反应性患者减少不必要的干预。

人工智能与大数据分析也将帮助临床团队更迅速地识别合适的脓毒症集束化治疗方案，减少盲目与冗余举措，使每位患者得到“定制版”的脓毒症集束化治疗。从而在既定的时间窗内，不仅做到“快”，更要做到“准”。

十一、总结与启示

脓毒症集束化治疗发展至今，已成为改善脓毒症患者预后的临床经典策略之一。通过

强调时间窗口内的一揽子干预措施，减少了脓毒症集束化治疗的延误，提高了执行一致性与效率。其核心要点在于快速识别与早期干预，包括测定并管理血流动力学和组织灌注指标、及时有效的广谱抗生素使用、适度精准的液体复苏、应用血管升压药维持血压，以及迅速控制感染源。此外，多学科团队协作、质量改进项目、信息化与智能化工具的应用，使脓毒症集束化治疗的执行更为高效与可靠。尽管挑战与争议仍存，但随着科研与技术的不断进步，脓毒症集束化治疗策略正迈向个体化、精准化的新时代。

脓毒症集束化治疗的发展历程体现了现代医学理念中循证、标准化与灵活应变的统一。展望未来，脓毒症集束化治疗必将持续演化，既确保时间敏感的关键措施快速实施，又通过精细化判断与创新技术，为患者提供更优质、更符合生理与病理特征的治疗方案。

（吴建勇　龚　平）

参考文献

[1] Dellinger RP，Levy MM，Rhodes A，et al. Surviving sepsis campaign：international guidelines for management of severe sepsis and septic shock：2012. Crit Care Med，2013，41（2）：580-637.

[2] Rhodes A，Evans LE，Alhazzani W，et al. Surviving Sepsis Campaign：international guidelines for management of sepsis and septic shock：2016. Intensive Care Med，2017，43（3）：304-377.

[3] Meyer NJ，Prescott HC. Sepsis and Septic Shock. N Engl J Med，2024，391（22）：2133-2146.

[4] Evans L，Rhodes A，Alhazzani W，et al. Surviving Sepsis Campaign：international guidelines for management of sepsis and septic shock 2021. Crit Care Med，2021，49（11）：e1063-e1143.

[5] Kamath S，Hammad Altaq H，Abdo T. Management of Sepsis and Septic Shock：what have we learned in the last two decades?. Microorganisms，2023，11（9）：2231.

[6] Singer M，Deutschman CS，Seymour CW，et al. The third international consensus definitions for sepsis and septic shock（Sepsis-3）. JAMA，2016，315（8）：801-810.

[7] Hammond DA，Cullen J，Painter JT，et al. Efficacy and safety of the early addition of vasopressin to norepinephrine in septic shock. J Intensive Care Med，2019，34（11-12）：910-916.

[8] Bissell BD，Magee C，Moran P，et al. Hemodynamic instability secondary to vasopressin withdrawal in septic shock. J Intensive Care Med，2019，34（9）：761-765.

[9] Zhu Y，Huang H，Xi X，et al. Terlipressin for septic shock patients：a meta-analysis of randomized controlled study. J Intensive Care，2019（7）：16.

[10] Desposito L，Bascara C. Review：sepsis guidelines and core measure bundles. Postgrad Med，2024，136

（7）：702-711.

［11］Faust JS，Weingart SD. The Past，present，and future of the centers for medicare and medicaid services quality measure SEP-1：the early management bundle for severe Sepsis/Septic Shock. Emerg Med Clin North Am，2017，35（1）：219-231.

［12］齐文旗，张斌，郑忠骏，等．拯救脓毒症运动：2021 年国际脓毒症和脓毒性休克管理指南．中华急诊医学杂志，2021，30（11）：1300-1304.

［13］郑瑞强，张艺芬，荣子琪，等．《拯救脓毒症运动：脓毒症与感染性休克治疗国际指南 2021 版》解读与展望．中华危重病急救医学，2021，33（10）：1159-1164.

［14］钱建丹，李俊，霍娜，等．《拯救脓毒症运动：2021 年脓毒症和脓毒性休克管理国际指南》感染管理更新要点解读．中华传染病杂志，2022，40（7）：385-391.

［15］高戈，冯喆，常志刚，等．2012 国际严重脓毒症及脓毒性休克诊疗指南．中华危重病急救医学，2013，25（8）：501-505.

［16］马晓春，肇冬梅．2016 脓毒症指南带给我们的启示和思考．天津医药，2018，46（6）：576-580.

［17］马晓春．脓毒症指南带给我们的几点思考．中华危重病急救医学，2015（6）：427-428.

［18］赵华，刘大为．如何根据临床指南进行个体化治疗——从脓毒症与感染性休克治疗国际指南说起．协和医学杂志，2022，13（2）：174-179.

［19］陈世明，赵静，牛秀兰，等．脓毒症 3.0 指南对基层医院脓毒症患者预后的影响．中国急救复苏与灾害医学杂志，2021，16（11）：1278-1281.

［20］中国医师协会急诊医师分会，中国研究型医院学会休克与脓毒症专业委员会．中国脓毒症 / 脓毒性休克急诊治疗指南（2018）．中国急救医学，2018，38（9）：741-756.

第十一章

脓毒症的早期识别

脓毒症是一种起病急、病因多样、异质性大、进展迅速的综合征，但目前尚未形成十分成熟的早期预警和识别体系，而早期识别在脓毒症的诊治过程中却是至关重要的。

一、脓毒症早期识别的必要性

1. **发病率高、病死率及致残率高** 脓毒症已成为全球巨大的疾病负担，据统计，每年新发病人数高达近5000万，死亡人数高达1100万，死因占比约1/5，平均每2.8 s就有1人因该病死亡。我国形势更加严峻，重症监护室患者中脓毒症占比高达20.6%，90天病死率约35.5%，且远期预后较差，存活出院患者2年病死率约30%，功能障碍者高达50%。且据美国2009—2014年数据显示，经各种混杂因素校正后，随时间进程脓毒症的病死率无明显下降。

2. **延迟治疗预后更差** 在既往研究中，更快完成3 h脓毒症集束化治疗和快速抗生素给药与更低的住院死亡率相关。经验性抗生素使用每延迟1 h会增加约5%的死亡风险。因此，脓毒症早期干预是改善预后的关键，而早期预警和识别是实现早期干预的前提。

二、现阶段脓毒症早期识别的困境

1. **尚缺乏应用成熟的生物标志物** 脓毒症理想的生物标志物应有助于提示脓毒症是否存在、严重程度及可能的病原学，同时具备预测不良预后及评价抗感染效果的能力，且具备较好的敏感性、特异性及卫生经济学效益。而脓毒症作为一种异质性大的综合征，经典的宿主反应生物标志物如C反应蛋白（C-reactive protein，CRP）和降钙素原（procalcitonin，PCT）很难同时满足敏感性及特异性要求。近年来随着生物技术的改进与发展，不断有新的生物标志物被发现，迄今已有250余种，但没有一种能持续超越现有标准，且很多新型生物标志物因缺乏大规模临床研究，对于临界值的界定仍存在争议。

2. **尚缺乏兼具敏感性及特异性的临床评分体系**　除低血压、皮肤湿冷、少尿、意识障碍等临床经验观测指标外，临床评分体系也常用于脓毒症的早期预警，这些评分体系包括脓毒症1.0中的全身炎症反应综合征（System Inflammatory Reaction Syndrome，SIRS）和脓毒症3.0中的序贯器官衰竭评分（Sequential Organ Failure Assessment，SOFA），以及快速序贯器官衰竭评分（quick Sequential Organ Failure Assessment，qSOFA）、英国早期预警评分（National Early Warning Score，NEWS）、改良早期预警评分（Modified Early Warning Score，MEWS）等。但这些临床评分体系的提出多是基于一些圆桌会议，虽然应用便捷、便于推广，但对脓毒症发生的预测效力并不理想，且应用受年龄、是否处于妊娠状态及合并慢性基础疾病等因素的影响，单纯应用这些临床评分体系难以达成早期预警目标。

3. **老年患者早期识别挑战更大**　伴随人口老龄化进程，老年人数量逐渐增多，而据统计，由于器官功能衰退、合并症多等多种原因，65岁及以上人群罹患脓毒症的风险是65岁以下人群的10倍以上。然而，老年脓毒症患者的早期识别面临更大挑战：①老年患者常常临床表现不典型，往往缺乏典型的高热、疼痛等，而更多表现为神志改变、低体温等，加之记忆力、表达能力的减退，使其叙述病史欠清，故老年患者以非特异性主诉就诊的占比更大，约为1/4。②老年患者常常合并其他基础疾病，如糖尿病、心力衰竭、慢性阻塞性肺疾病、慢性肾病等，导致其病情更为复杂，多种疾病相互影响，进一步增加了脓毒症早期识别的困难。③老年患者衰弱患病率高，且随年龄的增长而升高，我国医院人群老年衰弱患病率高达22.6%，衰弱的存在使急性感染后病情进展迅速，从而给脓毒症早期识别带来挑战。

4. **病原早期诊断困难**　病原学诊断为脓毒症早期识别与诊断的重要组成部分，尽管随着分子生物学、免疫学检验技术如NGS技术、多参数流式细胞技术等的发展，病原学报告时间缩短、检测效率提高，但目前快速检测、药敏试验、免疫评估等仍不能满足临床需要，传统的血培养仍然是血流感染的主要病原学诊断方法，但其培养过程往往耗时较长且阳性率偏低。

三、高危感染患者的早期识别

1. **急性感染的识别**　根据定义，脓毒症是由感染引起的宿主免疫反应失调，因此感染是脓毒症发生的前提，早期识别急性感染是脓毒症早期预防与阻断的首要环节。发热、白细胞升高、感染生物标志物升高等全身表现以及咳嗽、尿痛等局部表现，有助于对感染的早期识别。中国脓毒症早期预防与阻断急诊专家共识中也对急性感染或疑似感染给出了诊断标准（详见表 11-1）。

表11-1　急性感染及疑似感染的确定

①有急性（72 h 之内）发热或低体温
②白细胞总数增高或降低
③ CRP 升高、IL-6 升高
④ PCT、SAA 及 HBP 升高
⑤有明确或可疑的感染部位
确定感染：①～③项中有 2 项＋④有明确结果，可以协助确定病原体类型，或＋⑤有明确表现可以辅助确定感染部位
疑似感染：①～③项中有 1 项＋④无确定性结果，或＋⑤有可疑感染部位

2. 脓毒症高危因素的识别　根据以往的研究，脓毒症存在一定的遗传易感性，且脓毒症生物标志物基因有望成为筛查脓毒症的有效指标，但具体的基因多态性需进一步研究。年龄、基础疾病、营养状态和免疫状态等均为影响脓毒症的危险因素，年龄增大、合并急性肾衰竭或肿瘤等、营养状态低下及免疫状态低下等均可增加脓毒症的发病率且会导致预后更差。感染的病原体毒力、病原体负担和感染部位也对病情转归有重要影响。目前，脓毒症的病原体中占比最大的仍是细菌，但因不同区域的病原学特征有所不同，且尚缺乏大型流行病学研究，目前对于引发脓毒症的最常见致病菌是 G^+ 菌还是 G^- 菌仍存在争议。腹腔、肺部及泌尿系统感染是脓毒症患者最常见的感染部位，且胃肠道及肺部感染所致脓毒症的病死率明显更高。

四、生物标志物的应用

如前文提及，脓毒症作为一种异质性大的综合征，目前在早期识别方面仍然存在一定困境。现有的临床评分体系缺乏足够的敏感性和特异性。目前，关于生物标志物的研究仍在不断深入，它们的发展为脓毒症的诊疗提供了重要帮助。目前脓毒症相关生物标志物可以分为几大类：①急性反应期蛋白；②细胞因子；③免疫相关生物标志物；④血管舒张相关生物标志物；⑤其他。

（一）急性反应期蛋白

主要包括 C 反应蛋白（C-reactive protein，CRP）、降钙素原（procalcitonin，PCT）、胰石蛋白（pancreatic stone protein，PSP）及血清淀粉样蛋白 A（serum amyloid A，SAA）等。

1. CRP　CRP 是由肝在 IL-6、IL-1β 等炎症细胞因子的刺激下产生的一种五聚体蛋白。它通常在炎症或急性感染后约 6 h 开始升高，约 48 h 达高峰，半衰期为 18 h。因此，当感染或炎症得到控制后，CRP 水平在 1～2 天内可迅速下降。以往研究表明，当 CRP 的临界值设定为 20 mg/L 时，其诊断脓毒症的敏感性大于 80%。然而，CRP 水平在创伤、胰腺炎等非感染情况下也可明显升高。因此，作为脓毒症早期识别的生物标志物之一，CRP 敏感性高但缺乏特异性。

2. PCT　PCT 是在细菌毒素和炎症介质的刺激下由甲状腺滤泡旁 C 细胞产生的一种降钙素的蛋白前体。在感染，尤其是细菌感染时，PCT 水平可显著升高，而在病毒感染时通常升高不明显。因此，与 CRP 相比，PCT 更有利于鉴别细菌感染和非细菌感染。此外，PCT 水平与细菌感染的严重程度呈正相关。血浆 PCT 水平在正常情况下应＜ 0.05 ng/ml，但在老年人、合并慢性疾病患者及少部分健康人体内，PCT 水平可大于 0.05 ng/ml，但一般小于 0.3 ng/ml。目前的专家共识将脓毒症患者血浆 PCT 的诊断临界值定为＞ 0.5 ng/ml。在严重脓毒症和脓毒症休克患者中，血浆 PCT 水平可达 5～500 ng/ml。PCT 水平通常在发生严重感染或脓毒症后 2～4 h 开始上升，24 h 达高峰。统计数据显示，PCT 在成人脓毒症诊断中的敏感性和特异性分别为 73% 和 77%；较高的 PCT 水平（＞ 2.44 ng/ml）提示感染革兰氏阴性菌引起的脓毒症的可能性较大；相对而言，较低的 PCT 水平则提示感染革兰氏阳性菌引起的脓毒症的可能性较大（敏感度 77.1%，特异度 68.4%）。此外，PCT 水平可用于评估脓毒症的严重程度，其变化趋势可用于评估脓毒症患者的预后。目前的脓毒症指南建议使用 PCT 指导治疗的持续时间。但需要注意的是，PCT 也可在外科手术、创伤、肿瘤、肾功能不全及一些自身免疫病等非感染情况下显著升高。因此在 PCT 升高时，应结合病史进行鉴别。

3. PSP　PSP 由胰腺腺泡细胞分泌。研究表明，脓毒症患者体内 PSP 水平显著高于健康对照组，且脓毒症发生后，其水平显著高于基线水平。PSP 在诊断脓毒症方面的敏感性和特异性分别为 77%～86% 和 73%～78%，其诊断性能与 CRP 和 PCT 相当，体现了其在临床应用中的潜力。此外，PSP 的即时检测具有快速、便捷的优势，可为脓毒症的早期识别提供依据。然而，目前仍需进一步开展大规模研究，以评估 PSP 在临床实践中的实际应用效果。

4. SAA　在病原体刺激及相关细胞因子的作用下，SAA 由肝细胞合成并分泌，通常在 5～6 h 内，其水平可升高至正常值的 10～1000 倍，且这一变化不受性别和年龄影响。将 SAA 与 CRP 联合检测有助于鉴别细菌或病毒感染。具体而言，当 SAA 与 CRP 同时升高时，提示细菌感染可能；而当 SAA 水平升高而 CRP 水平未见明显变化时，则可能提示病毒感染。

（二）细胞因子

多项研究表明，脓毒症时病原体与宿主免疫系统之间存在复杂的相互作用。疾病发作时，免疫炎症反应往往呈现动态失衡，细胞因子在这一过程中发挥着重要作用。细胞因子是由细胞分泌的具有生物活性的一类免疫分子。在脓毒症的病理过程中，细菌脂多糖通过结合蛋白、受体 CD14 及 Toll 样受体激活抗原呈递细胞。此外，细菌外毒素能够通过桥接抗原呈递细胞上表达的主要组织相容性复合体Ⅱ类分子与 T 淋巴细胞受体，诱导细胞因子的产生与释放。与脓毒症相关的细胞因子包括促炎白介素（interleukin，IL）、抗炎 IL、趋化因子、高迁移率族蛋白 B1（high mobility group box-1 protein，HMGB1）、巨噬细胞移动抑制因子（macrophage migration inhibitory factor，MIF）及可溶性 CD74。

IL-6、IL-1β 是脓毒症中最主要的促炎 IL，且多项研究已证实 IL-6 作为脓毒症生物标志物的潜在价值。IL-6 对感染的应答速度较 CRP 和 PCT 更快，通常在炎症反应发生后 2 h 内达到峰值，其独立预测脓毒症的敏感性和特异性分别为 68% 和 83%，且其变化与脓毒症的严重程度密切相关。目前，可用于脓毒症临床评估的抗炎性白介素数量有限，其中 IL-10 的应用相对广泛，其余大部分仍处于动物实验阶段。小样本研究发现 IL-10 在新生儿脓毒症诊断中的敏感性、特异性和阴性预测值分别为 73%、92% 和 83%。HMGB1 是一种存在于真核细胞核中的非组蛋白，主要由活化的巨噬细胞分泌，或在细胞坏死和凋亡过程中释放，其被认为是脓毒症患者诊断及预后评估的潜在生物标志物。在使用 15.27 ng/ml 作为临界值时，其对脓毒症患者 ICU 住院时间超过 5 天的预测敏感性和特异性分别为 100% 和 83.33%。然而，HMGB1 在早期诊断中的价值仍需进一步研究。

（三）免疫相关生物标志物

脓毒症相关的免疫生物标志物包括可溶性白细胞分化抗原 14 亚型（plasma soluble leukocyte differentiation antigen 14 subtype，sCD14-ST）、可溶性髓系细胞触发受体 -1（soluble triggering receptor expresses on myeloid cells-1，sTREM-1）、CD64、血浆可溶性尿激酶型纤溶酶原激活物受体（soluble urokinase-type plasminogen activator receptor，suPAR）及天然免疫 B 细胞（innate response activator B cells，IRA B 细胞）等，以上均被视为新型免疫生物标志物。

sCD14-ST 被认为可用于鉴别细菌性脓毒症和非细菌性脓毒症，且可能与革兰氏阴性菌引起的脓毒症密切相关。然而，目前其临界值的界定仍存在争议。sTREM-1 是一种表达于中性粒细胞、成熟单核细胞及巨噬细胞表面的糖蛋白，其在细菌感染时表达显著增加。研究显示，sTREM-1 在高危患者中识别脓毒症的诊断敏感性和特异性分别为 82% 和 81%。此外，其在区分脓毒症与系统性炎症反应综合征（SIRS）方面的敏感性和特异性分别为 85% 和 79%，且可用于预测死亡风险。当 sTREM-1 的临界值设置为 468.05 μg/L 时，其对脓毒症相关心肌损伤的诊断敏感性和特异性分别为 80.6% 和 75.7%，曲线下面积（area under the curve，AUC）为 0.79。尽管如此，sTREM-1 尚未在临床实践中得到广泛应用。CD64 是免疫球蛋白 G Fc 段的 I 型受体，其在脓毒症患者的中性粒细胞中表达显著增加。多项研究均表明，CD64 是脓毒症早期诊断中有价值的生物标志物，其对脓毒症的诊断敏感性和特异性均在 88% 左右。此外，其与 CRP 等其他生物标志物的联合使用可进一步提高诊断的准确性。

（四）血管舒张相关生物标志物

血管舒张相关生物标志物包括肾上腺髓质素（adrenomedullin，ADM）、内皮细胞特异性分子 -1（endothelial cell specific molecule-1，ESM-1）、纤溶酶原激活物抑制剂 -1（plasminogen activator inhibitor-1，PAI-1）等血管舒张相关生物标志物在感染引起的血管内皮障碍中均有升高。这些生物标志物目前已成为脓毒症和脓毒性休克的研究热点，展现出良好的临床前景。研究表明，ADM 水平与脓毒症的严重程度、器官衰竭状况及 30 天死亡率相关；ESM-1 及 PAI-1 水平可作为脓毒症患者死亡率的预后指标。然而，上述生物标志物的广泛应用仍需进一步的研究和验证。

（五）其他

乳酸被视为非特异性生物标志物，作为脓毒症 3.0 中脓毒性休克定义的诊断要求之一，其单独用于脓毒症的诊断敏感度并不高，且无法有效区分不同病原体。然而，乳酸水平与脓毒性休克及急诊病死率相关，并可用于指导液体复苏。环状 RNA、微小 RNA、长链非编码 RNA 等分子，在参与免疫反应和基因表达调控方面发挥着重要作用，且在脓毒症患者中表现出不同的表达水平，因此它们被视为脓毒症生物标志物的潜在候选。

综上所述，脓毒症是一种异质性大的综合征，具有多种不同的病理生理机制。目前，任何单一生物标志物均不足以单独作为脓毒症早期识别的生物标志物。研究表明，多种生物标志物的联合使用可提高脓毒症的识别和评估的准确性。

五、脓毒症的临床评分体系

（一）SIRS 的诊断标准

1991 年美国胸科医师协会 / 危重症医学会首次对脓毒症作出阐释，将其定义为由感染引起的全身炎症反应综合征（systemic inflammatory response syndrome，SIRS），即：感染 +SIRS（表 11-2），满足 2 项及以上标准即为脓毒症 1.0。SIRS 的提出是现代重症医学的重要里程碑，其评估指标包括体温、心率、呼吸频率及白细胞计数，为人们理解炎症反应提供了宝贵经验。但因 SIRS 敏感性高而特异性低、与预后关联性不足，以及未充分考虑基础疾病状态等因素对炎症反应的影响，使 SIRS 在脓毒症领域逐渐被新的定义和标准所取代。尽管如此，SIRS 仍在非感染性炎症的研究中发挥着重要参考价值。

表11-2 SIRS的诊断标准

评估项目	诊断标准
体温	> 38℃或< 36℃
心率	> 90 次 / 分
呼吸频率	> 20 次 / 分或 $PaCO_2$ < 32 mmHg
白细胞计数	> 12 × 10^9/L 或< 4 × 10^9/L 或未成熟中性粒细胞（杆状核）比例> 10%

注：具备 2 项及以上可诊断

（二）SOFA 评分

SOFA 评分于 1994 年由欧洲重症医学学会提出（表 11-3），旨在寻找一种客观而简便的方法，以连续的形式描述单个器官的功能障碍或衰竭，同时能评估从轻微的功能障碍到重症衰竭的程度。该评分系统通过评估患者的 6 个主要器官系统——呼吸系统、凝血系统、肝、肾、中枢神经系统和循环系统的功能，来判断多脏器功能障碍的程度。每个器官系统按特定标准进行评分，总分 0 ~ 24 分，分数越高，表示多脏器功能障碍越严重。2016 年脓毒症 3.0 定义的提出，使 SOFA 评分与脓毒症之间的联系更紧密，成为脓毒症诊断的重要组成部分。尽管 SOFA 评分具有全面性、客观性，且可动态监测病情，其在病死率预测中的应用价值已在多项研究中得到证实，然而，SOFA 评分并非专门针对感染患者，且依赖于实验室检测结果，因此对于快速筛查来说便捷性欠佳。

表11-3 SOFA评分

系统 / 器官	变量	评分				
		0 分	1 分	2 分	3 分	4 分
呼吸系统	PaO_2/FiO_2（mmHg）	≥ 400	300 ~ 399	200 ~ 299	100 ~ 199	< 100
凝血系统	PLT（× 10^9/L）	≥ 150	100 ~ 149	50 ~ 99	20 ~ 49	< 20
肝	TBil（μmol/L）	< 20	20 ~ 32	33 ~ 101	102 ~ 204	> 204
肾	血肌酐（μmol/L）	< 110	110 ~ 170	171 ~ 299	300 ~ 440	> 440
	尿量（ml/d）	≥ 500			< 500	< 200
中枢神经系统	GCS 评分（分）	15	13 ~ 14	10 ~ 12	6 ~ 9	< 6

续表

系统 / 器官	变量	评分				
		0 分	1 分	2 分	3 分	4 分
循环系统	MAP（mmHg）	≥ 70	< 70			
	多巴胺［μg/（kg·min）］			≤ 5	5.1 ~ 15	> 15
	多巴酚丁胺			任何剂量		
	肾上腺素［μg/（kg·min）］				≤ 0.1	> 0.1
	去甲肾上腺素［μg/(kg·min)］				≤ 0.1	> 0.1

（三）qSOFA 评分

qSOFA 由 Seymour 等于 2015 年基于对 148 907 例疑似感染患者的回顾性研究提出。与传统的 SOFA 评分相比，qSOFA 评分仅包含 3 项指标：意识状态改变、收缩压和呼吸频率，因此评分体系更简洁，易于应用。这些指标容易获取，便于在急诊或其他尚未取得实验室结果的患者中进行早期快速筛查（表 11-4）。目前认为 qSOFA ≥ 2 分为脓毒症的高危人群，可用于院外、急诊或医院普通病房中的可疑感染的成年患者的筛选和预警。相比于 SIRS，qSOFA 在感染导致的器官功能障碍的早期识别中特异性更佳，但其敏感性偏低。研究显示，qSOFA 在对 ICU 外患者预后预测中的敏感性和特异性分别为 54% 和 67%，因此不足以有效识别潜在的危重患者。因此，最新的临床指南指出，与 SIRS、NEWS 或 MEWS 等急危重症评分相比，不推荐单独使用 qSOFA 作为脓毒症或脓毒性休克的唯一筛查工具。

表11-4　qSOFA评分

临床表现	评分	
	0 分	1 分
意识状态改变	否	是
收缩压≤ 100 mmHg	否	是
呼吸≥ 22 次 / 分	否	是

（四）NEWS 评分及 MEWS 评分

NEWS 和 MEWS 评分是公认实用的快速评价急诊危重患者的工具，它们均不是针对脓毒症设定的，但涵盖了 qSOFA 的全部内容，且指标易获得、操作简单，因此在对脓毒症早期筛查及病情判断中也发挥着重要作用。NEWS 评分适用于年龄≥ 16 周岁的患者，不建议用于儿童及妊娠妇女，且对患有急性脑损伤或长期慢性疾病如慢性阻塞性肺疾病的患者敏感性可能会降低，其纳入是否吸氧对氧饱和情况进行修正，有助于对病情进行更准确的初步评估（表 11-5）。总分 20 分，0 ~ 4 分属低危，5 ~ 6 分或其中任一单项指标达 3 分属中危，≥ 7 分属高危，≥ 12 分属极高危。研究显示，NEWS 评分分值升高，脓毒症患者病情恶化可能性更大。MEWS 评分适用于年龄＞ 14 岁的患者，5 分是鉴别患者严重程度的最佳临界点，当评分≥ 5 分时，入住 ICU 及死亡风险均增加（表 11-6）。但也有部分患者会出现 MEWS 评分假阳性或假阴性的情况，因此也需根据临床情况综合判断。

表11-5　NEWS评分

评分	3	2	1	0	1	2	3
呼吸频率（次 / 分）	＜ 8	—	9 ~ 11	12 ~ 20	—	21 ~ 24	≥ 25
SpO_2（%）	≤ 91	92 ~ 93	94 ~ 95	≥ 96	—	—	—
吸氧	—	是	—	否	—	—	—
心率（次 / 分）	≤ 40	—	41 ~ 50	51 ~ 90	91 ~ 110	110 ~ 130	≥ 131
收缩压（mmHg）	≤ 90	91 ~ 100	101 ~ 110	111 ~ 219	—	—	≥ 220
体温（℃）	≤ 35.0	—	35.1 ~ 36.0	36.1 ~ 38.0	38.1 ~ 39.0	≥ 39.1	—
意识	—	—	—	意识清醒	对声音有反应	对疼痛有反应	无反应

表11-6　MEWS评分

评分	0	1	2	3
收缩压（mmHg）	101 ~ 199	81 ~ 100	≥ 200 或 71 ~ 80	≤ 70
心率（次 / 分）	51 ~ 100	41 ~ 50 或 101 ~ 110	≤ 40 或 111 ~ 130	＞ 130
呼吸频率（次 / 分）	9 ~ 14	15 ~ 20	＜ 9 或 21 ~ 29	≥ 30
体温（℃）	35.0 ~ 38.4	—	＜ 35.0 或≥ 38.5	—
意识	清楚	对声音有反应	对疼痛有反应	无反应

综上，目前单一临床评分体系在脓毒症早期识别方面很难兼具敏感性与特异性，因此，在临床实践中仍需密切观察患者的症状及各项体征，及时、多方面评估以早期识别脓毒症。

六、脓毒症新算法模型及人工智能的应用

随着计算机技术、数据挖掘技术和人工智能的迅速发展，越来越多的先进手段被应用

于临床诊疗。近五六年中，针对脓毒症早期识别及预后的预测模型研究逐渐增多，常用的变量筛选方法包括 Logistic 回归、Cox 回归、泊松回归及 Lasso 回归等。例如，Brandon DeShon 等对 35 000 名患者进行了回顾性分析，利用生存模型预测发生脓毒症的风险，所建立模型的曲线下面积（AUC）为 0.84。此外，Mikacenic C 等利用 Lasso 回归联合特定变量构建的脓毒症死亡预测模型 AUC 在 0.75 ~ 0.84 之间。但因脓毒症异质性较大，且血流动力学等参数之间多存在相关或交互影响，处理多维数据时容易产生较大偏倚而导致难以获得良好的预测效能。

人工智能的日益成熟使得快速处理海量数据成为可能，通过强化学习、深度学习等方法，有望通过人工智能挖掘脓毒症的不同表型，并建立早期预警模型以实现早期、动态预警。比如，Yang M 等建立的人工智能预测模型可以用较简单的生命体征及实验室检查数据将诊断的时效性缩短至 12 h；Nemati S 等开发的人工智能预测模型对脓毒症的诊断准确率可达 86%，且能提前 6 ~ 12 h 进行预警。尽管如此，相较于传统预警模型，人工智能预警模型往往具有难解释性，尽管在该领域已有大量研究开展，但实际的临床转化仍面临显著挑战。

七、脓毒症器官系统障碍的早期识别

（一）循环系统

循环改变是脓毒症患者的常见表现，由于微血管功能障碍、组织渗漏及炎症因子释放等多重因素，患者往往出现低血压、血管张力降低以及心脏功能障碍，包括舒张或收缩功能异常等。根据不同来源的统计数据，10% ~ 70% 的脓毒症患者可出现脓毒症诱发的心肌病或心肌功能障碍。在脓毒症情况下，可能会出现严重但可逆的心肌抑制，左心室扩张能力可能是重要的适应性反应。目前，脓毒症性心肌病尚无明确的定义，但多数专家认为，其应符合以下 5 个特征：①在脓毒症发生后急性起病，通常为可逆性，病程 7 ~ 10 天；②左心室扩张；③全心或双心室功能障碍［收缩和（或）舒张］，伴收缩力下降；④对液体复苏和儿茶酚胺反应性下降；⑤排除急性冠脉综合征。早期识别脓毒症性心肌病或心肌功能障碍有助于在脓毒症患者中区分血流动力学紊乱的始动因素，并做出合理应对措施。

除临床症状和体征外，心肌损伤标志物如肌钙蛋白、肌红蛋白、脑钠肽等，以及新型生物标志物如 sTREM-1、HMGB1 等也具有重要的诊断意义。超声心动图仍是评估脓毒症性心肌病或心肌功能障碍的基石。典型的脓毒症心脏反应表现为低外周血管阻力伴高心排血量，而在脓毒性休克时，可出现 5 种血流动力学特征：①左室收缩功能障碍；②左室收缩功能增强；③低循环血容量；④右心室衰竭；⑤复苏可恢复。在早期研究中，脓毒症性心肌病的诊断标准设为左室射血分数（left ventricular ejection fraction，LVEF）< 50% 以及 LVEF 较基线下降 10%，然而，LVEF 在很大程度上取决于前负荷和后负荷，且受正性肌力药物的影响，因此单用 LVEF 评估可能导致脓毒症性心肌病漏诊。斑点追踪超声心动图技术的发展及应用克服了心脏前后负荷的影响，可能对脓毒症心肌障碍的评价更有帮助。同时，左心室舒张功能的评估如二尖瓣舒张早期运动速度、右心室功能的评估如右心室舒张末期面积及右心室应变等，均在脓毒症心脏功能的评估中必不可少。

（二）呼吸系统

肺部损伤在脓毒症中很常见，低氧血症是脓毒症患者肺功能障碍的标志，严重时可发生急性呼吸窘迫综合征（acute respiratory distress syndrome，ARDS），这也是脓毒症进展过程中常见且严重的并发症之一，即使在肺外源性感染和轻度脓毒症病例中也有可能发生。脓毒症诱发 ARDS 的机制复杂，包括内皮损伤、细胞死亡途径激活、免疫功能紊乱及线粒体功能障碍等。研究表明，脓毒症相关 ARDS 患者的疾病严重程度相对更高，且预后相对更差。因此，需早期识别脓毒症引起的肺部损伤及 ARDS，以尽早干预。在评估急性感染患者时，需密切关注其是否出现呼吸困难、呼吸频率变化、发绀以及外周血氧饱和度下降等指标，并尽早完善动脉血气分析，以评估患者的呼吸功能。这些指标也是包括 SOFA 评分在内的多个常用临床评分体系的核心内容。此外，胸部影像学的完善如 X 线检查和 CT 扫描等，也可辅助早期评估肺部受累情况，进一步指导临床管理。

（三）血液和凝血系统

脓毒症相关凝血功能障碍（sepsis-associated coagulopathy，SAC；sepsis-induced coagulopathy，SIC）是脓毒症患者的常见并发症，其严重程度可从凝血酶原时间（prothrombin time，PT）和活化部分凝血活酶时间（activated partial thromboplastin time，APTT）延长，发展至弥散性血管内凝血（disseminated intravascular coagulation，DIC）。凝血功能障碍与炎症级联反应相辅相成，贯穿整个脓毒症进程。目前认为脓毒症患者发生凝血功能紊乱的主要机制包括血管内皮细胞损伤、促凝物质大量释放、生理性抗凝机制受损和纤溶抑制等。研究表明，合并 DIC 的脓毒症患者的病死率较未合并 DIC 患者可增加 1 倍以上。因此，在 SIC 阶段或 DIC 前期，对患者进行及时识别和干预对于改善患者预后具有重要意义。在日常诊疗工作中，需密切监测凝血功能指标，包括 PT、APTT、D- 二聚体、纤维蛋白原降解产物（fibrinogen degradation products，FDP）、纤维蛋白原（fibrinogen，Fib）及血红蛋白、血小板等，以动态评估患者的凝血功能状态。一些新型的凝血相关生物标志物，如血栓调节蛋白、纤溶酶原激活抑制物 -1（plasminogen activator inhibitor-1，PAI-1）等也逐渐被提出，但尚未在临床中得到广泛应用。此外，国际血栓与止血学会（International Society on

Thrombosis and Haemostasis，ISTH）目前推荐使用 SIC 积分系统进行 SIC 的诊断，该评分系统纳入 INR、血小板计数和 SOFA 评分 3 项指标，评分≥ 4 分即可诊断 SIC（表 11-7），为脓毒症性凝血病患者的早期识别和干预提供了依据。

表11-7　ISTH-SIC诊断标准

指标	0 分	1 分	2 分
PT-INR	≤ 1.2	1.2 ~ 1.4	＞ 1.4
血小板计数（$\times 10^9$/L）	≥ 150	100 ~ 150	＜ 100
4 项 SOFA 评分	0	1	≥ 2

注：4 项 SOFA 评分包含呼吸、心脏、肝和肾 4 部分。

（四）肾

脓毒症患者肾功能障碍的发生十分常见，其主要原因包括微循环障碍、内皮细胞损伤、间质水肿、低有效循环血容量所致的低灌注以及缺血再灌注损伤等。据统计，脓毒症患者中急性肾损伤（acute kidney injury，AKI）的发生率可高达 60%，合并慢性肾病的患者 AKI 发生率更高。因此，早期识别 AKI 并进行干预是脓毒症诊治过程中的重要环节。目前，改善全球肾脏病预后组织（Kidney Disease：Improving Global Outcomes，KDIGO）发布的 AKI 诊断标准被广泛应用，具体标准如下：48 h 内血清肌酐升高≥ 0.3 mg/dl（≥ 26.5 μmol/L）或血清肌酐升高至基线值的 1.5 倍及以上，并且该升高在过去 7 天内已知或推测发生；尿量＜ 0.5 ml/（kg·h）持续 6 h 以上（需排除尿路梗阻或其他可逆性的尿量减少的原因）。然而，KDIGO 的 AKI 诊断标准中，血肌酐升高可能存在延迟，且受年龄、性别、体质量、肌肉代谢和液体复苏稀释等多种非肾脏因素的影响。因此对 AKI 的早期识别还需要结合其他指标，如尿液镜检、肾损伤标志物及肾超声等。尿液镜检可发现有无颗粒管型或肾小管上皮细胞。肾损伤标志物主要包括肾小管损伤标志物、肾小管功能标志物、肾炎症标志物以及适应性修复和纤维化标志物四大类。其中，常见的标志物包括尿肾损伤分子 -1、胱抑素 C 和 α_1 微球蛋白等；而对 AKI 预测价值较高的标志物则包括中性粒细胞明胶酶相关脂质运载蛋白、组织金属蛋白酶抑制因子 2 及胰岛素样生长因子结合蛋白 7 等。这些标志物均在不断探索中。肾超声可以评估肾的大小及各级血流灌注情况，通过测量肾血流阻力指数可预测 AKI 的风险。

（五）肝

作为 SOFA 评分的重要组成部分，肝在脓毒症中的损伤尤为常见。研究显示，脓毒症相关肝功能不全和肝衰竭的发生率分别为 34% ~ 46% 和 1.3% ~ 22%。脓毒症相关肝损伤主要与血流灌注不足、缺氧、毒素及炎症损伤等因素密切相关，通常可分为 3 种临床类型：缺氧性肝炎、胆汁淤积和继发性硬化性胆管炎（secondary sclerosing cholangitis，SSC）。缺氧性肝炎以血清天冬氨酸氨基转移酶（AST）和丙氨酸氨基转移酶（ALT）明显升高为特征。约 1/3 缺氧性肝炎患者可能会发生胆汁淤积。而 SSC 的特征是炎症、纤维化和胆管破坏。在临床诊疗过程中，需定期监测转氨酶、转肽酶、胆红素及凝血功能等肝功能相关指标的变化，以早期发现肝功能障碍并及时干预。

（六）中枢神经系统

脓毒症患者中枢神经系统障碍较为常见，包括精神状态和神经功能的改变，早期可表现为疲劳、注意力不集中和淡漠等症状，后期可进展为谵妄、意识模糊甚至昏迷，严重者甚至可出现脑干功能障碍，如心率变异性受损和呼吸频率变异性受损等。因此，当脓毒症患者出现急性精神及神经状态的改变时，应高度警惕脓毒症相关脑病（sepsis-associated encephalopathy，SAE）。SAE 的发病机制目前尚不完全明确，推测可能与血脑屏障功能障碍、脑血流障碍及肠道菌群失调等相关。目前，SOFA 评分中已纳入对中枢神经系统的评估，但格拉斯哥昏迷量表评分（Glasgow Coma Scale，GCS）是一种非特异性的评估工具，其局限性在于未涵盖对瞳孔反应等特定功能的评估，且对于接受气管插管或镇静的患者，无法有效实施相关语言评估。故在临床实践中，需结合其他评估工具并辅以头颅 CT、MRI 及脑电图等检查，以排除其他功能性或器质性脑病。此外，可利用经颅多普勒超声技术对颅内血流和脑灌注压进行评估，以辅助 SAE 的早期识别和动态监测。

八、总结

根据最新定义，脓毒症是一种因机体对感染的反应失调而导致的危及生命的多脏器功能障碍综合征，其特征是病因多样且异质性大，对人类健康威胁巨大。因此，早期识别及早期干预是改善脓毒症预后的关键。但现有的生物标志物和临床评分体系均各有利弊，现有的单一的生物标志物或临床评分体系往往难以同时兼顾敏感性与特异性。此外，老年患者的增多及病原学早期获得的困难等因素使脓毒症的诊断面临更多挑战，故目前尚未形成十分成熟的早期预警及识别体系。新型生物标志物、预测模型和人工智能的发展为脓毒症早期识别提供了良好的前景。此外，脓毒症可导致多器官系统功能障碍，且各器官系统相互影响，这就需要综合利用生物标志物、检验技术、放射及超声影像学等多种方法对患者进行全面评估，以早期识别脓毒症及其相关器官系统功能障碍，这在脓毒症的诊治过程中至关重要。

（练　睿）

参考文献

[1] Rudd KE, Johnson SC, Agesa KM, et al. Global, regional, and national sepsis incidence and mortality, 1990-2017: analysis for the Global Burden of Disease Study. Lancet, 2020, 395 (10219): 200-211.

[2] Xie J, Wang H, Kang Y, et al. The epidemiology of sepsis in Chinese ICUs: a national cross-sectional survey. Crit Care Med, 2020, 48 (3): e209-e218.

[3] Rhee C, Dantes R, Epstein L, et al. Incidence and trends of sepsis in US hospitals using clinical vs claims data, 2009-2014. JAMA, 2017, 318 (13): 1241-1249.

[4] Seymour CW, Gesten F, Prescott HC, et al. Time to treatment and mortality during mandated emergency care for sepsis. N Engl J Med, 2017, 376 (23): 2235-2244.

[5] Ferrer R, Martin-Loeches I, Phillips G, et al. Empiric antibiotic treatment reduces mortality in severe sepsis and septic shock from the first hour: results from a guideline-based performance improvement program. Crit Care Med, 2014, 42 (8): 1749-1755.

[6] He RR, Yue GL, Dong ML, et al. Sepsis biomarkers: advancements and clinical applications-a narrative review. Int J Mol Sci, 2024, 25 (16): 9010.

[7] Parlato M, Philippart F, Rouquette A, et al. Circulating biomarkers may be unable to detect infection at the early phase of sepsis in ICU patients: the CAPTAIN prospective multicenter cohort study. Intensive Care Med, 2018, 44 (7): 1061-1070.

[8] Giamarellos-Bourboulis EJ, Tsaganos T, Tsangaris I, et al. Validation of the new Sepsis-3 definitions: proposal for improvement in early risk identification. Clin Microbiol Infect, 2017, 23 (2): 104-109.

[9] Serafim R, Gomes JA, Salluh J, et al. A comparison of the quick-SOFA and systemic inflammatory response syndrome criteria for the diagnosis of sepsis and prediction of mortality: a systematic review and meta-analysis. Chest, 2018, 153 (3): 646-655.

[10] Williams JM, Greenslade JH, McKenzie JV, et al. Systemic inflammatory response syndrome, quick sequential organ function assessment, and organ dysfunction: insights from a prospective database of ED patients with infection. Chest, 2017, 151 (3): 586-596.

[11] 张新超，温伟，董士民．老年脓毒症诊断与治疗中的困难与挑战．中国急救医学，2024，44（5）：376-384.

[12] 汪峰，唐宁，田磊，等．脓毒症实验诊断现状与问题．中华检验医学杂志，2023，46（10）：983-986.

[13] 中国医疗保健国际交流促进会急诊医学分会，中华医学会急诊医学分会，中国医师协会急诊医师分会，等 . 中国脓毒症早期预防与阻断急诊专家共识 . 中华急诊医学杂志，2020，29（7）：885-895.

[14] 盛梦秋，张玉，侯铁英 . 单核苷酸多态性与脓毒症遗传易感性的关系 . 中华危重病急救医学，2021，33（5）：630-632.

[15] Lu H，Wen D，Wang X，et al. Host genetic variants in sepsis risk：a field synopsis and meta-analysis. Crit Care，2019，23（1）：26.

[16] Meyer NJ，Prescott HC. Sepsis and Septic Shock. N Engl J Med，2024，391（22）：2133-2146.

[17] He XL，Liao XL，Xie ZC，et al. Pulmonary infection is an independent risk factor for long-term mortality and quality of life for sepsis patients. Biomed Res Int，2016（2016）：4213712.

[18] Ramachandran G. Gram-positive and gram-negative bacterial toxins in sepsis：a brief review. Virulence，2014，5（1）：213-218.

[19] Zhou J，Qian C，Zhao M，et al. Epidemiology and outcome of severe sepsis and septic shock in intensive care units in mainland China. PLoS One，2014，9（9）：e107181.

[20] Ziegler EJ，Fisher CJ Jr，Sprung CL，et al. Treatment of gram-negative bacteremia and septic shock with HA-1A human monoclonal antibody against endotoxin. A randomized，double-blind，placebo-controlled trial. The HA-1A Sepsis Study Group. N Engl J Med，1991，324（7）：429-436.

[21] Ljungström L，Pernestig AK，Jacobsson G，et al. Diagnostic accuracy of procalcitonin，neutrophil-lymphocyte count ratio，C-reactive protein，and lactate in patients with suspected bacterial sepsis. PLoS One，2017，12（7）：e0181704.

[22] Póvoa P，Coelho L，Dal-Pizzol F，et al. How to use biomarkers of infection or sepsis at the bedside：guide to clinicians. Intensive Care Med，2023，49（2）：142-153.

[23] He RR，Yue GL，Dong ML，et al. Sepsis biomarkers：advancements and clinical applications-a narrative review. Int J Mol Sci，2024，25（16）：9010.

[24] Leli C，Ferranti M，Marrano U，et al. Diagnostic accuracy of presepsin（sCD14-ST）and procalcitonin for prediction of bacteraemia and bacterial DNAaemia in patients with suspected sepsis. J Med Microbiol，2016（65）：713-719.

[25] Schulte W，Bernhagen J，Bucala R. Cytokines in sepsis：potent immunoregulators and potential therapeutic targets--an updated view. Mediators Inflamm，2013（2013）：165974.

[26] Cavaillon JM. Exotoxins and endotoxins：Inducers of inflammatory cytokines. Toxicon，2018（149）：45-53.

[27] 夏照帆，伍国胜 . 浅谈细胞因子在脓毒症中的作用及临床应用现状 . 中华烧伤杂志，2019，35

（1）：3-7.

[28] Henning DJ，Hall MK，Watsjold BK，et al. Interleukin-6 improves infection identification when added to physician judgment during evaluation of potentially septic patients. Am J Emerg Med，2020（38）：947-952.

[29] Urbonas V，Eidukaitė A，Tamulienė I. Increased interleukin-10 levels correlate with bacteremia and sepsis in febrile neutropenia pediatric oncology patients. Cytokine，2012，57（3）：313-315.

[30] Azim A. Presepsin：a promising biomarker for Sepsis. Indian J Crit Care Med，2021（25）：117-118.

[31] Cao C，Gu J，Zhang J. Soluble triggering receptor expressed on myeloid Cell-1（sTREM-1）：a potential biomarker for the diagnosis of infectious diseases. Front Med，2017（11）：169-177.

[32] Qin Q，Liang L，Xia Y. Diagnostic and prognostic pPredictive values of circulating sTREM-1 in sepsis：a meta-analysis. Infect Genet Evol，2021（96）：105074.

[33] Tao F，Peng L，Li J，et al. Association of serum myeloid cells of soluble triggering receptor-1 level with myocardial dysfunction in patients with severe sepsis. Mediators Inflamm，2013（2013）：819246.

[34] Yeh CF，Wu CC，Liu SH，et al. Comparison of the accuracy of neutrophil CD64，procalcitonin，and creactive protein for sepsis identification：a systematic review and meta-analysis. Ann Intensive Care，2019，9（1）：5.

[35] Huang N，Chen J，Wei Y，et al. Multi-marker approach using c-reactive protein，procalcitonin，neutrophil CD64 index for the prognosis of sepsis in intensive care unit：a retrospective cohort study. BMC Infect Dis，2022，22（1）：662.

[36] Lundberg OHM，Lengquist M，Spångfors M，et al. Circulating bioactive adrenomedullin as a marker of sepsis，septic shock and critical illness. Crit Care，2020，24（1）：636.

[37] Yang Y，Xie J，Guo F，et al. Combination of creactive protein，procalcitonin and sepsis-related organ failure score for the diagnosis of sepsis in critical patients. Ann Intensive Care，2016，6（1）：51.

[38] Vincent JL，Moreno R，Takala J，et al. The SOFA（sepsis-related organ failure assessment）score to describe organ dysfunction/failure. On behalf of the working group on sepsis-related problems of the european society of intensive care medicine. Intensive Care Med，1996，22（7）：707-710.

[39] Singer M，Deutschman CS，Seymour CW，et al. The third international consensus definitions for sepsis and septic shock（Sepsis-3）. JAMA，2016，315（8）：801-810.

[40] Moreno R，Vincent JL，Matos R，et al. The use of maximum SOFA score to quantify organ dysfunction/failure in intensive care. Results of a prospective，multicentre study. Working Group on Sepsis related Problems of the ESICM. Intensive Care Med，1999，25（7）：686-696.

[41] Bauer M, Gerlach H, Vogelmann T, et al. Mortality in sepsis and septic shock in Europe, North America and Australia between 2009 and 2019-results from a systematic review and meta-analysis. Crit Care, 2020, 24 (1): 239.

[42] Seymour CW, Liu VX, Iwashyna TJ, et al. Assessment of clinical criteria for sepsis: for the third international consensus definitions for sepsis and septic shock (Sepsis-3). JAMA, 2016, 315 (8): 762-774.

[43] Herwanto V, Shetty A, Nalos M, et al. Accuracy of quick sequential organ failure assessment score to predict sepsis mortality in 121 studies including 1, 716, 017 individuals: a systematic review and meta-analysis. Crit Care Explor, 2019, 1 (9): e0043.

[44] Evans L, Rhodes A, Alhazzani W, et al. Surviving sepsis campaign: international guidelines for management of sepsis and septic shock 2021. Intensive Care Med, 2021, 47 (11): 1181-1247.

[45] 王博，王秀杰. 英国早期预警评分（NEWS）评估急重症的临床应用研究进展. 中国急救医学，2014，34（10）：4.

[46] 孟新科，杨径，吴华雄，等. MEWS 与 APACHE Ⅱ评分在急诊潜在危重病患者病情评价和预后预测中的对比研究. 实用临床医药杂志，2005（8）：1-4.

[47] DeShon B, Dummitt B, Allen J, et al. Prediction of sepsis onset in hospital admissions using survival analysis. J Clin Monit Comput, 2022, 36 (6): 1611-1619.

[48] Mikacenic C, Price BL, Harju-Baker S, et al. A two-biomarker model predicts mortality in the critically ill with sepsis. Am J Respir Crit Care Med, 2017, 196 (8): 1004-1011.

[49] Yang M, Liu C, Wang X, et al. An explainable artificial intelligence predictor for early detection of Sepsis. Crit Care Med, 2020, 48 (11): e1091-e1096.

[50] Nemati S, Holder A, Razmi F, et al. An interpretable machine learning model for accurate prediction of sepsis in the ICU. Crit Care Med, 2018, 46 (4): 547-553.

[51] Shvilkina. Sepsis-induced myocardial dysfunction: heterogeneity of functional effects and clinical significance. Front Cardiovasc Med, 2023 (10): 1200441.

[52] 刘霜，曲东. 脓毒性心肌病临床诊治进展. 中国小儿急救医学，2022，29（1）：6-11.

[53] 张晓航，申丽旻，李丹丹. 脓毒症心肌病的研究进展. 中国医师杂志，2024，26（5）：789-792.

[54] Sheu CC, Gong MN, Zhai R, et al. Clinical characteristics and outcomes of sepsis-related vs non-sepsis-related ARDS. Chest, 2010, 138 (3): 559-567.

[55] 周醒，谢剑锋，杨毅. 脓毒症相关凝血功能障碍的机制及药物治疗进展. 中华内科杂志，2022，61（2）：224-228.

[56] Iba T，Nisio MD，Levy JH，et al. New criteria for sepsis-induced coagulopathy (SIC) following the revised sepsis definition：a retrospective analysis of a nationwide survey. BMJ Open，2017，7 (9)：e017046.

[57] Zarbock A，Koyner JL，Gomez H，et al. Sepsis-associated acute kidney injury-treatment standard. Nephrol Dial Transplant，2023，39 (1)：26-35.

[58] 国家慢性肾病临床医学研究中心，中国医师协会肾脏内科医师分会，中国急性肾损伤临床实践指南专家组 . 中国急性肾损伤临床实践指南 . 中华医学杂志，2023，103 (42)：3332-3366.

[59] Kramer L，Jordan B，Druml W，et al. Austrian epidemiologic study on intensive care，ASDI study group. Incidence and prognosis of early hepatic dysfunction in critically ill patients—a prospective multicenter study. Crit Care Med，2007，35 (4)：1099-1104.

第十二章

脓毒症的器官功能评估

脓毒症是由感染引发的全身性炎症反应失调，可导致多器官功能障碍综合征（MODS），是重症医学领域最具挑战性的临床问题之一。器官功能评估作为脓毒症管理的重要环节，旨在通过系统性工具量化器官损伤程度、预测病情进展并指导精准治疗，对改善患者预后具有决定性意义。

一、概述

脓毒症的器官功能评估基于两大核心目标。

1. **早期识别**　通过标准化量表（如 SOFA、qSOFA）快速筛查高危患者，避免延误治疗。例如，qSOFA（快速序贯器官衰竭评估）仅需床旁生命体征（呼吸频率≥ 22 次 / 分、收缩压≤ 100 mmHg、意识改变），可在急诊场景中 1 min 内完成初筛，为后续干预争取时间。

2. **动态监测**　序贯器官衰竭评估量表（SOFA）通过呼吸系统、循环系统、凝血系统、肝、中枢神经系统及肾六大器官 / 系统的评分（0 ~ 24 分），实时反映器官 / 系统功能演变。研究表明，SOFA 评分每增加 1 分，患者 28 天死亡率上升 20%（AUC=0.79）。

二、临床意义

1. **预后预测**　器官功能障碍的严重程度直接关系到患者的生存率。例如，SOFA 评分≥ 8 分时死亡率超过 40%，而 APACHE Ⅱ评分＞ 25 分提示需强化生命支持。

2. **治疗决策**　评估结果指导个体化治疗策略。如急性肾损伤（AKI）的 KDIGO 分期决定是否需要肾脏替代治疗；ARDS 柏林定义分级（PaO_2/FiO_2 比值）则影响机械通气模式选择。

3. **资源优化**　通过分层管理（如 ICU 优先收治 SOFA ≥ 6 分的患者），提升医疗资源使用效率。

4. **降低死亡率**　早期评估联合集束化治疗（如 1 h 内抗生素使用、液体复苏）可使脓毒症死亡率下降 20% ~ 30%。

5. **推动精准医学**　生物标志物（如乳酸、降钙素原）与量表的结合，实现从“经验性治疗”向“靶向干预”的转化。例如，乳酸清除率＜ 10% 提示需调整血管活性药物剂量。

6. **科研与指南更新**　器官功能评估数据为脓毒症定义迭代（如 Sepsis-3）提供循证依据，并促进 AI 模型开发（如机器学习预测器官衰竭趋势）。

脓毒症的器官功能评估不仅是临床实践的基石，更是连接基础研究与临床转化的桥梁。随着新型生物标志物（如线粒体 DNA、内皮糖萼降解产物）和人工智能技术的整合，未来评估体系将更趋动态化、精准化，为脓毒症患者带来更大生存获益。

三、器官功能评估量表的分类

（一）临床评估量表的分类

脓毒症器官功能评估量表根据其设计目标可分为以下 3 类（表 12-1）。

1. **诊断性评估量表**　用于早期识别脓毒症及器官功能障碍，如 qSOFA（快速序贯器官衰竭评估量表）和 SIRS（全身炎症反应综合征）量表。

2. **预后评估量表**　预测患者死亡率或病情进展，如 SOFA（序贯器官衰竭评估）和 APACHE Ⅱ（急性生理与慢性健康评分Ⅱ）。

3. **动态监测量表**　实时评估治疗反应，如 MODS（多器官功能障碍评分）及器官特异性评分（如 AKI 分期、ARDS 柏林定义）。

表12-1　脓毒症器官功能评估量表的分类

量表类型	核心功能	临床场景	协同作用
诊断性评估量表	快速筛查高风险患者	急诊、普通病房	缩短诊断至治疗的时间，优先分配资源
预后评估量表	量化死亡风险与病情严重程度	ICU、科研与指南制定	指导治疗强度，支持循证决策
动态监测量表	实时反馈治疗效果	治疗全程（尤其危重期）	优化个体化方案，减少并发症

（二）诊断性评估量表的特点与局限性

1. qSOFA　qSOFA（Quick Sequential Organ Failure Assessment）是《脓毒症 3.0 定义（Sepsis-3）》的核心诊断工具之一（表 12-2），旨在通过简化床旁筛查流程，快速识别脓毒症高风险患者，为早期干预争取时间。

表12-2　qSOFA评分标准

评估项目	评分标准	得分
呼吸频率	≥ 22 次 / 分	1 分
收缩压	≤ 100 mmHg	1 分
意识状态改变	格拉斯哥昏迷评分（GCS）＜ 15 分，或出现嗜睡、谵妄、昏迷等异常表现	1 分
总分	≥ 2 分提示脓毒症高风险，需进一步结合 SOFA 评分及实验室检查（如乳酸）进行确诊	—

（1）优势：仅需床旁生命体征（呼吸频率≥ 22 次 / 分、收缩压≤ 100 mmHg、意识改变），适用于急诊快速筛查。意识状态改变可应用格拉斯哥昏迷评分（表 12-3，表 12-4）。

（2）局限性：敏感性较低（60% ~ 70%），可能漏诊早期脓毒症患者，需联合实验室指标（如乳酸≥ 2 mmol/L 或感染证据）提高准确性。

（3）指南推荐：2024 年脓毒症指南建议将 qSOFA 作为初筛工具，确诊需结合 SOFA 评分≥ 2 分。

表12-3　格拉斯哥昏迷评分（Glasgow Coma Scale，GCS）评分标准

评估项目	反应表现	评分
睁眼反应（E）	自动睁眼	4 分
	对语言指令睁眼（如“请睁眼”）	3 分
	对疼痛刺激睁眼（如按压甲床）	2 分
	无睁眼反应	1 分
语言反应（V）	成人：定向对话（能准确回答时间、地点、人物）	5 分
	混乱对话（回答不连贯但可交流）	4 分
	不恰当词汇（仅能说出单词，无逻辑）	3 分
	无法理解的声音（呻吟、无意义发音）	2 分
	无语言反应	1 分
	儿童（＜ 2 岁）：正常发声、微笑、互动	5 分
	哭闹但可安抚	4 分
	持续哭闹或尖叫	3 分
	烦躁不安（无法安抚）	2 分
	无反应	1 分

续表

评估项目	反应表现	评分
运动反应（M）	能按指令完成动作（如“举手”）	6分
	对疼痛定位（试图移除疼痛刺激）	5分
	逃避疼痛（肢体回缩但无定位动作）	4分
	异常屈曲（去皮质强直：上肢屈曲、下肢伸展）	3分
	异常伸展（去大脑强直：四肢伸展）	2分
	无运动反应	1分

表12-4　格拉斯哥昏迷评分及其临床意义

总分范围	临床分级	意义
13～15分	轻度意识障碍或无损伤	预后较好，通常无需紧急干预
9～12分	中度意识障碍	提示脑损伤（如脑震荡），需密切监测
≤8分	重度意识障碍/昏迷	提示严重脑损伤（如脑出血、脑疝），需紧急处理（如气管插管、颅内压监测）

2. **SIRS量表**　SIRS（systemic inflammatory response syndrome）是全身炎症反应综合征的缩写，SIRS量表主要用于识别患者是否存在全身性炎症反应，常用于脓毒症的诊断（见第十一章表11-2）。

（1）优势：早期识别全身性炎症反应，为脓毒症筛查提供基础依据。涵盖体温、心率等基础指标，操作简单，敏感性高，覆盖广泛炎症状态（感染性或非感染性）。

（2）局限性：特异性不足，非感染性疾病（如创伤、烧伤）也可能符合标准，现已逐步被SOFA取代。SIRS量表曾是脓毒症诊断的基石（Sepsis-2定义），但因其特异性不足，目前主要作为辅助工具或用于资源有限地区的初步筛查。

（三）预后评估量表的特点与局限性

1. SOFA　序贯器官衰竭评估量表（Sequential Organ Failure Assessment，SOFA）通过量化六大器官/系统（呼吸系统、凝血系统、肝、循环系统、中枢神经系统、肾）的功能状态，动态反映脓毒症患者的器官损伤程度（见第十一章表11-3）。

（1）评估内容

1）评分范围：0～24分，分值越高，提示器官损伤越严重。

2）核心指标：呼吸系统：PaO_2/FiO_2比值反映氧合能力。循环系统：结合血压与血管活性药物剂量评估循环系统损伤。肾：肌酐和尿量评估肾功能。

（2）临床意义

1）预后预测：总分≥8分：28天死亡率超过40%。动态变化：SOFA评分每日升高≥ 2 分，提示病情恶化（OR=3.2）。

2）诊断标准：脓毒症 3.0（Sepsis-3）定义中，基线 SOFA ≥ 2 分结合感染证据可确诊脓毒症。

3）治疗指导：呼吸系统：PaO_2/FiO_2 < 200 mmHg 需肺保护性通气。循环系统：多巴胺剂量> 5 μg/（kg·min）提示需调整血管活性药物策略。

4）优势：动态评估器官功能演变，与 28 天死亡率显著相关（AUC=0.79）。被纳入脓毒症诊断核心标准（基线评分增加≥ 2 分）。

5）局限性：依赖实验室数据（如肌酐、胆红素），时效性较差。对早期脓毒症敏感性不足，需联合 qSOFA 使用。

2. **APACHE Ⅱ量表**　APACHE Ⅱ（Acute Physiology And Chronic Health Evaluation Ⅱ）即急性生理与慢性健康评分系统第二版，是 ICU 广泛使用的危重患者病情严重程度及预后评估工具，整合急性生理参数、年龄及慢性健康状况进行综合评分（表 12-5，表 12-6）。

表12-5　APACHE Ⅱ量表

评估项目	评分标准	分值范围
急性生理参数	12 项指标（体温、心率、MAP、呼吸频率、PaO_2、动脉血 pH、血钠、血钾、肌酐、HCT、WBC、GCS），每项分值根据偏离正常范围程度计算（0 ~ 4 分）	0 ~ 60 分
年龄	≤ 44 岁（0 分）；45 ~ 54 岁（2 分）；55 ~ 64 岁（3 分）；65 ~ 74 岁（5 分）；≥ 75 岁（6 分）	0 ~ 6 分
慢性健康状况	存在严重器官功能不全（如肝硬化、慢性肾衰竭）或免疫抑制（如化疗、长期激素治疗）	2 ~ 5 分
总分	急性生理评分（0 ~ 60）+ 年龄评分（0 ~ 6）+ 慢性健康状况评分（0 ~ 5）	0 ~ 71 分

（1）急性生理评分标准

表12-6　急性生理评分标准（12项，每项0 ~ 4分）

指标	正常范围	评分标准
体温（℃）	36 ~ 38	4 分：≤ 29.9 或≥ 41.0 3 分：30 ~ 31.9 或 39.0 ~ 40.9 2 分：32 ~ 33.9 1 分：34 ~ 35.9 或 38.5 ~ 38.9
心率（次 / 分）	70 ~ 109	4 分：< 40 或≥ 180 3 分：40 ~ 54 或 140 ~ 179 2 分：55 ~ 69 或 110 ~ 139

续表

指标	正常范围	评分标准
MAP（mmHg）	70 ~ 110	4 分：< 50 或≥ 160 3 分：130 ~ 159 2 分：50 ~ 69 或 110 ~ 129
呼吸频率（次 / 分）	12 ~ 24	4 分：< 6 或≥ 50 3 分：35 ~ 49 2 分：6 ~ 9 1 分：10 ~ 11 或 25 ~ 34
PaO_2（mmHg）（FiO_2 < 50%）	> 70	4 分：< 55 3 分：55 ~ 60 1 分：61 ~ 70
A-aDO2（FiO_2 ≥ 50%）	< 200	4 分：≥ 500 3 分：350 ~ 499 2 分：200 ~ 349
动脉血 pH	7.33 ~ 7.49	4 分：< 7.15 或≥ 7.70 3 分：7.15 ~ 7.24 或 7.60 ~ 7.69 2 分：7.25 ~ 7.32 1 分：7.50 ~ 7.69
HCO_3^-（mmol/L, 无血气时）	22 ~ 31.99	4 分：< 15 或≥ 52 3 分：15 ~ 17.9 或 41.0 ~ 51.9 2 分：18 ~ 21.9 1 分：32 ~ 40.9
血钠（mmol/L）	130 ~ 149	4 分：≤ 110 或≥ 180 3 分：111 ~ 119 或 160 ~ 179 2 分：120 ~ 129 或 155 ~ 159 1 分：150 ~ 154
血钾（mmol/L）	3.5 ~ 5.4	4 分：< 2.5 或≥ 7.0 3 分：6.0 ~ 6.9 2 分：2.5 ~ 2.9 1 分：3.0 ~ 3.4 或 5.5 ~ 5.9
肌酐（mg/dl，急性肾衰竭时分值加倍）	0.6 ~ 1.4	4 分：≥ 3.5 3 分：2.0 ~ 3.4 2 分：1.5 ~ 1.9 或<0.6
血细胞比容（%）	30 ~ 45.9	4 分：< 20 或≥ 60 2 分：20 ~ 29.9 或 50 ~ 59.9 1 分：46 ~ 49.9
白细胞计数（$\times 10^9$/L）	3 ~ 14.9	4 分：< 1.0 或≥ 40 2 分：1.0 ~ 2.9 或 25 ~ 39.9 1 分：15 ~ 19.9
GCS 评分	15 分	（15-GCS）计入评分

（2）慢性健康状况评分标准

1）2 分：择期手术后合并慢性疾病（如糖尿病、高血压）。

2）5 分：非手术或急诊手术后合并严重器官功能不全（如心功能Ⅳ级、肝硬化 Child C 级）。

（3）临床意义

1）优势：预测 ICU 患者死亡率效能高（AUC=0.85），适用于多病种危重患者（表 12-7）。

2）局限性：计算复杂，需手动录入 12 项参数，依赖实验室数据，如动脉血气、电解质结果延迟可能影响实时评估。未针对脓毒症特异性优化（表 12-8）。

表12-7　APACHE Ⅱ总分与死亡率关联

APACHE Ⅱ总分	预计死亡率
≤ 15 分	< 10%
15 ~ 34 分	30% ~ 50%
≥ 35 分	> 80%

表12-8　脓毒症评估量表的核心对比

量表	核心功能	适用场景	优势	局限性
qSOFA	快速筛查高风险患者	急诊、普通病房	简单、快速	敏感性低，依赖临床经验
SOFA	动态评估器官功能障碍	ICU、专科病房	与死亡率强相关，指南推荐	依赖实验室数据，时效性差
APACHE Ⅱ	综合预后预测	多病种 ICU 患者	高预测效能，适用广泛	操作复杂，未针对脓毒症优化

（四）动态监测量表的特点与局限性

1. MODS　多器官功能障碍评分表（Multiple Organ Dysfunction Score，MODS）通过每日评分量化多器官损伤进展，反映治疗反应（表 12-9）。MODS 通过多维度整合器官功能数据，为脓毒症患者提供动态、系统的评估工具，但其有依赖复杂参数和实验室数据的局限性，因此需结合其他指标（如 SOFA、乳酸）优化临床决策（表 12-10，表 12-11）。

表12-9　MODS评分标准

器官系统	评估指标	评分				
		0 分	1 分	2 分	3 分	4 分
呼吸系统	PaO_2/FiO_2 比值（mmHg）	> 300	226 ~ 300	151 ~ 225	76 ~ 150	< 76
循环系统	压力调整心率（PAHR）：心率 ×（CVP/MAP）	≤ 10	10.1 ~ 15	15.1 ~ 20	20.1 ~ 30	> 30

续表

器官系统	评估指标	评分				
		0 分	1 分	2 分	3 分	4 分
肝	血清总胆红素（μmol/L）	< 20	21 ~ 60	61 ~ 120	121 ~ 240	≥ 240
肾	血清肌酐（μmol/L）	< 100	101 ~ 200	201 ~ 350	351 ~ 500	≥ 500
血液系统	血小板计数（$\times 10^9$/L）	> 120	81 ~ 120	51 ~ 80	21 ~ 50	≤ 50
神经系统	格拉斯哥昏迷评分（GCS）	15	13 ~ 14	10 ~ 12	7 ~ 9	≤ 6

注：总分范围 0 ~ 24 分，分值越高，提示器官功能障碍越严重。

表12-10　MODS对脓毒症评估的优势

优势	说明
多器官整合评估	量化脓毒症导致的全身性器官损伤，优于单一系统评分（如 SOFA）
动态敏感性高	每日评分可早期发现恶化趋势（如血小板下降、胆红素升高）
预测效能强	MODS 总分与脓毒症死亡率显著相关（AUC=0.82），优于 APACHE Ⅱ

表12-11　MODS对脓毒症评估的局限性

局限性	说明
依赖实验室数据	需频繁检测胆红素、肌酐等指标，时效性受限
操作复杂	PAR 计算涉及心率、CVP 和 MAP，增加了临床操作负担
敏感性不足	对早期脓毒症（如仅单器官受累）敏感性较低，可能延误干预
未纳入新型标志物	未整合乳酸、PCT 等脓毒症特异性生物标志物，限制了精准化评估

2. AKI 分期　急性肾损伤（acute kidney injury，AKI）分期通过肌酐和尿量的变化（表 12-12），为脓毒症患者的肾损伤提供标准化评估工具，但其依赖基线数据和具有滞后性，需结合生物标志物（如 NGAL、胱抑素 C）优化早期诊断。

表12-12　AKI分期

分期	血清肌酐（SCr）变化	尿量
1 期	SCr 升高≥ 0.3 mg/dl（48 h 内）或升至基线的 1.5 ~ 1.9 倍	< 0.5 ml/(kg·h)（持续 6 ~ 12 h）
2 期	SCr 升高至基线的 2.0 ~ 2.9 倍	< 0.5 ml/（kg·h）（持续≥ 12 h）
3 期	SCr 升高至基线的 3.0 倍或≥ 4.0 mg/dl 或需肾脏替代治疗（RRT）	< 0.3 ml/（kg·h）（持续≥ 24 h）或无尿≥ 12 h

临床意义

（1）早期识别与干预：1 期：提示肾功能轻度受损，需停用肾毒性药物（如 NSAIDs、氨基糖苷类），并优化容量管理。3 期：需紧急启动肾脏替代治疗（RRT），避免尿毒症及电解质紊乱（表 12-13）。但 AKI 分期对脓毒症的评估尚具有一定的局限性（表 12-14）。

表12-13　AKI分期对脓毒症评估的优势

优势	说明
敏感性强	基于肌酐和尿量变化，可早期识别脓毒症相关肾损伤（如肾灌注不足、炎症因子损伤）
分层管理	1 期患者通过优化液体复苏可逆转损伤；3 期需 RRT，避免多器官衰竭
标准化评估	KDIGO 分期被国际指南（如 SSC 2021）推荐，统一全球诊疗标准

表12-14　AKI分期对脓毒症评估的局限性

局限性	说明
依赖基线肌酐值	缺乏基线数据时（如慢性肾病未知），分期可能不准确
延迟性	肌酐升高滞后于实际肾损伤（24 ~ 48 h），可能延误干预
无法区分病因	未明确区分脓毒症性 AKI 与其他病因（如肾毒性药物、低血容量）
尿量监测干扰因素多	利尿剂使用、尿路梗阻等可能掩盖真实尿量变化

（2）预后预测：AKI 3 期患者的住院死亡率高达 50% ~ 60%，且长期慢性肾病风险增加。

（3）指导治疗：尿量监测：尿量＜ 0.5 ml/（kg·h）持续 6 h 提示需调整液体复苏策略。

3. **ARDS 柏林定义**　急性呼吸窘迫综合征（acute respiratory distress syndrome，ARDS）柏林定义通过标准化分级为脓毒症患者的呼吸衰竭提供清晰评估框架（表 12-15），但鉴于其依赖通气参数和影像学解读的局限性，需结合生物标志物（如肺泡灌洗液炎症因子）及临床背景综合判断。

表12-15　ARDS柏林定义评分标准

分级	起病时间	氧合指数（PaO_2/FiO_2）	胸部影像学	呼气末正压（PEEP）要求
轻度	≤ 1 周内急性起病	200 mmHg ＜ PaO_2/FiO_2 ≤ 300 mmHg	双肺浸润影，非完全由积液或肺不张解释	≤ 5 cmH_2O
中度	≤ 1 周内急性起病	100 mmHg ＜ PaO_2/FiO_2 ≤ 200 mmHg	双肺浸润影，非完全由积液或肺不张解释	≥ 5 cmH_2O
重度	≤ 1 周内急性起病	PaO_2/FiO_2 ≤ 100 mmHg	双肺浸润影，非完全由积液或肺不张解释	≥ 5 cmH_2O

临床意义

（1）分级指导治疗：轻度：优先采用无创通气或低潮气量机械通气（6 ~ 8 ml/kg）。重度：需俯卧位通气或体外膜肺氧合（ECMO），降低呼吸机相关性肺损伤风险。

（2）预后预测：重度 ARDS 患者 28 天死亡率达 40% ~ 50%，需早期强化干预。科研标准化：柏林定义统一全球诊断标准，促进临床试验结果可比性。柏林定义对脓毒症的评估具有很好的优势，但尚存在一些局限性（表 12-16，表 12-17）。

表12-16 ARDS柏林定义对脓毒症评估的优势

优势	说明
明确呼吸衰竭分级	氧合指数（PaO_2/FiO_2）量化脓毒症相关肺损伤程度，指导呼吸支持策略
动态监测病情	通过每日氧合指数变化评估治疗反应（如液体复苏、抗生素疗效）
预后分层	重度 ARDS 提示脓毒症患者多器官衰竭风险高，需多学科联合干预

表12-17 ARDS柏林定义对脓毒症评估的局限性

局限性	说明
依赖机械通气参数	氧合指数需在特定 PEEP 条件下测量，未通气的患者无法准确分级
无法区分病因	未明确区分脓毒症性 ARDS 与其他病因（如肺炎、误吸），可能影响治疗的针对性
影像学主观性	胸部浸润影的解读可能因医师经验差异导致诊断不一致
滞后性	氧合指数变化滞后于实际肺损伤（如炎症因子风暴），可能延误早期干预

（曹 阳）

参考文献

［1］高瑞，秦祺舒，曹丽萍，等 . 关于脓毒症认识的历史回顾 . 中国急救医学，2024，44（8）：698-702.

［2］李晓梅，杨国辉 . 脓毒症早期诊断及预后评估相关指标研究进展 . 疑难病杂志，2022，21（7）：768-771.

［3］杜欣欣，于湘友 . 2021 脓毒症指南：临床研究回顾与思考 . 中国急救医学，2022，42（4）：281-284.

［4］王仲，魏捷，朱华栋，等 . 中国脓毒症早期预防与阻断急诊专家共识 . 中国急救医学，2020，40（7）：577-588.

［5］朱梦莉，王智超，张婧，等 . 全身炎症反应综合征评分、序贯器官衰竭评分、快速脓毒症相关器官功能障碍评分对急诊感染性疾病预后的评估价值 . 安徽医药，2021，25（2）：261-264.

[6] 谭国家．快速序贯器官衰竭评分和英国早期预警评分对 ICU 脓毒症患者预后评估价值的比较．中国现代医学杂志，2019，29（17）：88-91.

[7] 房巍，王真．动脉血乳酸联合快速序贯器官衰竭评分在脓毒症患者早期诊断及预后评估中的价值．中国临床医生杂志，2025，53（5）：650-655.

[8] 王会仙，徐先锋，王春敏．乳酸/前白蛋白比值联合序贯器官衰竭评估评分对脓毒症休克患者预后的预测价值．创伤与急诊电子杂志，2025，13（1）：51-56.

[9] 常杰，张新超，温伟．入院后早期序贯器官衰竭评分变化对老年脓毒症短期预后的评估价值．临床急诊杂志，2025，26（1）：19-23.

[10] 吕梦源，朱辉．国家早期预警评分与序贯器官衰竭评估对 ICU 脓毒症患者预后的预测价值比较．反射疗法与康复医学，2024，5（20）：94-97.

[11] 张辉，赵国敏，赵磊，等．全身免疫炎症指数联合序贯器官衰竭评估评分对脓毒症患者预后的评估价值．中国临床医生杂志，2023，51（8）：983-987.

[12] 姚磊，王义新．脓毒症患者炎症因子与序贯器官衰竭评估评分水平的关系及对预后的预测价值．现代医学与健康研究电子杂志，2023，7（6）：32-35.

[13] 杨光耀，郑文龙，盛鹰，等．血尿素氮联合快速序贯器官衰竭评分对老年脓毒症患者预后的评估价值．中国急救医学，2022，42（3）：209-213.

[14] 赵刚，郁红萍，张一凡．降钙素原与 D- 二聚体联合序贯器官衰竭评分对老年脓毒症患者病情及预后评估的价值．中华老年多器官疾病杂志，2021，20（5）：355-358.

[15] 吴燕丽，邢柏．序贯器官衰竭评估评分对脓毒症患者红细胞输注的预测价值．中国急救医学，2019，39（10）：987-991.

[16] 戴盈，秦少云，潘华琴，等．急性生理评分与序贯器官衰竭评估评分预测高龄脓毒症患者预后的价值．实用临床医药杂志，2019，23（4）：37-40.

[17] 汪洋，陈上仲，陈昌勤，等．序贯器官衰竭估计评分用于脓毒症病情评估的研究进展．中华危重症医学杂志（电子版），2016，9（6）：422-425.

[18] 廖小龙，郭伟新，王中华，等．降钙素原、C 反应蛋白与线粒体 DNA 水平检测在老年脓毒症多器官功能衰竭病情评估中的应用．中国当代医药，2017，24（30）：123-125.

第十三章

脓毒症的容量评估与血流动力学管理

一、脓毒症的容量评估方法

容量评估在脓毒症的液体管理方面发挥着重要作用，临床医生可以依据容量反应性制定液体治疗方案。容量及容量反应性评估的方法在不断更新与发展。

1. **症状与生命体征** 通过患者的症状和体征如皮肤黏膜湿度、毛细血管充盈时间、神志、心率、血压、尿量等，可以初步判断容量状态，但易受患者及评估人员主观因素的影响，导致判断不准确。精神状态反映脑组织的灌注，灌注不足会导致患者表情淡漠、不安、谵妄、嗜睡甚至昏迷。皮肤温度和色泽反映体表灌注情况，外周组织灌注不足会导致四肢湿冷、皮肤苍白、毛细血管再充盈时间＞ 2 s。无创血压是容易获得的指标，对血压进行连续监测有助于了解患者的循环状态和容量，但当血压＜ 50 mmHg 时，难以精确测量迅速改变的血流动力学状态。脉率是基本的生命体征，脉率的变化多出现在血压变化之前，应用脉率 / 收缩压（mmHg）计算休克指数，0.5 表示没有休克；1.0 ~ 1.5 表示有休克；＞ 2.0 为严重休克。尿量减少通常是休克的表现，因此留置导尿管、记录每小时尿量是休克治疗过程中的必要手段。当尿量＜ 30 ml 时，尿比重增加表示存在容量不足、肾血管收缩；血压正常、尿量少且比重低，应考虑急性肾损伤。

2. **前负荷压力指标** 中心静脉压（central venous pressure，CVP）和肺动脉楔压（pulmonary artery wedge pressure，PAWP）是容量评估的传统指标，但易受心肌顺应性、胸腔内压力、导管本身及测量等因素的影响。监测中心静脉压需经皮穿刺深静脉置管，主要经过颈内静脉、锁骨下静脉、股静脉，将导管留置至上腔或者下腔静脉，在脓毒性休克患者的应用中价值较高，其代表右心房或者上、下腔静脉靠近右心房处的压力，反映右心室前负荷，可以用来评估血容量。CVP 正常值为 4 ~ 12 cmH_2O，降低表示血容量不足、右心房充盈压降低，升高表示容量超负荷、右心功能不全等。CVP 测量方法简单，数据较容易获得，临床上仍广泛用于持续监测动态变化；PAWP 可间接反映左心房充盈压，但由于 Swan-Ganz 肺动脉漂浮导管置管术操作较复杂，风险较高，价格也较高，临床应用受限，目前已不推荐。

3. **前负荷容积指标及动态前负荷参数** 脉搏指示连续心排血量监测（pulse indicator continuous cardiac output，PiCCO）能够获得容量、外周血管阻力、心功能、血管外肺水、胸腔内血容积（intrathoracic blood volume，ITBV）、全心舒张末期容积（global end diastolic volume，GEDV）等指标。全心舒张末期容积、胸腔内血容积不受心肌顺应性及呼吸运动的影响，可以准确评估患者的容量状态。脉搏压变异度、每搏量变异度、收缩压变异度可用来评估机械通气无自主呼吸、心律失常患者的容量状态及反应性。

4. **后负荷指标** 根据平均动脉压、中心静脉压和心排血量可以计算外周血管阻力（SVR）。根据肺动脉压、肺动脉楔压和心排血量可以计算肺循环血管阻力。临床上通常以体循环阻力作为监测左心室后负荷的主要指标，肺循环阻力作为监测右心室后负荷的指标。

5. **心脏超声** 床旁超声已经成为 ICU 常规监测技术。通过心脏超声可以获得下腔静脉直径、下腔静脉呼吸变异度、下腔静脉扩张指数、下腔静脉塌陷指数、主动脉峰值血流速度呼吸变异率及外周动脉超声如肱动脉峰值流速等。超声参数易受自主呼吸及机械通气的影响。

6. **经食管超声心动图（transesophageal echocardiography，TEE）** TEE 技术通过测定降主动脉内血液流速的变化，计算每搏量及心排血量。该技术要求高，还可能因探头位置不固定或者获得信号不稳定而影响心排血量的测定，并有可能导致心律失常、食管损伤穿孔等并发症。

容量状态的评估手段有多种，不同级别的医院应该根据自身情况特点选用，不同监测手段都有一定缺陷，建议选用联合多指标进行综合判断，有助于对容量状态的准确判定。

二、早期液体复苏方案

及时有效的液体复苏对于脓毒症 / 脓毒性休克是至关重要的。先前的指南也均有提出，在识别出脓毒症 / 脓毒性休克后应立即开始适当的复苏，并且对虽未证实但是怀疑脓毒症的患者应该设定较低的阈值。但对于初始复苏需要的具体液体量目前仍然缺乏随机对照或者前瞻性的干预研究。有研究表明，脓毒症 / 脓毒性休克的患者在 3 h 内未接受液体复苏与患者住院死亡率、低血压缓解延迟和ICU住院时间延长有关。越来越多的研究支持应实施1 h集束化治疗。

脓毒症患者出现有效循环血容量下降或者休克是进行“液体复苏”的前提，“拯救脓毒症运动”的重要手段就是进行液体复苏。早期识别内皮细胞损伤和毛细血管渗漏导致的隐形容量不足是进行早期液体复苏的理论基础。尽早实施早期液体复苏能够有效保证组织器官灌注，同时能够防止凝血功能障碍、防止血液高凝及微血栓的形成。在PROCESS、ARISE、PROMISE实验中均推荐将30 ml/kg作为临床实践的剂量。同时需要对治疗反应进行详细的初步评估和持续的重新评估。为了避免复苏不足或者复苏过度，在初始复苏后应该仔细评估血管内容量状态和器官灌注。需要平衡复苏过程中液体超负荷的风险，比如机械通气时间延长、急性肾损伤以及死亡率的增加。血压、中心静脉压、收缩压已经不足以很好地反映容量复苏过程中的病情变化，相比之下动态测量指标在预测容量反应性方面具有更好的准确性，比如被动抬腿试验结合心输出量、每搏输出量等。

《拯救脓毒症运动：2021年国际脓毒症和脓毒性休克管理指南》推荐应该立即进行治疗和复苏，对于脓毒症所致的低灌注/脓毒性休克的患者，建议在复苏的前3 h内至少静脉输注30 ml/kg的晶体液1 h集束化；利用血流动力学监测指标（每搏输出量、每搏量变异度、超声心动图、被动抬腿试验）、毛细血管充盈时间及其他灌注监测手段指导液体复苏，谨慎评估。如果经过初始容量复苏已经超过30 ml/kg，临床医生可以根据每搏输出量（SV）或者心排血量（CO）的动态变化进行小剂量重复使用。在资源技术相对受限的医疗机构，如无法测量SV和CO，利用被动抬腿试验持续60～90 s，脉压增加15%表明患者对容量复苏是有反应性的。血清乳酸是组织缺氧的重要生物标志物，但并不是组织灌注的直接指标。有学者已经提出脓毒性休克应该包括乳酸升高作为细胞应激的证据，同时伴随难治性低血压。既往的指南中有提出基于目标导向治疗，将乳酸水平下降/增加中心静脉氧饱和度作为脓毒症/脓毒性休克早期复苏的目标，尽管并非所有患者均能达到正常的血乳酸水平，但是仍然建议将降低乳酸水平作为复苏的主要策略。同时应该考虑临床情况和乳酸升高的其他可能性原因，监测血乳酸水平，指导复苏以降低高乳酸患者的血清乳酸水平。对于低灌注导致的高乳酸血症患者，当pH ≥ 7.15时，不建议使用碳酸氢盐来改善血流动力学状态或者减少血管活性药物的使用。四肢温度、皮肤花斑出现或消退以及毛细血管的反应时间可以作为血流动力学监测手段的补充，在评估脏器灌注、容量反应的安全性及有效性方面也具有重要的临床意义。

2014年发表在*New England Journal of Medicine*杂志上的ProCESS研究以及ARESE研究认为传统的早期目标导向治疗（early goal directed therapy，EGDT）对脓毒症患者

60 天院内病死率、患者远期病死率、器官支持需要等主次要终点均没有优势。但我国急诊医学专家认为该研究针对 EGDT 研究优势的丧失是源于患者的选择、时机的掌握以及目标的制定，急诊科患者接受 EGDT 的治疗时间远远早于 ICU，所以早期接受积极的液体复苏对急诊科治疗脓毒症仍然是重要的治疗策略。根据脓毒症不同阶段血流动力学的变化，采取正确的复苏方案，其根本目的是恢复组织的有效灌注。脓毒症与多器官功能不全和急性呼吸窘迫综合征、急性肾损伤关系密切，在应用抗生素和处理原发性感染病灶的基础上进行尽早的、积极的液体复苏，争取 6 h 内达到复苏的目标，同时在液体复苏时需要不断评估复苏目标。液体复苏时，血红蛋白浓度达到 100 g/L，HCT ≥ 30%，血乳酸≥ 4 mmol/L 是组织低灌注的表现，应该使乳酸水平下降甚至正常。复苏的第 1 个 6 h 目标是：CVP 8 ~ 12 cmH_2O，MAP ≥ 65 mmHg，尿量≥ 0.5 ml/（kg·h），上腔静脉血氧饱和度（SvO_2）≥ 65% 或者混合静脉血氧饱和度（$ScvO_2$）≥ 70%。

复苏早期液体的选择包括晶体液和胶体液。晶体液扩容可以迅速补充组织间液，提高复苏成功率，胶体液可以快速补充血容量并避免间质液过多引起肺水肿等并发症。理论上首先选择晶体液，特别是与细胞外液离子成分、酸碱度、电荷等影响内环境因素相接近的晶体液，部分研究者认为晶体液分子量比较小，容易通过毛细血管渗漏至组织间隙，不宜作为首选。但是《拯救脓毒症运动：2021 年国际脓毒症和脓毒性休克管理指南》推荐使用晶体液作为复苏的首选液体（强烈推荐，中等证据质量），建议使用平衡晶体液而不是生理盐水作为复苏液体（弱推荐，中等证据质量），建议对接受大量晶体液复苏的患者使用白蛋白，而不是仅使用晶体液（弱推荐，中等证据质量）；对于脓毒症 / 脓毒性休克的患者推荐不使用羟乙基淀粉进行复苏（强烈推荐，高证据质量），建议不使用明胶进行复苏（弱推荐，中等证据质量）。中国脓毒症液体治疗急诊专家共识和美国急诊医师协会《急诊科与院前成人疑似脓毒症患者早期诊疗共识》推荐平衡晶体液，其是一种比生理盐水更为优质的溶液，与细胞外液中的成分更为接近，大量补液时能够有效减少细胞外液中的成分变化，并可避免由于生理盐水中大量氯离子的输入引起代谢性酸中毒的发生、肾血管收缩、细胞因子分泌增加和急性肾损伤。临床上用于静脉输入的另一类液体为血液制品。白蛋白相比较晶体液能够更好地维持血管内压力，但其成本较高，也没有证据表明常规使用有更高的获益。血液制品因输入后有增加血浆黏滞度、发生病原体传播、资源短缺等因素，只在需要补充血液成分以及凝血因子时建议使用。胶体液不作为早期复苏首选，在大量使用晶体液后，为了维持血浆渗透压及防治组织水肿，可以适度考虑胶体液的应用；对低蛋白血症患者可以考虑适当使用白蛋白。

临床上早期液体复苏时常规按照晶体液 / 胶体液 =2/1 的比例进行容量复苏，可以先予以 30 ml/kg 晶体液进行扩充血容量。高张高渗液在复苏治疗时也有一定效果，高张 7.5% 氯化钠 4 ml/kg，可以扩容 8 ~ 12 ml/kg。补液量以维持心率、平均动脉压、中心静脉压在正常范围和动脉血乳酸正常为标准。对于初始复苏后仍存在低灌注和容量不足的成人脓毒症和脓毒性休克患者，没有足够的证据推荐在复苏的第一个 24 h 内必须使用限制性和自由的液体复苏策略。当然只有在患者出现低灌注迹象的情况下，才应该进行液体复苏。在进行液体复苏过程中，须避免补液过量。液体及电解质超负荷能够导致心、脑、肾、胃肠等脏器水肿，出现脏器功能障碍，加重急性肾损伤，导致腹腔压力增高，进一步影响预后。有研究表明，第 1 天有 21% 的患者出现组织水肿，3 天内有高达 48% 的患者出现液体负荷过高。如出现上述情况，应当降低补液速度或者增加胶体液甚至白蛋白的输注。越来越多的研究和临床实践支持脓毒症患者在 EGDT 达标后监测血流动力学的前提下，采用限制性和个体化的液体管理方案能够降低病死率。

三、复苏中的酸碱平衡和电解质紊乱

脓毒症 / 脓毒性休克患者在病程和复苏过程中，多种因素可以伴随酸碱平衡和各种电解质紊乱，其中也包括医源性的因素，需要引起重视。常见的电解质紊乱有高钠血症、低钾血症、低钙血症、低镁血症和高氯血症。

（一）血钠紊乱

脓毒症早期伴随感染加重、外周血管通透性增加、体液丢失在第三间隙及向细胞内转移以及缺血缺氧、细菌毒素等对肾小管的打击和损伤导致肾小管对钠离子的重吸收减少而引起低钠血症。当血钠＜ 135 mmol/L 时，考虑诊断为低钠血症。低钠血症的临床表现容易被原发病所掩盖，主要为抑制表现，如倦怠、精神差、淡漠、恶心、呕吐、脉细、血压下降甚至昏迷。低钠血症的治疗原则：①针对病因进行治疗；②钠盐的补充，钠缺乏量（mmol）=［140 －患者血钠水平（mmol/L）］× 体重（kg）×0.6（男性）或 0.5（女性）。但往往随着脓毒症 / 脓毒性休克的纠正及液体复苏，患者低钠会逐步纠正甚至出现高钠血症。

高钠血症最常见的原因是口渴中枢损害、溶解性或者渗透性利尿、经肾或肾外水分的过多丢失及不适当摄入或输入过多含氯液体。脓毒症和脓毒性休克本身不造成高钠血症，但是在液体复苏过程中输入大量的晶体液，同时随着休克的纠正，渗漏至第三间隙和进入细胞内的钠、水逐渐回流至血液循环是造成高钠血症的重要原因。由于脓毒症患者病情复杂以及高钠血症治疗的困难，对高钠血症的防治成为重症患者抢救的重点之一。高钠血症的诊断标准为血钠＞ 150 mmol/L。高钠血症的主要表现为一系列兴奋表现，包括烦躁、谵妄、恍惚、进行性肌肉张力增加、震颤、运动失调、惊厥、癫痫发作，甚至神志淡漠、嗜睡、昏迷、死亡。高钠血症的治疗：①病因治疗为首位；②补水；③控制血钠下降速度，避免发生“等张性脑水肿”；④血钠> 180 mmol/L，应考虑予以透析治疗。

（二）血钾紊乱

脓毒症早期分解代谢增加，组织损伤，酸中毒时 H^+ 向细胞内转移导致 K^+ 向胞外置换，脓毒症引起急性肾损伤等出现高钾血症。诊断标准为血 K^+ > 5.5 mmol/L。高钾血症最危险的症状为心肌传导增快（血钾≥ 7 mmol/L），心脏传导系统受抑制，心率减慢，心脏停搏（血钾> 8 mmol/L），心电图表现为 T 波高耸、PR 间期延长、P 波消失、QRS 增宽、心室颤动、心搏停止等；患者临床表现包括软弱无力、麻痹、感觉异常、恶心、呕吐、腹痛。需要紧急处理高钾血症、加强心肌保护：①使用钙剂，予以 10% 葡萄糖酸钙入 10% 葡萄糖溶液静脉推注以拮抗高钾对心肌的影响，为后续治疗争取时间；②碱性药物的使用，予以 5% 碳酸氢钠溶液静脉滴注，纠正酸中毒，促使钾离子向细胞内转移，经由尿液排泄；③胰岛素葡萄糖的使用，葡萄糖在合成糖原时将 K^+ 带入细胞内（每克糖原含 0.3 mmol K^+）；④血液透析，经上述处理后，血钾仍高于 7 mmol/L 者，建议给予 CRRT 治疗。

低钾血症多与脓毒症的治疗有关。脓毒症患者由于微循环障碍、酸中毒，常伴有高钾血症，但在治疗过程中使用过量的碱性药物以及大量补液忽视了补钾、胰岛素使用、机体经历高代谢负氮平衡后进入正氮平衡对钾离子的需求增加等因素，常常会导致脓毒症患者血钾相对或者绝对降低。诊断标准为血钾< 3.5 mmol/L。患者可出现心律失常合并有昏迷、严重腹泻、呕吐、心脏扩大、心力衰竭、心搏停止。典型的心电图表现有 P 波平坦、ST 段下降、QRS 波增宽和 T 波倒置；肌肉软弱无力、软瘫甚至呼吸困难；食欲缺乏、便秘、腹胀、肠麻痹；烦躁不安、嗜睡、昏迷。引流、镁缺失也是体内失钾的重要原因。血清钾只占总钾的 5%，不能完全代表和反映全身钾含量，其在细胞内外平衡需要 15 ~ 18 h，因此临床补钾需要边补、边等、边查。确保安全补钾，需注意补钾速度和补钾浓度，尿量> 30 ml/h 时，见尿补钾。安全浓度为 1.5 ~ 3.0 g/L，安全速度为≤ 20 mmol/h，相比较而言，安全速度更为重要。心脏传导阻滞者慎用，肾功能不全、无尿或者少尿者须慎用或禁用。

（三）低钙血症

危重症患者中发生低钙血症的概率和严重程度与疾病的严重程度及病死率相关。脓毒症发生低钙血症的原因包括：骨钙动员和肾小管内钙吸收发生障碍，脓毒症时微血管通透性增加、钙离子的主要运载蛋白缺失；大量细胞因子激活钙池耗竭钙依赖通道，促使钙离子内流，同时内毒素降低浆膜钙离子转运蛋白活性，导致细胞内钙聚集。血清钙在

1.75 ~ 2.25 mmol/L 时为先兆期，没有明显的手足抽搐；血清钙< 1.75 mmol/L 时出现手足搐搦症；当血清钙< 0.87 mmol/L 时，全身骨骼肌及平滑肌均呈痉挛状态。中枢神经系统症状包括疲乏无力、恐惧、焦虑、抑郁、嗜睡等。伴有低钙血症的脓毒症患者与正常血钙者相比，住院时间更长、病死率更高。低钙血症的治疗可予以口服葡萄糖酸钙、10% 葡萄糖酸钙溶液静脉推注。

（四）低镁血症

低镁血症在临床上常见，但是也经常被忽视。低镁血症的主要原因是摄入不足、吸收不良、丢失过多。急诊重症医师往往更加重视脓毒症患者的器官功能和循环指标，忽视了患者血镁水平的评估。血镁浓度低于 0.7 mmol/L 或者 24 h 尿镁< 1.5 mmol/L 时要考虑低镁血症。低镁血症患者的病死率高于血镁正常的患者，而且低镁血症与脓毒症 / 脓毒性休克的发生相关，脓毒症也是低镁血症的独立危险因素。主要表现为肌肉震颤、手足搐搦、反射亢进等，严重时表现为谵妄、精神失常、幻觉、惊厥、昏迷等。研究表明，对重症低镁患者适当补充镁可以降低其病死率。治疗方面以 10% ~ 20% 硫酸镁溶液 10 ml 肌内注射较为安全，或以 10% 硫酸镁溶液 10 ml 加入 5% 葡萄糖溶液 500 ml 中缓慢静脉滴注。

（五）高氯血症

脓毒症不会直接导致患者血氯升高，但随着疾病的发展，脓毒症合并急性肾损伤的发生率升高，患者调节电解质平衡的能力减弱，大量使用高氯液体会进一步增加肾的负担。使用不限氯液体如生理盐水、林格液体进行液体复苏有导致稀释性高氯性酸中毒的可能性。酸中毒与血氯水平明显相关。高氯性代谢性酸中毒，HCO_3^- 下降，Cl^- 增高；肾小管性酸中毒时，血氯增高，肾小管泌 H^+ 障碍，血钾降低，肾小管排 K^+ 增加。

（六）酸碱平衡紊乱

在发生脓毒症 / 脓毒性休克时，出现微循环障碍，有氧代谢障碍，无氧代谢增加，乳酸等酸性代谢产物增加；肾血液灌注不足，急性肾损伤（AKI）对酸性代谢产物的排泄障碍会导致代谢性酸中毒。同时酸中毒与电解质可以互为因果：pH 与血钾呈负相关，pH 每降低 0.1，血钾升高 0.4 ~ 1.2 mmol/L，所以酸中毒时高血钾是假象，相反，可能同时存在细胞内缺钾的情况，因此当酸中毒纠正后应及时补钾，以免低血钾引起心律失常，导致患者死亡；酸中毒时血钠多在正常范围，酸中毒与血氯的关系前文已述；酸中毒时将蛋白结合钙转化为游离钙，导致血钙升高。所以酸中毒与血钾和血氯的关系较为密切。酸中毒还会导致肝素灭活增加，肝血管阻力增加，影响内脏血流灌注并导致弥散性血管内凝血（DIC）发生。纠正酸中毒的根本措施在于改善组织器官的低灌注，根据血气分析及二氧化碳结合力补充碱性液体，最常用的药物为 5% 碳酸氢钠。对于脓毒性休克以及低灌注导致的乳酸酸中毒，不建议使用碳酸氢钠来改善血流动力学或者减少血管活性药物的使用剂量。对于成人脓毒性休克患者，如果出现严重代谢性酸中毒（pH ≤ 7.2）以及 AKI［AKI 协作网（AKIN）诊断标准 2 期或者 3 期］，推荐使用碳酸氢钠治疗。

当慢性疾病患者发生脓毒症时，可能会出现复合型酸碱失衡。①呼吸性酸中毒合并代谢性酸中毒，慢性呼吸性酸中毒如慢性阻塞性肺疾病患者发生脓毒性休克伴有乳酸酸中毒；②呼吸性碱中毒合并代谢性酸中毒，肾功能不全患者有代谢性酸中毒，又因高热而发生过度通气时引起呼吸性碱中毒，如革兰氏阴性杆菌脓毒症引起的 AKI 伴有高热；③代谢性酸中毒合并代谢性碱中毒，如肠梗阻脓毒症患者呕吐或胃肠减压，既可以有代谢性酸中毒，也有代谢性碱中毒的病理生理过程。混合型酸碱失衡时，原有代偿反应不复存在，而病理生理变化比较复杂，临床表现可能不太典型。

四、血流动力学的监测和管理及常用血管活性药物的使用

脓毒症患者在正确容量评估基础上进行容量复苏及血管活性药物的使用过程中仍建议进行合理的血流动力学监测与管理。血流动力学监测能够反映器官功能及组织氧供、氧耗等方面的重要参数。常用的方法分为无创血流动力学监测（noninvasive hemodynamic monitoring）和有创血流动力学监测。血流动力学监测手段与容量评估手段交叉重叠。

（一）无创血流动力学监测

无创血流动力学监测手段较为简单，容易获得，包括前述的精神状态、皮肤温度及色泽、脉率、血压、心电图、脉搏血氧饱和度、尿量等。无创心排血量监测目前临床应用较为广泛，包括阻抗法血流动力学监测、超声心动图监测、二氧化碳无创性心排血量测定法。

1. 阻抗法血流动力学监测 包括胸阻抗法和生物电阻抗法。胸阻抗法血流动力学监测以电阻抗法为基本原理，利用人体血液、骨骼、脂肪、肌肉等组织具有不同导电性的特点，其中血液阻抗最小，骨骼阻抗最大，不同心动周期，主动脉血流量随之变化，电流通过胸部的阻抗随之波动，再通过心阻抗血流图仪实时动态监测血流动力学参数。能够获得的血流动力学参数有心率、平均动脉压、心室加速指数、胸腔内血容量、左室射血时间，依据上述参数计算获得心排血量、心排血指数、体循环阻力、每搏输出量和心脏指数。生物电阻抗法是利用生物电阻抗技术的液体定量管理系统，利用胸壁电极片，对其外侧电极施加电流，内侧电极记录信号并且将信号转换为血流情况处理后得到心排血量和每搏输出量。与胸阻抗法相比，生物电阻抗法测定心排血量稳定性好，抗干扰能力强，不受患者呼吸、运动、体位、肥胖等因素影响，具有良好的精确性和可重复性。目前临床上常用的心排血量监测仪有多种型号，诸如 NCCOM2（noninvasive continuous cardiac output monitor)、NCCOM3、NCCOM3-R7、Cardiodynamic 监测仪等。通过心排血量监测仪，可以获得多种血流动力学参数，如心率、每搏输出量、心排血量、射血速率指数，其反映心脏的收缩性；心室射血时间，反映机械收缩间期；胸腔液体指数（TFI），反映肺泡间质和血管内液体分布；心脏指数（CI），反映全身血流和组织灌注状态；每搏指数（SI），反映心泵功能；舒张末期指数（EDI），反映前负荷；心收缩指数（IC），反映心室充盈和收缩性；加速度指数（ACI），反映不依赖前后负荷变化的心肌收缩功能；外周血管阻力指数（SVRI），反映前后负荷变化；左心室每搏做功指数（LCWI），反映左心室克服后负荷每搏做功能力；射血分数（EF），反映左心室容量排空的效应；以及平均动脉压（MAP）。

2. **超声心动图监测** 超声心动图作为一种血流动力学监测方法在临床上应用广泛，超声可以用于患者的初始评估和再评估。利用床旁超声可以观测心脏不同轴面的结构，观测心脏房室收缩舒张状态、心脏瓣膜结构功能、心脏大血管结构形态变化和血流状态。测定心脏收缩 / 舒张末期容积比（心脏射血分数）判断心功能不全患者的预后。

常用于血流动力学评估的方法有快速心脏检查、下腔静脉检查、肺 / 胸膜检查、颈内静脉检查。快速心脏检查的目的是评估血流动力学不稳定是否由心脏疾病所致，需要评估的方面有射血分数、心室壁运动异常、中重度的瓣膜功能不全、心包积液和心脏压塞。通过下腔静脉直径评估患者的血容量状态，下腔静脉直径随呼吸的变化能够评估容量治疗的反应性。自主呼吸患者，下腔静脉直径的正常值为 1.5 ~ 2.5 cm。当下腔静脉直径小于 1.5 cm 或者呈萎陷状态，并且变异度大于 50% 时，说明患者的容量不足；当患者下腔静脉直径为 1.5 ~ 2.5 cm 并且变异度小于 20% 时，患者可能对容量治疗无反应；当下腔静脉直径大于 2.5 cm，并且随呼吸运动没有变化时，提示心脏压塞的可能性。需要注意的是，机械通气的患者下腔静脉的直径随呼气变窄、吸气增宽。同时可以根据下腔静脉充盈度来评估右心房压力，当右心房压力在正常值范围之内（5 ~ 10 mmHg）时，下腔静脉随着呼吸运动变化，快速吸气时会发生缩窄；当右心房压力在 15 mmHg 时，扩张的下腔静脉在快速吸气时发生缩窄；当右心房压力在 20 mmHg 时，下腔静脉扩张，吸气运动时不会发生缩窄。超声肺检查，重点识别肺水肿与气胸。B 线是垂直于胸膜线的高回声影，对其的识别尤为重要，B 线代表肺间质疾病时的小叶间隔增厚以及肺血管外的液体增加（肺水肿、急性呼吸窘迫综合征等）。肺水肿治疗有效时 B 线会消失。颈内静脉与下腔静脉一样，随着呼吸运动而改变，通过颈内静脉内径的测量可以反映患者的容量状态和对液体治疗的反应性。对于因某些原因导致无法使用经胸部超声检查的患者，如胸部外伤、包扎患者或者受到体位的影响，可以利用经食管超声。经食管超声既往主要被心脏外科及麻醉科医师使用，近年来危重症医师也逐渐开始使用。超声探头经食管放在心脏后面，可以获得心脏不同切面的解剖和结构。

（二）有创血流动力学监测

有创血流动力学监测是通过体表将导管、探头插入心脏或者血管腔中，从而测定各种血流动力学参数，比较准确、及时。常用的血流动力学监测参数包括有创动脉血压监测、中心静脉压监测、肺动脉漂浮导管监测、脉搏指示连续心排血量监测。

1. 有创动脉血压监测 有创动脉血压监测是通过在股动脉、桡动脉、肱动脉等处置管，通过压力传导器连接监护仪显示与心电图同步的动脉血压曲线。适应证主要为血流动力学不稳定患者，压力低于 30 ~ 40 mmHg 时仍可测量；需要频繁采集动脉血者；体外循环下的心脏大血管手术者。禁忌证包括 Allen 试验阳性者（禁止行同侧桡动脉穿刺）及凝血功能障碍、局部有皮肤感染者。能够初步判断心功能，判断是否有心律失常。收缩压主要由心肌收缩力和心排血量决定，是克服各个脏器灌注的临界压；舒张压由外周血管阻力决定，维持冠状动脉灌注压；平均动脉压主要在评估脏器灌注压时使用。脉压为收缩压与舒张压之差，低于 30 mmHg 时可见于血容量不足、心动过速、主动脉狭窄、缩窄性心包炎、胸腔积液等；脉压增大可见于主动脉瓣反流、甲状腺毒症、动脉导管未闭、动静脉瘘等。

2. 中心静脉压监测 在容量评估中已有讲述。中心静脉压监测适应证包括失血性休克和脓毒性休克、心功能不全或心力衰竭、需要大量输血输液患者。有凝血功能障碍的患者是相对禁忌；对于有血气胸的患者尽量避免颈内和锁骨下静脉穿刺。导管最佳位置在上腔静脉与右心房连接处，以右心房中部水平线为零点，投射在体表的位置在第 4 肋间水平。自主呼吸时，吸气相降低中心静脉压，呼气相升高中心静脉压，机械通气时相反，建议在测量 CVP 时短暂关闭呼气末正压（PEEP）。中心静脉压降低伴有血压升高提示心功能增强，伴有血压降低提示血容量低或者静脉回流受阻；中心静脉压升高伴血压升高提示血容量增多或者静脉阻力下降，伴有血压下降提示心功能减弱。

3. 脉搏指示连续心排血量监测（PiCCO） PiCCO 是将肺热稀释法和动脉波形分析技术结合起来测定连续心排血量的一种血流监测技术。利用热稀释法能够连续测定胸腔内血容积（intrathoracic blood volume，ITBV）及血管外肺水（extravascular lung water，EVLW）这两个指标。适应证有血流动力学不稳定状态、脓毒症、休克和多器官功能衰竭患者。PiCCO 技术能够监测的指标有心排血量 / 心脏指数（CO/CI）、全心舒张末期容积（GEDV）、胸腔内血容积（ITBV）、血管外肺水（EVLW）、每搏输出量（SV）、体循环阻力（SVR）、心功能指数（CFI）和心肌收缩指数（dmax/dt）等。

4. 肺动脉漂浮导管监测 肺动脉压监测指征包括经过补液不容易纠正的低血压休克，充血性心力衰竭低血压，需要使用血管活性药物或者主动脉球囊反搏，心脏压塞、二尖瓣关闭不全等机械性损害。漂浮导管能够监测右房压、右室压、肺动脉压、肺毛细血管楔压、心排血量。可以进一步计算平均动脉压、平均肺动脉压、心室每搏做功指数及周围循环阻力、肺循环阻力和心脏指数。

（三）常用血管活性药物的使用

脓毒性休克急性循环功能障碍导致组织灌注不足、细胞代谢功能异常时，如果在给予足量的液体复苏后仍然存在组织低灌注，此时需要使用血管活性药物来纠正低血压，目标是使平均动脉压（MAP）≥ 65 mmHg。脓毒症时血流稳定性失衡，组织因子表达增多导致组织因子依赖的凝血活化，并且相应的抗凝功能减弱，导致血管内血栓形成；内皮细胞功能不全，内皮细胞涉及调节血管紧张、凝血、免疫反应等多种病理生理功能，其中调节血管紧张功能是通过产生多种血管活性物质实现的，包括一氧化氮、依前列醇和内皮素。NO 是一种有效的血管舒张物质，通过 NO 合成酶合成，脓毒症时血管舒张、通透性增加，体液外渗至第三间隙，有效循环容量下降；同时伴有循环系统不能转运足够的氧到组织，细菌毒素导致中毒性心肌炎，细胞线粒体、溶酶体功能障碍和体内代谢紊乱、酸中毒对心肌产生抑制，所以心肌收缩力在脓毒症时下降，但心排血量却随着左室舒张末压的增加而增加；脓毒症导致血管舒张、收缩平衡破坏，最终导致微循环障碍。所以脓毒性休克的机制归结为低血容量性、心源性、分布性的混合型休克。应以此为基础选择血管活性药物。

《拯救脓毒症运动：2021 年国际脓毒症和脓毒性休克管理指南》对成人脓毒性休克患者，推荐在外周静脉通路建立后立即使用血管活性药来恢复平均动脉压，而不是在中心静脉通路开通后才开始使用（弱推荐，极低证据质量），当通过外周静脉使用血管活性药物时，应尽量在短期内使用，并选择肘窝或其附近静脉。

血管活性药物主要分为以下几类：去甲肾上腺素是一种强效的 α_1 和 β_1 肾上腺素受体激动剂，能够收缩血管、升高血压，但对心率影响小。推荐将去甲肾上腺素作为首选升压药物，而非其他药物（强烈推荐）。多巴胺以剂量依赖的方式作用于多巴胺受体、α_1 和 β_1 肾上腺素受体，在小剂量前提下，多巴胺通过存在于肾、大脑和冠状动脉等部位的多巴胺受体引起血管舒张；随着剂量增加，多巴胺激活 α_1 肾上腺素受体占主导地位，引起血管收缩和全身血管阻力增加；β_1 肾上腺素受体活化能够导致剂量限制性心律失常，因此限制了心肌功能障碍患者的使用。肾上腺素是剂量依赖性的强效 β_1 肾上腺素受体激动剂和中效的 α_1 和 β_2 肾上腺素受体激动剂。低剂量肾上腺素能够激活 β_1 肾上腺素受体，增加心排血量，降低全身血管阻力，影响平均动脉压。高剂量肾上腺素增加心排血量和全身血管阻力。肾上腺素的不良反应为心律失常和内脏循环受损。在无法获得去甲肾上腺素的情况下，可以将肾上腺素或者多巴胺作为替代品。当使用多巴胺和肾上腺素时，应特别注意有发生心律失常风险的患者。加压素是一种内源肽，由下丘脑产生，垂体后叶储存和释放。其收缩血管的机制是多因素的，包括激活血管平滑肌 V_1 受体升高血压。有研究表明脓毒症休克早期加压素浓度升高，24 ~ 48 h 后降至正常范围，称之为“相对加压素缺乏症”。与大多数升压药物不同，加压素不进行滴定，通常予以 0.03 U/min 的固定剂量给药，有临床研究显示加压素剂量可高达 0.06 U/min。此外，需要明确高剂量的加压素与心脏、手指和内脏缺血相关。对使用去甲肾上腺素后平均动脉压水平仍然不达标的成人脓毒性休克患者，推荐联合使用血管加压素，而不是增加去甲肾上腺素的剂量（弱推荐、中等证据质量）。在临床实践中，当去甲肾上腺素使用剂量为 0.25 ~ 0.5 μg/（kg·min）时，通常可以考虑使用血管加压素。

另外，肾上腺素已被建议作为脓毒性休克患者的第二或第三类升压药。随着去甲肾上腺素的使用，α_1 受体可能已经饱和并下调，相同靶向受体的药物肾上腺素的效用可能有限。对于成人脓毒性休克患者，尽管应用去甲肾上腺素和血管加压素，但平均动脉压仍然不达标，推荐加用肾上腺素（弱推荐、低证据质量）。特利加压素治疗脓毒性休克会引起缺血、腹泻等严重的不良反应。对于成人脓毒性休克的患者，不推荐使用特利加压素（弱推荐、低证据质量）。

脓毒症引起心肌功能障碍是血流动力学不稳定的重要因素。多巴酚丁胺能够增加心排血量，增加氧输送，增加内脏灌注和组织氧合，改善黏膜内酸中毒和高乳酸血症。但多巴酚丁胺能够引起血管舒张，降低平均动脉压；脓毒症可能会对多巴酚丁胺的正性肌力反应性减弱，导致出现心动过速，每搏输出量并未增加。对于成人脓毒性休克伴有心功能不全的患者，在容量和动脉血压足够的情况下，灌注仍持续不足，推荐在去甲肾上腺素基础上加用多巴酚丁胺或单独使用肾上腺素（弱推荐，低证据质量）。左西孟旦是一种钙离子增敏剂，具有正性肌力和血管舒张的作用。但对成人脓毒性休克伴心功能不全的患者，在容量和动脉压足够的情况下，灌注持续不足，不推荐使用左西孟旦（弱推荐、低证据质量）。

小结

脓毒症的容量复苏与评估始终在“补液不足”与“液体过载”的博弈中寻求动态平衡，这一过程不仅考验临床医生对脓毒症病理生理机制的深刻理解，更需在复杂多变的病程中实现精准决策。当前证据已明确，容量管理需突破“一刀切”模式，转而构建以目标为导向的个体化复苏路径——从早期晶体液快速冲击到限制性阶段的分层递进，从静态压力监测到基于液体反应性的动态评估，每一步都需紧密关联器官灌注的实时反馈。值得注意的是，下腔静脉超声、脉压变异度（PPV）等床旁监测和诊查技术的普及，正推动容量状态评估从经验判断走向量化分析，而人工智能对多参数时序数据的整合，则有望破解传统指标滞后性与矛盾性的困局。然而，如何在毛细血管渗漏与内皮糖萼损伤的病理背景下优化液体分布，如何协调血管活性药物与液体输注的时空协同，这些仍是悬而未决的命题。未来研究需进一步揭示脓毒症亚型的容量反应异质性，通过组学技术识别“液体敏感”生物标志物，最终形成“评估 - 干预 - 再评估”的闭环管理体系，使容量复苏真正成为修复微循环、重启器官功能的治疗引擎。

（赵连兴）

参考文献

[1] 姚咏明 . 急危重症病理生理学 . 北京：科学出版社，2013.

[2] 张文武 . 急诊内科学 . 4 版 . 北京：人民卫生出版社，2018.

[3] 王仲，魏捷，朱华栋，等 . 中国脓毒症早期预防与阻断急诊专家共识 . 临床急诊杂志，2020，21（7）：517-529.

[4] 王仲，赵晓东，曹钰，等 . 脓毒症液体治疗急诊专家共识，中华急诊医学杂志，2018，21（1）：31-38.

[5] 马黎霞，邓烈华 . 脓毒血症液体管理现状与研究进展 . 中华实用诊断与治疗杂志，2016，30（3）：222-224.

[6] 方奕鹏，张会娟，郭喆，等 . 急诊成人脓毒症防治的新认识，临床急诊杂志，2021，22（5）：351-368.

[7] 于学忠，黄子通 . 急诊医学 . 北京：人民卫生出版社，2017.

[8] Evans L，Rhodes A，Alhazzani W，et al. Surviving sepsis campaign：international gudidelines for management of sepsis and septic shock 2021. Intensive Care Med，2021，47（11）：1181-1247.

[9] Gordon AC，Mason AJ，Thirunavukkarasu N et al. Effect of early vasopressin vs norepinephrine on kidney failure in patients with septic shock：the VANISH randomized clinical trial. JAMA，2016，316（5）：509-518.

[10] Dünser MW，Mayr AJ，Tür A，et al. Ischemic skin lesions as a complication of continuous vasopressin infusion in catecholamine-resistant vasodilatory shock：incidence and risk factors. Crit Care Med，2003，31（5）：1394-1398.

第十四章

脓毒症的抗菌药物治疗

在脓毒症救治的战场上，抗菌药物既是扭转败局的关键武器，也可能成为加剧生态失衡的双刃剑。随着多重耐药菌的全球蔓延与宿主 - 病原体互作机制的深入揭示，抗菌药物的合理应用已从单纯的“感染控制”升维至“微生态 - 免疫调节”的系统性治理。当前指南虽强调“早期广覆盖”与“降阶梯治疗”的基本原则，但临床实践仍面临多重困境：如何在病原学证据缺失的黄金 1 h 内平衡覆盖范围与生态代价？如何依据器官功能障碍程度动态优化抗菌药物的药动学 / 药效学（PK/PD）参数？本章将围绕经验性抗菌药物选择的科学逻辑、治疗时机的时空博弈、剂量调整的生理学依据以及降阶梯治疗策略等方面展开探讨。

一、经验性抗菌药物治疗（第 1 h 内启动）

快速识别并处理感染部位是脓毒症治疗的主要措施，早期、恰当的抗感染治疗，联合其他血流动力学支持治疗是脓毒症治疗的基础。

初步快速识别可疑感染源——通过病史采集、体格检查、初步实验室检查，包括全血细胞计数、C 反应蛋白、降钙素原、白介素 -6、生化电解质、肝肾功能、凝血 +D- 二聚体水平、血气 + 乳酸、2 个不同部位采样两组血培养（需氧及厌氧培养）、痰液培养、尿液培养等和影像学检查来初步快速判断可疑感染。样本采集最好在开始使用抗菌药物之前，此后启动经验性抗菌药物治疗（表 14-1）。

表14-1　常见不同部位来源的脓毒症的初步评估

可疑感染灶	症状 / 体征	微生物初步评估检测
上呼吸道	咽喉部炎性渗出 ± 咽喉部肿胀 / 淋巴结肿大	咽拭子病原学有氧培养

续表

可疑感染灶	症状 / 体征	微生物初步评估检测
下呼吸道	咳嗽、咳痰、胸膜炎性胸痛，听诊肺部实变体征	下呼吸道痰液涂片、流感等病原学快速检测试验，痰液病原学检测（如肺炎链球菌、流感嗜血杆菌，但不推荐用于儿童）、纤维支气管镜刷片培养或肺泡灌洗液培养
泌尿系统	尿频、尿急、尿痛、排尿困难及腰背部疼痛	尿常规、尿沉渣显微镜检查和中段尿培养
动脉导管、中心静脉导管	置入部位发红或有脓性分泌物	从导管和导管外周部位行血培养；如果拔除置管，行管头培养
胸腔引流导管	置入部位发红或有脓性分泌物	通过胸腔引流管进行胸腔积液培养
伤口或烧伤	炎症、水肿、红斑、脓液分泌物	革兰氏染色和引流脓液培养，伤口培养不可靠
皮肤 / 软组织	红斑、水肿、淋巴管炎	疱疹液培养或脓液抽吸；组织液抽吸的作用尚未证实
中枢神经系统	脑膜刺激征	脑脊液细胞计数、蛋白质、葡萄糖、革兰氏染色涂片和培养、墨汁染色、二代基因测序（next generation sequencing，NGS）等
胃肠道	腹痛、腹胀、腹泻和呕吐	粪便沙门氏菌、志贺氏菌或弯曲杆菌等培养；艰难梭菌毒素检测
腹腔内	特定的腹部症状 / 体征	经皮或手术抽吸腹腔分泌物进行有氧和无氧培养
腹膜透析导管	混浊的腹膜透析引流液，腹痛	腹膜透析液细胞计数及培养
生殖系统	女性：下腹部疼痛，阴道分泌物异常气味、性状异常 男性：排尿困难、尿频、尿急、尿不尽、尿液浑浊、血精、性功能障碍、前列腺触痛、睾丸疼痛	女性：选择性进行宫颈内和阴道内拭子培养 男性：尿液、精液、前列腺液等细胞计数、革兰氏染色和培养
骨骼	疼痛、发热、肿胀、活动受限	血液培养，磁共振成像检查，外科手术或介入治疗后行骨骼活检培养
关节	疼痛、发热、肿胀、活动受限	关节穿刺术后行细胞计数、革兰氏染色和培养

二、确认脓毒症病灶、控制感染源（最好在 6～12 h 内）

对所有脓毒症患者，启动经验性抗菌药物治疗后，应进一步确认并控制感染源，而进行有重点的病史采集和体格检查最有助于确认感染灶，而对于治疗失败或对初始治疗无反应的患者，应进一步考虑抗菌药物方案是否覆盖可能病原菌、是否存在抗菌药物耐药以及是否发生院内二重感染。

1. **确认诊断**　对于脓毒症患者，应尽快在 12 h 内行确认检查。包括：影像学检查

（如 MRI、CT、超声等检查）和标本采样（如血培养和痰培养）、组织液穿刺培养（包括：胸腔、腹腔、关节腔、心包等积液）；而进一步穿刺活检（包括：骨髓穿刺、组织和淋巴结活检等）及其他操作应综合评估涉及操作的相关风险及患者血流动力学情况而决定。

当怀疑侵袭性假丝酵母菌或曲霉菌等真菌感染时，应进一步行痰、血、尿、便、体液等真菌涂片、培养、免疫荧光染色等细胞形态学检查，而 β-D- 葡聚糖试验（G 试验）、半乳甘露聚糖抗原试验（GM 试验）等血清学检查常用于筛查真菌感染，但应谨慎进行结果解读，注意甄别结果的假阳性或假阴性。

必要时行相应标本的二代基因测序（NGS），进而早期、快速提供感染病原学的证据，但 NGS 报告的解读也应结合患者的临床特点，避免完全采纳报告结果制定抗菌药物治疗策略。

2. **感染灶控制** 除全身抗感染治疗外，对形成脓腔的感染灶进行减压、引流等，非常有助于及时控制感染源（表 14-2）。

表14-2 ICU常见感染灶控制方法

感染灶	干预措施
肺炎	肺部振动排痰、纤维支气管镜吸痰
泌尿系感染	脓肿的穿刺引流、结石碎石等解除梗阻、受感染导管的取出或更换、经皮肾造瘘
导管相关性脓毒症	去除导管
腹膜炎	感染灶切除、修复或移除持续的感染源，脓肿切开引流，坏死组织清除
胰腺感染	胰腺引流或坏死组织的清创
软组织感染	坏死组织的清创、引流
感染性关节炎	关节腔引流、清创
感染性心内膜炎	瓣膜置换
假体感染	移除被感染的假体
脓胸 / 肺脓肿	胸腔引流或脓肿切开引流
鼻窦炎	鼻窦外科减压术
胆管炎	胆道减压、胆囊造瘘

控制感染源的最佳时间尚无大型循证医学证据，但脓毒症指南建议最好在诊断 6 ~ 12 h 内控制感染源，以期改善临床预后。此外，在决定侵入性操作的策略和时机时，临床医师需要综合考虑干预措施的可行性和临床风险来综合决策。

三、治疗时机

美国危重病医学会（Society of Critical Care Medicine，SCCM）推荐在诊断脓毒症或

脓毒性休克后，最好在发病 1 h 内（留取病原微生物标本后）启动抗菌药物静脉治疗策略。然而在实践中，因脓毒症实际发生时间往往难以界定、患者就诊延迟、医疗水平差异等，常常造成治疗延迟。此外，又存在因惧怕脓毒症而滥用抗菌药物的现象。

美国感染病协会（Infectious Diseases Society of America，IDSA）并不认可 SCCM 推行的“1 小时标准”来严格规范抗菌药物的启动治疗；敲定时间窗可能导致抗菌药物滥用和抗菌药物治疗策略不当。IDSA 推荐“一旦主治医生推定诊断为脓毒症或脓毒性休克，推荐立即给予抗菌药物治疗”的策略。

目前尚无高质量临床研究评估“1 小时启动抗菌药物治疗目标”的可行性和合理性，临床观察性研究却发现，抗菌药物治疗延迟、治疗剂量不足、初始抗菌药物选择不恰当（包括体外培养显示病原体对选用抗菌药物耐药）可导致患者死亡率增加。

在对北美、南美及欧洲 165 个 ICU 实施的一项纳入了 17 000 多例脓毒症和脓毒性休克的患者回顾性分析中发现，首次抗菌药物给药延迟与院内死亡率增加有关，抗菌药物给药每延迟 1 h，死亡风险呈线性增加。加利福尼亚州北部 21 个急诊室 35 000 例患者回顾性队列分析得出了相似的结果，在急诊治疗的脓毒症患者中，每延迟 1 h 给予抗菌药物，其院内死亡率增加，而这种趋势即使在 6 h 内接受抗菌药物治疗的患者中也存在。而另一项纳入 2124 例患者的前瞻性队列研究证实，临床中普遍存在初始抗菌药物选择不恰当的情况（32%），与接受恰当抗菌药物治疗的患者比较，其死亡率明显升高（34% *vs.*18%）。

四、治疗方案选择

抗菌药物的选择应考虑患者的病史（如近期 90 天内是否使用抗菌药物及使用抗菌药物的种类、既往微生物感染及定植情况）、合并症情况（包括糖尿病、肝肾功能及凝血情况等）、飞禽及动物接触史（如接触鹦鹉等可能感染支原体、衣原体，接触鸽子可能感染隐球菌，接触猫、狗可能感染弓形虫或在孕期感染李斯特菌，接触牛、羊等畜类可能感染布氏杆菌，而接触啮齿类动物可能出现流行性出血热及鼠疫等）、患者免疫状态（如存在 HIV、肿瘤等免疫缺陷状态）、感染发生的临床背景（包括社区获得、医院获得或养老机构获得）、可疑的感染部位（如膈肌上以革兰氏阳性菌为主，膈肌下应警惕革兰氏阴性菌的感染，在密闭腔室应注意厌氧菌感染等）、是否留置侵入性装置（包括胃管、尿管、深静脉置管、PiCCO、半永久透析管、起搏器等），标本革兰氏染色数据以及当地微生物的流行及耐药情况。

（一）脓毒症的经验性治疗方案

脓毒症治疗的抗菌药物选择应因人而异，但一般原则和经验性方案如下。对大多数患者推荐采用1种及以上抗菌药物进行经验性广谱治疗，以覆盖所有可能的病原体，包括革兰氏阳性菌和革兰氏阴性菌，必要时还应包括假丝酵母菌等真菌（如肿瘤放化疗、粒细胞缺乏、免疫缺陷等患者），偶尔需要覆盖病毒（如流行季警惕流感病毒、新冠病毒等）及耶氏肺孢子菌（如HIV患者）等。当明确病原菌后，应及时将抗菌药物调整为相对窄谱具有针对性的种类，以降低抗菌药物耐药率及其他相关不良反应、减少广谱抗菌药物对人体正常菌群的影响。

抗菌药物广谱覆盖的定义：治疗药物的活性足以覆盖多种革兰氏阴性菌和革兰氏阳性菌（如四代头孢——头孢吡肟、β-内酰胺类/β-内酰胺酶抑制剂合剂——哌拉西林/他唑巴坦和碳青霉烯类）。为确保所用抗菌药物有效，高度怀疑革兰氏阴性菌感染的脓毒性休克患者可能需应用两种不同类别的抗菌药物进行初始治疗（即联合治疗），但具体抗菌药物的选择方案取决于可能的病原体和当地的抗菌药物药敏模式。

美国CDC制定的革兰氏阴性杆菌抗菌药物耐药的标准术语包括：多重耐药（multi-drug resistant，MDR）是指对3类抗菌药物中每类至少1种药物有获得性不敏感；广泛耐药（extreme drug resistance，XDR）是指除两类抗菌药物外，对其余所有类别抗菌药物每类至少1种药物不敏感（即细菌分离株仅对一类或两类抗菌药物敏感）；泛耐药（pandrug-resistant，PDR）是指对所有治疗可用的抗菌药物全部不敏感。

在对脓毒症患者进行经验性抗菌药物治疗时，应根据特定患者人群中最常引起脓毒症的病原体来选择药物。从脓毒症患者中分离出的病原体中，最常见的是大肠埃希菌（*Escherichia coli*）、金黄色葡萄球菌（*Staphylococcus aureus*）、肺炎克雷伯菌（*Klebsiella pneumoniae*）和肺炎链球菌（*Streptococcus pneumoniae*），因此选择药物时应注意予以覆盖。

而医院获得性脓毒症应警惕多重耐药菌的感染[包括鲍曼不动杆菌、铜绿假单胞菌、肺炎克雷伯菌及耐甲氧西林金黄色葡萄球菌（methicillin-resistant *Staphylococcus* aureus，MRSA）等]，而不同医院其局部耐药情况不同，应因地制宜地决策。

当病原微生物不明确且存在高危因素时（包括血液病、糖尿病、粒细胞缺乏、疫源地旅居史），临床医生应注意其他可能的病原体并考虑下列情况。

1. 耐甲氧西林金黄色葡萄球菌 住院患者和近期无住院的社区居民都可能因MRSA而发生脓毒症。MRSA的高危因素：①在患者接受治疗的病区内，超过10%~20%的金黄色葡萄球菌分离株对甲氧西林耐药；②在患者接受治疗的病区内，MRSA的流行情况未知；③对患者身体任何部位（特别是呼吸道）采样培养，发现MRSA定植和（或）之前分离出MRSA。因此，对于高危患者建议在经验性方案中加入静脉应用万古霉素（根据肾功能调整），尤其是发生休克或有MRSA感染风险的患者。对于感染难治性或强毒性

MRSA 的患者，或有万古霉素用药禁忌证的患者，应考虑使用其他药物替代万古霉素，例如达托霉素（用于肺外 MRSA 感染）或利奈唑胺。与 β - 内酰胺类药物联用时，万古霉素应在后使用。

如果假单胞菌属（*Pseudomonas*）感染的可能性很小，在实践中倾向于万古霉素联合应用以下一种药物：①第三代头孢菌素（如头孢曲松或头孢噻肟）或第四代头孢菌素（头孢吡肟）；② β - 内酰胺类 / β - 内酰胺酶抑制剂合剂（如哌拉西林 / 他唑巴坦）；③碳青霉烯类（如亚胺培南或美罗培南）。

2. **假单胞菌属**　建议万古霉素联合以下 1 ~ 2 种药物，具体方案取决于当地抗菌药物药敏模式：①具有抗假单胞菌属活性的头孢菌素（如头孢他啶、头孢吡肟）；②具有抗假单胞菌属活性的碳青霉烯类（如亚胺培南、美罗培南）；③具有抗假单胞菌活性的 β - 内酰胺类 / β - 内酰胺酶抑制剂合剂（如哌拉西林 / 他唑巴坦）；④具有良好抗假单胞菌属活性的氟喹诺酮类（如环丙沙星）；⑤单环 β - 内酰胺类（如氨曲南）。

头孢吡肟和哌拉西林 / 他唑巴坦是临床常用的抗假单胞菌药物。而近年某些研究表明，哌拉西林 / 他唑巴坦会导致急性肾损伤（AKI），头孢吡肟会导致神经功能障碍。然而，2023 年一项纳入了 2511 例患者的开放性随机试验，直接比较了两种药物的治疗效果及安全性。结果发现：两组患者 14 天内 AKI 发生率或死亡率相似。头孢吡肟组无谵妄和昏迷的生存期更短（11.9 天 *vs*.12.2 天，OR 0.79，95% CI 0.65-0.95，$P < 0.05$），差异较小但有统计学意义。该研究为开放性设计，组间交叉率高，且 14 天后的远期结局未明，所以结果解读受限。此外，哌拉西林 / 他唑巴坦的给药剂量低于其常用剂量，且头孢吡肟是以静脉推注给药，这可能会增加神经毒性风险。最后，该研究未评估其他抗菌药物的作用，如通过甲硝唑覆盖厌氧菌，因此期待更多的临床试验进一步比较两组药物的有效性和安全性。β - 内酰胺类抗菌药物的常见不良反应包括：过敏、皮疹、血清病、IgE 介导的变态反应等。

3. **非假单胞菌属革兰氏阴性菌**　如大肠埃希菌和肺炎克雷伯菌，临床通常应用 2 种不同类别的抗菌药物覆盖革兰氏阴性菌以保证治疗效果。然而，数项临床试验及两项荟萃分析均未能证实联合治疗的总体效果优于单用第三代头孢菌素或碳青霉烯类抗菌药物。而在一些荟萃分析中发现，包含氨基糖苷类药物的双重覆盖可导致肾毒性及急性肾损伤的发生率增加。因此，对于疑似革兰氏阴性菌感染患者，推荐使用有效性已得到证实且可能毒性最小的药物单药治疗；而考虑联合治疗的情况包括中性粒细胞减少患者，以及已明确或怀疑假单胞菌属感染的患者。

4. **侵袭性真菌感染**　无中性粒细胞减少的病情危重患者通常无需常规接受经验性抗

真菌治疗。危重症患者偶尔会并发侵袭性真菌感染，尤其是有下列危险因素时：手术、肠外营养、长时间抗菌药物治疗或住院（尤其是入住 ICU）、化疗、移植、慢性肝或肾衰竭、糖尿病、腹部大手术、留置血管装置、脓毒性休克或多部位定植假丝酵母菌、近期感染新冠病毒或流感病毒等的患者。

然而，现有的研究并不支持常规应用经验性抗真菌治疗。一篇纳入了 22 项研究的荟萃分析发现，非针对性的经验性抗真菌治疗（主要为氟康唑，也包括其他抗真菌药物）可能减少了真菌定植，降低了侵袭性真菌感染风险，但并未降低全因死亡率；对于机械通气 5 天及以上的极危重症患者的研究发现经验性抗真菌治疗（主要为氟康唑）并未降低死亡或侵袭性假丝酵母菌病的发生风险；多中心的双盲安慰剂对照研究（EMPIRICUS 研究）纳入了法国 19 个 ICU 中 260 例有多部位假丝酵母菌定植、多器官衰竭和 ICU 获得性脓毒症的无中性粒细胞减少危重症患者，结果显示，用米卡芬净进行 14 天的经验性治疗降低了新发真菌感染的发生率，但并未提高 28 天无感染生存率。如果高度怀疑假丝酵母菌或曲霉菌（*Aspergillus*）感染，或者患者存在中性粒细胞减少，可针对假丝酵母菌感染给予棘白菌素类治疗，或针对曲霉菌感染给予伏立康唑，但应用伏立康唑前应注意除外毛霉菌的感染（伏立康唑对于毛霉菌先天耐药并且会增加毛霉菌感染的风险）；而针对毛霉菌感染，需要应用两性霉素 B 或泊沙康唑、艾莎康唑等进行治疗，其需要长程足量治疗。此外，应结合流行季节及入院前的生活习惯（如夏季开空调前后、入院前禽鸟接触等病史）进一步考虑覆盖军团菌（*Legionella*）、支原体、衣原体等特定微生物（大环内酯类或氟喹诺酮类）以及窄食单胞菌（*Stenotrophomonas*）、隐球菌等难治性微生物，或者中性粒细胞减少性菌血症等特定情况。

5. **军团菌**　若患者有免疫系统受损、糖尿病、肾脏疾病、结构性肺病或近期接受过糖皮质激素治疗，则对军团菌性肺炎的易感性增加。院内军团菌性肺炎很罕见，通常仅在患者的临床特征符合军团菌性肺炎（如中毒症状严重、肺部 CT 提示双侧斑片状浸润影像）或存在军团菌感染暴发或经初始经验性治疗后病情无好转时，加用经验性抗军团菌治疗（如阿奇霉素、罗红霉素、氟喹诺酮类、四环素类）。而通过供水系统污染引起的军团菌性暴发屡见报道，因此可根据每年疾控中心的流调数据，必要时使用 NGS 检测进一步判断分析。

6. **厌氧菌**　若患者有明显和（或）严重误吸（吸入呕吐物）、牙周疾病、近期接受过口腔或腹部手术、可能存在肺脓肿或初始经验性治疗后病情无好转，需要考虑抗厌氧菌的经验性治疗（β-内酰胺类/β-内酰胺酶抑制剂合剂、碳青霉烯类、甲硝唑、莫西沙星或克林霉素）。若对支气管肺泡灌洗液等样本行高质量革兰氏染色发现多重微生物群或多重口腔微生物群，则可能存在厌氧菌感染，因此也需要考虑抗厌氧菌经验性治疗。

7. **窄食单胞菌**（*Stenotrophomonas*） 患者既往呼吸道培养检出窄食单胞菌、所在医院有窄食单胞菌感染暴发，或初始经验性治疗后病情无改善，应考虑针对该菌经验性应用复方新诺明、左氧氟沙星、多西环素等治疗。

8. **病毒和真菌** 病毒（包括新冠病毒、流感病毒、呼吸道合胞病毒、人偏肺病毒、鼻病毒、博卡病毒、腺病毒等）和真菌（烟曲霉菌、毛霉菌、念珠菌等）可引起类似的临床表现，尤其是免疫功能严重受损患者。应对疑似患者常规检测流行的呼吸道病毒及真菌，尤其是在呼吸道病毒激增时和流行季节。

（二）药物治疗剂量及方式

在肝肾功能允许的情况下，对脓毒症和脓毒性休克患者应采用完全"上限"负荷剂量治疗方案，即：最大药物治疗量治疗方案。其病理生理基础是：脓毒症患者因补液而出现分布容积增加，文献报道治疗中抗菌药物峰浓度高的患者其临床治疗成功率也更高，因此建议应用最大治疗剂量进行静脉输注抗菌药物。

关于 β-内酰胺类抗菌药物持续或延长输注方案与间歇给药方案相比较，何种抗菌药物给药方案更佳，并无定论。但结合研究偏倚、治疗无害和可能有益等方面的评估，部分专家支持抗菌药物 3～4 h 持续输注的方案。与间歇给药的峰浓度和谷浓度相比，持续输注 β-内酰胺类抗菌药物可维持高于最低抑菌浓度的较高水平血药浓度。

2023 年一项双盲随机试验纳入 607 例使用美罗培南治疗脓毒症的患者，发现持续输注与间歇输注患者的 28 天死亡率相近，多重耐药细菌出现率相近（47% *vs.* 49%），住院时长、存活且脱离 ICU 的天数和 90 天死亡率也相近。2024 年 JAMA Bling Ⅲ随机临床试验纳入 7000 多例脓毒症患者，涉及澳大利亚、比利时、法国、马来西亚、新西兰、瑞典和英国等国家 104 个 ICU 的国际开放标签的随机临床试验显示：与间歇输注相比，持续输注 β-内酰胺类抗菌药物患者 90 天死亡率或多重耐药微生物的出现率并没有统计学差异；但持续输注组患者的临床治愈率更高（56% *vs.* 50%），这表明持续输注可能使部分患者获益，但持续输注过程中也应警惕输注药品的污染。

五、监测治疗反应

给予经验性抗菌药物治疗后，可通过监测患者的临床症状、血流动力学变化和感染相关参数变化（如 WBC、PCT、CRT、IL-6、PLT 等）来每日评估抗菌药物治疗反应。

1. **监测用导管** 脓毒症患者特别是脓毒性休克患者，由于需要大量补液、应用血管活性药物及实时评估液体反应性，多置入中心静脉导管（central venous catheter，CVC）

进行液体复苏、观察液体治疗反应性等，中心静脉压（central venous pressure，CVP）及中心静脉血氧饱和度（$ScvO_2$）常被作为患者血流动力学监测的指标。但并不建议常规放置肺动脉导管（pulmonary artery catheter，PAC）来监测脓毒症患者的血流动力学改变，尚无研究证实应用 PAC 监测肺动脉楔压（pulmonary artery wedge pressure，PAWP）和混合静脉血氧饱和度（mixed venous oxyhemoglobin saturation，SvO_2）有助于改善临床结局。相反，有研究证实，应用 PAWP 预测脓毒症患者液体治疗反应性的作用较差，SvO_2 与 $ScvO_2$ 作用相似（后者通过 CVC 即可测得），置入 PAC 会增加导管相关感染风险。

而随着重症超声的普及及无创监测技术的发展，未来利用重症超声及无创血流动力学监测系统来监测脓毒症患者的血流动力学改变，可能越来越被主流大众所接受。

2. **无创监测** 应临床监测所有患者的平均动脉压（MAP）、尿量、心率、呼吸频率、皮肤颜色、体温、脉搏血氧测定和精神状态改善情况。其中，MAP ≥ 65 mmHg（MAP=[（2× 舒张压）+ 收缩压]/3）和尿排出量≥ 0.5 ml/（kg·h）是临床实践中常用的目标。目前，尚无研究给出确切的 MAP 理想目标值，而大型随机试验的数据证明以 MAP ≥ 65 mmHg 为目标有益。此后的研究表明，更高的 MAP（如≥ 70 mmHg）可能有害，而以较低 MAP（例如 60 ~ 65 mmHg）为目标可能是恰当的。因此，临床操作中可行的做法是将 MAP 控制在某个范围内（例如 60 ~ 70 mmHg），并根据患者的实际情况设定个体化目标值，而近年来通过床旁超声测定重大脏器的血管阻力指数等来监测重大脏器的灌注并调整目标 MAP 或许有助于个体化滴定脓毒症患者的 MAP。

在 2014 年一项多中心开放标签试验中，将患者随机分为两组，一组的 MAP 目标为 65 ~ 70 mmHg（低 MAP 目标组），另一组为 80 ~ 85 mmHg（高 MAP 目标组），结果显示高 MAP 目标组的死亡率并未降低。高 MAP 目标组患者的心房颤动发生率更高（7% *vs.* 3%），提示以 MAP ＞ 80 mmHg 为目标可能有害。2016 年，多中心随机试验（OVATION）报道，在 75 岁及以上的患者中，相比较低的 MAP 目标（60 ~ 65 mmHg），较高的 MAP 目标（75 ~ 80 mmHg）与院内死亡率增加有关（60% *vs.* 13%）。该研究组后来又进行了一项未采用盲法的随机试验：纳入 2600 例 65 岁以上的容量不足伴血管扩张性休克患者，其中 80% 存在脓毒症（“65 试验”），将患者分为以下两组进行比较：一组以 60 ~ 65 mmHg 为目标 MAP（“允许性低血压”；中位 MAP 为 66.7 mmHg）进行血管加压药治疗，一组进行常规治疗（由治疗医生设定 MAP 目标，中位 MAP 为 72.6 mmHg）。两组患者 90 天死亡率没有差异，但允许性低血压治疗策略组的死亡率估计值更低（41% *vs.* 44%，校正 OR 0.82，95%CI 0.68 ~ 0.98），且血管加压药用量更少、使用时间更短。两组患者在认知功能障碍、心律失常和急性肾衰竭发生率方面没有差异。该试验表明，允许性低血压至少没有害处。在一些荟萃分析中，较高 MAP 目标值使用血管加压药超过 6 h 的患者死亡率增加，并且目标血压较高与发生室上性心律失常的风险增加有关。不同目标 MAP 组，最终的死亡率及肾脏替代治疗的发生率却无差异。

六、抗菌药物降阶梯治疗和治疗疗程

脓毒症患者应该每日评估抗菌药物的降级和疗程。当不能确定治疗方案时，应启动多学科会诊，协同感染科医生、药师共同拟定更好的抗菌药物治疗策略。

1. **抗菌药物降阶梯治疗** 由于使用广谱的抗菌方案、延长抗菌药物治疗疗程可增加药物不良反应、梭状芽孢杆菌感染和抗菌药物耐药的风险，因此，在获得病原学培养及药敏试验结果和（或）患者临床情况改善后（通常需数日，临床常规做法为 3 天），推荐缩窄抗菌药物治疗的覆盖范围。如果可能，抗菌药物治疗应以病原体和药敏结果为导向（又称为针对性 / 确定性治疗）。但在临床实践中，超过 50% 的脓毒症患者不能有效获得病原学依据，需要结合临床判断进行经验性降阶梯治疗。例如，首发症状出现 48 h 内未培养出耐甲氧西林金黄色葡萄球菌，或无明显球菌感染证据时，需停用万古霉素。

目前关于抗菌药物的降阶梯治疗尚无临床标准共识，但大多数专家建议根据复查的临床症状、实验室检查和影像学结果来综合评定，并采用固定疗程的广谱抗菌药物治疗方案（如 3 ~ 5 天）后进行降阶梯治疗评估。大多数观察性试验报道称，采用固定降阶梯策略的患者结局与其他策略相当或更好。

2. **抗菌药物治疗疗程** 抗菌药物应用疗程应个体化制定，大部分患者通常为 3 ~ 8 天，另有报道为 7 ~ 10 天。但以下患者或许应给予更长的抗菌药物治疗疗程：临床起效慢、感染灶未能清除或引流、金黄色葡萄球菌菌血症、侵袭性真菌感染（如深部假丝酵母菌、烟曲霉菌、毛霉菌等的感染）、感染性心内膜炎、骨髓炎、巨大脓肿、敏感性为临界或有限的高度耐药的病原菌感染、中性粒细胞减少或免疫缺陷的患者。相反，对于培养结果为阴性或感染灶迅速控制，且脓毒症和实验室检查异常快速消退的患者（如感染源迅速控制的肾盂肾炎、泌尿系感染或腹膜炎患者），可采用缩短抗菌药物治疗疗程的方案。在中性粒细胞减少患者中，抗菌药物治疗应持续至中性粒细胞恢复且计划的抗菌药物疗程完成。在无中性粒细胞减少、完全排除感染的患者中，可尽早停用抗菌药物，以尽可能减少耐药菌定植、感染和其他病原菌二重感染的风险。

3. **降钙素原（PCT）** 目前尚无循证医学证据支持 PCT 在脓毒症患者中的诊断价值，但许多指南和研究均支持利用 PCT 来限制疑似或确诊感染患者的抗菌药物使用，以缩短抗菌药物的使用时间。

在荷兰一项前瞻性、多中心、随机开放标签的干预试验中，15 家 ICU 累计评估了 4507 名患者，1∶1 随机分配入组 1575 名患者，提示使用 PCT 降至正常来指导抗菌药物使用时长，可降低死亡率。一篇纳入 5158 例危重患者的荟萃分析显示，在感染患者中，利用 PCT 水平来指导抗菌药物停药可降低死亡率，但在脓毒症患者亚组分析中，利用 PCT 水平来指导抗菌药物停药却并未发现生存获益。一项随机试验纳入了 266 例因下呼吸道感染、急性肾盂肾炎或原发性血液感染引起脓毒症的患者，发现 PCT 指导治疗可降低患者 28 天死亡率（28% *vs.* 15%）、缩短抗菌药物治疗时间（5 天 *vs.* 10 天）。当前临床研究结果最为一致的是，可以通过 PCT 的变化指导确诊社区获得性肺炎和急性支气管炎患者的抗菌药物停药。PCT 的变化有助于协助临床医师决定是否将经验性治疗进行降阶梯。

4. **治疗有效的患者** 若治疗对脓毒症患者有效，一旦获得了病原体鉴定结果及药敏数据，则应缩窄抗菌药物治疗的覆盖范围，结合患者生命体征改变及炎症指标变化和影像学改变综合判断临床疗效。抗菌药物治疗应以病原体和药敏结果为导向，总共持续应用 3 ~ 8 天，另有研究为 7 ~ 10 天；但特定患者（如形成脓腔患者、侵袭性真菌感染患者、具有免疫缺陷患者）可采取更长的疗程。

七、总结

对于脓毒症患者，推荐在发病后尽快（最好 1 h 内）静脉给予最佳剂量的广谱覆盖革兰氏阴性菌及阳性菌的经验性抗菌药物治疗（1 种或多种抗菌药物）（Grade 1B）。如果高度怀疑真菌或病毒感染，应予以覆盖。

具体抗菌药物选择应综合患者的病史、合并共病情况、免疫状态、发病的背景、可疑感染部位、是否留置侵入性装置、革兰氏染色结果，以及当地微生物的流行情况和耐药情况而决定。无中性粒细胞减少的患者无需常规进行抗真菌治疗。

初步检测和经验性抗菌药物治疗后，对于所有脓毒症及脓毒性休克患者应进一步确认并控制感染源（最好在 6 ~ 12 h 内完成）。

对于治疗失败或初始治疗无效的患者，应积极完善辅助检查，以明确可疑感染灶、重复评估抗菌药物治疗方案的合理性，并警惕院内二重感染的发生。一旦获得了病原学鉴定结果及药敏数据，则应调整为窄谱抗菌药物治疗方案，降低药物副作用。抗菌药物治疗应以病原体和药敏结果为导向，总共持续应用 7 ~ 10 天；但特定患者可采取更短或更长的疗程。

（何婧瑜）

参考文献

[1] IDSA Sepsis Task Force. Infectious Diseases Society of America (IDSA) POSITION STATEMENT: Why IDSA Did Not Endorse the Surviving Sepsis Campaign Guidelines. Clin Infect Dis, 2018, 66 (10): 1631-1635.

[2] Filbin MR, Thorsen JE, Zachary TM, et al. Antibiotic delays and feasibility of a 1-hour-from-triage antibiotic requirement: analysis of an emergency department sepsis quality improvement database. Ann Emerg Med, 2020, 75 (1): 93-99.

[3] Ferrer R, Martin-Loeches I, Phillips G, et al. Empiric antibiotic treatment reduces mortality in severe sepsis and septic shock from the first hour: results from a guideline-based performance improvement program. Crit Care Med, 2014, 42 (8): 1749-1755.

[4] Liu VX, Fielding-Singh V, Greene JD, et al. The timing of early antibiotics and hospital mortality in sepsis. Am J Respir Crit Care Med, 2017, 196 (7): 856-863.

[5] Leibovici L, Paul M, Poznanski O, et al. Monotherapy versus beta-lactam-aminoglycoside combination treatment for gram-negative bacteremia: a prospective, observational study. Antimicrob Agents Chemother, 1997, 41 (5): 1127-1133.

[6] Savage RD, Fowler RA, Rishu AH, et al. Pathogens and antimicrobial susceptibility profiles in critically ill patients with bloodstream infections: a descriptive study. CMAJ Open, 2016, 4 (4): E569-E577.

[7] Qian ET, Casey JD, Wright A, et al. Cefepime vs piperacillin-tazobactam in adults hospitalized with acute infection: the ACORN randomized clinical trial. JAMA, 2023, 330 (16): 1557-1567.

[8] Cortegiani A, Russotto V, Maggiore A, et al. Antifungal agents for preventing fungal infections in non-neutropenic critically ill patients. Cochrane Database Syst Rev, 2016, 2016 (1): CD004920.

[9] Bailly S, Bouadma L, Azoulay E, et al. Failure of empirical systemic antifungal therapy in mechanically ventilated critically ill patients. Am J Respir Crit Care Med, 2015, 191 (10): 1139-1146.

[10] Timsit JF, Azoulay E, Schwebel C, et al. Empirical micafungin treatment and survival without invasive fungal infection in adults with ICU-acquired sepsis, candida colonization, and multiple organ failure: the EMPIRICUS randomized clinical trial. JAMA, 2016, 316 (15): 1555-1564.

[11] Monti G, Bradic N, Marzaroli M, et al. Continuous vs intermittent meropenem administration in critically ill patients with sepsis: the MERCY randomized clinical trial. JAMA, 2023, 330 (2): 141-151.

[12] Dulhunty JM, Brett SJ, De Waele JJ, et al. Continuous vs intermittent β-Lactam antibiotic infusions in

critically ill patients with sepsis: the BLING iII randomized clinical trial. JAMA, 2024, 332(8): 629-637.

[13] Asfar P, Meziani F, Hamel JF, et al. High versus low blood-pressure target in patients with septic shock. N Engl J Med, 2014, 370(17): 1583-1593.

[14] Lamontagne F, Richards-Belle A, Thomas K, et al. Effect of reduced exposure to vasopressors on 90-day mortality in older critically ill patients with vasodilatory hypotension: a randomized clinical trial. JAMA, 2020, 323(10): 938-949.

[15] Lamontagne F, Day AG, Meade MO, et al. Pooled analysis of higher versus lower blood pressure targets for vasopressor therapy septic and vasodilatory shock. Intensive Care Med, 2018, 44(1): 12-21.

[16] Hylands M, Moller MH, Asfar P, et al. A systematic review of vasopressor blood pressure targets in critically ill adults with hypotension. Can J Anaesth, 2017, 64(7): 703-715.

[17] Carayannopoulos KL, Pidutti A, Upadhyaya Y, et al. Mean arterial pressure targets and patient-important outcomes in critically ill adults: a systematic review and meta-analysis of randomized trials. Crit Care Med, 2023, 51(2): 241-253.

[18] de Jong E, van Oers JA, Beishuizen A, et al. Efficacy and safety of procalcitonin guidance in reducing the duration of antibiotic treatment in critically ill patients: a randomised, controlled, open-label trial. Lancet Infect Dis, 2016, 16(7): 819-827.

[19] Pepper DJ, Sun J, Rhee C, et al. Procalcitonin-guided antibiotic discontinuation and mortality in critically ill adults: a systematic review and meta-analysis. Chest, 2019, 155(6): 1109-1118.

[20] Kyriazopoulou E, Liaskou-Antoniou L, Adamis G, et al. Procalcitonin to reduce long-term infection-associated adverse events in sepsis. A randomized trial. Am J Respir Crit Care Med, 2021, 203(2): 202-210.

第十五章

脓毒症感染源的非药物控制

伴随着医学界对于脓毒症本质的不断探索，关于脓毒症的治疗理念亦在同步发展。半个多世纪前，美国外科学及放射学领域的相关研究者便已相继提出针对存在腹腔和纵隔脓肿等明确感染灶的脓毒症患者可以进行超声和计算机断层扫描（CT）引导下的穿刺引流，以期有效控制感染源，并发表了相应的研究成果。人们已经认识到感染源控制的重要性，然而，在临床具体实践过程中依然存在诸多困惑及挑战，当进行感染源处理的相关决策时，应主要考虑如下4个重要方面：①正确识别感染源；②感染源控制干预的时机；③感染源控制策略；④对感染源控制的充分性评估。下文将详细讨论这些方面。

一、正确识别感染源

正确识别感染源非常重要，在初诊脓毒症过程中，具体可遵循如下步骤。

1. **了解流行病学特征** 既往根据ICU感染的相关流行病学研究发现，呼吸道感染最为常见，其次是腹腔感染。此外，院外感染与ICU获得性感染的流行病学特征亦有明显区别，需注意鉴别。

2. **询问病史** 需仔细询问患者的发病诱因、前驱症状、药物使用史、既往史以及手术史，尤其要关注患者是否存在体内植入物等情况，上述信息往往能提示可能的感染来源，进而进一步提高诊断准确率。

3. **临床表现及体格检查** 局部的临床症状及体征常常比全身炎症反应更有助于识别感染源，例如，呼吸道感染患者可出现肺部啰音，急性胆囊炎患者可存在Murphy征阳性，中枢神经系统感染患者容易出现神经系统查体的异常，长期卧床患者则常有局部褥疮。基于此，必须对每位脓毒症患者进行细致的临床检查，即从头到脚的全面体格检查，寻找疼痛的部位或其他局部感染的迹象。

4. **影像学检查** 随着影像学技术的发展，其在寻找脓毒症感染源过程中的作用愈发凸显，临床医生务必重视并有选择地使用包括超声、X 线检查、CT、磁共振成像（MRI）、正电子发射断层显像 / 计算机断层扫描（PET/CT）等影像学检查对患者进行诊断评估。超声检查主要对诊断特定的感染如急性胆囊炎或感染性心内膜炎有重要帮助；胸部 X 线检查有助于筛查呼吸道感染，但对其他部位感染的诊断帮助不大；CT 扫描耗时短，禁忌少，是大多数感染患者的首选检查，部分患者可能需进一步行增强 CT 检查，针对病情复杂的脓毒症病例，建议与放射科医生讨论，以最大限度提高 CT 诊断的准确性；MRI 是颅脑、脊髓、骨与关节软骨、滑膜、韧带等部位病变的首选检查方法，该检查耗时较长，风险较大，对设备要求高，临床上针对脓毒症患者紧急行 MRI 的情况相对较少，除非是对高度怀疑中枢神经系统感染的重症患者，在行该检查前需与患者家属充分沟通，告知风险后方可施行；PET/CT 在肿瘤性疾病中应用广泛，但在非肿瘤性疾病中也有很多应用，如不明原因的发热，但在紧急情况下不适用。需注意的是，临床上对于某些脓毒症患者，其早期的影像学特征并不典型，需动态复查影像学检查，反复评估。

5. **特定的诊断方法** 对于临床表现和影像学提示为比较罕见的不确定性感染，可能需要特定的诊断性操作，如通过腰椎穿刺诊断中枢神经系统感染。

6. **实验室检查** 需尤其重视患者微生物标本的规范采集和送检，如果标本采集不合格，会大大降低致病菌的检出率，导致错误的结果，甚至会混淆临床诊断、延误患者的诊疗。具体应注意如下几点：①在抗菌药物使用前采集标本。疑似感染的患者，应先采集微生物标本，再使用抗菌药物进行治疗。②无菌部位的标本更具有临床价值。应尽量送检无菌部位的标本。有菌部位标本应避免“正常菌群导致标本的污染”，如下呼吸道标本（痰液）、皮肤伤口等处的正常菌群极易污染标本。因此，从这些部位采集标本时，要尽可能降低定植细菌污染标本的可能性。③严格无菌操作。留取标本前应清洗双手，避免标本被污染。另外，临床上常使用生物标记物如降钙素原（PCT）或 C- 反应蛋白（CRP）帮助诊断感染和指导治疗，但在解释结果时要谨慎，需考虑到每个生物标记物的特性，同时需认识到趋势比单一的观察更重要。

7. **注意事项** 特别需要注意的是，血流感染（BSI）属于一个特殊感染类型，虽然菌血症患者的感染源可能无法明确，但在某些情况下，例如由特定病原体（如金黄色葡萄球菌或念珠菌属）引起的血流感染，存在播散性感染可能，因此应积极、仔细寻找感染病灶。

总之，及早、正确识别感染源的意义重大，对患者的诊治非常重要，通过上述循序渐进的结构化诊断流程，有助于在最短时间内更有效地识别和定位感染源，从而提供更精确的治疗方案。

二、感染源控制干预的时机

一旦早期正确地识别了感染源，就应进一步考虑感染源干预的时机。事实上，临床上并非所有的感染源均需要在本次就诊中进行干预处理，如部分胃肠道感染患者以及无梗阻表现的泌尿道感染患者，对于这类脓毒症患者，通常进行有效的抗生素及液体复苏治疗即可有效控制此次病情。但是对于初次评估后需要进行干预的感染源，当前证据均已表明及时控制感染源与更好的预后相关。然而，关于确切的干预时机仍然值得讨论研究。笔者查阅既往拯救脓毒症（SSC）指南发现，由于缺乏足够的证据链，在2004年及2008年发布的SSC指南中对于探讨感染源控制的使用方法相当模糊，且均未说明感染源的具体干预时机。直至2016年发布的SSC指南，根据相关研究证据，首次指出应在诊断脓毒症后6～12 h内实施感染源控制措施，一旦超过这个时间点，患者的生存率就会降低；如果在不到6 h内进行感染源控制，则患者并未获益，但是该结论可能与参与研究的病例数较少有关。2021年SSC指南继续延续前一版本指南的推荐意见，仅在措辞上略作改变。然而从病理生理学的角度来看，并没有理由认为有一个临界点，超过这个临界点，感染源控制的时机就不再发挥作用，因此关于这个问题，仍有较大的研究空间。

2019年欧洲重症监护医学学会腹部脓毒症研究小组（ABSES）进行的病因和结果流行病学研究发现，接受腹腔感染治疗、但在7天内未进行感染源控制的患者其死亡风险增加。值得注意的是，与其他患者相比，那些没有实现感染源控制且有持续炎症迹象的患者其死亡率比前者几乎高出5倍。一项涉及急诊科就诊的脓毒性休克患者的韩国多中心研究调查了不同的感染源，研究人员发现，出现脓毒性休克6 h以上的延迟源头控制与第28天的死亡率无关。此外，将时间延长至12 h并没有导致死亡率增加。值得注意的是，几乎一半的感染是肝源性或胆源性的，大多数患者都接受了经皮穿刺导管引流治疗。在法国一项关于需要手术治疗的腹腔感染患者的研究中，每延迟1 h，死亡率就会增加2%。在这项研究中，与不良结果相关的其他风险因素包括疾病的严重程度和全身性腹膜炎。一项关于脓毒症感染源控制和抗生素研究的医学报告称，在需要源头控制延迟＞6 h的超过1500名患者中，死亡率显著增加。值得注意的是，这种关系仅在脓毒性休克患者中被观察到。在另一项涉及美国14家医院近5000名脓毒症患者的研究中，感染源控制的平均时间为15 h，27%的患者在6 h内实现了感染源控制，该研究发现，腹腔感染以及软组织感染的患者从早期手术中获益最多。最近的2022年欧洲重症监护医学会ABSES进行的一项多国参与的多中心研究，共纳入了1077例继发性腹膜炎患者，将患者根据感染源控制的不同时机分为3个队列："Emergency组"（＜2 h）、"Urgent组"（2～6 h）及"Delayed组"（＞6 h）。研究发现，尽管三组患者的病情严重程度无明显差异，但与Urgent组相比，Emergency组和Delayed组与较差的预后结局相关。该研究结果提示，当患者生命体征不稳定时，过早进行创伤较大的感染源控制措施可能会进一步恶化血流动力学，因此根据该研究结果谨慎地建议在进行感染源干预之前，初步的血流动力学稳定可能更可取，推荐在血流动力学初步稳定后尽快进行感染源控制。

由此可见，关于感染源干预的时机并非一概而论，需视患者的具体情况而定，具体由如下3个因素决定：①持续污染的存在和程度；②器官功能障碍的严重程度；③患者的病理生理状态。基于以上这些特征，可将患者分为3类：①第1类患者（紧急处理），需即刻控制感染源。对于这些患者来说，感染源控制的任何延迟都与死亡风险增加有关，包括坏死性皮肤和软组织感染、导管感染等患者。针对第1类患者，在进行积极液体复苏与抗感染治疗的同时，应即刻进行感染源的处理。②第2类患者（急诊处理），待病理状态纠正及生命体征初步稳定后，即可进行感染源控制。例如消化道穿孔合并腹膜炎、腹腔脓肿、梗阻性泌尿道疾病、急性胆管炎及化脓性胆囊炎等，临床上大多数患者都属于这一类，对于此类患者若急于控制感染源，反而可能会引起病情恶化，此时选择初步纠正病理生理紊乱后再行感染源控制，对患者更为有益。③第3类患者（一般处理），一旦感染过程明确，即可进行感染源控制，如临床状态稳定的坏死性胰腺炎患者，此时感染灶常已液化包裹，这时进行经皮介入或手术更为容易，造成的继发损害亦更少。因此，根据上述不同的患者干预时机分类可见，准确的临床决策在患者病情评估诊治中占据极为重要的地位（表15-1）。

表15-1　感染源控制时机

紧急处理（确诊1 h内）	急诊处理（确诊6 h内）	一般处理（视病情择期处理）
皮肤软组织感染坏死组织清除	消化道穿孔合并腹膜炎	胰腺坏死感染
CVC导管拔除	腹腔脓肿	
创面脓肿引流	化脓性胆囊炎或阑尾炎	
腹膜炎伴有腹腔高压	脓胸	

当然，在实际临床工作中，能否进行早期感染源控制与诸多因素相关，这些因素包括医疗水平、医疗设备等，如患者早期缺乏典型临床症状、影像学检查不及时，均可能会延误对感染源的控制。针对某些复杂病情，可能需要多学科讨论，这也是一个耗时的过程。最后，感染源控制的紧迫性必须与患者的生理状态相平衡，持续的监测和反复评估至关重要。总而言之，"感染源控制时机"应被视为一个动态而非静态的概念。

三、感染源控制策略

当正确识别了感染源，评估了干预时机，下一步便是如何采取合适的感染源控制策略，显然，干预时机与干预策略是密切相关的。正如前文所述，临床上存在部分脓毒症患者未行感染源干预亦能治愈，实际上未干预不代表不需要干预，只是因为当前医疗认知及手段有限，无法进行有效干预，如肠道感染引起的脓毒症，抑或是不明原因的血流感染等，但笔者始终认为，对每个出现脓毒症或脓毒性休克的患者都应考虑感染源控制。

感染源控制策略是指清除感染源的一切物理手段，目的是减少感染部位的细菌负荷，避免感染扩散到其他部位，处理精髓即为引流、清创、减压。引流是指排出脓肿或体腔（如腹膜腔或胸膜腔）中积聚的脓液；清创是指切除坏死、感染的组织或感染的装置；减压主要是指降低感染源相关腔体的压力，减少毒素吸收和细菌入血，从而减轻炎症反应，常用于针对胆道梗阻或腹内高压的处理。随着医疗技术的不断进步，在过去的几十年里，感染源控制的方法不断变革。在 20 世纪，手术引流是处理大多数感染源的标准方法，然而随着影像学及材料学的快速发展，微创介入方法已在感染源控制中逐渐占据重要地位。

（一）当前感染源控制主要方法

1. 更换导管或去除异物　导管主要包括腹腔引流管、血管内导管、导尿管和气管插管等。这些导管在体内长期留存，在导管内外会形成生物膜，细菌会生长其中并不断增殖，含有细菌的生物膜增大后脱落即可引起菌血症。导管更换的前提是“拔”，拔除导管后，如不是非常需要，也可不再更换，或待两三天后再换新导管。深静脉置管导致的导管相关性感染最根本的治疗是拔除导管，可以有效控制感染和防止感染扩散。腹腔引流管的腔内生物膜增大后，会与坏死组织一起堵塞引流管，导致引流不畅。这时，腹水或脓液甚至会从管周渗出，此时多提示腹腔引流管需要更换。需要指出的是，若腹腔引流管一定要换，最好换成负压冲洗的引流管。当然，除去导管因素外，还要重视体内植入物感染的风险，如假体、宫内节育环等，必要时也要予以及时取出。

2. 微创介入　微创介入主要包括穿刺引流和内镜下操作。穿刺引流指的是床旁 B 超引导下的脓肿穿刺引流；或在 CT 引导下，对更深部、更隐匿部位的脓肿进行穿刺引流。因为穿刺的目的是引流，所以应尽量避免使用易堵的穿刺管，在影像学的精确定位下，穿刺部位精准，创伤小，可最大程度避免损伤血管以及其他脏器。内镜下操作指的是在内镜下进行引流感染源，使得感染源与体外或体内的空腔器官相通，便于后续持续引流，常见如经皮肝穿刺胆道引流术（percuteneous transhepatic cholangio drainage，PTCD）、经内镜逆行胰胆管造影术（endoscopic retrograde cholangiopancreatography，ERCP）以及超声内镜引导下胰腺假性囊肿穿刺引流术等。

3. **手术** 手术的主要目的是物理性清除感染灶或坏死组织，在患者经过微创处理措施和有效的复苏后，如感染源控制仍欠理想，可考虑手术进一步清除感染源。比如，针对严重腹腔感染的患者，可根据病情和脏器功能状态，评估实施肠造口手术或肠切除肠吻合术。具体来说，对于高龄、基础疾病多、合并多器官功能不全、肠吻合术后再漏风险较高者，肠造口相对安全。可选择双腔造口或近端肠管造口 + 远端肠管插管造口，以备术后患者肠管功能恢复后，将肠液收集回输，方便术后有效实施肠内营养治疗，避免出现人为的“短肠综合征”。在行剖腹探查引流术时，如患者同时合并有腹腔高压或腹腔间隔综合征，术毕可不缝合腹壁切口，主动敞开腹腔。切口可使用无菌的塑料输液袋、聚丙烯网片或负压三明治法等措施临时关腹；也可对术后严重腹腔感染合并腹腔高压的患者及时拆除切口缝线，主动敞开腹腔，以上这些方法统称为腹腔开放疗法。对因腹腔感染并腹腔高压导致切口裂开的患者，也可任由其敞开，不强行关腹，此法则为被动腹腔开放疗法。腹腔开放疗法可有效降低腹腔内压，改善内脏灌注，充分引流腹腔，及时处理出血和坏死组织，是处理严重腹腔感染的强力措施。

这里涉及损伤控制手术（damage control surgery，DCS）的概念，这一概念以往被用于描述严重创伤情况下简短的剖腹手术，后来损伤控制原则被逐步扩展到脓毒症治疗领域。DCS 侧重于恢复生理功能，而牺牲解剖连续性。黎介寿院士曾指出：“危重患者的最终结局决定于机体生理功能的极限，而非对损伤器官组织的外科修复的完整性。”强调早期以简短快捷的操作代替“完美的确定性手术”。DCS 治疗腹腔脓毒症的关键在于早期切除受累腹腔器官及组织，采用合理的腹腔冲洗及引流手段以快速控制感染源，待后续在 ICU 经积极复苏治疗改善患者组织灌注及器官功能，并避免低体温、凝血功能障碍和酸中毒的“致死三联征”后，再考虑行确定性手术和腹壁重建。术后管理同样重要，术后应继续监测和处理可能的并发症，如感染复发、器官功能衰竭等，确保患者平稳度过围手术期。

（二）两种治疗相对棘手的感染类型

1. **胰腺炎** 多年来，对于重症急性胰腺炎（severe acute pancreatitis，SAP）的治疗和管理发生了变化，更倾向于保守和微创方法。传统上，开放性手术清创是首选治疗方法，但其失败率高，死亡率也高。

在未证实感染的胰腺坏死情况下，使用抗生素（包括以预防为目的）仍有争议，对于病情稳定的患者，应延迟手术。当前对于处理坏死性胰腺炎患者感染灶的方法可以概括为“3D”：延迟、引流和清创。不论胰腺炎的类型如何，所有患者都应基于充分的复苏和保守操作治疗。在发生胰腺坏死合并感染的情况下，应采取“逐步升级”的方法实施感染源控制。从最开始的抗生素治疗手段，到通过经皮穿刺或内镜下引流、微创腹膜后坏死组织切除术和视频辅助的腹膜后清创术，再到开放性手术清创结合损伤控制操作，逐步达成对胰腺炎坏死组织的充分清除。然而，对于迅速进展的重症急性胰腺炎导致严重出血的情况，应将早期开放手术视为挽救生命的方法。

2. **坏死性软组织感染**　这类感染是导致脓毒症和脓毒性休克的第三大常见原因，仅次于肺部感染和腹腔内感染。针对坏死性软组织感染进行积极的感染源控制至关重要，这些感染源控制措施包括局部处理、切开和引流、清创，直至截肢。当前最新的治疗建议是，一旦高度怀疑患者存在坏死性软组织感染，则对患者病情的评估时间不应过长，而且在进行首次清创切口时应进行直达筋膜的深切口，如果诊断为坏疽性筋膜炎，则应实施广泛性根本性清创。不论患者的感染类型如何，都应迅速并广泛地进行手术，并在必要时进行后续的连续清创操作，必要时可行创面持续负压吸引以防止感染的持续扩散，与此同时，应积极留取感染灶标本，选择有效抗生素，强化抗感染环节，以上治疗手段缺一不可。研究显示，首次手术干预延迟（超过 12 h）与更高的死亡率相关。

针对复杂感染源的处理，当前主张采用多学科合作方法，包括但不限于外科、感染科、介入科、影像科、介入内镜室和重症监护室等，以确保为患者个体化选择最佳的感染源控制策略。脓毒症或脓毒性休克患者由于组织灌注不良、生理紊乱、伤口愈合受损或凝血功能紊乱，导致其器官功能状态常处于脆弱平衡，常常更容易发生外科手术并发症，因此，感染源干预策略的原则首先是不要造成额外的伤害，例如选择侵入性最小的手术或操作，以保证最大限度的感染源控制，同时避免额外的损害或造成长期的残疾。

图 15-1 是针对人体常见的感染灶处理解剖图。

四、对感染源控制的充分性评估

感染源控制并非在所有情况下都是成功的，感染源控制的充分性取决于感染源、患者类型、干预方法等因素。另外，缺乏有效的抗生素治疗也可能是原因之一，例如，感染部位渗透性差或抗菌剂选择不当，均可能导致感染部位的细菌持续生长和反复感染。临床医生应该充分意识到感染源控制失败的风险及可能性，因为其可以引起病情迁延不愈，增加医疗负担。

临床上常使用炎症生物标记物评估感染控制的充分性，然而研究结果表明，白细胞计数和 CRP 水平无法有效区分感染源控制不足。SOFA 评分是唯一可能有用的工具，SOFA 评分持续升高表明感染源控制不佳。一项小型研究的证据表明，降钙素原在这种情况下可

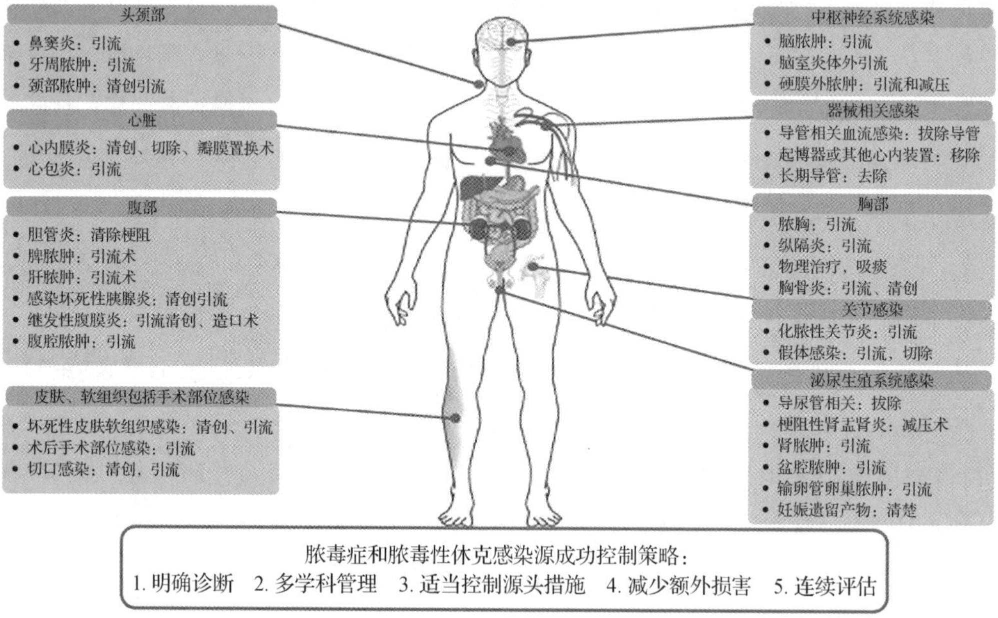

图 15-1　针对人体常见的感染灶处理解剖图

能有所帮助。然而，这些发现还需要在更大规模的研究中得到证实。在脓毒症患者中，炎症和抗炎反应之间的复杂平衡可能会导致多个器官的长期功能障碍，仅使用生物标志物评估感染源控制的充分性仍具有很大的不确定性，因此结合临床评估、生物标志物和影像诊断的综合方法是最合适的选择。

五、结论

早期感染源控制是脓毒症综合治疗的基石，其正确施行需要仔细的临床判断。感染源控制的时机仍然是一个有争议的问题。一旦正确识别了感染源，就应积极推动感染源控制，具体的干预手段应该结合感染部位、感染性质、患者生理状态以及医疗水平等因素综合判断，经皮穿刺引流和手术干预仍然是十分有效的选择。感染源控制的充分性是一个重要方面，治疗失败的风险往往比预期的要高，因此，感染源控制应与脓毒症其他治疗措施同步进行，密不可分，相辅相成。同时，脓毒症的治疗是以患者为中心的多学科协作，包括重症监护室、外科、内科、感染科、血管外科、放射科、介入科和护理部的共同参与，对于指导这一复杂治疗过程至关重要。

（闵　安）

参考文献

[1] Gerzof SG，Robbins AH，Birkett DH，et al. Percutaneous catheter drainage of abdominal abscesses guided by ultrasound and computed tomography. AJR Am J Roentgenol，1979，133（1）：1-8.

[2] Mandel SR，Boyd D，Jaquas PF，et al. Drainage of epatic，intraabdominal and mediastinal abscesses guided by computerized axial tomography. Am J Surg，1983，145（1）：120-125.

[3] Vincent JL，Rello J，Marshall J，et al. International study of the prevalence and outcomes of infection in intensive care units. JAMA，2009，302（21）：2323-2329.

[4] Blot S，Antonelli M，Arvaniti K，et al. Epidemiology of intra-abdominal infection and sepsis in critically ill patients. "AbSeS"，a multinational observational cobort study and ESICM trials group project. Intensive Care Med，2019，45（12）：1703-1717.

[5] De Pascale G，Antonelli M，Deschepper M，et al. Poor timing and failure of source control are risk factors for mortality in critically ill patlents with secondary peritonitis. Intensive Care Med，2022，48（11）：1593-606.

[6] Levin DC，Eschelman D，Parker L，et al. Trends in use of percutaneous versus open surgical drainage of abdominal abscesses. J Am Coll Radiol，2015，12（12 Pt A）：1247-1250.

[7] De Waele J，De Bus L. How to treat infections in a surgical intensive care unit. BMC Infect Dis，2014（14）：193.

[8] 任建安. 严重腹腔感染的外科救援策略与技术. 中华胃肠外科杂志，2023，26（9）：813-817.

[9] Petrow MS，Shanbhag S，Chakraborty M，et al. Organ failure and infection of pancreatic necrosis as determinants of mortality in patients with acute pancreatitis. Gastroenterology，2010，139（3）：813-820.

[10] Jimenez MF，Marshall JC. Source control in the management of sepsis. Intensive Care Med，2001，27 Suppl 1：S49-S62.

[11] Shen HN，Lu CL. Skin and soft tissue infections in hospitalized and critically ill patients：a nationwide population-based study. BMC Infect Dis，2010（10）：151.

[12] Henry SM，Davis KA，Morrison JJ，Scalea TM. Can necrotizing soft tissue infection be reliably diagnosed in the emergency department? Trauma Surg Acute care Open，2018，3（1）：e000157.

[13] Kobayashi L，Konstantinidis A，Shackelford S，et al. Necrotizing soft tissue infections：delayed surgical treatment is associated with increased number of surgical debridements and morbidity. J Trauma，2011，71（5）：1400-1405.

[14] De Waele JJ，Girardis M，Martin-Loeches I. Source control in the management of sepsis and septic shock. Intensive Care Med，2022，48（12）：1799-1802.

第十六章

脓毒症相关免疫紊乱的治疗策略

在过去的 100 年里，脓毒症的治疗和预后取得了显著进展，这主要得益于抗生素的发现、微生物学工具的改进以及现代重症医学的发展。抗生素的问世使得治疗感染成为可能，微生物学技术的进步提高了病原体识别的精准度，使抗微生物药物的使用更具针对性。同时，重症监护技术的进步有效提高了器官功能支持水平，显著降低了病死率。然而，最近 10 年，脓毒症病死率并没有进一步降低，主要在于现有治疗方法尚未能有效调节和逆转脓毒症的免疫失调。

目前脓毒症的治疗依赖于早期适当的抗微生物治疗和有效的器官功能支持。然而，免疫功能紊乱作为脓毒症的关键发病机制，目前仍缺乏有效的直接临床干预手段。因此有效调节机体宿主免疫反应，改善免疫功能紊乱，是未来改善脓毒症治疗效果和提高患者预后水平的关键。近年来，相关研究提出，针对失调的宿主免疫反应的免疫治疗有望成为脓毒症治疗的第三支柱。

脓毒症的免疫功能紊乱在发生过程中呈现出明显的动态变化，通常可分为早期的过度炎症反应和晚期的免疫抑制阶段。早期，病原体相关分子模式（PAMPs）和损伤相关分子模式（DAMPs）激活先天性免疫细胞和适应性免疫细胞，导致强烈的促炎反应。巨噬细胞通过 Toll 样受体（TLR4）识别脂多糖（LPS），激活核因子 κB（NF-κB）和丝裂原激活蛋白激酶（MAPK）途径，释放大量促炎细胞因子以清除病原。然而，巨噬细胞的过度凋亡和 M2 型巨噬细胞分泌的抗炎介质，削弱了宿主对病原的反应。与此同时，中性粒细胞的过度激活和中性粒细胞外陷阱（NETs）的释放，加剧了内皮细胞的炎症反应和凝血倾向，进一步推动了免疫系统的失调，形成细胞因子风暴。

随着脓毒症的进展，过度的免疫反应逐渐转变为免疫抑制。在免疫抑制阶段，大量的免疫细胞凋亡消耗，导致宿主的免疫防御功能被严重削弱。自然杀伤（NK）细胞的数量和功能下降，树突状细胞（DCs）丧失功能，免疫耐受现象加剧。$CD4^+T$ 细胞数量减少和功能下降，以及不同亚群（如 Th1、Th2、Th17 和 Treg）功能的受损，使得免疫系统难以有效响应病原入侵。尤其是在免疫抑制阶段，$CD4^+T$ 细胞的抑制性受体表达增加，细胞因子分泌减少，B 细胞功能也显著受损，导致免疫防御能力进一步下降，使得患者易于受到潜伏感染和继发性感染的威胁。

脓毒症早期的炎症因子风暴和晚期的免疫抑制是脓毒症致死的关键因素。针对脓毒症不同时期不同状态进行免疫调节治疗以维持免疫功能的稳态是脓毒症治疗的关键。本章将对目前已在临床应用以及有望进入临床应用的免疫调节药物进行阐述。

（一）糖皮质激素

下丘脑产生促肾上腺皮质激素释放激素，刺激垂体分泌促肾上腺皮质激素，促肾上腺皮质激素刺激肾上腺皮质产生皮质醇，血液中皮质醇水平升高会反过来通过负反馈机制抑制下丘脑和垂体的活动，即下丘脑 - 垂体 - 肾上腺轴（hypothalamic-pituitary-adrenal axis，HPA）。研究发现，高达 60% 的脓毒症休克患者存在 HPA 轴功能障碍，表明其对脓毒症免疫功能紊乱具有重要的影响。

脓毒症时 HPA 轴功能障碍主要体现在以下两个方面。第一，皮质醇释放增多，昼夜节律性丧失。脓毒症过程中释放的促炎细胞因子，例如白细胞介素 5、白细胞介素 6 和肿瘤坏死因子 α，能够穿过血脑屏障，并作用于下丘脑和垂体，分别刺激促肾上腺皮质激素释放激素和促肾上腺皮质激素的释放，导致血液中基线皮质醇水平的升高。第二，糖皮质激素代谢发生改变。皮质醇主要在肝进行代谢，在肾则通过 11β - 羟类固醇脱氢酶进行代谢。脓毒症时，血液中中性粒细胞弹性蛋白酶水平升高和皮质醇结合球蛋白水平下降共同导致血清游离皮质醇升高。另外，脓毒症时血胆汁酸水平升高也会阻碍皮质醇代谢酶的活性，从而导致皮质醇水平升高。

皮质醇水平升高对机体有利亦有弊。其益处包括抗炎作用、维持血管张力、提高儿茶酚胺的敏感性以及维持内皮细胞的完整性。而长期皮质醇升高则会带来机体感染风险增加、血糖异常升高，并影响患者长期预后等不利影响。另外，皮质醇水平的升高并不意味着其功能的亢进。脓毒症时内分泌细胞损伤、HPA 轴功能失调、皮质醇代谢异常或组织对糖皮质激素的抵抗增加等因素共同导致类固醇活性的相对不足，导致机体对危重疾病反应异常，称为危重病相关皮质类固醇功能不全（critical illness-related corticosteroid insufficiency，CIRCI）。基于以上，脓毒症时是否需要糖皮质激素辅助治疗一直存在争议。

糖皮质激素在脓毒性休克治疗中的应用经历了从高剂量到低剂量的转变。早期研究虽显示了高剂量糖皮质激素的短期疗效，但后续研究揭示其可能会增加继发感染和死亡风险。因此，目前研究倾向于使用接近生理应激剂量的糖皮质激素（如每天 200 ~ 300 mg 氢化可的松），疗程 5 ~ 7 天。这种低剂量糖皮质激素治疗旨在补充严重应激期间体内自身类固醇的不足，改善 CIRCI，而非过度抑制免疫反应。CORTICUS 试验表明，低剂量糖皮质激素有助于改善血流动力学，减少炎症介质和氧化应激，且不影响细菌清除能力。Annane 等的研究更指出，低剂量糖皮质激素（氢化可的松加氟氢可的松）可显著降低促肾上腺皮质激素刺激试验无反应的脓毒性休克患者的病死率。

然而，CORTICUS 试验未能证实糖皮质激素的生存获益。2018 年发表的两项大型随机对照试验（ADRENAL 和 APROCCHSS）结果亦不一致：ADRENAL 试验显示氢化可的松治疗未改善患者 90 天生存率，而 APROCCHSS 试验则显示患者病死率显著降低。两项试验所纳入患者的病情严重程度和入组时间存在差异，这可能是导致结果不一致的原因之一。尽管如此，两项试验均显示糖皮质激素治疗组在患者休克缓解时间、机械通气时间和 ICU 出院时间方面有所缩短，且未增加继发感染等风险。虽然糖皮质激素可能对脓毒性休克的病理生理过程有益，但其获益主要集中在休克早期治疗的最危重亚组患者中。考虑到 7 天糖皮质激素治疗成本较低、副作用有限，且 ICU 住院费用高昂，未来的临床指南可能仍会推荐使用低剂量糖皮质激素治疗脓毒性休克。

另外，糖皮质激素应用的时机对于改善脓毒症患者的生存也至关重要，延迟治疗则可能导致糖皮质激素抵抗，从而降低疗效。为了克服糖皮质激素抵抗并增强糖皮质激素的治疗效果，研究者们探索了多种联合用药策略。其中，维生素 C 通过逆转氧化应激来增强糖皮质激素的功能，并能对抗炎症、改善内皮完整性、增加血管升压药的合成，与糖皮质激素表现出协同作用。考虑到脓毒症患者常伴有维生素 C 消耗，一些研究评估了高剂量维生素 C 的疗效，但需注意高剂量维生素 C 可能增加草酸盐生成，导致肾功能不全患者出现肾结石，而补充硫胺素（维生素 B_1）则有助于减少结晶风险。硫胺素作为能量代谢关键酶——丙酮酸脱氢酶复合物的必需辅助因子，对于能量产生至关重要，单药治疗硫胺素缺乏的脓毒性休克患者可降低乳酸水平和死亡率。虽然糖皮质激素、维生素 C 或硫胺素单药治疗脓毒性休克的效果有限，但一项回顾性研究发现，三者联合应用（即 HAT 疗法，包含氢化可的松、抗坏血酸和硫胺素）可有效预防器官功能障碍进展，并显著降低住院病死率。这种联合疗法可能源于 3 种药物的多重协同效应，目前正在进行随机对照试验以进一步评估其有效性。

（二）免疫球蛋白

免疫球蛋白由浆细胞分泌，通过相同的重链和轻链经静电力和二硫键连接在一起。根据其重链的不同，免疫球蛋白可分为 5 个同种型，即 IgG、IgA、IgM、IgD 和 IgE。免疫球蛋白分子的可变区使其能够与细菌和其他抗原交联，恒定区则在抗原结合后传递信号。IgG 有 4 个亚类（IgG1、IgG2、IgG3 和 IgG4），其主要功能是二次抗体应答、调理作用和补体激活。IgA 有两个亚类（IgA1 和 IgA2），主要功能是黏膜免疫。IgM 的主要功能是补体激活和初次抗体应答。静脉注射免疫球蛋白是通过汇集多名献血者的血清免疫球蛋白而制成的。静脉注射免疫球蛋白产品有两种类型——仅含 IgG 的 IVIG 和含 IgG、IgA 和 IgM 的 IVIGAM。IVIG 的多效性免疫调节特性通过 Fcγ 受体介导，通过清除介质、消除 B 淋巴细胞凋亡的生物学效应来实现。

既往研究表明，脓毒症患者若 IgG 水平偏低，则其死亡率显著高于 IgG 水平正常的患者，且低 IgG 水平与较高的 28 天死亡风险相关，提示静脉注射免疫球蛋白（IVIG）或可作为有效的免疫增强治疗手段。一项纳入 31 项随机对照试验的最新荟萃分析结果显示，IVIG 治疗可显著改善脓毒症患者的 APACHE Ⅱ评分，缩短其住院时间并降低病死率。然而，该荟萃分析纳入的各项临床试验在人群特征、给药方案、抗体配方类型、对照干预措施以及研究质量等方面存在很大程度的异质性。最新的一项新冠病毒感染的研究显示，对于因中度至重度 ARDS 接受有创机械通气的新冠病毒感染患者，IVIG 并未改善第 28 天的临床结局，并且倾向于与更高的严重不良事件发生率相关。

综合以上，IVIG/IGAM 在脓毒症中具有潜在益处，但一些重要的局限性使其无法作为脓毒症患者的标准治疗方法。这些局限性包括试验质量参差不齐、最佳反应者特征不确定、理想的制剂（IVIG 与 IVIGAM）、剂量方案、治疗时机、疗程、产品供应不足以及缺乏成本效益数据等。另外，IVIG/IVIGAM 治疗与不良反应相关，例如发热、头痛、血栓栓塞事件、肾功能障碍、无菌性脑膜脑炎、过敏反应等，因此，未来需要设计更完善的 IVIG/IVIGAM 试验来验证 IVIG/IGAM 在脓毒症中的作用。

（三）胸腺肽

胸腺肽（thymosin）是由胸腺分泌的小分子蛋白家族，根据等电点可分为 α、β、γ 三个亚组。该物质最早于 1966 年由 Goldstein 和 White 团队从小牛胸腺中分离纯化，对免疫系统特别是 T 淋巴细胞的分化与成熟具有关键调控作用。其中，胸腺肽 α1 作为由 28 个氨基酸组成的天然多肽，具有三大核心功能：缓解化疗导致的免疫损伤，与抗癌治疗产生协同效应；通过调节树突状细胞活性，增强 T 辅助细胞的抗真菌能力；抑制 T 细胞耗竭进程，改善淋巴细胞减少症，同时调控细胞因子及趋化因子分泌水平。

既往研究提示，胸腺肽 α1 或可改善脓毒症患者的预后。一项纳入了 10 项随机对照试验（共 530 例患者）的荟萃分析表明，该药物可能使患者 28 天病死率下降 41%。然而受限于原始研究的样本量较小，该结论证据等级较低。但值得注意的是，尽管脓毒症免疫抑制专家共识建议临床使用胸腺肽 α1，但特别强调该推荐源于有限证据，仍需高质量研究验证。

国内学者在《英国医学杂志》(*BMJ*) 上发表的一项多中心随机对照研究显示，胸腺肽 α1 未能显著降低成人脓毒症患者的 28 天病死率。该研究覆盖 22 个研究中心的 1106 例患者，未发现该药物的明确疗效证据。不过研究证实，胸腺肽 α1 在脓毒症治疗中的安全性良好。值得关注的是，在亚组分析中，针对 60 岁以上老年患者及合并糖尿病等慢性病的脓毒症患者，采用胸腺肽 α1（1.6 mg 每日 2 次皮下注射，疗程 7 天）可使 28 天病死率显著下降。研究者指出，未来需重点解决脓毒症异质性对疗效评估的影响，以明确胸腺肽 α1 的精准治疗价值。

（四）免疫检查点抑制剂

免疫检查点（如 PD-1、CTLA-4、TIM-3 等）是一类调控免疫稳态的分子，通过抑制过度激活的免疫反应防止组织损伤。然而，脓毒症中持续的病原体刺激和宿主免疫失调会导致这些分子异常高表达，引发深度免疫抑制，表现为 T 细胞耗竭、单核细胞抗原呈递功能丧失及中性粒细胞凋亡延迟。脓毒症患者的免疫失衡呈现动态特征：早期以炎症风暴为主，后期则转向免疫麻痹，而免疫检查点（尤其是 PD-1/PD-L1 通路）贯穿全程，驱动免疫功能障碍。例如，PD-1 在脓毒症患者 $CD8^+$T 细胞的表达可升高至健康人群的 3 ~ 5 倍，与单核细胞 HLA-DR 表达下降（＜ 8000/ 细胞）共同成为免疫抑制的核心标志，有显著增加继发感染和 28 天病死率的风险。

PD-1/PD-L1 通路通过双重机制参与脓毒症病理进程：一方面，PD-1 信号抑制 T 细胞功能（如减少 IL-2 和 IFN-γ 分泌），诱导免疫耗竭；另一方面，PD-L1 上调延迟中性粒细胞凋亡，促进 NETs 释放并加重肺损伤。临床研究显示：抗 PD-1 抗体（如纳武单抗）显著提升单核细胞 HLA-DR 表达，且联合 IL-7 可提高细菌清除率。然而，其应用需精准分层：基于 mHLA-DR、PD-1 与 $CD8^+$T 细胞比例及血清 sPD-L1 水平筛选免疫抑制期患者，而早期使用可能加重炎症损伤。未来需结合单细胞测序解析 T 细胞耗竭亚群动态，并通过代谢组学优化治疗窗口，以突破继发感染风险增加及器官特异性效应差异的临床转化瓶颈。

（五）粒细胞集落刺激因子

粒细胞集落刺激因子（G-CSF）是一种由内皮细胞、巨噬细胞等分泌的细胞因子，其核心功能是促进中性粒细胞的生成、分化与功能活化。G-CSF 通过与靶细胞表面的 G-CSF 受体（G-CSFR）结合，激活 JAK-STAT3、PI3K/AKT 和 MAPK 信号通路，驱动骨髓中中性粒细胞前体细胞的增殖与释放，并增强成熟中性粒细胞的趋化、吞噬及杀菌能力。此外，G-CSF 可上调中性粒细胞表面 CD11b/CD18 整合素的表达，促进其与血管内皮黏附及向感染部位的迁移。近年研究发现，G-CSF 还通过表观遗传调控（如 RNA 去甲基酶 ALKBH5 介导的 m6A 修饰）上调 G-CSFR 的表达，从而放大紧急粒细胞生成信号，这一机制在脓毒症合并免疫抑制患者中尤为关键。

尽管 G-CSF 可改善脓毒症患者的中性粒细胞减少症并增强抗菌防御，但其临床疗效仍存在争议。多项随机对照试验（如 G-CSF 临床试验协作组）表明，G-CSF 治疗可缩短中性粒细胞恢复时间和机械通气时长，尤其在单核细胞 HLA-DR 低表达（< 8000/ 细胞）的免疫抑制亚组中效果显著。然而，G-CSF 未能降低 28 天全因病死率，甚至可能因过度释放未成熟中性粒细胞导致微循环阻塞或加剧免疫抑制。最新研究提出靶向 G-CSFR 的动态调控策略，例如联合 STAT3 抑制剂阻断过度炎症反应，或基于 SRS1 亚表型（高炎症型）筛选可能获益人群。未来需结合单细胞测序解析中性粒细胞异质性，并通过代谢组学优化给药时机，以实现 G-CSF 的精准临床应用。

（六）白细胞介素 -7

IL-7 作为关键性免疫调节因子，在脓毒症免疫治疗中通过逆转 T 细胞耗竭和恢复适应性免疫功能展现了显著潜力。脓毒症患者因 T 细胞大量凋亡及调节性 T 细胞比例升高而陷入免疫麻痹，表现为 $CD4^+$T 细胞和 $CD8^+$T 细胞数量锐减及功能抑制。IL-7 通过激活 JAK-STAT5 和 PI3K 通路，上调抗凋亡蛋白 Bcl-2 表达，抑制 T 细胞凋亡并促进其增殖。临床研究显示，重组人 IL-7（rhIL-7）治疗脓毒症患者可使绝对淋巴细胞计数增加 3 ~ 4 倍，$CD4^+$T 细胞和 $CD8^+$T 细胞数量显著恢复，且疗效可持续数周。例如，IRIS-7 临床试验中，rhIL-7（CYT107）治疗组患者 28 天生存率提升，且未引发炎症因子风暴或加重炎症反应，安全性良好。此外，IL-7 可选择性拮抗调节性 T 细胞的免疫抑制作用，通过下调 Foxp3 和 CD127 表达降低调节性 T 细胞比例，从而重建 Th1/Th17 与调节性 T 细胞的免疫平衡。

尽管 IL-7 在逆转脓毒症免疫抑制中前景广阔，但其临床应用仍需解决多重挑战。首先，治疗时机与患者分层至关重要：IL-7 应针对免疫抑制期（如脓毒症第 4 ~ 7 天）且淋巴细胞计数 ≤ 900/μl 或单核细胞 HLA-DR 表达 < 8000 分子 / 细胞的亚组患者，早期应用可能因高炎症状态而增加风险。其次，给药途径与剂量需优化：静脉注射虽可快速提升血药浓度，但可能引发短暂性发热与呼吸窘迫，而肌内注射耐受性更佳，且疗效相当。此外，IL-7 的长期免疫重建效应仍需验证，当前研究多聚焦短期淋巴细胞数量恢复，但对继发感染率及远期预后的影响尚未明确。未来方向包括联合治疗策略（如联用 PD-1 抑制剂或胸腺肽 α1），结合单细胞测序动态监测免疫表型（如 SRS1 或 Mars1 亚型），并通过多

中心Ⅲ期临床试验（如 TESTS 试验）验证个体化治疗方案。IL-7 的精准应用有望为脓毒症免疫治疗开辟新路径，但其全面临床推广仍需克服异质性瓶颈并积累高质量循证证据。

（七）补体干预

补体系统作为固有免疫的核心组分，在脓毒症早期过度激活，通过 C3a 和 C5a 的释放驱动炎症因子风暴，并加剧凝血功能障碍，导致多器官功能障碍。C5a 与其受体 C5aR1 的结合不仅促进中性粒细胞趋化与 NETs 释放，还通过上调抗炎细胞因子 IL-10 和抑制促炎因子 IFN-γ 的表达，导致免疫抑制状态。临床前研究显示，靶向 C5a/C5aR1 通路可改善脓毒症小鼠的存活率，并增强病原体清除能力。临床试验显示，C5a 单克隆抗体（如 IFX-1）在脓毒症患者中显示出降低炎症标志物（IL-6、CRP）和改善器官功能的潜力，但需平衡感染风险与免疫抑制的逆转。此外，补体抑制剂联合抗凝治疗（如 C1 酯酶抑制剂联合肝素）可协同改善脓毒症相关凝血功能障碍，减少 DIC 发生率。

补体干预的临床应用需基于精准分型，例如低补体 C3 水平与脓毒症合并急性肾损伤的高风险相关，而联合 APTT 检测可显著提高预测效能。补体 C1q 的降低也被证实是脓毒症患者 28 天死亡的独立危险因素，其与 IL-6 和 SIC 评分联合应用时对预后预测水平有明显提升。然而，补体抑制剂的疗效受疾病阶段影响：早期干预可能加重免疫抑制，而免疫麻痹期（如脓毒症第 4～7 天）使用则更安全。未来方向包括开发双靶点药物（如同时抑制 C5a 和 HMGB1）以阻断炎症 - 凝血恶性循环，以及结合单细胞测序技术解析补体通路在特定免疫细胞亚群中的动态调控机制。此外，参考 COVID-19 中补体靶向治疗的经验（如抗 C5 抗体 eculizumab），需在脓毒症中开展多中心Ⅲ期试验验证分层治疗策略的临床效益。

（八）细胞因子等小分子调节剂

TNF-α 单克隆抗体在脓毒症治疗中的疗效一直处在争议中，这与疾病免疫病理的复杂性和患者异质性密切相关。早期临床研究（如 NORASEPT Ⅰ）显示其可降低脓毒性休克患者 28 天病死率，但扩大样本量的 NORASEPT Ⅱ研究未能重复此获益。进一步试验证实，尽管其能有效降低 TNF-α 水平，但对整体生存率无显著改善，提示单靶点阻断策略不能在脓毒症免疫治疗中发挥预想作用。值得关注的是，亚组分析显示 IL-6 与 TNF-α 双高表达的危重患者可能从抗 TNF-α 治疗中获益，为精准分层治疗提供了依据。基于现有证据，国际指南明确反对常规使用抗 TNF-α 单抗，但强调需结合动态免疫监测筛选“超高炎症表型”患者，并探索多通路协同干预，例如联合抑制炎症下游信号通路、逆转免疫细胞功能障碍及高效清除炎症介质的技术，同时依托先进的数据分析模型优化患者分型，旨在通过精准免疫调节实现个体化治疗目标。

抗 CD14 单克隆抗体在脓毒症治疗中的价值目前尚未明确，临床研究显示其疗效有限且存在争议。CD14 是脂多糖（LPS）及其结合蛋白复合物的关键受体，通过与 TLR4 结合激活 NF-κB 信号通路，驱动促炎细胞因子（如 TNF-α、IL-6）的释放，引发全身炎症风暴。抗 CD14 单抗（如 IC14）通过竞争性阻断 CD14 与 LPS 的结合，抑制下游信号传导，从而减少 NF-κB 的核内移位及炎症介质的生成。早期Ⅰ/Ⅱ期临床试验表明其可降低 IL-6 和 IL-8 水平，但未能改善 28 天病死率；后续Ⅱb 期试验（n=293）在脓毒性休克患者中也未显示生存获益（病死率 34.2% *vs.* 33.3%）。尽管亚组分析提示高内毒素血症患者或可获益，但缺乏前瞻性验证。当前指南未推荐其常规应用，但结合生物标志物（如 mHLA-DR）的动态监测和精准分层，抗 CD14 单抗可能成为针对高炎症表型患者的辅助治疗手段，尤其在革兰氏阴性菌感染相关脓毒症中具有应用前景。未来需进一步探索其与免疫检查点抑制剂或血液净化技术的联合策略，以突破单靶点治疗的局限性。

TLR4 单克隆抗体在脓毒症治疗中的临床价值尚未得到证实，现有研究显示其疗效有限且存在显著局限性。TLR4 抗体通过阻断脂多糖（LPS）与 TLR4/MD2 复合物结合，抑制下游 MyD88/NF-κB 信号通路，理论上可减轻过度炎症反应。关键临床试验如 Eritoran（E5564）Ⅲ期研究（n=1983）显示，治疗组与安慰剂组的 28 天病死率无差异（26.4% *vs.* 26.9%），NI-0101 单抗Ⅱ期试验也因无效而提前终止。尽管亚组分析提示高 LPS 水平患者或存在获益趋势，但缺乏统计学意义。当前指南明确不推荐其临床应用，未来需结合生物标志物分层（如 LPS 浓度、TLR4 基因多态性）、联合 LPS 清除技术或开发双特异性抗体（如同时靶向 TLR4 和 PD-1），以探索其在特定病理阶段或精准筛选人群中的治疗潜力。

IL-6 受体（IL-6R）抑制剂在脓毒症免疫治疗中展现出重要潜力，其核心机制是阻断 IL-6 介导的炎症级联反应及免疫失衡。IL-6 作为脓毒症早期关键促炎因子，通过经典信号通路（IL-6R/gp130）和反式信号通路（可溶性 IL-6R/gp130）激活 JAK/STAT3 等下游通路，诱发炎症因子风暴，加剧器官损伤。临床研究表明，IL-6R 单克隆抗体（如托珠单抗）可显著降低脓毒症患者血清 IL-6 和 TNF-α 等炎性因子水平，改善器官功能，可降低重症患者 28 天病死率及 ICU 住院时长。此外，IL-6R 抑制剂在脓毒症分层治疗中具有价值，例如针对高炎症表型（如 SRS2 型）患者可避免激素治疗的负面效应。最新研究还探索了联合靶向策略（如抗 IL-6R/TNF-α/HSA 三重特异性蛋白 TAL-6），其在动物模型中显示可协同降低炎性损伤并可提高生存率，提示未来多靶点干预的临床转化前景。但是，也应该注意其有增加继发感染和延误诊断的风险。总体而言，IL-6R 抑制剂需结合精准免疫监测（如 mHLA-DR、基因多态性筛选）以优化患者选择，并在严格感染控制下应用，为脓毒症免疫调节提供重要方向。

IL-1 受体（IL-1R）拮抗剂通过阻断 IL-1β 介导的炎症级联反应，减轻器官损伤，并可能逆转免疫细胞（如单核 / 巨噬细胞）的功能抑制，其对特定炎症表型的脓毒症患者具有改善作用。临床研究表明，IL-1R 拮抗剂（阿那白滞素）可显著改善具有巨噬细胞活化综合征（MAS）特征（合并肝功能异常、弥散性血管内凝血及高铁蛋白血症）的脓毒症患者预后。然而，在免疫抑制为主的病例中可能会加重病情。因此，需结合生物标志物（如 IL-6、铁蛋白）筛选高炎症表型患者，对脓毒症患者进行精准诊疗。未来需基于免疫表型（如先天免疫过度激活）设计分层研究。总体而言，IL-1R 抑制剂为脓毒症精准免疫治疗提供了潜在工具，但其临床应用需严格依赖免疫监测与患者分型。

IFN-γ 通过增强固有免疫和逆转免疫抑制达到改善脓毒症预后的目的。临床研究表明，IFN-γ 可显著上调单核细胞表面人白细胞 DR 抗原（mHLA-DR）表达，恢复抗原呈递功能，并促进促炎因子（如 TNF-α）分泌，从而改善病原体清除能力。一项多中心病例系列研究显示，接受 IFN-γ 治疗的脓毒症患者 mHLA-DR 水平明显提升，同时 IL-6 和 IL-10 水平显著下降，且细菌培养转阴率提升。但也应注意其促炎特性，早期（＜ 4 天）应用可能加重器官损伤，尤其在高炎症表型患者中风险更高。目前，基于 mHLA-DR 的动态监测筛选免疫抑制患者（如 mHLA-DR ＜ 8000/ 细胞）已成为关键策略，PROVIDE 试验也进一步证实了 IFN-γ 和 IL-1R 抑制剂针对不同免疫亚型脓毒症患者的预后改善作用。未来需进一步结合精准免疫分型（如 SRS1 型或 Mars1 型）优化治疗时机，以实现免疫激活与炎症控制的平衡。

髓样细胞触发受体 1（TREM-1）作为固有免疫的关键激活受体，在脓毒症中通过与配体结合放大炎症信号，使中性粒细胞发生趋化、促炎因子释放及器官损伤。临床研究显示，TREM-1 抑制剂可显著降低脓毒症模型动物的炎症水平，并改善生存率。临床Ⅱ期试验（如 NCT04614493）初步表明，TREM-1 抑制剂可减轻高炎症表型患者的器官功能障碍，且耐受性良好，未加重免疫抑制。然而，其疗效需依赖精准分层：TREM-1 表达水平及可溶性 TREM-1（sTREM-1）浓度可作为治疗响应标志物。未来需结合多组学技术解析 TREM-1 在特定髓系细胞亚群中的动态调控，并通过Ⅲ期临床试验验证其在脓毒症异质性人群中的长期获益与安全性。

JAK-STAT 信号通路在脓毒症免疫治疗中展现出双向调控潜力，既能抑制早期炎症因子风暴，又可逆转晚期免疫抑制，但其临床应用需基于精准分层以实现疗效最大化。脓毒症早期，JAK-STAT 通路通过激活促炎因子驱动炎症因子风暴，加剧器官损伤，而抑制 JAK-STAT（如托珠单抗）可降低血清 IL-6 水平并减轻肺损伤，临床研究显示脓毒症患者干预后肺泡灌洗液中 IL-6 水平下降。在免疫抑制期，JAK-STAT 活性受抑导致 T 细胞耗竭和单核细胞功能缺陷，而靶向激活该通路（如重组 IFN-γ）可恢复单核细胞 HLA-DR 表达，提升 $CD8^+T$ 细胞功能，PROVIDE 临床试验中免疫麻痹患者接受干扰素 -γ 治疗后其 28 天病死率显著降低。由于脓毒症个体异质性（如 Mars1/SRS1 表型差异）和治疗时机选择（早期抑制 *vs.* 晚期激活）的差异，未来需结合单细胞测序和代谢组学优化分层策略，并推进多靶点药物（如 JAK 抑制剂联合 IL-7）的Ⅲ期临床试验来验证安全性和有效性。

现将脓毒症免疫调节治疗药物列于表 16-1。

表16-1　脓毒症免疫调节治疗药物

作用机制	免疫调节治疗药物
抗炎治疗	抗 CD14 单克隆抗体 缓激肽拮抗剂 胸腺肽 髓样细胞触发受体 1（TREM-1）抑制剂
补体抑制	C1 酯酶抑制剂 C1 抑制剂 抗 C5a
细胞因子抑制	抗肿瘤坏死因子 α 白细胞介素 -1 受体拮抗剂
免疫细胞刺激	抗程序性死亡配体 1（免疫检查点抑制剂） 粒细胞集落刺激因子 粒细胞 - 巨噬细胞集落刺激因子 白细胞介素 -7
其他	Toll 样受体 4 拮抗剂 白细胞介素受体 1 拮抗剂 重组干扰素 -γ

（九）总结

脓毒症治疗的现代框架已突破传统的“抗生素抗感染 - 器官功能支持”二元模式，正式确立了“免疫调节”为第三大治疗支柱，形成三位一体的综合干预体系。免疫治疗的核心价值在于主动干预脓毒症病理进程中动态演变的免疫失衡，早期抑制过度炎症以及后期逆转免疫麻痹。

脓毒症的高度异质性决定了“一刀切”治疗策略的失败：糖皮质激素仅对高炎症亚群有效，而补体抑制剂可能加重免疫抑制期的感染风险。未来突破需以多维度分层体系为核心，通过单细胞测序解析 T 细胞耗竭亚群（如 PD-1+$CD8^+$ T 细胞）、代谢组学识别乳酸 / 酮体失衡特征、动态监测 mHLA-DR（＜ 8000 分子 / 细胞）与 sPD-L1（＞ 6 ng/ml）等生物标志物，构建“免疫 - 代谢 - 微生物”联合分型模型。在此基础上，通过适应性临床试验设计验证分层策略的有效性，使用人工智能模型推动个体化方案的实施。通过精准分型与动态干预，免疫治疗方能从“广谱试错”进阶为“靶向修复”，最终切实降低脓毒症这一全球健康威胁的危害。

（刘艳存　柴艳芬）

参考文献

[1] Shankar-Hari M，Calandra T，Soares MP，et al. Reframing sepsis immunobiology for translation：towards informative subtyping and targeted immunomodulatory therapies. Lancet Respir Med，2024，12(4)：323-336.

[2] Pei F，Yao RQ，Ren C，et al. Expert consensus on the monitoring and treatment of sepsis-induced immunosuppression. Mil Med Res，2022，9（1）：74.

[3] Slim MA，van Mourik N，Bakkerus L，et al. Towards personalized medicine：a scoping review of immunotherapy in sepsis. Crit Care，2024，28（1）：183.

[4] Remy KE，Brakenridge SC，Francois B，et al. Immunotherapies for COVID-19：lessons learned from sepsis. Lancet Respir Med，2020，8（10）：946-949.

[5] Robey RC，Logue C，Caird CA，et al. Immunomodulatory drugs in sepsis：a systematic review and meta-analysis. Anaesthesia，2024，79（8）：869-879.

[6] Cao M，Wang G，Xie J. Immune dysregulation in sepsis：experiences，lessons and perspectives. Cell Death Discov，2023，9（1）：465.

[7] Venkatesh B，Finfer S，Cohen J，et al. ADRENAL trial investigators and the Australian-New Zealand intensive care society clinical trials group. Adjunctive glucocorticoid therapy in patients with septic shock. N Engl J Med，2018，378（9）：797-808.

[8] Sprung CL，Annane D，Keh D，et al. Hydrocortisone therapy for patients with septic shock. N Engl J Med，2008，358（2）：111-124.

[9] Heming N，Renault A，Kuperminc E，et al. Hydrocortisone plus fludrocortisone for community acquired pneumonia-related septic shock：a subgroup analysis of the APROCCHSS phase 3 randomised trial. Lancet Respir Med，2024，12（5）：366-374.

[10] Annane D，Renault A，Brun-Buisson C，et al. Hydrocortisone plus fludrocortisone for adults with septic shock. N Engl J Med，2018，378（9）：809-818.

[11] Teja B，Berube M，Pereira TV，et al. Effectiveness of fludrocortisone plus hydrocortisone versus

hydrocortisone alone in septic shock：a systematic review and network meta-analysis of randomized controlled trials. Am J Respir Crit Care Med，2024，209（10）：1219-1228.

[12] Wu J，Zhou L，Liu J，et al. The efficacy of thymosin alpha 1 for severe sepsis（ETASS）：a multicenter，single-blind，randomized and controlled trial. Crit Care，2013，17（1）：R8.

[13] Wu J，Pei F，Zhou L，et al. The efficacy and safety of thymosin α 1 for sepsis（TESTS）：multicentre，double blinded，randomised，placebo controlled，phase 3 trial. BMJ，2025（388）：e082583.

[14] Liu YC，Shou ST，Chai YF. Immune checkpoints in sepsis：New hopes and challenges. Int Rev Immuno，2022，41（2）：207-216.

[15] Chang K，Svabek C，Vazquez-Guillamet C，et al. Targeting the programmed cell death 1：programmed cell death ligand 1 pathway reverses T cell exhaustion in patients with sepsis. Crit Care，2014，18（1）：R3.

[16] Wang JF，Wang YP，Xie J，et al. Upregulated PD-L1 delays human neutrophil apoptosis and promotes lung injury in an experimental mouse model of sepsis. Blood，2021，138（9）：806-810.

第十七章

脓毒症的并发症管理及器官功能支持

第一节　脓毒症相关心肌病的管理及心脏功能的支持

脓毒症相关心肌病（sepsis-induced cardiomyopathy，SIC）是脓毒症患者中常见的并发症，对 SIC 的管理及心脏功能的支持至关重要。脓毒症引起的心脏损伤通常可逆，但其病理生理机制复杂，临床表现多样，治疗策略需综合考虑多方面因素。本章将从 SIC 的病理生理机制、诊断与评估、治疗策略、心脏指数（CI）和心率（HR）监测、药物治疗、目标导向治疗以及未来研究方向等方面，全面探讨 SIC 的管理及心脏功能支持。

一、病理生理机制

SIC 涉及心肌收缩和舒张功能障碍，导致心室收缩能力受限，进而减少向器官和组织的氧气输送。这一过程与多种病理生理机制密切相关，包括全身炎症反应、氧化应激、心肌细胞凋亡、线粒体功能障碍以及自主神经失调等。

1. **全身炎症反应**　脓毒症触发机体产生大量炎性细胞因子，如 TNF-α、IL-1 和 IL-6 等，这些炎性因子可直接作用于心肌细胞，导致心肌收缩力下降。

2. **氧化应激**　脓毒症期间，机体产生大量活性氧自由基（ROS），导致心肌细胞脂质过氧化、蛋白质氧化和 DNA 损伤，进而引起心肌功能障碍。

3. **心肌细胞凋亡与线粒体功能障碍**　脓毒症触发的心肌细胞凋亡与线粒体功能障碍密切相关。线粒体是细胞内的“能量工厂”，负责产生 ATP 以维持细胞正常功能。脓毒症期间，线粒体功能受损，ATP 生成减少，导致心肌细胞能量代谢障碍，进而引发凋亡。

4. **自主神经失调** 脓毒症期间，交感神经系统过度激活，儿茶酚胺类物质释放增加，导致心肌细胞钙离子内流增加，心肌收缩力增强。然而，持续的交感神经激活可导致心肌细胞钙超载，引发心肌细胞损伤和凋亡。同时，迷走神经张力降低，进一步加剧了心肌功能障碍。

值得注意的是，脓毒症引起的心脏损伤通常是可逆的，心肌细胞在感染控制、炎症消退和代谢恢复后能够逐渐恢复功能。这一过程通常需要 7～10 天，但具体时间因个体差异而不同，部分患者可能需要更长时间。

二、诊断与评估

早期和准确的诊断以及及时的管理对于改善 SIC 患者的预后至关重要。诊断 SIC 主要依据临床表现、超声心动图检查、血流动力学参数以及生物标志物检测等。

1. **临床表现** SIC 患者通常表现为低血压、心率增快、心音低钝、肺部湿啰音等。这些症状与脓毒症休克相似，但 SIC 患者的心输出量降低更为显著。

2. **超声心动图检查** 诊断 SIC 的重要手段。通过超声心动图可以评估心室大小、室壁运动、射血分数等参数，从而判断心肌收缩和舒张功能。SIC 患者通常表现为左心室射血分数降低、心室壁运动减弱等。

3. **血流动力学参数** 通过监测中心静脉压（CVP）、平均动脉压（MAP）、心脏指数（CI）等参数，可以评估患者的血流动力学状态。SIC 患者通常表现为 CI 降低、MAP 下降和 CVP 升高。

此外，通过临床和超声心动图参数对脓毒性休克患者进行分型，有助于临床医生优化血流动力学支持。例如，根据超声心动图参数将脓毒性休克患者分为高动力型、低动力型和正常动力型，针对不同类型采取相应的治疗策略。

三、治疗策略

SIC 的治疗策略包括抗生素治疗、血流动力学支持、机械循环支持和药物治疗等。

1. **抗生素治疗** 及时使用抗生素控制感染源是治疗脓毒症的基本策略。早期、足量、广谱的抗生素使用对于降低脓毒症病死率至关重要。同时，应根据药敏试验结果及时调整抗生素种类和剂量，以提高治疗效果。

2. **血流动力学支持** 包括液体复苏、使用血管活性药物和（或）正性肌力药物。液体复苏是脓毒性休克治疗中的一个重要组成部分，旨在迅速恢复有效循环血容量，改善组织灌注。然而，液体复苏的安全性和有效性仍受到质疑。过度液体复苏可能导致肺水肿、腹水等并发症，而液体复苏不足则无法有效改善组织灌注。因此，应根据患者的血流动力学参数和临床表现，个体化调整液体复苏方案。血管活性药物如去甲肾上腺素、多巴胺等可用于维持血压稳定，改善组织灌注。正性肌力药物如多巴酚丁胺、米力农等可用于增强心肌收缩力，提高心输出量。但需注意，正性肌力药物可能增加心肌耗氧量，导致心律失常等不良反应。

3. **机械循环支持** 在不可逆的终末器官功能衰竭发生之前，应考虑机械循环支持。机械循环支持包括主动脉内球囊反搏（IABP）、体外膜肺氧合（ECMO）等。IABP 通过气囊在主动脉内周期性充放气，增加舒张期主动脉压力，提高冠状动脉灌注压，改善心肌供血。ECMO 则通过体外循环装置替代或部分替代心肺功能，为严重心肺功能衰竭患者提供生命支持。机械循环支持的应用应根据患者的具体情况和医院条件进行选择。

4. **药物治疗** 尽管 SIC 的管理中没有特定的药物，但支持性治疗是必要的。在某些情况下，正性肌力药物如多巴酚丁胺、米力农等可能有助于改善心脏功能。然而，对这些药物的使用需谨慎，因其可能增加心肌耗氧量，导致心律失常等不良反应。

近年来，β 受体阻滞剂在 SIC 中的应用也逐渐受到关注。研究表明，β 受体阻滞剂可降低脓毒症患者的心率和心肌耗氧量，改善心肌收缩力，降低病死率。然而，β 受体阻滞剂的使用需在密切监测下进行，以避免出现低血压和心动过缓等不良反应。

此外，一些具有抗炎、抗氧化、抗凋亡作用的药物也在 SIC 的治疗中展现出潜力。例如，褪黑激素是一种具有多种生物活性的物质，具有抗炎、抗氧化、抗凋亡等作用。研究表明，褪黑激素可减轻脓毒症引起的心肌损伤，改善心功能。然而，对这些药物的临床应用尚需进一步研究和验证。

四、心脏指数（CI）和心率（HR）监测

监测心脏指数（CI）和心率（HR）有助于指导 SIC 患者的管理，并预测预后。CI 是指每分钟左心室或右心室泵出的血液量除以体表面积，是反映心脏泵血功能的重要指标。HR 是指心脏每分钟搏动的次数，与心肌收缩力和交感神经活性密切相关。

在 SIC 患者中，对 CI 和 HR 的监测有助于评估患者的血流动力学状态，指导液体复苏和血管活性药物的使用。例如，当 CI 降低时，提示心脏泵血功能不足，应增加液体复苏量或使用正性肌力药物；当 HR 增快时，提示交感神经活性增强或心肌收缩力下降，应使用 β 受体阻滞剂或正性肌力药物进行干预。

此外，对 CI 和 HR 的监测还有助于预测 SIC 患者的预后。研究表明，CI 降低和 HR

增快是 SIC 患者预后不良的独立危险因素。因此，在临床实践中，应密切监测 CI 和 HR，及时调整治疗方案，以改善患者预后。

五、目标导向治疗

治疗 SIC 时，应以改善器官功能和提高生存率为目标。具体包括控制感染源、维持足够的灌注和优化氧合。

控制感染源是治疗 SIC 的基础。应通过及时、足量、广谱的抗生素使用，以及必要的外科清创等措施，迅速控制感染源，减轻全身炎症反应。

维持足够的灌注是改善 SIC 患者预后的关键。应通过液体复苏、血管活性药物和（或）正性肌力药物的使用，迅速恢复有效循环血容量，改善组织灌注。同时，应密切监测患者的血流动力学参数和临床表现，个体化调整治疗方案。

优化氧合对于改善 SIC 患者的心功能也至关重要。应通过机械通气、氧疗等措施，保持患者呼吸道通畅，提高肺泡通气和换气功能，从而改善心肌氧供。

六、未来研究方向

SIC 对短期和长期结果的影响是一个重要的研究领域。未来的研究将进一步阐明 SIC 的病理生理机制，为临床治疗提供更多的指导。

1. **病理生理机制研究**　未来的研究将深入探索 SIC 的病理生理机制，特别是心肌细胞凋亡、线粒体功能障碍和自主神经失调等方面的机制。这将有助于发现新的治疗靶点，为 SIC 的治疗提供新的思路。

2. **新型药物治疗研究**　随着对 SIC 病理生理机制认识的深入，新型药物的治疗作用将逐渐受到关注。例如，具有抗炎、抗氧化、抗凋亡作用的药物可能在 SIC 的治疗中展现出潜力。未来的研究将进一步验证这些药物的临床效果，为 SIC 的治疗提供新的选择。

3. **个体化治疗策略研究**　SIC 患者的个体差异较大，因此个体化治疗策略的制定至关重要。未来的研究将探索基于患者个体差异的个体化治疗策略，包括液体复苏方案、血管活性药物和正性肌力药物的选择和使用剂量等。这将有助于提高 SIC 患者的治疗效果和预后。

4. **长期随访和预后评估研究**　SIC 对患者的长期结果具有重要影响。未来的研究将关注 SIC 患者的长期随访和预后评估，探索影响患者预后的因素，为制定更加有效的治疗方案提供依据。

综上所述，SIC 的管理是一个多方面的挑战，涉及早期识别、血流动力学支持、药物治疗和机械循环支持。监测 CI 和 HR 对于指导治疗和预测预后至关重要。未来的研究将进一步阐明 SIC 的病理生理机制，并为临床治疗提供更多的指导。通过不断探索和创新，未来有望为 SIC 患者提供更加有效、安全的治疗方案，改善其预后和生活质量。

参考文献

[1] Tartavoulle，T，Fowler L，et al. Cardiogenic shock in the septic patient：early identification and evidence-based management. Crit Care Nurs Clin North Am，2018，30（3）：379-387.

[2] Beesley SJ，Weber G，Sarge T，et al. Septic cardiomyopathy. Crit Care Med，2018，46（4）：625-634.

[3] Havaldar AA. Evaluation of sepsis induced cardiac dysfunction as a predictor of mortality. Cardiovasc Ultrasound. 2018，16（1）：31.

[4] Romano M，Viana E，Martins JD，et al. Evaluation of congestion levels in septic patients admitted to critical care units with a combined venous excess-lung ultrasound score（VExLUS）-a research protocol. POCUS J，2023，8（1）：93-98.

[5] Schuler A，Wulf DA，Lu Y，et al. The impact of acute organ dysfunction on long-term survival in sepsis. Crit Care Med，2018，46（6）：843-849.

[6] Tucker RV，Williams K，Theyyunni N，et al. Sepsis-induced cardiomyopathy detected with focused cardiac ultrasound in the emergency department. J Emerg Med，2022，63（4）：e91-e99.

[7] Lu NF，Jiang L，Zhu B，et al. Elevated plasma histone H4 levels are an important risk factor in the development of septic cardiomyopathy. Balkan Med J，2019，37（2）：72-78.

[8] Weiss SL，Nicolson SC，Naim MY. Clinical update in pediatric sepsis：focus on children with pre-existing heart disease. J Cardiothorac Vasc Anesth，2019，34（5）：1324-1332.

[9] De Rosa S，Ferrari F，Greco M，et al. The use of extracorporeal blood purification therapies and sequential extracorporeal support in patients with septic shock（EROICASS）：a study protocol for a national，non-interventional，observational multicenter，prospective study. J Anesth Analg Crit Care，2024，4（1）：16.

[10] Morkar DN，Agarwal R，Patil RS. Coxsackie myocarditis with severe methicillin-resistant staphylococcus aureus sepsis，multi-organ dysfunction syndrome，and posterior epidural spinal abscess：a case report. Indian J Crit Care Med，2020，24（1）：73-76.

[11] Ranjit S，Natraj R. Hemodynamic management strategies in pediatric septic shock：ten concepts for the

bedside practitioner. Indian Pediatr，2024，61（3）：265-275.

[12] Seitz KP，Qian ET，Semler MW. Intravenous fluid therapy in sepsis. Nutr Clin Pract，2022，37（5）：990-1003.

[13] Weiss SL，Peters MJ，Alhazzani W，et al. Surviving sepsis campaign international guidelines for the management of septic shock and sepsis-associated organ dysfunction in children. Intensive Care Med，2020，46（Suppl 1）：10-67.

[14] Napoli F，Aleman R，Zadneulitca N，et al. Sepsis in cardiothoracic surgery. Surgery，2024，175（2）：556-558.

[15] Liu Q，Dong Y，Escames G，et al. Identification of PIK3CG as a hub in septic myocardial injury using network pharmacology and weighted gene co-expression network analysis. Bioeng Transl Med，2023，8（1）：e10384.

[16] Labib A. Sepsis Care Pathway 2019. Qatar Med J，2019，2019（2）：4.

[17] Geri G，Vignon P，Aubry A，et al. Cardiovascular clusters in septic shock combining clinical and echocardiographic parameters：a post hoc analysis. Intensive Care Med，2019，45（5）：657-667.

[18] Benov A，Brand A，Rozenblat T，et al. Evaluation of sepsis using compensatory reserve measurement：A prospective clinical trial. J Trauma Acute Care Surg，2020，89（2S Suppl 2）：S153-S160.

[19] Ngan C，Zeng X，Lia T，Yin W，Kang Y. Cardiac index and heart rate as prognostic indicators for mortality in septic shock：A retrospective cohort study from the MIMIC-IV database. Heliyon，2024，10（8）：e28956.

[20] Prabhakar，Sumanth Madhusudan，Tagami，et al. Combining quick sequential organ failure assessment score with heart rate variability may improve predictive ability for mortality in septic patients at the emergency department. PloS One，2019，14（3）：e0213445.

[21] Bertozzi G，Ferrara M，Di Fazio A，et al. Oxidative stress in sepsis：a focus on cardiac pathology. Int J Mol Sci，2024，25（5）：2912.

[22] Yoon J，Kym D，Hur J，et al. Validation of Sepsis-3 using survival analysis and clinical evaluation of quick SOFA，SIRS，and burn-specific SIRS for sepsis in burn patients with suspected infection. PLoS One，2023，18（1）：e0276597.

[23] Pilarczyk K，Renner J，Haake N. Acute right heart failure on the intensive care unit：pathophysiology，monitoring and management. Med Klin Intensivmed Notfmed，2019，114（6）：567-588.

[24] Ibrahim ZM，Wu H，Hamoud A，et al. On classifying sepsis heterogeneity in the ICU：insight using machine learning. J Am Med Inform Assoc，2020，27（3）：437-443.

[25] Chen JCY，Hu B，Frank RD，et al. Inpatient kidney function recovery among septic shock patients who initiated lidney replacement therapy in the hospital. Nephron，2020，144（8）：363-371.

[26] Engoren M，Seelhammer T，Freundlich RE，et al. A comparison of Sepsis-2（systemic inflammatory response syndrome based）to Sepsis-3（sequential organ failure assessment based）definitions-a multicenter retrospective study. Crit Care Med，2020，48（9）：1258-1264.

[27] Byrne L，Obonyo NG，Diab SD，et al. Unintended consequences：fluid resuscitation worsens shock in an ovine model of endotoxemia. Am J Respir Crit Care Med，2018，198（8）：1043-1054.

[28] Gatica S，Eltit F，Santibanez JF，et al. Expression suppression and activity inhibition of TRPM7 regulate cytokine production and multiple organ dysfunction syndrome during endotoxemia：a new target for sepsis. Curr Mol Med，2019，19（8）：547-559.

[29] Lankadeva YR，Shehabi Y，Deane AM，et al. Emerging benefits and drawbacks of α-adrenoceptor agonists in the management of sepsis and critical illness. Br J Pharmacol，2021，178（6）：1407-1425.

[30] Rhee C，Strich JR，Chiotos K，et al. Improving sepsis outcomes in the era of pay-for-performance and electronic quality measures：a joint IDSA/ACEP/PIDS/SHEA/SHM/SIDP position paper. Clin Infect Dis，2024，78（3）：505-513.

[31] Kattan E，Bakker J，Estenssoro E，et al. Hemodynamic phenotype-based，capillary refill time-targeted resuscitation in early septic shock：The andromeda-shock-2 randomized clinical trial study protocol. Rev Bras Ter Intensiva，2022，34（1）：96-106.

[32] Liu B，Li D，Cheng Y，et al. Development and internal validation of a simple prognostic score for early sepsis risk stratification in the emergency department. BMJ open，2021，11（7）：e046009.

[33] Na SJ，Oh DK，Park S，et al. Clinical characteristics and outcomes of neutropenic sepsis：a multicenter cohort study. Shock，2022，57（5）：659-665.

第二节　脓毒症相关肾损伤及肾功能支持

脓毒症是由感染引起的全身性炎症反应综合征，其病理生理过程复杂，涉及多种炎症介质的释放和全身多个器官的功能障碍。其中，急性肾损伤（AKI）是脓毒症常见的并发症之一，与高死亡率密切相关。连续性肾脏替代治疗（CRRT）作为脓毒症相关 AKI 的重要治疗手段，在临床实践中发挥着至关重要的作用。本章将详细探讨脓毒症引起的肾损伤并发症，以及 CRRT 在治疗这些并发症中的作用机制、疗效和影响因素，同时讨论 CRRT 的并发症和监测方法。

一、脓毒症与急性肾损伤

脓毒症引起的全身性炎症反应可导致毛细血管内皮细胞损伤，引起微循环障碍，肾作为高度血管化的器官，极易受到这种损伤的影响。在脓毒症中，肾的微循环障碍可导致肾小球滤过率下降、肾小管上皮细胞坏死和间质水肿，从而引发 AKI。AKI 在脓毒症患者中的发生率较高，且与患者的预后密切相关。研究显示，脓毒症伴发 AKI 患者的死亡率显著高于无 AKI 的脓毒症患者。因此，及时识别和治疗脓毒症相关的 AKI 对于改善患者的预后具有重要意义。

二、连续性肾脏替代治疗（CRRT）的作用机制

CRRT 是一种通过体外循环和透析膜技术，持续、缓慢地清除体内水分、溶质和炎症介质的治疗方法。在治疗脓毒症相关的 AKI 中，CRRT 具有多种作用机制。

1. **清除炎症介质** 在脓毒症病理生理过程中，大量炎症介质如细胞因子、病原体相关分子模式（PAMPs）和损伤相关分子模式（DAMPs）在血液中积聚，这些炎症介质可进一步激活免疫细胞，引发全身性炎症反应。CRRT 通过透析膜的高通透性，能够有效清除这些炎症介质，减轻全身炎症反应，从而改善患者的预后。

2. **维持血流动力学稳定** 脓毒症患者常伴有血流动力学不稳定，传统的间断性血液透析（IHD）由于需要在较短时间内迅速清除大量水分和溶质，可能加重血流动力学的不稳定。而 CRRT 通过缓慢且持续地移除液体和溶质，对血流动力学不稳定的患者尤为重要，可减少对循环系统的影响，维持血流动力学稳定。

3. **清除毒素** 脓毒症患者体内常积聚大量毒素，包括内毒素、外毒素和代谢废物等。这些毒素不仅可加重全身炎症反应，还可对肾等器官造成直接损伤。CRRT 通过透析过滤器的高吸附潜力，能够有效清除这些毒素，减轻其对肾等器官的损伤，为患者的康复创造有利条件。

三、CRRT 对肾功能的支持

在治疗脓毒症相关的 AKI 中，CRRT 不仅具有清除炎症介质和毒素的作用，还能够对肾功能提供全面的支持，具体表现在以下几个方面。

1. **治疗 AKI** CRRT 是重症监护室（ICU）中治疗 AKI 的中心环节。对于脓毒症伴发 AKI 的患者，CRRT 能够替代受损的肾功能，清除体内多余的水分和溶质，维持水、电解质平衡和酸碱平衡。同时，CRRT 还能够通过清除炎症介质和毒素，减轻全身炎症反应，

为肾功能的恢复创造有利条件。

2. **改善血流动力学** 脓毒症和COVID-19等严重感染疾病常伴有血流动力学不稳定，CRRT能够通过维持血流动力学稳定，改善患者的器官功能。研究显示，CRRT能够减少脓毒症和COVID-19患者的细胞因子和内毒素水平，从而减轻全身炎症反应，改善患者的预后。

3. **支持心、肾功能** 脓毒症伴发AKI的患者常伴有心、肾功能不全。CRRT作为一种超滤机制，能够减少循环中的细胞因子和水分，减轻心脏负荷，改善心功能。同时，CRRT还能够纠正电解质失衡，维持酸碱平衡，为肾功能的恢复提供有利条件。

四、CRRT的疗效和影响因素

CRRT在治疗脓毒症相关的AKI中具有重要的疗效，但其疗效受到多种因素的影响。

1. **降低死亡率** 研究显示，CRRT的使用可以改善脓毒症患者的预后，降低死亡率。通过清除炎症介质和毒素，维持血流动力学稳定和支持心肾功能，CRRT能够减轻全身炎症反应，改善器官功能，从而降低患者的死亡率。

2. **风险预测模型** 为了更准确地评估和管理脓毒症相关的AKI患者，已有研究构建了CRRT患者死亡风险预测模型。这些模型通过纳入患者的基线特征、治疗时机和治疗强度等因素，能够预测患者的死亡风险，为临床医生的决策提供依据。

3. **影响因素** CRRT的疗效受多种因素影响，包括治疗时机、治疗强度以及患者基线特征等。治疗的时机是影响CRRT疗效的关键因素之一。早期启动CRRT能够更有效地清除炎症介质和毒素，减轻全身炎症反应，改善患者的预后。治疗的强度也是影响疗效的重要因素。适度的治疗强度能够维持水、电解质平衡和酸碱平衡，同时避免过度治疗引起的并发症。患者的基线特征如年龄、性别、基础疾病等也会影响CRRT的疗效。

五、CRRT的并发症和监测

尽管CRRT在治疗脓毒症相关的AKI中具有显著的疗效，但也可能引起并发症。因此，对CRRT相关的并发症进行监测和处理至关重要。

1. **并发症** CRRT可能引起的并发症包括出血、感染、电解质紊乱、血栓形成等。出血是CRRT常见的并发症之一，可能由抗凝剂的使用或血小板减少等原因引起。感染是脓毒症患者常见的并发症，CRRT过程中使用的导管和透析膜等装置可能成为感染的来源。电解质紊乱是CRRT过程中需要密切监测的指标之一，包括低钾血症、高钾血症、低磷血症等。血栓形成是CRRT过程中另一个需要警惕的并发症，可能由于血液在体外循环中接触非生理性表面而引发。

2. **监测**　为确保患者安全，需对 CRRT 相关并发症进行严密监测。监测指标包括凝血功能、血常规、电解质、血气分析等。凝血功能是评估患者出血风险的重要指标，需要定期监测凝血酶原时间（PT）、活化部分凝血活酶时间（APTT）等指标。血常规可以反映患者的血红蛋白、白细胞计数和血小板计数等指标，有助于评估患者的感染和出血风险。电解质和血气分析可以反映患者的水、电解质平衡和酸碱平衡状态，是调整 CRRT 治疗方案的重要依据。

六、未来展望

随着医疗技术的进步和临床研究的不断深入，CRRT 在治疗脓毒症相关 AKI 中的应用将不断完善和发展。未来，CRRT 的治疗方案将更加个性化和精准化，能够根据患者的具体情况进行动态调整。同时，新的抗凝策略、监测技术和治疗设备将不断涌现，为 CRRT 的安全性和有效性提供有力保障。此外，随着对脓毒症病理生理机制的深入认识，新的治疗靶点和方法也将为脓毒症相关 AKI 的治疗带来新的希望。

七、结论

脓毒症是一种严重的感染性疾病，常伴有 AKI 等并发症。连续性肾脏替代治疗（CRRT）作为治疗脓毒症相关 AKI 的重要手段，在清除炎症介质和毒素、维持血流动力学稳定和支持心、肾功能等方面发挥着重要作用。然而，CRRT 的疗效受到多种因素的影响，需要综合考虑患者的具体情况进行个体化治疗。同时，对 CRRT 相关并发症进行严密的监测和处理也是确保患者安全的关键。未来，随着医疗技术的不断进步和临床研究的深入，CRRT 在治疗脓毒症相关 AKI 中的应用将更加完善和发展，为患者的康复创造更好的条件。

（李　梅　张瑛琪）

参考文献

[1] Li Y，Sun P，Chang K，et al. Effect of continuous renal replacement therapy with the oXiris hemofilter on critically ill patients：a narrative review. J Clin Med，2022，11（22）：6719.

[2] Taha AKA，Shigidi MMT，Abdulfatah NM，et al. The use of sustained low-efficiency dialysis in the treatment of sepsis-associated acute kidney injury in a low-income country：a prospective cohort study.

Indian J Crit Care Med，2024，28（1）：30-35.

[3] Zou F，Tang X，Lei X，et al. Treatment efficacy of continuous renal replacement on symptoms，inflammatory mediators，and coagulation function in patients with sepsis-associated acute kidney injury. Arch Esp Urol，2022，75（9）：746-752.

[4] Cortina G，Daverio M，Demirkol D，et al. Continuous renal replacement therapy in neonates and children：what does the pediatrician need to know? An overview from the Critical Care Nephrology Section of the European Society of Paediatric and Neonatal Intensive Care（ESPNIC）. Eur J Pediatr，2024，183（2）：529-541.

[5] Liu S，Cao Q，Sun R，et al. Application of different continuous renal replacement therapy hemofilter in patients with septic shock complicated with acute renal injury. Iran J Public Health，2022，51（10）：2317-2324.

[6] Yu G，Cheng K，Liu Q，et al. Clinical outcomes of severe sepsis and septic shock patients with left ventricular dysfunction undergoing continuous renal replacement therapy. Sci Rep，2022，12（1）：9360.

[7] Gultac E，Neslihan Z. The effect of therapeutic hypothermia on prognosis in patients receiving continuous renal replacement therapy. Ther Hypothermia Temp Manag，2024，14（1）：52-58.

[8] Zheng J，Yang QJ，Qi F，et al. Continuous renal replacement therapy improves indicators and short-term survival in people with AIDS manifesting sepsis and acute kidney injury. Jpn J Infect Dis，2024，77（4）：240-243.

[9] Ferraro S，Bianzina S，Mocka S，et al. Successful extracorporeal blood purification therapy using double haemoadsorption device in severe endotoxin septic shock：a case report. J Crit Care Med（Targu Mures），2022，8（4）：292-295.

[10] Wang Z，Zhang L，Xu F，et al. The association between continuous renal replacement therapy as treatment for sepsis-associated acute kidney injury and trend of lactate trajectory as risk factor of 28-day mortality in intensive care units. BMC Emerg Med，2022，22（1）：32.

[11] Yagnik K，Mohan G，Ketkar A，et al. Factors affecting continuous renal replacement therapy（CRRT）in patients with septic shock：an analysis of a national inpatient sample database. Cureus，2024，16（11）：e74356.

[12] Epstein D，Badarni K，Bar-Lavie Y. Impact of haemoadsorption therapy on short term mortality and vasopressor dependency in severe septic shock with acute kidney injury：a retrospective cohort study. Antibiotics（Basel），2024，13（12）：1233.

[13] Stanski NL，Gist KM，Hasson D，et al. Characteristics and outcomes of children and young adults

with sepsis requiring continuous renal replacement therapy: a comparative analysis from the worldwide exploration of renal replacement outcomes collaborative in kidney disease (WE-ROCK) . Crit Care Med, 2024, 52 (11): 1686-1699.

[14] Zhang R, Qiu J, Zhou F, et al. Challenges and potential solutions for cycloserine dosing in patients with sepsis undergoing continuous renal replacement therapy. Int J Antimicrob Agents, 2024, 64 (5): 107345.

[15] Valdenebro M, Portoles J, Serrano Salazar ML, et al. Transitions and long-term clinical outcomes in patients admitted in intensive care units receiving continuous renal replacement therapy. J Clin Med, 2024, 13 (17): 5085.

[16] Zhuang C, Hu R, Li K, et al. Machine learning prediction models for mortality risk in sepsis-associated acute kidney injury: evaluating early versus late CRRT initiation. Front Med (Lausanne), 2024 (11): 1483710.

[17] Li Y, Li D, Wang J, et al. Construction of prognostic prediction model for patients with sepsis-induced acute kidney injury treated with continuous renal replacement therapy. Zhonghua Wei Zhong Bing Ji Jiu Yi Xue, 2024, 36 (12): 1268-1272.

[18] An MM, Liu CX, Gong P. Effects of continuous renal replacement therapy on inflammation-related anemia, iron metabolism and prognosis in sepsis patients with acute kidney injury. World J Emerg Med, 2023, 14 (3): 186-192.

[19] Siqueira Santos MM, Sganzerla D, Pereira IJ, et al. Long-term mortality and health-related quality of life after continuous versus intermittent renal replacement therapy in ICU survivors: a secondary analysis of the quality of life after ICU study. J Intensive Care Med, 2024, 39 (7): 636-645.

[20] Ouyang L, Pan Y, Wu YF, et al. Early and high-volume administration of sodium bicarbonate in sepsis-associated acute kidney injury in patients with malignancies, during continuous renal replacement therapy. Ren Fail, 2025, 47 (1): 2443026.

[21] Koyner JL, Mackey RH, Echeverri J, et al. Initial renal replacement therapy (RRT) modality associates with 90-day postdischarge RRT dependence in critically ill AKI survivors. J Crit Care, 2024 (82): 154764.

[22] Lane SF, Harvey-Jones E, Ward O, et al. Renal replacement and extracorporeal therapies in critical care: current and future directions. Acute Med, 2023, 22 (3): 154-162.

[23] Lai ZJ, Yang WH, Ma KZ. Effect of fluid load on the prognosis of children with sepsis-associated acute kidney injury undergoing continuous renal replacement therapy. Zhongguo Dang Dai Er Ke Za Zhi, 2022,

24（3）：279-284.

［24］Yılmaz Aydın F，Aydın E，Kadiroglu AK. Comparison of the treatment efficacy of continuous renal replacement therapy and intermittent hemodialysis in patients with acute kidney İnjury admitted to the Intensive Care Unit. Cureus，2022，14（1）：e21707.

［25］Nosek K，Samiec M，Ziółkowski H，et al. Linezolid adsorption on filters during continuous renal replacement therapy：an in vitro study. Pharmaceuticals（Basel），2024，17（10）：1317.

［26］Haga T，Ide K，Tani M. Characteristics of pediatric continuous renal replacement therapies in hospitals with pediatric intensive care units in Japan. Ther Apher Dial，2023，27（3）：562-570.

［27］Fulbright M，Sbertoli R，Gill CM. Assessment of the workflow and time to antibiotic dose adjustment for critically ill patients starting continuous renal replacement therapy. Hosp Pharm，2024：00185787241274779.

［28］Wang C，Zheng J，Wang J，et al. Analysis for hospital mortality in patients with sepsis received continuous renal replacement therapy：a MIMIC-III database study. Front Med（Lausanne），2022（8）：778536.

［29］Lin J，Zhuang HZ，Zhi Y，et al. Impact of cumulative fluid balance during continuous renal replacement therapy on mortality in patients with septic acute kidney injury：a retrospective cohort study. Front Med（Lausanne），2021（8）：762112.

［30］Duyu M，Turkozkan C. Clinical features and risk factors associated with mortality in critically ill children requiring continuous renal replacement therapy. Ther Apher Dial，2022，26（6）：1121-1130.

［31］Strużyna J，Tomaka P，Surowiecka A，et al. Ten-year retrospective analysis of continuous renal replacement therapy in burn patients：impact on survival and timing of initiation. Ann Transplant，2024（29）：e945815.

［32］Karnina R，Irawany V，Manggala SK，et al. The role of continuous renal replacement therapy in the management of cardiorenal syndrome involving acute myocardial infarction with concomitant pneumonia：case report. Pan Afr Med J，2024（49）：30.

［33］Rewa OG，Ortiz-Soriano V，Lambert J，et al. Epidemiology and outcomes of AKI treated with continuous kidney replacement therapy：the multicenter CRRTnet study. Kidney Med，2023，5（6）：100641.

［34］Liu H，Tian Y，Liu C，et al. Effect of glutathione-assisted continuous renal replacement therapy in sepsis patients with acute renal injury. Clin Nephrol，2024，101（4）：191-198.

［35］Gün E，Gurbanov A，Nakip ÖS，et al. Clinical characteristics and outcomes of continuous renal replacement therapy performed on younger children weighing up to 10 kg. Turk J Med Sci, 2023, 53 (3): 791-802.

[36] Kim IY, Kim S, Ye BM, et al. Effect of fluid overload on survival in patients with sepsis-induced acute kidney injury receiving continuous renal replacement therapy. Sci Rep, 2023, 13 (1): 2796.

[37] Uchida T, Yamada M, Inoue D, et al. Involvement of innate immune system in the pathogenesis of sepsis-associated acute kidney injury. Int J Mol Sci, 2023, 24 (15): 12465.

[38] Stenson EK, Alhamoud I, Alobaidi R, et al. Factors associated with successful liberation from continuous renal replacement therapy in children and young adults: analysis of the worldwide exploration of renal replacement outcomes collaborative in Kidney Disease Registry. Intensive Care Med, 2024, 50(6): 861-872.

[39] Colbert JF, Griffin BR, Rolloff K, et al. Hepcidin removal during continuous renal replacement therapy. Blood Purif, 2024, 53 (1): 23-29.

[40] Mai Z, Tan Y, Zhu Y, et al. Effects of low-dose furosemide combined with aminophylline on the renal function in septic shock patients. Ren Fail, 2023, 45 (1): 2185084.

[41] Chu T, Pan J, Song Q, et al. Risk factors for mortality in patients with sepsis on extracorporeal membrane oxygenation and/or continuous renal replacement therapy: a retrospective cohort study based on MIMIC-IV database. Ren Fail, 2024, 46 (2): 2436106.

[42] Hayashi K, Sasabuchi Y, Matsui H, et al. Additive effectiveness of acrylonitrile-co-methallyl sulfonate surface-treated membranes in the treatment of pneumonia: A propensity score-matched retrospective cohort study. Artif Organs, 2023, 47 (2): 408-416.

[43] Chanchlani R, Askenazi D, Bayrakci B, et al. Extracorporeal pediatric renal replacement therapy: diversifying application beyond kidney failure. Pediatr Nephrol, 2025, 40 (4): 923-932.

[44] Han S, Kim MJ, Ko HJ, et al. Diagnostic and prognostic roles of c-reactive protein, procalcitonin, and presepsin in acute kidney injury patients initiating continuous renal replacement therapy. Diagnostics (Basel), 2023, 13 (4): 777.

[45] Park CH, Koh HB, Lee JH, et al. Volume control strategy and patient survival in sepsis-associated acute kidney injury receiving continuous renal replacement therapy: a randomized controlled trial with secondary analysis. Sci Rep, 2024, 14 (1): 14284.

[46] González-Fernández M, Quílez-Trasobares N, Barea-Mendoza JA, et al. Evaluation of the registry DIALYREG for the assessment of continuous renal replacement techniques in the critically ill patient. Sci Rep, 2023, 13 (1): 6479.

第三节 脓毒症相关急性呼吸窘迫综合征（ARDS）与机械通气

脓毒症及其并发症是重症监护病房（ICU）高死亡率的主要原因之一，尤其在医疗资源紧张和患者群体老龄化加剧的当下，其威胁日益显著。其中，急性呼吸窘迫综合征（ARDS）作为脓毒症的一种严重并发症，不仅严重损害了患者的呼吸功能，还常常导致机械通气的长期依赖，进一步增加了治疗难度和死亡率。本章将全面而深入地探讨脓毒症相关 ARDS 或呼吸衰竭与机械通气之间的关系，从脓毒症与 ARDS 的联系、机械通气的需求、机械通气对死亡率的影响、机械通气与其他治疗的结合、机械通气与预后的关系到优化呼吸支持策略与早期干预，以期为临床实践提供有价值的参考。

一、脓毒症与 ARDS 的关系

脓毒症是由感染引起的全身炎症反应综合征，涉及宿主的失控性炎症反应，可导致多器官功能障碍。ARDS 作为脓毒症常见的并发症之一，具有高致死率，给临床治疗和患者预后带来严峻挑战。

1. **脓毒症相关 ARDS 的机制** 脓毒症相关 ARDS 涉及复杂的病理生理过程，主要包括炎症介质的释放、肺血管通透性增加、肺泡上皮和内皮细胞损伤等。在脓毒症期间，大量炎症介质如 TNF-α、IL-1、IL-6 和 IL-8 等被释放，这些介质可导致肺血管通透性增加，引起肺水肿和气体交换障碍。此外，脓毒症还可导致肺表面活性物质减少，进一步影响肺泡的稳定性，使得肺泡易于塌陷，从而影响气体交换。

2. **脓毒症相关 ARDS 的临床特征** 脓毒症相关 ARDS 在临床上具有一系列特征性表现，包括急性起病、进行性呼吸困难、顽固性低氧血症等。患者可出现呼吸急促、口唇和甲床发绀等症状，严重时甚至可出现意识障碍和休克。肺部听诊可闻及湿啰音，影像学检查可显示双肺弥漫性浸润影。这些特征性表现为临床诊断和治疗提供了重要线索。

3. **术后脓毒症相关 ARDS** 术后脓毒症患者相关 ARDS 的发生率较高，且对预后有显著影响，尤其值得关注。术后患者由于手术创伤、失血、麻醉药物的使用等因素，免疫功能受到抑制，容易发生感染。一旦感染发展为脓毒症，其导致的 ARDS 将显著增加患者的死亡风险。有研究表明，术后脓毒症导致的 ARDS 与 60 天死亡率密切相关，这强调了对术后脓毒症患者进行 ARDS 监测和预防的重要性。

二、机械通气的需求

ARDS 患者由于肺部损伤严重，正常的呼吸功能受到严重影响，通常需要机械通气来维持气体交换。与非 ARDS 患者相比，脓毒症相关 ARDS 患者机械通气需求更高，ICU 停留时间更长，机械通气依赖时间也更长。

1. 机械通气在 ARDS 中的应用　机械通气通过提供足够的氧气和维持适当的二氧化碳水平来维持患者的生命。在 ARDS 患者中，常用的机械通气模式包括保护性肺通气策略、俯卧位通气和高频振荡通气等。保护性肺通气策略旨在减少肺损伤，包括使用较小的潮气量（一般建议为 6 ml/kg 理想体重）、较高的呼气末正压（PEEP）以维持肺泡开放和减少肺不张，以及限制平台压不超过 30 cmH_2O。俯卧位通气可以改善肺部的通气 / 灌注比例，减少肺不张区域，从而提高氧合水平。高频振荡通气则通过高频小潮气量通气来减少肺损伤，适用于对传统通气模式反应不佳的患者。

2. 脓毒症相关 ARDS 患者的机械通气需求　脓毒症相关 ARDS 患者的机械通气需求较高，这可能与脓毒症导致的严重肺部损伤和全身炎症反应有关。脓毒症患者的肺部炎症和水肿可导致肺顺应性降低，需要更高的 PEEP 来维持肺泡开放，从而增加机械通气的难度和依赖性。此外，脓毒症还可导致呼吸肌疲劳和呼吸衰竭，进一步加剧机械通气的需求。

3. 机械通气并发症的预防与处理　机械通气过程中可能出现的并发症包括呼吸机相关性肺炎（VAP）、气压伤、肺不张等。VAP 是机械通气患者常见的医院获得性肺炎之一，可导致治疗难度增加和死亡率上升。气压伤包括气胸、纵隔气肿等，是由于机械通气过程中气道压力过高导致的肺组织损伤。肺不张则是由于肺泡塌陷和气道阻塞导致的通气不足。为了预防这些并发症的发生，应严格遵守无菌操作原则、定期监测和调整机械通气参数、及时吸痰和保持气道通畅等。

三、机械通气对死亡率的影响

机械通气在 ARDS 患者中的应用虽然可以维持生命，但也与较高的死亡率相关。脓毒症相关 ARDS 患者的机械通气需求增加，进一步加剧了其死亡风险。

1. 机械通气与死亡率的关系　ARDS 患者需要机械通气的风险较高，且这种需求与较高的死亡率密切相关。在儿童脓毒症患者中，ARDS 需要机械通气的风险增加了额外的死亡风险。成人患者中也存在类似情况，长期机械通气在流感相关的 ARDS 患者中很常见，且与较高的死亡率相关。这可能与机械通气过程中可能出现的并发症有关，如 VAP、气压伤等，这些并发症可导致治疗难度增加和患者预后恶化。

2. **影响机械通气患者死亡率的因素** 除了机械通气本身外，还有其他多种因素可能影响脓毒症相关 ARDS 患者的死亡率。这些因素包括患者的年龄、基础疾病、感染病原体类型、器官功能障碍程度等。老年患者由于生理功能减退和免疫功能低下，对机械通气的耐受性和预后往往较差；基础疾病如慢性阻塞性肺疾病、心血管疾病等可增加机械通气患者的并发症风险和死亡率；耐药菌感染可导致治疗难度增加和预后恶化；多器官功能衰竭患者的死亡率往往更高。

3. **优化机械通气策略以降低死亡率** 为降低脓毒症相关 ARDS 患者的死亡率，需优化机械通气策略。首先，应尽早采用保护性肺通气策略，以减少肺损伤。其次，应根据患者的具体情况调整 PEEP 水平，以维持肺泡开放和减少肺不张。此外，还应密切监测患者的呼吸力学参数和血气分析，及时调整机械通气参数。对于难治性低氧血症患者，可考虑采用体外膜肺氧合（ECMO）等高级呼吸支持技术。同时，还应加强感染控制、营养支持和采取免疫治疗等综合治疗措施，以提高患者的整体治疗效果和生存率。

四、机械通气与其他治疗的结合

处理脓毒症相关 ARDS 患者时，常需要将机械通气与其他治疗手段相结合，以达到最佳治疗效果。这些治疗手段包括体外膜肺氧合（extracorporeal membrane oxygenation，ECMO）、液体管理、抗感染治疗、营养支持和免疫调节治疗等。

1. **体外膜肺氧合（ECMO）的应用** 在某些情况下，如脓毒症和严重的 ARDS，当常规机械通气失败时，可以采用 ECMO。ECMO 通过体外循环提供氧气和排出二氧化碳，从而减轻肺部的负担，为肺部的恢复提供时间。研究表明，在处理最严重的 ARDS 患者时，采用 ECMO 等高级呼吸支持技术可以显著改善患者的生存状态。然而，ECMO 的应用也存在一定的风险，如出血、感染、血栓形成等，因此应严格掌握适应证和禁忌证，并在专业团队的指导下进行。

2. **液体管理和抗感染治疗** 液体管理和抗感染治疗是脓毒症相关 ARDS 患者治疗的重要组成部分。液体管理旨在维持循环血容量和组织灌注，同时避免液体过负荷导致的肺水肿。抗感染治疗则是针对脓毒症的根本原因进行治疗，包括选择合适的抗生素、调整用药剂量和疗程等。有效的抗感染治疗可以迅速控制感染，减轻炎症反应，从而有助于改善患者的呼吸功能和预后。在治疗过程中，应密切监测患者的血流动力学指标、炎症反应指标和微生物培养结果等，以及时调整治疗方案。

3. **营养支持和免疫调节治疗** 脓毒症相关 ARDS 患者由于长期卧床、机械通气和炎症反应等因素，往往存在营养不良和免疫功能低下的问题。因此，营养支持和免疫调节治疗也是重要的治疗手段之一。营养支持可以通过肠外或肠内途径提供足够的能量和营养素，以满足患者的代谢需求。免疫调节治疗则旨在调节患者的免疫功能，减轻炎症反应，促进肺部损伤的恢复。在治疗过程中，应根据患者的具体情况制定个性化的营养支持方案和免疫调节治疗方案，并密切监测患者的营养状态和免疫功能指标等。

五、机械通气与预后的关系

机械通气时间、ICU 停留时间和医院费用与 ARDS 患者的预后密切相关。脓毒症相关 ARDS 患者的预后受到多种因素的影响，包括机械通气时间、凝血功能差异等。

1. **机械通气时间与预后的关系**　机械通气时间是影响脓毒症相关 ARDS 患者预后的重要因素之一。机械通气时间越长，患者的 ICU 停留时间和医院费用也越高，同时死亡风险也越大。这可能与机械通气过程中可能出现的并发症有关，如呼吸机相关性肺炎、气压伤等。此外，长期机械通气还可能导致患者肌肉萎缩、肺功能下降等后遗症，进一步影响患者的预后。

2. **凝血功能差异与预后的关系**　脓毒症患者的凝血功能往往存在异常，这可能与炎症反应、内皮细胞损伤等因素有关。凝血功能的差异可能影响机械通气的需求和患者的恢复过程。研究表明，在脓毒症相关 ARDS 患者中，凝血功能异常与预后密切相关。因此，在处理这些患者时，应密切监测凝血功能指标，及时给予抗凝治疗或输血等支持治疗，以改善患者的预后。

3. **其他影响预后的因素**　除了机械通气时间和凝血功能差异外，还有其他多种因素可能影响脓毒症相关 ARDS 患者的预后。这些因素包括患者的年龄、基础疾病、感染病原体类型、器官功能障碍程度等。在处理这些患者时，应综合考虑这些因素，制定个性化的治疗方案，以提高治疗效果和患者的生存率。

六、优化呼吸支持策略与早期干预

鉴于脓毒症相关 ARDS 与机械通气之间的复杂关系，优化呼吸支持策略和早期干预对于改善患者的预后至关重要。

1. **保护性肺通气策略的实施**　保护性肺通气策略是预防和治疗 ARDS 的重要手段之一。在实施保护性肺通气策略时，应使用较小的潮气量、较高的 PEEP 和限制平台压，以减少肺损伤。此外，还应密切监测患者的呼吸力学参数和血气分析，及时调整机械通气参数。对于难治性低氧血症患者，可考虑采用俯卧位通气或高频振荡通气等高级呼吸支持技术。

2. **早期识别与干预** 早期识别脓毒症相关ARDS并进行及时干预是改善患者预后的关键。在临床实践中，应密切关注患者的呼吸频率、氧合指数等指标的变化，及时发现ARDS的迹象。一旦确诊ARDS，应立即给予机械通气支持，并采用保护性肺通气策略。同时，还应积极控制感染、维持循环稳定、纠正电解质紊乱等，以减轻炎症反应和肺损伤。

3. **多学科协作与个体化治疗** 脓毒症相关ARDS患者的治疗需要多学科协作和个体化治疗。呼吸科、重症医学科、感染科、营养科等多个学科应共同参与患者的治疗过程，根据患者的具体情况制定个性化的治疗方案。通过多学科协作和个体化治疗，可以更有效地控制感染、改善呼吸功能、促进肺部损伤的恢复，从而提高患者的生存率和生活质量。

七、结论

脓毒症相关的ARDS与机械通气之间存在着复杂的关系。脓毒症患者中ARDS的发生增加了机械通气的需求，并与较差的预后相关。因此，对于这些患者，优化呼吸支持策略和早期干预至关重要。通过实施保护性肺通气策略、早期识别与干预、多学科协作与个体化治疗等措施，可以有效地控制感染、改善呼吸功能、促进肺部损伤的恢复，从而提高患者的生存率和生活质量。在未来的研究中，还需要进一步探讨脓毒症相关ARDS的发病机制、治疗方法和预后因素，以期为临床提供更好的治疗策略和指导。

（李　梅　张瑛琪）

参考文献

[1] Bardají-Carrillo M，Martín-Fernández M，López-Herrero R，et al. Post-operative sepsis-induced acute respiratory distress syndrome：risk factors for a life-threatening complication. Front Med（Lausanne），2024（11）：1338542.

[2] Gao X，Zhang R，Lei Z，et al. Efficacy，safety，and pharmacoeconomics of sivelestat sodium in the treatment of septic acute respiratory distress syndrome：a retrospective cohort study. Ann Palliat Med，2021，10（11）：11910-11917.

[3] Keim G，Percy AG，Himebauch AS，et al. Acute respiratory failure-related excess mortality in pediatric sepsis. Thorax，2023，78（11）：1135-1137.

[4] de Souza Xavier Costa N，da Costa Sigrist G，Schalch AS，et al. Lung tissue expression of epithelial injury markers is associated with acute lung injury severity but does not discriminate sepsis from ARDS.

Respir Res，2024，25（1）：129.

[5] Bilodeaux J，Farooqi H，Osovskaya M，et al. Differential effects of two-hit models of acute and ventilator-induced lung injury on lung structure，function，and inflammation. Front Physiol，2023（14）：1217183.

[6] Hsu PC，Lin YT，Kao KC，et al. Risk factors for prolonged mechanical ventilation in critically ill patients with influenza-related acute respiratory distress syndrome. Respir Res，2024，25（1）：9.

[7] Xu J，Zhang C，Wu K，et al. A comparative analysis of sivelestat sodium hydrate and ulinastatin combination therapy in the treatment of sepsis with acute respiratory distress syndrome. BMC Pulm Med，2024，24（1）：283.

[8] Yu SH，Ma YT，Li X. The correlation between coagulation function and prognosis in patients with acute respiratory distress syndrome caused by extrapulmonary sepsis or pulmonary infection. Zhonghua Nei Ke Za Zhi，2021，60（7）：650-655.

[9] Duan H，Li X，Yang X，et al. An early warning model for sepsis complicated with acute respiratory distress syndrome based on synthetic minority oversampling technique algorithm. Zhonghua Wei Zhong Bing Ji Jiu Yi Xue，2024，36（4）：358-363.

[10] Zhang H，Xu Y，Huang X，et al. Extracorporeal membrane oxygenation in adult patients with sepsis and septic shock：Why，how，when，and for whom. J Intensive Med，2024，4（1）：62-72.

[11] Acharya S，Anwar S，Madala S，et al. Delayed anaphylaxis due to gadolinium-A rare clinical scenario. Radiol Case Rep，2021，16（9）：2522-2525.

[12] Sun C，Xie Y，Zhu C，et al. Serum Mrp 8/14 as a potential biomarker for predicting the occurrence of acute respiratory distress syndrome induced by sepsis：a retrospective controlled study. J Inflamm Res，2024（17）：2939-2949.

[13] Li Z，Zhang H，Xie K，et al. Early initiation of renal replacement therapy in intensive care unit patients with both acute respiratory distress syndrome and sepsis with or without renal failure：a retrospective cohort study based on propensity score matching. Shock，2023，59（4）：569-575.

[14] Yıldırım F，Karaman İ，Kaya A. Current situation in ARDS in the light of recent studies：classification，epidemiology and pharmacotherapeutics. Tuberk Toraks，2021，69（4）：535-546.

[15] Wang C，Zheng J，Zhao Y，et al. Sequential respiratory support in septic patients undergoing continuous renal replacement therapy：a study based on MIMIC-III database. Heliyon，2024，10（6）：e27563.

[16] Benes J，Jankowski M，Szułdrzynski K，et al. SepsEast registry indicates high mortality associated with COVID-19 caused acute respiratory failure in Central-Eastern European intensive care units. Sci Rep，

2022，12（1）：14906.

［17］Pandya ST，Krishna SJ. Acute respiratory distress syndrome in pregnancy. Indian J Crit Care Med，2021，25（Suppl 3）：S241-S247.

［18］Anesi GL，Dress E，Chowdhury M，et al. Among-hospital variation in intensive care unit admission practices and associated outcomes for patients with acute respiratory failure. Ann Am Thorac Soc，2023，20（3）：406-413.

［19］Sathe NA，Zelnick LR，Mikacenic C，et al. Identification of persistent and resolving subphenotypes of acute hypoxemic respiratory failure in two independent cohorts. Crit Care，2021，25（1）：336.

［20］Luo M，He Q. Development of a prognostic nomogram for sepsis associated-acute respiratory failure patients on 30-day mortality in intensive care units：a retrospective cohort study. BMC Pulm Med，2023，23（1）：43.

［21］Coskun N，Altinay M，Turk HS，et al. The effect of high-dose vitamin c treatment for acute respiratory failure due to coronavirus disease pneumonia on mortality and length of intensive care stay：a retrospective cohort study. Sisli Etfal Hastan Tip Bul，2023，57（1）：25-32.

［22］Rsovac S，Plavec D，Todorovic D，et al. PRISM III score predicts short-term outcome in children with ARDS on conventional and high-frequency oscillatory ventilation. Children（Basel），2022，10（1）：14.

［23］Keith P，Scott LK，Perkins L，et al. High-frequency oscillatory ventilation for refractory hypoxemia in severe COVID-19 pneumonia：a small case series. Am J Case Rep，2022（23）：e936651.

［24］Leland SB，Staffa SJ，Newhams MM，et al. The modified clinical progression scale for pediatric patients：evaluation as a severity metric and outcome measure in severe acute viral respiratory illness. Pediatr Crit Care Med，2023，24（12）：998-1009.

［25］Monteiro ACC，Flori H，Dahmer MK，et al. Thrombomodulin is associated with increased mortality and organ failure in mechanically ventilated children with acute respiratory failure：biomarker analysis from a multicenter randomized controlled trial. Crit Care，2021，25（1）：271.

［26］Schønemann-Lund M，Itenov TS，Larsson JE，et al. Endotheliopathy is associated with slower liberation from mechanical ventilation：a cohort study. Crit Care，2022，26（1）：33.

［27］Guénégou-Arnoux A，Murris J，Bechet S，et al. Protocol for fever control using external cooling in mechanically ventilated patients with septic shock：SEPSISCOOL II randomised controlled trial. BMJ Open，2024，14（1）：e069430.

［28］Shehataa MS，Abdelfattah AH，Selim AN. A case report of acute respiratory distress syndrome from cannabis and amphetamine use. Cureus，2023，15（12）：e50003.

［29］Firzli TR，Sathappan S，Antwi-Amoabeng D，et al. Association between histamine 2 receptor antagonists and sepsis outcomes in ICU patients：a retrospective analysis using the MIMI-IV database. J Anesth Analg Crit Care，2023，3（1）：3.

［30］Tabbì L，Tonelli R，Comellini V，et al. Delirium incidence and risk factors in patients undergoing non-invasive ventilation for acute respiratory failure：a multicenter observational trial. Minerva Anestesiol，2022，88（10）：815-826.

［31］Tang R，Tang W，Wang D. Predictive value of machine learning for in-hospital mortality for trauma-induced acute respiratory distress syndrome patients：an analysis using the data from MIMIC III. Zhonghua Wei Zhong Bing Ji Jiu Yi Xue，2022，34（3）：260-264.

［32］Kneyber MCJ，Cheifetz IM，Asaro LA，et al. Protocol for the prone and oscillation pediatric clinical trial（PROSpect）. Pediatr Crit Care Med，2024，25（9）：e385-e396.

［33］Li Q，Rong Z，Lu P，et al. International clinical research of critical care medicine in 2021. Zhonghua Wei Zhong Bing Ji Jiu Yi Xue，2022，34（1）：5-11.

［34］Anesi GL，Liu VX，Chowdhury M，et al. Association of ICU admission and outcomes in sepsis and acute respiratory failure. Am J Respir Crit Care Med，2022，205（5）：520-528.

第四节 脓毒症的体外膜肺氧合（ECMO）治疗

脓毒症是一种严重的医疗紧急情况，表现为机体对感染的反应失调，可导致器官功能障碍、休克甚至死亡。脓毒症及其并发症的治疗涉及多学科合作，包括重症监护、感染控制、营养支持和器官支持等多个方面。当脓毒症患者出现心肺衰竭时，体外膜肺氧合（extracorporeal membrane oxygenation，ECMO）作为一种高级生命支持手段，发挥着越来越重要的作用。本章将详细探讨脓毒症中 ECMO 治疗的作用、适应证、效果、争议、并发症、长期结果以及与其他治疗的联合使用。

一、ECMO 在脓毒症治疗中的作用和地位

ECMO 作为一种先进的支持治疗手段，在治疗严重心肺衰竭中的作用越来越突出，特别是在难治性脓毒性休克（refractory septic shock，RSS）中。ECMO 通过体外循环，为严重心肺功能衰竭的患者提供持续的氧合和循环支持，从而维持重要脏器的灌注和功能，为原发病的治疗和恢复赢得时间。

对于新生儿和儿童，ECMO 用于循环支持始于 20 世纪 80 年代末，并且已经取得了显著的效果。然而，对于成人 RSS 患者，ECMO 仍然是一个有争议的治疗方法。这主要是因为脓毒症的主要血流动力学反应存在差异，包括心肌抑制、血管舒张、血容量不足以及微循环障碍等。这些复杂的病理生理变化不仅使脓毒症患者的治疗更加困难，也使得 ECMO 在脓毒症治疗中的应用更加复杂。

尽管存在争议，但越来越多的研究表明，ECMO 在成人脓毒性休克的治疗中具有一定的潜力。特别是在药物治疗无效、出现严重心肺衰竭的患者中，ECMO 可以提供必要的循环和呼吸支持，帮助患者度过危机期，为原发病的治疗创造条件。

二、ECMO 治疗的适应证和患者选择

ECMO 治疗的适应证主要包括严重心肺衰竭，如急性心肌梗死、心脏手术后的严重低心排血量综合征、急性肺栓塞、急性呼吸窘迫综合征（ARDS）以及 RSS 等。在脓毒症患者中，特别是那些出现重度脓毒症且对药物治疗无反应的患者亚群，可能从静脉 - 动脉 ECMO（V-A ECMO）中获益。

这些患者的特点是出现脓毒症相关心肌病，后者在成人中越来越被认识到，其主要表现为心肌抑制和心功能不全，是脓毒性休克的重要病理生理机制之一。对于这类患者，ECMO 可以提供临时的机械循环支持，维持心排血量和组织灌注，从而改善患者的预后。

然而，并非所有脓毒症患者都适合 ECMO 治疗。适合的患者是 ECMO 治疗成功的关键。一般来说，适合 ECMO 治疗的脓毒症患者应满足以下条件：

（1）严重心肺衰竭：患者出现严重的心肺功能衰竭，且对常规药物治疗无效。

（2）可逆的原发病：患者的原发病应具有可逆性，即有望通过治疗恢复心肺功能。

（3）无严重并发症：患者无严重的并发症，如出血、血栓形成、严重感染等，这些并发症可能影响 ECMO 治疗的效果和安全性。

（4）良好的全身状况：患者的全身状况应相对良好，能够耐受 ECMO 治疗过程中的手术和操作。

在临床实践中，需要根据患者的具体情况进行综合评估，选择适合 ECMO 治疗的患者。

三、ECMO 治疗的效果和生存率

在早期，由于技术限制和经验不足，使用 ECMO 治疗脓毒症患者的生存率很低（＜ 20%）。然而，随着医疗技术的不断进步和临床经验的积累，越来越多的研究表明，

成人中由脓毒性休克引起的心源性休克可以通过 ECMO 治疗，且生存率有所提高。

近年来，有多项研究报道了 ECMO 在成人脓毒性休克治疗中的应用效果。这些研究表明，对于药物治疗无效的难治性脓毒性休克患者，ECMO 治疗可以显著提高患者的生存率。一项回顾性研究分析了近年来使用 ECMO 治疗的成人脓毒性休克患者的临床资料，结果显示，这些患者的生存率达到了 70% 以上。这一结果鼓舞了临床医生对 ECMO 在脓毒症治疗中的应用信心。

除了提高生存率外，ECMO 治疗还可以改善脓毒症患者的器官功能。由于脓毒症常常导致多器官功能衰竭，而 ECMO 可以提供持续的氧合和循环支持，维持重要脏器的灌注和功能，从而减轻器官损伤并促进其功能恢复。

尽管 ECMO 治疗在脓毒症患者中取得了一定的效果，但其疗效仍然受到多种因素的影响。患者的年龄、基础疾病、病情严重程度、并发症情况以及原发病的可逆性等都会影响 ECMO 治疗的效果。因此，在临床工作中，医生需要综合考虑患者的具体情况，制定个体化的治疗方案。

四、ECMO 治疗的争议和不确定性

尽管 ECMO 在脓毒症治疗中取得了一定的效果，但其疗效仍然存在争议和不确定性。特别是在混合 ECMO（即同时提供呼吸和循环支持）的应用方面，其疗效仍然不明确。

一方面，有研究表明混合 ECMO 可以为严重心肺衰竭的患者提供全面的支持治疗，改善患者的氧合和循环状态，从而提高生存率；另一方面，也有研究指出混合 ECMO 可能增加并发症的风险，如出血、血栓形成、感染等，这些并发症可能影响患者的预后。

此外，对于成人 RSS 患者的静脉 - 动脉 ECMO（V-A ECMO）治疗仍然存在争议。虽然有一些研究表明 V-A ECMO 可以提高难治性脓毒性休克患者的生存率，但尚缺乏前瞻性研究来证实这一结论。因此，在临床工作中，医生需要根据患者的具体情况和医疗机构的条件来综合考虑是否使用 V-A ECMO 治疗。

为解决 ECMO 在脓毒症治疗中的争议和不确定性问题，未来需开展更多的前瞻性、多中心临床研究来评估 ECMO 的疗效和安全性。同时，还需要加强对 ECMO 治疗过程中的并发症管理和预防措施的研究，以提高 ECMO 治疗的效果和安全性。

五、ECMO 治疗的并发症和风险

虽然 ECMO 可以为严重心肺衰竭的患者提供有效的支持治疗，但其治疗过程中也存在一些并发症和风险。特别是对于脓毒症患者来说，由于其本身存在感染、炎症反应和器

官功能障碍等问题，使得 ECMO 治疗过程中的并发症风险更高。

1. **感染** 使用 ECMO 治疗的患者特别容易并发感染。一方面，ECMO 设备本身可能成为感染的来源；另一方面，脓毒症患者本身存在感染问题，使得其在 ECMO 治疗过程中更容易发生感染并发症。研究表明，约有 42% 的 ECMO 患者会经历脓毒症，26% 的患者会发展为医院获得性感染（nosocomial infection, NI）。这些感染可能导致患者病情加重、治疗时间延长以及死亡率增加。

2. **出血** 出血是 ECMO 治疗过程中的常见并发症之一。由于 ECMO 治疗需要全身肝素化以防止血栓形成，使得患者更容易出现出血问题。出血可能发生在手术切口、插管部位、消化道、泌尿道等多个部位。严重的出血可能导致血容量不足、休克甚至死亡。

3. **血栓形成** 尽管 ECMO 治疗过程中使用了肝素进行抗凝治疗，但血栓形成仍然是 ECMO 治疗过程中的一个重要并发症。血栓形成可能发生在 ECMO 管路、氧合器、插管部位等多个部位。血栓形成可能导致管路堵塞、氧合器功能失效以及器官栓塞等问题，严重影响患者的治疗效果和预后。

4. **其他并发症** 除了上述并发症外，ECMO 治疗过程中还可能发生其他一些并发症，如溶血、肝肾功能不全、神经系统并发症等。这些并发症可能对患者的治疗效果和预后产生不良影响。

为了减少 ECMO 治疗过程中的并发症风险，临床医生需要采取一系列预防措施。首先，应严格掌握 ECMO 治疗的适应证和患者选择标准，避免不必要的 ECMO 治疗。其次，在 ECMO 治疗过程中应加强对患者的监测和管理，及时发现并处理并发症问题。同时，还需要加强对 ECMO 设备的管理和维护，确保其正常运行和安全性。

六、ECMO 治疗的长期结果

关于 ECMO 治疗的长期结果，目前的研究相对较少。然而，已有的一些研究表明，ECMO 与患者的长期临床结果有关。特别是在急性肾损伤（AKI）的患者中，ECMO 治疗可能对患者的长期肾功能产生影响。

一项回顾性研究分析了接受 ECMO 治疗的患者长期肾功能情况，结果显示，在接受 ECMO 治疗的患者中，部分患者出现了长期肾功能不全的问题。这可能与 ECMO 治疗过程中的肾缺血、再灌注损伤以及炎症反应等因素有关。长期肾功能不全可能导致患者的生活质量下降、心血管疾病风险增加以及死亡率上升等问题。

除了对肾功能的影响外，ECMO 治疗还可能对患者的其他器官功能产生长期影响。例如，ECMO 治疗过程中的炎症反应和氧化应激可能导致肺、肝、脑等器官的损伤和功能障碍。这些器官的长期功能障碍可能影响患者的生活质量和预后。

为评估 ECMO 治疗的长期结果，未来需要开展更多前瞻性、长期随访研究。这些研究应关注 ECMO 治疗对患者生存率、生活质量、器官功能以及并发症情况等方面的长期影响。同时，还需要加强对 ECMO 治疗过程中的保护措施和康复治疗的研究，以提高患者的长期预后和生活质量。

七、ECMO 与其他治疗的联合使用

在脓毒症的治疗中，ECMO 通常与其他治疗方法联合使用，以提高治疗效果和改善患者的预后。其中，肾脏替代治疗（renal replacement therapy，RRT）是 ECMO 治疗中常用的一种联合治疗方法。

脓毒症患者常伴有急性肾损伤（AKI），而 AKI 是脓毒症预后不良的重要因素之一。RRT 可以通过清除体内的代谢废物和毒素、维持水电解质平衡和酸碱平衡等方式来改善患者的肾功能和预后。在脓毒症患者中，RRT 与 ECMO 的联合使用可以进一步提高治疗效果。一些研究表明，接受 RRT 和 ECMO 联合治疗的脓毒症患者，其生存率和生活质量均优于仅接受单一治疗的患者。

除了 RRT 外，ECMO 还可以与药物治疗、营养支持、机械通气等其他治疗方法联合使用。药物治疗是脓毒症治疗的基础，包括抗生素、抗炎药物、血管活性药物等。营养支持对于脓毒症患者的康复至关重要，可以提供足够的能量和营养物质，促进组织修复和免疫功能恢复。机械通气是脓毒症合并呼吸衰竭患者的常用治疗方法，可以维持患者的呼吸功能和氧合状态。

在联合使用 ECMO 和其他治疗方法时，需要综合考虑患者的具体情况和临床表现，制定个性化的治疗方案。同时，还需要密切监测患者的生命体征和器官功能状态，及时调整治疗方案和处理并发症。

八、结论与展望

综上所述，ECMO 在脓毒症治疗中是一个复杂且有争议的话题。虽然在某些情况下 ECMO 可以提供临时的机械循环和呼吸支持，但其疗效、患者选择、并发症管理以及长期结果仍需更多的研究来明确。未来，随着 ECMO 技术的不断进步和临床经验的积累，我们有理由相信 ECMO 将在脓毒症治疗中发挥越来越重要的作用。

为了进一步提高 ECMO 在脓毒症治疗中的疗效和安全性，需要开展更多的前瞻性、多中心研究来探索 ECMO 的最佳适应证、治疗时机、持续时间以及撤机标准等问题。同

时还需要加强 ECMO 治疗期间的并发症管理和长期随访工作，以全面了解 ECMO 对患者的长期影响和改善患者的预后。

此外，随着精准医疗和个体化治疗理念的深入人心，未来还需要探索基于患者个体差异的 ECMO 治疗方案。通过综合考虑患者的年龄、性别、基础疾病、遗传背景等因素，制定个性化的 ECMO 治疗方案，以进一步提高治疗效果和改善患者的预后。

最后，还需要加强跨学科合作和团队建设，提高 ECMO 治疗的专业化水平和团队协作能力。通过加强重症监护、感染控制、营养支持、器官支持等多个学科之间的合作与交流，共同推动脓毒症治疗水平的提高和发展。

（李　梅　张瑛琪　王　静）

参考文献

[1] Hu L，Shen Y. Application of extracorporeal membrane oxygenation combined with renal replacement therapy in the treatment of war traumatic sepsis. Zhonghua Wei Zhong Bing Ji Jiu Yi Xue，2024，36（9）：1005-1008.

[2] Chilletti R，Ihle J，Butt W. Mechanical circulatory support for septic shock in children and adults：different but similar. Can J Cardiol，2025，41（4）：605-612.

[3] Vo TX，Peña D，Landau J，et al. Venoarterial extracorporeal membrane oxygenation in adults with septic shock：hope or hype?. Can J Cardiol，2025，41（4）：705-717.

[4] Iwase S，Kitamura N，Kako K，et al. Veno-venoarterial extracorporeal membrane oxygenation for septic cardiomyopathy caused by invasive pneumococcal infection：a case report. Cureus，2024，16（9）：e70463.

[5] Chen WY，Guo ZB，Kong TY，et al. ExtraCorporeal membrane oxygenation in the therapy for refractory septic shock with cardiac function under estimated（ECMO-RESCUE）：study protocol for a prospective，multicentre，non-randomised cohort study. BMJ Open，2024，14（6）：e079212.

[6] Totapally A，Stark R，Danko M，et al. Central or peripheral venoarterial extracorporeal membrane oxygenation for pediatric sepsis：outcomes comparison in the extracorporeal life support organization dataset，2000-2021. Pediatr Crit Care Med，2025，26（4）：e463-e472.

[7] Zens T，Lara B，Ochoa B，et al. Pediatric ECMO outcomes in children with severe infections：does infectious source matter?. J Pediatr Surg，2025，60（4）：162170.

[8] Edinger F，Zajonz T，Holtz L，et al. New insights into hepatic and intestinal microcirculation and

pulmonary inflammation in a model of septic shock and venovenous extracorporeal membrane oxygenation in the rat. Int J Mol Sci，2024，25（12）：6621.

[9] Khan MF，Nazir M，Khan MK，et al. Extracorporeal membrane oxygenation as circulatory support in adult patients with septic shock：a systematic review. J Crit Care Med（Targu Mures），2024，10（2）：119-129.

[10] Luangrath MA，Chegondi M，Badheka A. Outcome of extracorporeal membrane oxygenation support among children with methicillin-resistant staphylococcus aureus infection：a single-center experience. Perfusion，2025，40（4）：941-946.

[11] Wang T，Zhang M，Dong W，et al. Venoarterial extracorporeal membrane oxygenation implementation in septic shock rat model. ASAIO J，2024，70（8）：653-660.

[12] Edinger F，Holtz L，Schmidt G，et al. New insights into hepatic and intestinal microcirculation and pulmonary inflammation in a model of septic shock and veno-arterial extracorporeal membrane oxygenation in the rat. Int J Mol Sci，2024，25（13）：7421.

[13] Patel S，Gutmann C，Loveridge R，et al. Perioperative extracorporeal membrane oxygenation in liver transplantation-bridge to transplantation，intraoperative salvage，and postoperative support：outcomes and predictors for survival in a large-volume liver transplant center. Am J Transplant，2025，25（2）：396-405.

[14] Elsaeidy AS，Taha AM，Abuelazm M，et al. Efficacy and safety of extracorporeal membrane oxygenation for cardiogenic shock complicating myocardial infarction：a systematic review and meta-analysis. BMC Cardiovasc Disord，2024，24（1）：362.

[15] Chu T，Pan J，Song Q，et al. Risk factors for mortality in patients with sepsis on extracorporeal membrane oxygenation and/or continuous renal replacement therapy：a retrospective cohort study based on MIMIC-IV database. Ren Fail，2024，46（2）：2436106.

[16] Kumar A，Raj S，Singh S，et al. Empowering little fighters：post-cardiotomy pediatric ECMO and the journey to recovery. Ann Card Anaesth. 2024，27（2）：128-135.

[17] Amerson SJ，Hoffman M，Abouzahr F，et al. Sequential extracorporeal therapy of pathogen removal followed by cell-directed extracorporeal therapy in streptococcal toxic shock syndrome refractory to venoarterial extracorporeal membrane oxygenation：a case report. Crit Care Explor，2024，6（3）：e1058.

[18] Orso D，Fodale CM，Fossati S，et al. Do patients receiving extracorporeal membrane-oxygenation need antibiotic prophylaxis?A systematic review and meta-analysis on 7，996 patients. BMC Anesthesiol，

2024，24（1）：410.

［19］Padberg JS，Feld J，Padberg L，et al. Complications and outcomes in 39，864 patients receiving standard care plus mechanical circulatory support or standard care alone for infarct-associated cardiogenic shock. J Clin Med，2024，13（4）：1167.

［20］Masi P，Gouriet L，Radu C，et al. Immediate clinical complications occurring during membrane change in patients on veno-venous extracorporeal membrane oxygenation. ASAIO J，2025，71（2）：120-127.

［21］Grate JC，Reynolds TS，Gordon AC，et al. Infected thrombosis leading to veno-venous extracorporeal membrane oxygenation dysfunction in chronic thromboembolic pulmonary hypertension. ASAIO J，2025，71（1）：e8-e11.

［22］Bahar AR，Bahar Y，Dandu C，et al. In-hospital outcomes of patients with acute respiratory distress syndrome treated with extracorporeal membrane oxygenation. Cureus，2024，16（9）：e68745.

［23］Haus M，Foltan M，Philipp A，et al. Neutrophil extracellular traps-a potential trigger for the development of thrombocytopenia during extracorporeal membrane oxygenation. Front Immunol，2024（15）：1339235.

［24］Bünger V，Hunsicker O，Krannich A，et al. Haptoglobin depletion during the first 7 days of veno-venous extracorporeal membrane oxygenation therapy is associated with increased mortality and adverse outcomes in patients with acute respiratory distress syndrome. Shock，2024，61（6）：828-835.

［25］Chan MJ，Chen SW，Fan PC，et al. Long-term clinical outcomes of acute kidney disease in patients receiving extracorporeal membrane oxygenation. Cardiorenal Med，2024，14（1）：294-306.

［26］Demory A，Broden E，Equey L，et al. Trauma-related psychopathologies after extracorporeal membrane oxygenation support：a systematic review and meta-analysis. Perfusion，2025：2676591251317919.

［27］Himebauch AS，Priest JR，Annich GM，et al. The influence of the extracorporeal membrane oxygenation circuit and components on anticoagulation management：the pediatric extracorporeal membrane oxygenation anticoagulation collaborative consensus conference. Pediatr Crit Care Med，2024，25（7 Suppl 1）：e1-e6.

［28］Ogawa K，Kamiyama J，Ikebe T，et al. Streptococcal toxic shock syndrome caused by a streptococcus pyogenes emm22 genotype with a csrs mutation：a case report. Jpn J Infect Dis，2024，77（6）：348-352.

［29］Kang J，Marin-Cuartas M，Flo Forner A，et al. Mortality in patients with normal left ventricular function requiring emergency VA-ECMO for postcardiotomy cardiogenic shock due to coronary malperfusion. PLoS One，2024，19（3）：e0300568.

第十八章

脓毒症的抗凝管理

脓毒症与凝血之间关系密切。脓毒症的发生伴随着全身性的免疫反应，促使炎症介质（包括细胞因子，如 TNF-α、IL-6 等）的释放，这些因子不仅可调节免疫反应，还直接影响凝血系统。在正常生理状态下，凝血和抗凝机制处于平衡状态，以维持血液流动性。弥散性血管内凝血（DIC）是脓毒症最常见的凝血异常表现，表现为微血管内血栓形成、器官灌注不足及随之而来的多脏器功能衰竭。DIC 的发生与凝血因子（如凝血酶、凝血因子Ⅶ等）和抗凝因子（如蛋白 C、蛋白 S 等）的相对失衡有关。脓毒症引起的内皮损伤也促进了凝血的激活，导致纤维蛋白沉积和血栓形成。此外，脓毒症还可能引发抗凝机制的破坏。正常情况下，抗凝系统能够限制凝血过程的过度反应，如通过激活蛋白 C 途径来抑制凝血因子的活性。然而，脓毒症时，由于内皮细胞功能的异常，抗凝机制受到抑制，进一步加重了凝血功能紊乱。国外的研究也指出，凝血异常在脓毒症中的作用不仅体现在微血管内血栓的形成，还包括免疫反应的调控。例如，凝血因子可以通过与免疫细胞相互作用，促进炎症反应的持续和扩展，这种相互作用可能加重脓毒症的病理进程。而在脓毒症中，由于持续的炎症反应，凝血系统被过度激活，导致凝血功能紊乱。脓毒症时，病原体相关分子模式（PAMPs）或损伤相关分子模式（DAMPs）造成内皮细胞损伤，协同炎性细胞和血小板共同释放大量组织因子（TF），通过外源性凝血途径激活凝血酶，促进纤维蛋白与血小板在微血管内广泛形成微血栓，最终导致多器官功能损害。脓毒症时中性粒细胞和单核细胞可通过含半胱氨酸的天冬氨酸蛋白水解酶 11（caspase-11）介导的细胞焦亡途径和核苷酸结合寡聚化结构域样受体热蛋白结构域相关蛋白 3（NLRP3）炎性小体促进 TF 大量活化，这一过程也被称为 TF“解密”。内皮细胞损伤还会抑制抗凝血酶（AT）、活化蛋白 C（APC）系统和组织因子途径抑制剂（TFPI）等生理性抗凝物质的合成与释放，增强纤溶酶原激活物抑制剂 -1（PAI-1）、凝血酶激活的纤溶抑制物（TAFI）活性，进而促进血栓的形成。

第一节　脓毒症的凝血异常

（一）脓毒症凝血的病理生理机制

1. 炎症反应与凝血系统激活　脓毒症发生时，病原体及其产物刺激机体免疫系统，引发强烈的炎症反应。炎症细胞如中性粒细胞、单核细胞等被激活，释放大量炎症介质，包括 TNF-α、IL-1、IL-6 等。这些炎症介质不仅参与炎症过程，还会激活凝血系统。一方面，炎症介质可促使血管内皮细胞表达组织因子（TF），TF 与凝血因子Ⅶ结合形成 TF-Ⅶ复合物，这是激活外源性凝血途径的关键步骤。此外，炎症介质还可增强凝血因子的合成与释放，如凝血因子Ⅴ、Ⅷ等，进一步促进凝血反应。另一方面，炎症反应可抑制抗凝血系统，如抗凝血酶Ⅲ（AT-Ⅲ）的活性降低、蛋白 C 系统被抑制等，导致机体抗凝能力减弱。这种炎症与凝血系统的相互作用，使得脓毒症患者处于高凝状态，容易发生血栓形成。

2. 血管内皮损伤与微循环障碍　炎症介质可导致血管内皮细胞损伤，使内皮细胞间隙增大，通透性增加。这不仅会引起血管渗血，增加出血风险，还会导致血浆成分丢失，血液浓缩，血液黏滞度升高。同时，内皮损伤还会激活内源性凝血途径，进一步促进血栓形成。此外，脓毒症患者常伴有微循环障碍。微循环是血液循环的基本功能单位，其正常运行对于组织器官的血液灌注和物质交换至关重要。在脓毒症状态下，炎症介质、内毒素等可引起微血管收缩、舒张功能失调，血液流变学异常，导致微循环血流缓慢、淤滞，甚至形成微血栓。微循环障碍不仅会影响组织器官的氧供和营养物质供应，还会进一步加重炎症反应和凝血系统激活，形成恶性循环。

3. 器官功能障碍与凝血功能紊乱　脓毒症可导致多器官功能障碍综合征（MODS），如急性肾损伤（AKI）、急性肝衰竭、急性呼吸窘迫综合征（ARDS）等。器官功能障碍会进一步影响凝血功能。例如，急性肾损伤时，肾对凝血因子的代谢清除减少，可能导致凝血因子积累，同时肾也是合成某些抗凝物质的场所，肾功能受损会影响这些抗凝物质的合成，加重凝血功能紊乱。肝功能衰竭时，肝合成凝血因子的能力下降，同时肝对炎症介质的清除能力减弱，也会加剧炎症反应和凝血系统激活。

（二）脓毒症患者的出血风险评估

1. 临床出血风险评估工具

（1）HAS-BLED 评分系统：HAS-BLED 评分系统是一种常用的评估出血风险的工具，

其评估指标包括高血压（hypertension）、肾功能异常（abnormal renal function）、肝功能异常（abnormal liver function）、卒中史（stroke）、出血史或倾向（bleeding or labial）、国际标准化比值（INR）不稳定（unstable INR）、年龄≥ 65 岁（age ≥ 65 years）、药物或疾病导致的凝血障碍（drugs/disorders）。每个指标根据具体情况给予 0 ~ 1 分或 1 ~ 2 分，总分越高，表示出血风险越高。在脓毒症患者中，可参考 HAS-BLED 评分系统对出血风险进行初步评估。例如，脓毒症患者常伴有肾功能异常、肝功能异常等，这些因素会增加出血风险。此外，脓毒症患者年龄往往较大，且常合并多种基础疾病，如高血压、卒中等，也会导致出血风险升高。

（2）CRUSADE 评分系统：CRUSADE 评分系统主要用于评估急性冠脉综合征患者的出血风险，但在脓毒症患者中也有一定的参考价值。其评估指标包括入院时收缩压、心率、体重、既往出血史或贫血史、入院时血红蛋白水平、血细胞比容、肌酐清除率、合并症（如卒中、肿瘤、慢性阻塞性肺疾病等）。通过对这些指标进行评分，可得出患者的出血风险分层。脓毒症患者常存在血流动力学不稳定，如低血压、心率增快等，这些因素会影响出血风险。同时，脓毒症患者常伴有肾功能不全，肌酐清除率降低，也会增加出血风险。

2. 根据实验室检查指标评估出血风险

（1）血小板计数与功能：血小板在止血与凝血过程中发挥重要作用。脓毒症患者常出现血小板计数减少，这可能是由炎症介质导致血小板破坏增加、骨髓抑制等因素引起。血小板计数减少会增加出血风险。此外，脓毒症患者还可能存在血小板功能异常，如血小板聚集功能减低、释放功能障碍等，进一步加重出血倾向。通过检测血小板计数、血小板聚集试验等指标，可评估患者的出血风险。

（2）凝血功能指标：凝血功能指标包括凝血酶原时间（PT）、活化部分凝血活酶时间（APTT）、凝血酶时间（TT）、纤维蛋白原（FIB）等。脓毒症患者常出现凝血功能异常，如 PT 延长、APTT 延长、FIB 降低等，这些指标提示凝血系统被激活或消耗，出血风险增加。此外，还可检测 D- 二聚体水平，D- 二聚体是纤维蛋白降解产物，其水平升高提示体内存在纤维蛋白溶解活性增强，可能与血栓形成或继发性纤溶亢进有关，也可作为评估出血风险的参考指标。

（3）血栓弹力图（TEG）：TEG 是一种能够全面评估血液凝固过程的检测方法，可反映血液中凝血因子、血小板等成分的活性与功能。TEG 参数包括 R 值（凝血反应开始时间）、K 值（血栓形成速度）、α 角（血栓形成速率）、MA 值（血栓最大强度）等。在脓毒症患者中，TEG 可以动态监测凝血功能变化，评估出血风险。例如，R 值延长、K 值增大、α 角减小、MA 值降低等提示凝血功能减弱，出血风险增加。

3. 根据临床特征评估出血风险

（1）基础疾病：脓毒症患者常合并多种基础疾病，如心血管疾病、脑血管疾病、肿瘤等。这些基础疾病本身可能会影响凝血功能，增加出血风险。例如，冠心病患者常服用抗血小板药物，如阿司匹林、氯吡格雷等，这些药物会抑制血小板功能，增加出血风险。脑血管疾病患者如存在脑梗死病史，则再次发生脑出血的风险较高。肿瘤患者由于肿瘤细胞侵犯血管壁、化疗药物导致骨髓抑制等因素，也会增加出血风险。

（2）治疗措施：脓毒症患者的治疗措施也可能影响出血风险。例如，使用血管活性药物如去甲肾上腺素、多巴胺等，可导致血压升高、血管收缩，增加脑出血等风险。机械通气治疗可导致气道黏膜损伤、肺泡出血等。此外，手术操作如脓肿引流、器官移植等，也会增加术后出血风险。

（3）合并症：脓毒症患者常合并其他疾病，如血液系统疾病、肝病、肾病等。血液系统疾病如血小板减少性紫癜、白血病等，会导致血小板计数减少或功能异常，增加出血风险。肝病患者由于肝功能受损，合成凝血因子能力下降，同时肝也是清除炎症介质的重要器官，肝功能异常会加重炎症反应和凝血系统激活。肾病患者由于肾功能不全，会导致凝血因子代谢清除障碍，同时肾也是合成某些抗凝血物质的场所，肾功能受损会影响这些抗凝血物质的合成，增加出血风险。

（三）脓毒症患者的血栓风险评估

1. 临床血栓风险评估工具

（1）IMPROVE 评分系统：IMPROVE 评分系统是一种用于评估脓毒症患者静脉血栓栓塞（VTE）风险的工具，其评估指标包括年龄、活动受限、恶性肿瘤、既往 VTE 病史、血红蛋白水平、血小板计数、凝血酶原时间、D- 二聚体水平等。通过对这些指标进行评分，可得出患者的 VTE 风险分层。在脓毒症患者中，IMPROVE 评分系统可帮助临床医生识别高 VTE 风险患者，从而及时采取预防措施。

（2）Padua 评分系统：Padua 评分系统主要用于评估住院患者的 VTE 风险，其评估指标包括年龄、活动受限、恶性肿瘤、既往 VTE 病史、急性心肌梗死或心力衰竭、感染、炎症性肠病、遗传性血栓形成倾向等。通过对这些指标进行评分，可将患者分为低风险、中风险和高风险。脓毒症患者常存在活动受限、感染等因素，这些因素会增加 VTE 风险。通过 Padua 评分系统评估，可为临床医生提供血栓风险的初步判断。

2. 根据实验室检查指标评估血栓风险

（1）D- 二聚体水平：D- 二聚体是纤维蛋白降解产物，其水平升高提示体内存在纤维蛋白溶解活性增强，可能与血栓形成或继发性纤溶亢进有关。在脓毒症患者中，D- 二聚体水平升高是血栓形成的重要标志之一。通过动态监测 D- 二聚体水平，可评估血栓风险的变化。例如，D- 二聚体水平持续升高，提示血栓形成风险增加；D- 二聚体水平下降，提示血栓风险降低。

（2）凝血因子水平：凝血因子水平的变化可反映凝血系统的激活程度。脓毒症患者常出现凝血因子水平升高，如凝血因子Ⅴ、凝血因子Ⅷ等。这些凝血因子的升高会促进凝血反应，增加血栓形成风险。通过检测凝血因子水平，可评估患者的血栓风险。例如，凝血因子Ⅷ水平升高是脓毒症患者血栓形成的重要危险因素之一。

（3）血小板计数与功能：血小板在血栓形成过程中发挥重要作用。脓毒症患者常出现血小板计数升高或功能异常，如血小板聚集功能增强、释放功能亢进等。这些变化会促进血栓形成，增加血栓风险。通过检测血小板计数、血小板聚集试验等指标，可评估患者的血栓风险。

3. 根据临床特征评估血栓风险

（1）基础疾病：脓毒症患者的基础疾病如恶性肿瘤、心血管疾病、脑血管疾病等，会增加血栓形成风险。恶性肿瘤患者由于肿瘤细胞释放促凝物质、化疗药物导致血管内皮损伤等因素，易发生血栓形成。心血管疾病如冠心病、心房颤动等患者，由于血流动力学改变、心腔内血栓形成等因素，也会增加血栓风险。脑血管疾病患者如存在脑梗死病史，再次发生脑血栓的风险较高。

（2）治疗措施：脓毒症患者的治疗措施如使用血管活性药物、机械通气、手术操作等，也会增加血栓风险。血管活性药物可导致血管收缩、血流缓慢，增加血栓形成风险。机械通气可导致气道黏膜损伤、肺泡萎陷，增加肺血栓栓塞症（PTE）风险。手术操作可导致血管内皮损伤、血流瘀滞，增加术后血栓形成风险。

（3）合并症：脓毒症患者合并其他疾病如血液系统疾病、肝病、肾病等，也会增加血栓风险。血液系统疾病如血小板增多症、高凝状态等，会促进血栓形成。肝病患者由于肝功能受损，合成凝血因子能力下降，同时肝也是清除炎症介质的重要器官，肝功能异常会加重炎症反应和凝血系统激活。肾病患者由于肾功能不全，会导致凝血因子代谢清除障碍，同时肾也是合成某些抗凝物质的场所，肾功能受损会影响这些抗凝物质的合成，增加血栓风险。

（四）脓毒症患者抗凝治疗方案选择

1. 抗凝药物的选择

（1）普通肝素（UFH）：UFH 是一种天然的糖胺聚糖，可与抗凝血酶Ⅲ（AT- Ⅲ）结合，增强其对凝血酶和因子Ⅹa 的抑制作用，从而发挥抗凝作用。UFH 的优点是起效迅速、价格相对较低、可通过鱼精蛋白拮抗等。但在脓毒症患者中，UFH 的使用也存在一些问题。首先，UFH 的剂量 - 反应关系不易掌握，过量使用可导致出血风险增加，而剂量不足则无法达到有效的抗凝效果。其次，UFH 可能会引起血小板减少症（HIT），在脓毒症患者中，HIT 的发生率相对较高，这限制了 UFH 的应用。此外，UFH 对其他凝血因子如因子Ⅺa 和Ⅻa 等也有一定的抑制作用，可能会导致凝血功能过度抑制，增加出血风险。

（2）低分子量肝素（LMWH）：LMWH 是 UFH 的片段，具有分子量小、生物利用度高、半衰期长等优点。LMWH 主要通过抑制因子Ⅹa 发挥抗凝作用，对凝血酶的抑制作用较弱。与 UFH 相比，LMWH 的抗凝效果更稳定，出血风险相对较低，且不易引起 HIT。在脓毒症患者中，LMWH 可作为抗凝治疗的首选药物之一。然而，LMWH 也存在一些局限性。例如，LMWH 的价格相对较高，且无法通过鱼精蛋白完全拮抗，一旦发生出血等严重并发症，紧急处理相对困难。此外，LMWH 对肾功能不全患者的清除率降低，需根据肾功能具体情况进行个体化剂量调整。

（3）直接口服抗凝药（DOACs）：DOACs 是一类新型的抗凝药物，包括达比加群酯、利伐沙班、阿哌沙班等。达比加群酯直接抑制凝血酶，利伐沙班和阿哌沙班直接抑制因子Ⅹa。DOACs 的优点是口服给药方便、无需常规监测凝血指标、与其他药物相互作用较少等。在脓毒症患者中，DOACs 的应用尚存在一些争议。一方面，DOACs 的抗凝效果在脓毒症患者中尚未得到充分验证，且其在严重肝肾功能不全患者中的应用受到限制；另一方面，DOACs 的价格相对较高，且一旦发生出血等并发症，缺乏特效拮抗剂，处理相对困难。

2. 抗凝治疗的剂量与疗程

（1）剂量选择：抗凝治疗的剂量应根据患者的具体情况进行个体化调整。在选择抗凝药物剂量时，应综合考虑患者的年龄、体重、肾功能、肝功能、出血与血栓风险等因素。例如，对于肾功能不全患者，应根据肾功能情况适当减少 LMWH 或 DOACs 的剂量，以避免药物蓄积导致出血风险增加。对于出血风险较高的患者，可选择较低剂量的抗凝药物，同时密切监测凝血功能指标，根据病情变化调整剂量。

（2）疗程确定：抗凝治疗的疗程应根据患者的病情和治疗反应进行动态评估。在脓毒症患者中，抗凝治疗的疗程一般为 7～14 天，但对于合并深静脉血栓形成（DVT）或肺血栓栓塞症（PTE）等血栓并发症的患者，抗凝治疗疗程可能需要延长至 3～6 个月甚至更长。在抗凝治疗过程中，应定期评估患者的出血与血栓风险，根据病情变化调整治疗方案。例如，对于抗凝治疗过程中出现出血倾向的患者，应及时调整抗凝药物剂量或更换抗凝药物；对于抗凝治疗后血栓风险明显降低的患者，可考虑逐渐减少抗凝药物剂量或停药。

3. 抗凝治疗的监测与调整

（1）凝血功能监测：在抗凝治疗过程中，应定期监测患者的凝血功能指标，包括 PT、APTT、FIB 和 D- 二聚体等。通过监测凝血功能指标，可评估抗凝治疗的效果和安全性。例如，使用 UFH 或 LMWH 治疗时，应监测 APTT，使其维持在正常值的 1.5 ~ 2.5 倍；使用 DOACs 治疗时，可根据药物说明书的要求监测凝血功能指标。如果凝血功能指标异常，应及时调整抗凝药物剂量或更换抗凝药物。

（2）出血与血栓并发症监测：在抗凝治疗过程中，应密切观察患者的出血与血栓并发症。出血并发症包括皮肤瘀斑、牙龈出血、鼻出血、消化道出血、泌尿道出血、颅内出血等。血栓并发症包括 DVT、PTE、动脉血栓形成等。如果患者出现出血或血栓并发症，应及时停止抗凝治疗，并采取相应的治疗措施。例如，对于出血患者，可根据出血部位和严重程度给予止血药物、输血等治疗；对于血栓患者，可根据血栓类型和部位给予溶栓、取栓等治疗。

第二节　脓毒症患者抗凝治疗的特殊情况处理

（一）合并器官功能障碍的抗凝治疗

1. 急性肾损伤　AKI 是脓毒症患者常见的器官功能障碍之一。在 AKI 患者中，抗凝治疗需要特别注意。首先，肾功能不全会影响抗凝药物的代谢清除，导致药物蓄积，增加出血风险。因此在选择抗凝药物时，应优先选择对肾功能影响较小的药物，如 LMWH 可根据肾功能情况适当减少剂量。其次，AKI 患者常伴有凝血功能异常，如血小板功能障碍、凝血因子水平异常等，这会影响抗凝治疗的效果。在抗凝治疗过程中，应密切监测凝血功能指标，根据病情变化调整抗凝药物剂量。

2. 急性肝功能衰竭　急性肝功能衰竭也是脓毒症患者常见的器官功能障碍之一。在急性肝功能衰竭患者中，抗凝治疗同样需要谨慎。肝功能不全会影响凝血因子的合成，导致凝血功能减弱，同时肝也是清除炎症介质的重要器官，肝功能异常会加重炎症反应和凝血系统激活。在选择抗凝药物时，应避免使用对肝功能有损害的药物。在抗凝治疗过程中，应密切监测肝功能指标和凝血功能指标，根据病情变化调整治疗方案。

（二）接受特殊治疗的抗凝治疗

1. 机械通气治疗　机械通气是脓毒症患者常用的治疗措施之一。在接受机械通气治疗的患者中，抗凝治疗需要考虑通气相关并发症。首先，机械通气可导致气道黏膜损伤、肺泡萎陷等，增加肺血栓栓塞症（PTE）风险。因此，在机械通气治疗过程中，应积极预防 PTE 的发生，可给予预防性抗凝治疗。其次，机械通气治疗可能会影响凝血功能，如导致血小板计数减少、凝血因子水平异常等。在抗凝治疗过程中，应密切监测凝血功能指标，根据病情变化调整抗凝药物剂量。

2. **手术治疗** 手术治疗是脓毒症患者治疗的重要手段之一。在手术治疗前后，抗凝治疗需要特别注意。首先，手术操作可导致血管内皮损伤、血流瘀滞等，增加血栓形成风险。因此，在手术前应评估患者的血栓风险，对于高风险患者可给予预防性抗凝治疗。其次，手术治疗可能会影响凝血功能，如导致血小板计数减少、凝血因子水平异常等。在手术后，应根据患者的病情和凝血功能情况调整抗凝治疗方案。

（三）存在特殊情况的抗凝治疗

1. **妊娠期脓毒症患者** 妊娠期脓毒症患者是一个特殊的群体。女性在妊娠期的生理状态发生改变，凝血功能也相应发生变化。妊娠期妇女易发生血栓形成，同时出血风险也相对较高。对于妊娠期脓毒症患者的抗凝治疗需要综合考虑母体和胎儿的安全性。首先，在选择抗凝药物时，应避免使用对胎儿有致畸作用的药物，如华法林等。其次，在抗凝治疗过程中，应密切监测母体和胎儿的状况，根据病情变化调整治疗方案。

2. **儿童脓毒症患者** 儿童脓毒症患者与成人脓毒症患者在生理和病理方面存在差异。儿童的凝血系统尚未完全发育成熟，对药物的代谢清除能力也与成人不同。在儿童脓毒症患者中，抗凝治疗需要根据儿童的年龄、体重、病情等因素进行个体化调整。首先，在选择抗凝药物时，应优先选择对儿童安全性较高的药物，如 LMWH 等。其次，在抗凝治疗过程中，应密切监测儿童的凝血功能指标和不良反应，根据病情变化调整抗凝药物剂量。

第三节 脓毒症与凝血的研究进展

一、国内外相关研究综述

脓毒症与凝血功能障碍的研究在全球范围内得到了广泛关注。近年来，多个研究团队对脓毒症相关的凝血障碍进行了深入探讨。例如，Becker 等提出了针对内皮糖萼的治疗策略，强调了急性缺陷和巨大潜力。Yamakawa 等在日本进行的全国多中心注册研究表明，抗凝治疗在脓毒症中具有益处。Iba 等通过回顾性分析全国调查数据，提出了新的脓毒症诱导的凝血障碍（SIC）标准。这些研究为脓毒症的凝血管理提供了新的视角和治疗策略。

二、近年来的高质量文献分析

近年来发表的高质量文献中，有几项研究值得关注。例如，Iba 等发现新提出的 SIC 标准可以预测高死亡率，并且先于国际血栓和止血学会（ISTH）的显性弥散性血管内凝血 DIC（Overt-DIC）发生。Yamakawa 等对两种新提出的评估脓毒症中凝血功能障碍的标准进行了外部验证。Pierrakos 和 Vincent 对脓毒症生物标志物进行了综述，强调了生物标志物在脓毒症诊断和治疗中的潜力。这些研究不仅加深了人们对脓毒症凝血障碍的理解，也为临床治疗提供了科学依据。

三、新兴的治疗方法与研究方向

在脓毒症凝血障碍的治疗方面，一些新兴的治疗方法和研究方向显示出了希望。例如，Akahoshi 等研究了在脓毒症诱导的 DIC 患者中采取重组抗凝血酶 γ 治疗对抗凝血酶活性水平的影响。Wada 等提出了三个指南中 DIC 诊断和治疗建议的协调。Koyama 等通过前瞻性观察研究发现，凝血酶 - 抗凝血酶复合物、纤溶酶原激活物抑制剂 -1 和蛋白 C 活性的组合可用于脓毒症早期严重凝血障碍的早期识别。这些研究为脓毒症的凝血治疗提供了新的策略和潜在的药物靶点。

四、临床管理与治疗

（一）脓毒症的治疗策略

脓毒症的治疗策略包括早期识别、控制感染源、抗感染治疗、液体管理、血管活性药物的使用以及对症支持治疗。根据《中国脓毒症 / 脓毒性休克急诊治疗指南（2018）》，脓毒症的治疗应遵循以下原则。

（1）早期识别与评估：及时识别脓毒症的征兆并进行评估，以便快速启动治疗。

（2）控制感染源：确定感染部位并进行有效控制，如手术清创或引流。

（3）抗感染治疗：在确认感染后，应尽快开始经验性抗生素治疗，并根据培养结果调整抗生素方案。

（4）液体管理：对于脓毒性休克患者，应进行早期积极的液体复苏以维持有效循环血量。

（5）血管活性药物：在充分液体复苏后仍需要使用血管活性药物以维持血压。

（6）对症支持治疗：包括氧疗、血液制品输注、维持电解质平衡等。

（二）凝血异常的处理

脓毒症患者常伴有凝血功能障碍，处理凝血异常的关键在于早期识别和及时干预。根据《中国脓毒症早期预防与阻断急诊专家共识》，凝血异常的处理包括以下几方面。

（1）监测凝血功能：定期监测凝血酶原时间（PT）、活化部分凝血活酶时间（APTT）、纤维蛋白原水平和D-二聚体等指标。

（2）抗凝治疗：对于确诊的弥散性血管内凝血（DIC）患者，可考虑使用肝素等抗凝治疗。

（3）补充凝血因子：对于凝血因子缺乏的患者，可考虑输注新鲜冰冻血浆或凝血因子复合物。

（4）纤溶抑制剂：在出现纤溶亢进时，可考虑使用纤溶抑制剂。

（三）抗凝治疗的必要性与时机

脓毒症性凝血病（SIC）是脓毒症导致的血管内皮细胞损伤和凝血紊乱。据统计，全世界有24.0%～60.0%的脓毒症患者发生SIC，而在我国则高达67.9%。SIC可表现为高凝血症或低凝血症，临床上可表现为血栓形成和（或）出血。当脓毒症患者达到SIC诊断标准时，应尽早启动抗凝治疗。

（四）抗凝药物的选择

1. **肝素类药物**　普通肝素（UFH）和低分子量肝素（LMWH）是SIC患者抗凝的首选药物。普通肝素的半衰期短、监测方便，一旦使用过量，可用鱼精蛋白中和。低分子量肝素因其较长的半衰期和较少的监测需求，在轻中度凝血功能障碍时使用。

2. **直接凝血酶抑制剂**　如阿加曲班或比伐芦定，可在肝素诱导的血小板减少症（HIT）时使用。

3. **丝氨酸蛋白酶抑制剂**　如甲磺酸萘莫司他，适用于高出血风险的SIC患者。

（五）抗凝治疗的监测与剂量调整

1. **普通肝素**　使用活化部分凝血活酶时间（APTT）或抗Ⅹa活性来监测，控制目标范围分别为APTT延长至基线值的1.5倍或抗Ⅹa活性0.5～0.7 U/ml。

2. **低分子量肝素**　使用抗Ⅹa活性监测，控制目标范围为0.3～0.5 U/ml。

（六）出血风险的评估与管理

活动性出血是抗凝治疗的禁忌证。在治疗脓毒症时，应评估患者的出血风险，避免在高出血风险的情况下过早启动抗凝治疗。

（七）特殊情况下的抗凝治疗

1. **高心血管血栓风险的SIC患者**　可根据血小板计数调整抗血小板治疗措施。

2. **合并高纤溶状态的 SIC 患者**　不推荐常规使用抗纤溶药物治疗 SIC，因为这可能加重纤溶抑制，促进血栓形成。

3. **高出血风险或已经发生出血的 SIC 患者**　应进行目标导向的替代治疗。

（八）国内外指南的比较

1. **中国专家共识**　推荐使用中国 SIC 评分系统诊断 SIC，使用 ISTH-DIC 评分诊断脓毒症性 DIC。

2. **国际指南**　如《拯救脓毒症运动：2021 年国际脓毒症和脓毒性休克管理指南》提供了关于脓毒症和脓毒性休克的全面管理建议，包括抗凝治疗的指导。

（九）多学科协作的重要性

脓毒症的治疗需要多学科协作，包括急诊科、重症医学科、感染科、血液科和检验科等多科室的合作。多学科协作能够确保患者得到及时、全面的评估和治疗，提高治疗效果和生存率。

（十）脓毒症治疗

1. **脓毒症与 VTE 的关系**　脓毒症患者常常合并 VTE，其发生机制尚未完全明了。一项前瞻性、多中心的临床研究显示，即使脓毒症和脓毒性休克患者接受了常规预防性抗凝治疗，VTE 的发生率仍高达 37.2%。这表明脓毒症患者存在较高的 VTE 风险，需要特别关注。

2. **抗凝治疗的指征与时机**　根据《脓毒症性凝血病诊疗中国专家共识（2024）》，SIC 可分为高凝血症和低凝血症两种表型，临床上可表现为血栓形成和（或）出血。当患者达到 SIC 诊断标准时应尽早启动抗凝治疗，目的是保护血管内皮、减少凝血底物消耗、抑制血栓形成并改善器官血供。需要注意的是，活动性出血是抗凝治疗的禁忌证。

3. **出血风险评估**　HAS-BLED 出血风险预测模型在 VTE 患者中具有较高的预测价值，包括高血压、肝肾功能异常、卒中、出血史或倾向、国际标准化比率波动、年龄、药物 / 酒精共用等因素。此外，VTE-BLEED 出血风险预测模型也用于评估接受长期抗凝治疗患者的大出血风险。

4. **抗凝药物的选择**　对于高出血风险的 SIC 患者，可选择甲磺酸萘莫司他，因为其在血液中可被迅速降解，半衰期仅 8 min，在体内会迅速失活，发挥抗凝作用时出血风险低。

5. **抗血小板治疗**　对于合并高心血管血栓风险的 SIC 患者，可根据血小板计数调整抗血小板治疗措施。当血小板计数 $\leqslant 20 \times 10^9/L$ 时，需停用抗血小板药物或仅维持一种抗血小板药物；当血小板计数 $> 20 \times 10^9/L$ 时，可考虑使用单一或双联抗血小板药物治疗。

6. **预防性抗凝** Caprini 血栓风险评估量表可用于评估脓毒症患者 VTE 风险，对于 Caprini 评分评估为 VTE 高危的脓毒症患者实施预防性抗凝可降低 VTE 发生率，并可缩短患者住院时间且不增加出血风险。

第四节 脓毒症与凝血的未来研究

（一）脓毒症与凝血的复杂关系

脓毒症与凝血之间的关系是复杂且相互影响的。脓毒症可以激活凝血系统，导致 DIC，而 DIC 的存在与否及其严重程度与脓毒症的预后密切相关。研究表明，凝血障碍贯穿脓毒症的整个病理过程，是脓毒症发生发展及决定预后的关键环节之一。脓毒症时，大量炎症介质的释放、补体系统及凝血纤溶系统的激活等在脓毒症发病中起重要作用。以往认为凝血机制障碍或 DIC 是脓毒症晚期的并发症，而近来的研究证实凝血障碍实际上从脓毒症早期即已经开始，并贯穿和影响整个病程。

（二）未来研究的方向

1. **细胞及细胞器功能障碍** 脓毒症所致器官功能障碍的临床评估指标需更新，基于细胞水平的研究或可成为突破点。例如，脓毒症致肝损伤在细胞水平上与胆汁酸跨细胞转运、肝细胞基因表达等相关。

2. **炎症反应与免疫调控** 脓毒症的病理生理机制复杂，涉及炎症反应、免疫调控等。未来的研究需要深入探索这些复杂的相互作用，以发现新的治疗靶点。

凝血障碍：脓毒症与凝血功能异常存在不可分割的关系，特别是免疫性血栓形成概念的提出，为脓毒症的治疗提供了新的探索方向。

3. **纳米技术的应用** 纳米颗粒在脓毒症诊疗中的应用潜能掀起了热潮。金纳米和磁性纳米粒子可捕获及吸附脓毒症时循环中的病原体与生物标志物，不仅具有诊断潜能，还可用于清除毒素、抑制 Toll 样受体 4（TLR4）信号通路等。

4. **抗凝治疗的优化** 目前，关于脓毒症中炎症反应、凝血功能异常、内皮细胞功能障碍的机制已有深入的研究，未来的研究需要探索更有效的抗凝治疗方案，以改善脓毒症患者的预后。

5. **生物标志物的研究** 寻找和验证脓毒症的生物标志物，以便更早地诊断脓毒症和 DIC，以及评估治疗效果和预后。

6. **临床试验设计** 抗凝药物的治疗策略制定有赖于设计更加严谨、更为科学的高质量临床试验，以提供更有力的证据支持临床决策。

第五节　结论

综上所述，脓毒症患者在抗凝治疗中面临着出血与血栓风险的双重挑战。通过深入了解脓毒症的病理生理机制、准确评估出血与血栓风险、合理选择抗凝治疗方案以及妥善处理特殊情况，可为脓毒症患者提供个体化、精准化的抗凝治疗，降低患者的病死率，改善预后。然而，脓毒症患者的抗凝治疗仍存在许多未解之谜，需要进一步的研究和探索，以不断完善抗凝治疗策略，提高脓毒症患者的治疗效果。

（李永凯　高恒波）

参考文献

[1] Gando S，Levi M，Toh CH. Disseminated intravascular coagulation. Nat Rev Dis Primers，2016（2）：16037.

[2] Singer M，Deutschman CS，Seymour CW，et al. The third international consensus definitions for Sepsis and Septic Shock（Sepsis-3）. JAMA，2016，315（8）：801-810.

[3] Meyer NJ，Prescott HC. Sepsis and Septic Shock. N Engl J Med，2024，391（22）：2133-2146.

[4] 中国医师协会急诊医师分会，中国研究型医院学会休克与脓毒症专业委员会 . 中国脓毒症 / 脓毒性休克急诊治疗指南（2018）. 中国急救医学，2018，38（9）：741-756.

[5] 中国医疗保健国际交流促进会急诊医学分会，中华医学会急诊医学分会，中国医师协会急诊医师分会，等 . 中国“脓毒症早期预防与阻断”急诊专家共识 . 中华危重病急救医学，2020，32（5）：518-530.

[6] Evans L，Rhodes A，Alhazzani W，et al. Surviving sepsis campaign：international guidelines for management of sepsis and septic shock 2021. Intensive Care Med，2021，47（11）：1181-1247.

[7] 宋景春，丁仁彧，吕奔，等 . 脓毒症性凝血病诊疗中国专家共识（2024 版）. 解放军医学杂志，2024，49（11）：1221-1236.

第十九章

脓毒症的营养支持治疗

营养支持治疗对于脓毒症患者的治疗至关重要。合理有效的营养支持治疗可以改善脓毒症患者的预后。随着病情发展的不同阶段其代谢特点的不同，患者对能量及营养物质的需求也不完全相同。所以，如何为脓毒症患者选择营养支持治疗尤为关键。

一、人体营养代谢特点

代谢是生命的最基本特征，其实质是机体与环境之间的能量和物质交换。人体的健康与生存离不开营养的摄入与代谢的调节。人体所需的营养成分包括：糖类、脂肪、蛋白质、维生素、矿物质、水等。其中三大物质代谢，即糖代谢、脂质代谢和蛋白质代谢，它们在人体内各自发挥着重要作用，同时又相互联系、相互影响，共同维持人体的能量平衡。

1. **糖类代谢** 糖类化合物是一切生物体维持生命活动所需能量的主要来源。1 mol 葡萄糖完全氧化生成 H_2O 和 CO_2 可释放 2870 kJ 的能量，其中约 34% 转化储存于 ATP，以供应机体生理活动所需的能量。葡萄糖的分解代谢在餐后尤其活跃，主要包括糖的无氧氧化、有氧氧化和磷酸戊糖途径，其分解方式取决于不同类型细胞的代谢特点和供养状况。例如，机体组织氧供充足时，葡萄糖进行有氧氧化，生成 H_2O 和 CO_2；肌组织缺氧时，葡萄糖进行无氧氧化生成乳酸。摄入的糖类除满足供能外，大部分转化为脂肪储存于脂肪组织中，还有一小部分以糖原形式储存于肝和肌组织中。当机体急需葡萄糖时迅速动用糖原供能。长期饥饿时，某些非糖物质如甘油、氨基酸等经糖异生转变为葡萄糖供能。这些分解、储存、生成途径在多种激素调控下相互协调、制约，使血糖趋于稳定。

2. **脂质代谢**　脂质是脂肪和类脂的总称。脂肪即甘油三酯，类脂包括胆固醇及其酯、磷脂和糖脂等。脂质代谢是指生物体内对脂质的合成、分解及转化过程。这一过程在维持生理功能、能量储存及细胞结构完整性方面发挥着至关重要的作用。脂质不仅是细胞膜的重要成分，还参与激素的合成，并作为能量的主要来源。甘油三酯是机体重要的能量物质，1 g 甘油三酯彻底氧化可产生 38 kJ 能量，其主要在肝、脂肪组织及小肠合成。甘油三酯水解生成甘油和脂肪酸。甘油经过活化、脱氢、转化成磷酸二羟丙酮，通过糖代谢途径代谢，进入糖酵解途径生成丙酮酸，参与糖异生合成葡萄糖。脂肪酸活化后进入线粒体，经脱氢、加水、再脱氢及硫解 4 步反应的重复循环完成 β-氧化，生成乙酰辅酶 A，并最终彻底氧化，释放大量能量。肝 β-氧化生成的乙酰辅酶 A 还能转化成酮体，经血液运输至肝外组织利用。此过程不仅为细胞提供能量储备，还为合成生物膜提供必要的脂质基础。

3. **蛋白质代谢**　蛋白质是组成人体细胞、组织的重要成分。氨基酸是蛋白质的基本组成单位，组织蛋白质首先分解为氨基酸，然后再进一步代谢，所以氨基酸代谢是蛋白质分解代谢的中心内容。氨基酸除作为合成蛋白质的原料外，还可转变成某些激素、神经递质及核苷酸等含氮物质。人体内的氨基酸主要分为两类：必需氨基酸和非必需氨基酸。必需氨基酸通过饮食获取，而非必需氨基酸则可由体内其他化合物合成。

氨基酸的分解代谢包括一般代谢和个别代谢。一般分解代谢途径是针对氨基酸的 α-氨基和 α-酮酸共性结构的分解。氨基酸通过转氨基作用、氧化脱氨基作用等方式脱去氨基，生成 α-酮酸，同时释放出氨。有毒的氨，以丙氨酸和谷氨酰胺的形式运往肝或肾，在肝经鸟氨酸循环合成尿素。脱去氨基生成的 α-酮酸，可转变成糖或脂质，可经氨基化生成营养非必需氨基酸，也可彻底氧化分解并提供能量。

氨基酸代谢除共有的一般代谢途径外，因其侧链不同，有些氨基酸还有其特殊的代谢途径。某些氨基酸分解代谢过程中产生的一碳单位可用于嘌呤和嘧啶核苷酸的合成；芳香族氨基酸（如酪氨酸、色氨酸）代谢可产生重要的神经递质、激素及黑色素。对调节情绪、睡眠和应激反应等生理功能具有重要影响。含硫氨基酸代谢产生的活性甲基，参与体内重要含甲基化合物的合成。

三大物质代谢关系相辅相成，共同保证了人体的能量代谢和物质平衡。在不同生理状态下，这三种物质的代谢优先级和途径会有所变化，以适应人体对能量和营养的需求。

二、脓毒症患者代谢和营养特点

脓毒症患者的机体遭受严重打击后在神经内分泌及炎症介质的作用下，尤其是反调节激素（如儿茶酚胺、胰高血糖素、皮质激素等）的分泌增加，破坏了生理状态下的内环境稳态，呈现出应激代谢的特点。尽管应激代谢与饥饿代谢均属于分解代谢，但两者有很大差别。应激代谢更为复杂，程度与持续时间更为突出，常规营养支持原则已不适用于脓毒症患者，其有效性降低，甚至可能增加脏器的负荷。只有了解脓毒症患者的代谢变化，才能给予其正确、有效的营养支持。

早期脓毒症患者的机体常处于高代谢或代谢亢进状态。三大能量物质的分解代谢均增强，明显高于合成代谢。糖代谢的异常表现为糖原分解和糖异生的增加，肝糖生成增加和胰岛素介导的外周葡萄糖利用减少，导致伴有胰岛素抵抗的应激性高血糖。脓毒症患者体内细胞因子 IL-6 和 TNF-α 大量释放，一方面可以通过刺激体内胰高血糖素、皮质醇等激素分泌增加影响糖代谢，另一方面可以通过直接作用影响糖代谢。脂肪动员与分解加速，内毒素可使血浆游离脂肪酸增多，还可以通过对细胞因子和激素的作用增加游离脂肪酸的浓度。激素的释放可刺激脂肪的分解，导致游离脂肪酸的释放。血浆脂肪酸水平升高，在外周被氧化，产生能量。脓毒症还可引起高甘油三酯血症、极低密度脂蛋白清除障碍、抑制酮体生成等脂肪代谢紊乱，影响脂肪供能。脓毒症患者机体处于负氮平衡状态，蛋白质分解增加，肌肉蛋白合成减少，骨骼肌与内脏蛋白质迅速消耗，过多的氨基酸在肝和肌肉组织被氧化为氮而排泄。最终发生肉眼可见的体重下降和肌肉减少。有研究表明，脓毒症患者一天大约可以消耗全身肌肉量的 1%，每日能量消耗可能比正常人增加 20%～50%。因此，确保充足的能量摄入可以帮助维持机体的免疫功能和器官的正常运作。

三、脓毒症患者营养状态的评估

对于脓毒症患者进行准确的营养状态评估，并给予恰当的营养支持治疗，可以使患者有更大的获益。

（一）分类

临床上通常将营养状态分为三个等级：良好、中等和不良。

1. **营养状态良好** 黏膜红润，皮肤光泽，弹性良好，皮下脂肪丰满而有弹性，肌肉结实。指甲、毛发润泽，肋间隙及锁骨上窝深浅适中，肩胛部和股部肌肉丰满。

2. **营养状态中等**　介于良好和不良之间。可能表现为轻度的体重下降或某些营养素的缺乏，但尚未达到明显的营养不良程度。

3. **营养状态不良**　皮肤黏膜干燥，弹性降低，皮下脂肪菲薄，肌肉松弛无力。指甲粗糙、无光泽，毛发稀疏，肋间隙、锁骨上窝凹陷，肩胛骨和髂骨嶙峋突出。

（二）评估方法

临床上常用的营养状态评估方法主要包括以下几种。

1. **体重与体重指数**　体重（body weight，BW）是临床最常用的营养状况判定指标，但对于脓毒症患者，短期内体重的变化可能会受到体内液体管理及肌肉组织的快速消耗等因素的影响，不能准确反映患者的实际体重。计算体重指数（body mass index，BWI）时可适当参考理想体重。通常，BMI 在 18.5 ~ 23.9 kg/ m^2 之间被认为是正常营养状态。根据 2015 年欧洲临床营养与代谢学会发布的营养不良诊断标准专家共识，当营养风险筛查阳性的患者符合以下 3 项中的任何一项，均可诊断为营养不良：① BMI ＜ 18.5 kg/ m^2；②体重下降：非自主性体重下降＞ 10%，3 个月非自主性体重下降＞ 5%，同时伴 BMI 下降（年龄＜ 70 岁，BMI ＜ 20 kg/m^2 或者年龄≥ 70 岁，BMI ＜ 22 kg/ m^2）；③体重下降：自主性体重下降＞ 10%，3 个月非自主性体重下降＞ 5%，同时伴去脂体重指数下降（女性＜ 15 kg/ m^2，男性＜ 17 kg/ m^2）。BMI= 体重（kg）/ 身高 ^{2}（m^2）。

2. **肱三头肌皮肤褶皱厚度（triceps skin fold thickness，TSF）**　TSF 是反映机体脂肪储存的指标。测量方法：患者站立，左右臂均可，上肢自然下垂，或患者卧床，将前臂横置于胸部，应采用同一位置多次测量。取肩峰尺骨与鹰嘴间的中点，检测者用拇指和示指捏起皮肤和皮下组织，使皮肤皱褶方向与上臂长轴平行，卡尺固定接触皮肤 3 s 后再读数，取 3 次平均值。正常参考值：女性 15.3 mm，男性 8.3 mm，测值相当于正常值的 90% 以上为正常，80% ~ 90% 为轻度营养不良，介于 60% ~ 80% 为中度，低于 60% 为重度营养不良。但对于存在水肿的患者，测量结果会受到影响，判断存在困难。

3. **上臂肌围（mid-arm circumference，AMC）**　AMC 可反映机体肌肉储存情况。其与 TSF 相结合，可对机体肌肉和脂肪的比例进行初步分析。按上述姿势测量上臂中点的周长，计算公式：AMC = 上臂中点周径（cm）−0.314 × TSF（mm）。正常参考值为男性 24.8 cm，女性 21.0 cm。实测值在正常值 90% 以上为正常，80% ~ 90% 为轻度降低，60% ~ 80% 为中度降低，＜ 60% 为重度降低。

4. **肌酐 / 身高指数（creatinine/height index，CHI）**　肌酐是肌酸代谢后的产物，在肌肉中形成后由尿液排出。CHI 是 2 ~ 3 次 24 h 尿肌酐总量测定的平均值与相同性别及身高的标准肌酐值比较所得的百分比。在肾功能正常的患者中，CHI 可作为一种衡量人体蛋白质水平的指标。有研究表明成人 24 h 尿肌酐排泄量大致与瘦体重（lean body mass，LBM）含量成正比。大于理想的 90% 为正常，80% ~ 90% 为 LBM 轻度缺乏，60% ~ 80% 为中度缺乏，< 60% 为重度缺乏。

CHI=24 h 实际排出的尿肌酐量（mmol）/ 标准的 24 h 尿肌酐排出量（mmol）× 100

5. **内脏白蛋白测定** 通过测量血清白蛋白（albumin，ALB）、转铁蛋白（transferrin，TFN）、前白蛋白（prealbumin，PA）浓度来反映体内的蛋白质状况。营养不良时该测定值均有不同程度下降，清蛋白的半衰期较长，转铁蛋白及前清蛋白的半衰期均较短，后者常能反映短期内的营养状态变化（表 19-1）。

表19-1 内脏蛋白测定评估营养状况

蛋白质	正常	轻度营养不良	中度营养不良	重度营养不良
白蛋白（g/L）	35 ~ 50	28 ~ 35	21 ~ 27	< 21
转铁蛋白（g/L）	2 ~ 4	1.5 ~ 2	1 ~ 1.5	< 1
前白蛋白（mg/L）	200 ~ 450	100 ~ 150	50 ~ 100	< 50

6. **氮平衡测定** 氮平衡是判断危重患者蛋白质代谢的一个重要指标。计算公式：氮平衡 =24 h 总入氮量－总出氮量［尿氮 +（3 ~ 4）］

正、负值分别代表正氮平衡和负氮平衡，可用于指导营养支持治疗。正氮平衡时机体处于合成代谢状态，负氮平衡时机体处于分解代谢状态。

7. **握力测定** 使用握力计测定握力值大小，可反映肌肉功能，正常男性握力≥ 35 kg，女性握力≥ 23 kg。

8. **其他** 还可通过肌电刺激检测、呼吸功能测定、淋巴细胞计数、外周血 T 淋巴细胞计数等方法评估患者肌肉功能及营养状态。

（三）营养风险筛查及风险评分

在诸多临床筛查评估工具中，营养风险筛查 2002（nutritional risk screening 2002，NRS-2002）及危重症患者营养风险（nutrition risk in the critically ill，NUTRIC）评分已被广泛应用于临床，并受到指南的推荐（表 19-2，表 19-3）。将 NRS-2002 > 3 分定义为存在营养风险，NRS-2002 ≥ 5 分或 NUTRIC 评分（不含 IL-6）> 5 分定义为存在高营养风险。

表19-2　NRS-2002

评价指标	评价
疾病状态	
骨盆骨折或慢性疾病患者合并以下疾病：肝硬化、慢性阻塞性肺疾病、长期血液透析、糖尿病、恶性肿瘤	1
腹部大手术、卒中、重症肺炎、血液系统恶性肿瘤	2
颅脑损伤、骨髓抑制、重症监护患者（APACHE Ⅱ＞ 10）	3
合计	
正常营养状态	0
3 个月内体重丢失＞ 5% 或最近 1 周的食物摄入量（与需要量相比）减少 25% ~ 50%	1
2 个月内体重丢失＞ 5%；或 BMI 在 18.5 ~ 20.5kg/m² 之间，且基本营养状况差；或最近 1 周的食物摄入量（与需要量相比）减少 50% ~ 75%	2
1 个月内体重丢失＞ 5%（或 3 个月内＞ 15%）；或 BMI ＜ 18.5 kg/m² 或最近 1 周的食物摄入量（与需要量相比）减少 75% ~ 100%	3
合计	
年龄	
≥ 70 岁	1
总分	

注：因严重胸腔积液或腹水、水肿得不到准确 BMI 值时，无严重肝肾功能异常者，用白蛋白替代（＜ 30 g/L，3 分）。分数≥ 3：患者存在营养风险，需要营养支持；分数＜ 3：患者每周需要重测，如果患者安排有重大手术，需要考虑预防性的营养支持。

表19-3　NUTRIC评分表

指标	得分	指标	得分
年龄（岁）		合并症（个数）	
＜ 50	0	0 ~ 1	0
50 ~ 74	1	≥ 2	1
≥ 75	2		
APACHE Ⅱ评分（分）		从住院到入住 ICU 时间（天）	
＜ 15	0	0 ~ 1	0
15 ~ 19	1	≥ 1	1
20 ~ 27	2		
≥ 28	3		
SOFA 评分（分）		IL-6 水平（ng/L）	
＜ 6	0	＜ 400	0
6 ~ 9	1	≥ 400	1
≥ 10	2		

注：NUTRIC 评分≥ 6 分（不包含 IL-6 则≥ 5 分）视为高营养风险。

四、营养支持的途径及启动时机

目前临床上采用的营养支持途径主要有肠外营养（parenteral nutrition，PN）与肠内营养（enteral nutrition，EN）。过往，对于有营养支持指征的患者通常提倡肠外营养，但随着临床营养支持的发展，营养支持方式已由 PN 转变为通过鼻胃 / 鼻空肠导管或胃 / 肠造口等途径为主的 EN。

1. 肠内营养与肠外营养 EN 是指通过口服、管饲或者造瘘等方式给有胃肠道消化吸收功能的患者提供能量和营养素，从而满足机体代谢所需的营养支持疗法。这种方法适用于口服摄入不足但胃肠功能正常的人群，是一种为危重患者提供营养的有效途径。在脓毒症状态下，由于肠缺血再灌注损伤以及黏膜上皮细胞营养物质的迅速消耗与缺乏，使肠黏膜结构与功能损害，严重者可导致肠功能衰竭，并引发肠源性感染甚至多器官损害。EN 除了可以提供所需营养外，还可以提供各种非营养的作用，包括维持肠道结构和功能的完整性，以及保持肠道微生物多样性，防止细菌易位和应激性溃疡，同时刺激酶促过程，增强全身免疫反应。在组织灌注充分的前提下，直接向胃肠道提供营养物质，保证了黏膜营养及其正常结构和功能，营养底物在消化和吸收后经门静脉输入到肝，有利于肝内蛋白质的合成和代谢调节。因此，与 PN 相比，EN 更加符合生理性。多项研究及指南均推荐将 EN 作为危重症患者首选的营养支持方式。

但肠内营养并非无缺点，当危重患者无法耐受肠道营养时，可能出现腹泻、恶心和呕吐等不良反应。EN 的禁忌证包括：①完全性肠梗阻；②消化道活动性大出血；③高流量小肠瘘；④严重腹泻、顽固性呕吐和严重吸收不良；⑤血流动力学不稳定。在脓毒性休克患者中，肠内营养也可能通过给低灌注的肠道增添过多的消化负荷而增加肠缺血的风险。如果仅依靠肠内途径给脓毒症患者喂食，所摄入的热量往往达不到计算出的目标，出现潜在的营养不足。相比之下，肠外营养可以更好地提供目标热量，较少出现胃肠道不良反应，但也可导致更多的感染并发症。PN 是指通过静脉输注氨基酸、葡萄糖、脂类、电解质、维生素和微量元素等营养物质的一种方式，是医学营养治疗的重要组成部分。国内外指南也推荐当存在 EN 禁忌或喂养不足时，可进行全肠外营养（total parenteral nutrition，TPN）或补充性肠外营养治疗。PN 绕过胃肠道和门静脉系统，通过中央或外周静脉导管为人体提供营养，更易于管理。临床上应根据胃肠道功能和代谢情况选择合适的营养支持途径。

2. 营养支持的启动时机 对于严重创伤、感染等应激状态下的重症患者，在 24～48 h 内实施早期肠内营养（early enteral nutrition，EEN），不仅能够提供营养底物，还能改善肠黏膜屏障及免疫功能，维护肠道的微生态。研究表明，应用小剂量血管活性药物的重症患者，接受 EEN 者比延迟 EN（delay enteral nutrition，DEN）者的病死率及住院总病死率均降低。针对脓毒性休克患者，在复苏完成、血流动力学基本稳定后，综合评估病情，包括：①灌注压达标；②血管活性药物剂量稳定（小剂量、剂量不增加或正在撤除）；③乳酸水平及代谢性酸中毒水平稳定下降；④平均动脉压（MAP）≥ 65 mmHg。病情评估后，应尽早开始低剂量 EN，可提高患者预后。对于出现低血压（MAP < 50 mmHg）、开始需要应用儿茶酚胺类药物、需逐步增加血管活性药物剂量才能维持血流动力学稳定者，应采用 DEN。对于存在高营养风险或严重营养不良的重症患者，若有 EN 禁忌证，则推荐入重症监护室（ICU）3 ~ 7 天启动 PN。对于低营养风险的重症患者，若入 ICU 后 1 周 EN 的摄入量仍未达到目标热量的 60% ~ 80%，则应启动 SPN。一旦患者 EN 耐受性改善，应逐渐增加 EN 并降低 PN 比例，直至全 EN 功能（图 19-1）。

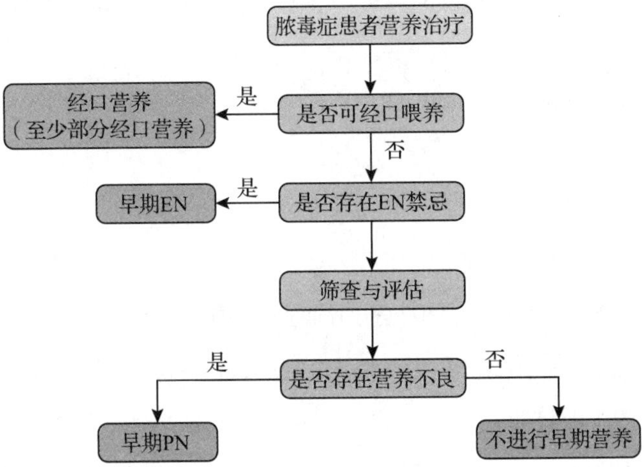

图 19-1 营养支持启动时机

五、营养目标的确定

合理的能量供给才能为脓毒症患者提供有效的营养支持保障，不论是营养不足还是过度喂养，均会对脓毒症患者的病情及预后造成不利影响。临床上一般采用间接能量代谢测定及能量预测方程来制定动态且个体化的营养目标。

间接能量代谢测定，也称为间接测热法（indirect calorimetry，IC），是一种通过技术手段测量机体在一定时间内的氧气消耗量（VO_2）和二氧化碳生成量（VCO_2），再通过简化的 Weir 方程，计算 24 h 的能量消耗。人体能量代谢的三大底物：糖、脂肪和蛋白质，每消耗 1g 不同底物，生成的能量及消耗的 O_2 和生成的 CO_2 不同，如果能测量出 VO_2 及

VCO_2，即可精确计算出静息能量消耗（REE）及各种底物比例，从而计算患者的营养需求。但该方法可能会受到患者的精神状态、用药、有无漏气、体温、pH 变化、吸氧浓度、肾脏替代治疗、肝替代治疗、ECMO 等多因素的限制，且仅适合用于机械通气患者。简化的 Weir 方程：

$$\text{REE（kcal/d）} = [(VO_2 \times 3.94) + VCO_2 \times 1.11] \times 1440\ \text{min/d} \quad (19\text{-}1)$$

当不能进行能量代谢测定时，对于存在营养高风险或严重营养不良的非肥胖患者，非蛋白热量摄入的目标量为 104.6 ~ 125.5 kJ/（kg·d）[（25 ~ 30 kcal/（kg·d）]。对于肥胖患者，BMI 30 ~ 50 kg/ m^2 者非蛋白摄入量的目标值为 46.0 ~ 58.6 kJ/（kg·d）[11 ~ 14 kcal/（kg·d）（实际体质量）]，BMI > 50 kg/ m^2 者非蛋白摄入量的目标值为 92.0 ~ 104.6 kJ/（kg·d）[22 ~ 25 kcal/（kg·d）（理想体质量）]。在开始营养治疗后，对于重症患者 24 ~ 48 h 达到目标热量的 50%，且在预防再喂养综合征的前提下，建议在 48 ~ 72 h 内至少达到 80% 目标喂养量。脓毒症患者的体重判断容易产生偏差，可采用理想体重计算或预测体重计算方法。

预测体重（predicted body weight，PBW）：

M：PBW=50+0.91 ×（H−152.4） （19-2）

F：PBW=45.5+0.91 ×（H−152.4） （19-3）

根据 Harris-Benedict 方程（适用于 BMI ＜ 30 kg/ m^2 者），计算得出基础代谢率（basal metabolic rate，BMR），在此基础上根据病情加上一定的应激系数：

M：BMR=66.5+13.8 × 体重（kg）+5 × 身高（cm）−6.8 × 年龄（岁） （19-4）

F：BMR=65.5+9.6 × 体重（kg）+1.9 × 身高（cm）−4.7 × 年龄（岁） （19-5）

足量的蛋白质供给对于脓毒症患者的预后同样重要。脓毒症患者因高分解代谢导致体质量和肌肉快速丢失，在提供足够适当的能量前提下，适当补充氮可以纠正负氮平衡、修复损伤组织及合成蛋白质。临床上可采用氮平衡监测来指导蛋白质的补充。目标蛋白量为 1.2 ~ 2.0 g/（kg·d），BMI 30 ~ 40 kg/ m^2 者的目标蛋白量为 2.0 g/（kg·d），BMI > 40 kg/ m^2 者的目标蛋白量为 2.5 g/（kg·d）。需要根据患者的病情，动态评估及调整营养支持治疗方案。

六、EN 在脓毒症患者中的应用

EN 是脓毒症患者优先选择的营养支持途径。尽早建立 EN 通路对于开展早期 EN 支持至关重要，并启动营养支持的标准流程（图 19-2）。

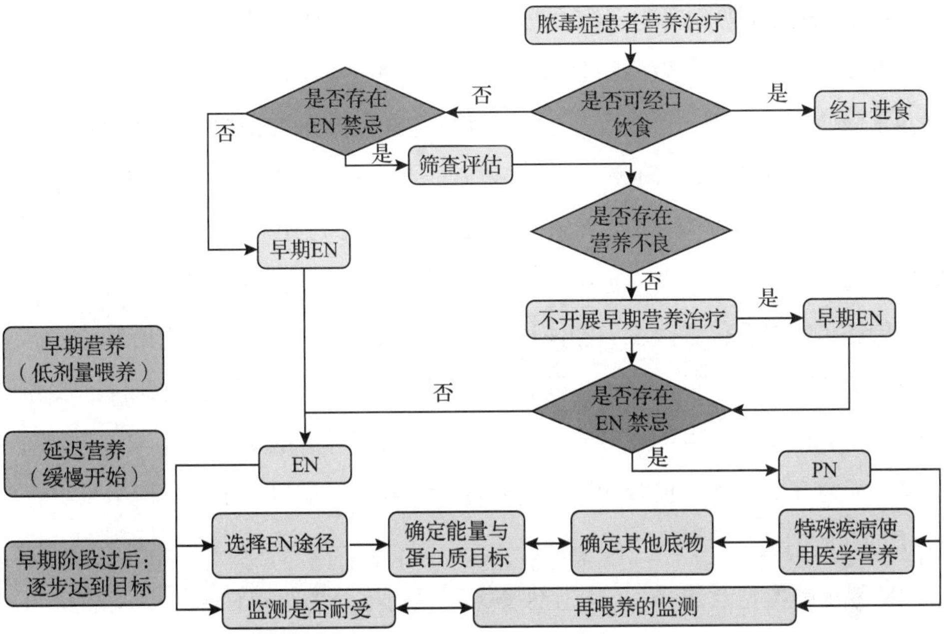

图 19-2　脓毒症患者营养治疗流程图

1. EN 的喂养途径及方式　肠道的途径包括口服、管饲等。喂养通路的选择原则主要依据：①能够满足 EN 的需要；②置管方式尽量简单、方便；③尽量减少对患者的损害；④舒适并有利于长期带管。大多数脓毒症患者是通过管饲提供营养支持，包括鼻胃管、鼻肠管、经胃 / 肠造口术等。其中经皮内镜下胃 / 空肠造口术已经逐渐代替传统胃造瘘手术，被广泛应用于无法进食或进食不足的患者，提供肠内营养支持（表 19-4）。

表19-4　管饲方式及其特点

方式	定义	适应证	禁忌证	优点	缺点
鼻胃管	由鼻孔插入，经由咽部，通过食管到达胃部给予 EN 的方法	常用于胃肠道功能正常，短期（< 4 周）营养支持患者	频繁呕吐，胃反流，面部创伤严重及颅底骨折	操作简便，成本较低，无创	易引起反流误吸，长期置管出现鼻咽部刺激、溃疡、出血以及呼吸系统并发症
鼻肠管	指鼻饲管置入十二指肠或空肠内给予 EN 的方法	存在高误吸风险，胃肠动力紊乱，颅脑损伤，吞咽困难	小肠运动障碍，小肠吸收不良	减少呕吐，误吸	胃动力差的患者进入空肠概率小，留置过程时间长
经胃 / 肠造口	在内镜下放置胃肠造口管的微创手术	长期昏迷或需要长期营养支持的患者	严重凝血功能障碍，胃肠道机械梗阻，近期生命垂危	减少对鼻咽喉、食管的受压缺血，减少误吸	有创，技术要求高，可能出现感染、出血等术后并发症

EN 的喂养方式主要包括：一次性输注、间歇重力滴注、持续经泵输注。对于脓毒症患者采用持续泵入的方式，较间断分次输注的方式更为安全，效果更接近胃肠道的工作状态，营养素吸收好，胃肠道不良反应轻。在 EN 输注期间需要密切监测患者血糖及胃残余量（gastric residual volume，GRV）。对实施 EN 的患者每 4 h 进行 1 次 GRV 监测，如果监测 GRV ＜ 250 ml，则可以继续实施 EN；如果 GRV ＞ 250 ml，则应暂停 EN 2 ~ 8 h 以后继续按原方案进行喂养，若下一次监测 GRV 仍＞ 250 ml，则应停止喂养，按 EN 不耐受处理。措施包括导管位置改变、输注速度下调、采取幽门后喂养、应用胃肠道促动力药物、床头抬高 30° ~ 45° 等。对于可耐受 EN 的脓毒症患者，应尽快达到目标喂养量。而对于喂养不耐受的患者，可考虑滋养型喂养。滋养型喂养一般定义为以 41.8 ~ 83.7 kJ/h 的速度喂养，研究显示在需要血管活性药物支持的脓毒性休克患者中，早期给予滋养型喂养可缩短 ICU 住院时间。

2. **EN 制剂的类型及选择**　EN 制剂按氮源不同可分为整蛋白型、氨基酸型和短肽型（预消化配方）。

（1）整蛋白配方：营养完全、口感较好、价格低廉，适用于胃肠道消化功能正常的患者。

（2）短肽配方：预消化的短肽型 EN 制剂简单消化即可吸收，有助于改善喂养不耐受现象，有利于启动 EEN。适用于存在肠梗阻风险、肠缺血或严重肠蠕动障碍者，伴有持续性腹泻不能耐受其他 EN 制剂者，伴有吸收不良及膳食纤维反应较差者。

（3）氨基酸型：以氨基酸为蛋白质来源的要素营养，直接吸收，适用于短肠综合征及消化功能障碍患者。

（4）疾病特殊配方：适用于某种疾病，如脓毒症合并糖尿病、肾功能不全、肝功能不全等的特殊配方。

3. **EN 并发症的处理**

（1）胃肠道并发症：EN 治疗中最常见的并发症，主要表现为腹胀、腹泻、呕吐、便秘等。

1）腹泻：首先应明确腹泻的原因。如果是与 EN 相关的腹泻，可增加配方中可溶性膳食纤维的含量，延长食物在胃肠道通过的时间，同时应避免进食过烫或过冷的营养液，营养液的温度应与室温接近。适当减慢滴注速度，选用等渗配方或调至等渗。必要时可加服消化酶改善消化功能。如果是与管饲无关的腹胀、腹泻，应停用相关药物，纠正低蛋白血症，同时 EN 应从小剂量、低浓度开始。必要时补充胰酶，改用预消化的短肽型配方。

2）恶心、呕吐：抬高床头，调整配方，可选用等渗配方及选用不含乳糖的配方。

3）便秘：应注意出入量平衡，选用富含膳食纤维的 EN 制剂。

（2）机械性并发症：主要包括鼻、咽及食管损伤，喂养管堵塞，喂养管拔除困难，造口并发症等，其发生与喂养管的质地、粗细以及置管方法及部位有关。应选用合适的方式及喂养管，并加强对管道的护理。

（3）代谢性并发症：主要包括水、电解质及酸碱代谢异常、糖代谢异常、微量元素异常、维生素及必需脂肪酸缺乏、肝功能异常等。应动态监测出入量、电解质、血糖等指标，根据实际情况及时调整配方，适当补充必需脂肪酸及脂溶性维生素等。

（4）感染并发症：主要包括营养液的误吸和污染两方面：①窒息、误吸：脓毒症患者多处于高度应激状态，易并发急性胃肠损伤（acute gastrointestinal injury，AGI），引起胃潴留，胃潴留及胃内容物反流可能导致窒息、误吸等并发症。EN 管饲期间应保持患者头部抬高 30°～45° 的体位，以减少误吸和吸入性肺炎的风险。②营养液及输液器污染：在肠内营养制剂的使用过程中应严格遵守无菌配制原则，并妥善保存营养液。

七、PN 在脓毒症患者中的应用

脓毒症患者若存在高营养风险或严重营养不良，应在不能耐受 EN 或存在 EN 禁忌时选择启动 PN。PN 主要适用于胃肠道功能障碍及因手术或解剖等原因禁止肠道喂养的患者。

1. PN 的喂养途径及方式　脓毒症患者 PN 的输注途径选择主要应考虑预期给药持续的时间、PN 的配方以及患者的血管条件等。对于重症患者，可优先选择经外周静脉穿刺的中心静脉导管（peripherally inserted central venous catheter，PICC）作为 PN 的途径。当 PN 治疗时间短且营养液配方浓度和渗透压不高（氨基酸浓度＜ 5%、葡萄糖浓度＜ 10%、渗透压＜ 900 mOsm/L）时，也可以选择外周静脉途径进行输注。

PN 一般采用“全合一”的输注方式，根据处方将所需的营养素在符合要求的洁净环境下，按照一定比例和顺序混合于一个输液袋中进行输注。这种方式较单瓶串联输注的形式更符合机体生理代谢特征，并可减少代谢性并发症的发生。为确保输入的混合营养液的稳定性，不应在“全合一”营养液中添加胰岛素、抗生素和其他药物。

2. PN 的营养素及用量　PN 包括葡萄糖、氨基酸、脂肪乳、微量元素、维生素、电解质、水等营养素。

（1）碳水化合物：是非蛋白质热量（non-protein calorie，NPC）的主要来源之一。通常将葡萄糖作为碳水化合物的来源，是脑神经系统和红细胞必需的能量物质，提供能量占

NPC 的 50%～70%。脓毒症患者糖代谢紊乱，内源性糖异生增加，胰岛素抵抗，导致血糖应激性升高。此时过多的热量及葡萄糖补充，可能会加重糖代谢紊乱及导致肝功能损害，有加重器官功能障碍的风险。外源性葡萄糖输注速度不应超过 5 mg/（kg·min），葡萄糖与脂肪比例在 6∶4 至 5∶5 之间。并需要密切监测血糖，建议持续静脉泵入胰岛素，更有利于将血糖水平维持在目标范围内。

（2）脂肪乳剂：脓毒症患者 PN 营养液中的重要成分。但过多的脂肪酸可能导致肝功能异常及脂质超载、脂代谢异常，一般建议剂量不应超过 1.5 g/（kg·min），需要密切监测血脂水平及肝肾功能，动态调整脂肪乳剂的应用。高甘油三酯血症患者不推荐使用脂肪乳剂，合并脂代谢障碍以及老年患者应酌情降低脂肪的补充量。

脂肪乳剂的性质和特点主要取决于脂肪酸，根据脂肪酸中甘油三酯碳链的长短，可将脂肪乳剂分为长链甘油三酯脂肪乳剂（long chain triglyceride，LCT）和中 - 长链甘油三酯脂肪乳剂（M-LCT）。长链脂肪酸耐受性较好，含有必需脂肪酸（亚油酸、亚麻酸、花生四烯酸），但其氧化需要肉毒碱的参与，当严重感染及肝功能障碍时，肝内肉毒碱合成减少或排泄增加，影响 LCT 的氧化代谢，造成脂肪超负荷和廓清障碍。中链脂肪酸具有水溶性好、不依赖肉毒碱转运、可刺激胰岛 B 细胞释放胰岛素、维持细胞膜磷脂构成及抗炎等优点。临床上通常使用物理或化学混合的 M-LCT，其中化学混合的结构脂肪乳水解速度更均匀，有利于脂肪廓清，并可减少肝功能损伤的风险，改善营养状况和免疫功能，应用效果和安全性优于传统的物理混合型。

此外，第三代脂肪乳剂，鱼油脂肪乳中有效成分 ω-3 为多不饱和脂肪酸，对炎症反应及免疫功能具有明显调节作用，能降低感染发生率，缩短住院时间。多种油脂肪乳（SMOF）是由大豆油（soybean）、中链脂肪酸（MCT）、橄榄油（olive oil）、鱼油（fish oil）和维生素 E 物理混合而成的脂肪乳注射液，具有良好的平衡脂肪酸模式和理想的 ω-6/ω-3 比值（约为 2.5∶1）。具有较好的机体代谢和耐受性，并具有调节机体免疫功能的作用，可减轻肝肾功能的损伤，缩短重症患者住院时间，改善预后。

（3）氨基酸：氨基酸是蛋白质合成的底物，为机体提供直接、有效的氮源。临床上常用的复方氨基酸溶液根据其作用主要分为平衡型氨基酸和非平衡型氨基酸。平衡型氨基酸含有 8 种必需氨基酸和多种非必需氨基酸，适用于肝肾功能正常患者；而非平衡型氨基酸则以不同疾病氨基酸代谢特点为配方依据，主要包括肝病、肾病、创伤适用型。可以根据患者的具体病情，合理选择使用平衡型或非平衡型氨基酸。

（4）电解质：电解质平衡对人体内环境的稳定有重要作用。人体每日常规需要补充的电解质主要包括钾、钠、氯、钙、镁、磷。对于脓毒症患者，需要监测血清电解质浓度，参考结果确定电解质的补充量。同时，除补充生理剂量电解质外，还应考虑有无额外丢失的情况，适当增加补充量。

（5）微营养素：包括维生素和微量元素，是机体代谢必不可少的重要成分。维生素是一种有机化合物，是机体利用葡萄糖、脂肪酸进行供能以及合成蛋白质的基础。微量元素（如锌、硒、碘、铁等）也具有重要的生理功能。重症患者由于经口摄食能力受限，微量元素摄入减少，导致体内微量元素缺乏，同时因处于高代谢状态，对微量元素的需求也有所增加。应在 PN 营养液中适量补充微营养素。定期检测微营养素水平，并及时调整补充剂量。

3. PN 并发症的处理

（1）导管相关并发症

1）机械性并发症：常发生在留置导管的过程中误损伤所致，如气胸、血胸、大血管损伤等。预防措施包括穿刺前纠正患者的凝血功能异常、选择合适体位、采用超声血管定位等。

2）感染并发症：导管相关性血流感染（catheter-related bloodstream infection，CRBSI）是 PN 相关的常见及重要并发症之一，包括全身感染和局部感染。临床医生应充分认识 CRBSI 的高风险因素，在工作中应严格遵守无菌原则，加强导管管理。一般不需预防性使用抗菌药物，没有感染证据时也不必定期更换导管。研究显示超声引导下中心静脉置管可降低 CRBSI 的发生率，单腔中心静脉导管较多腔导管感染发生率低。

3）血栓栓塞并发症：导管相关的静脉血栓形成常见于锁骨下静脉和上肢静脉，血栓形成后可逐渐增大并脱落，造成血栓栓塞。抗凝治疗可减少导管相关静脉血栓形成的发生率和血栓栓塞的风险。导管阻塞常因导管内血栓形成或药物、无机盐沉淀所致，PICC 通路的发生率高于其他中心静脉通路。可试用溶栓药冲洗，必要时更换导管。

（2）代谢性相关并发症：见表 19-5。

八、药理营养素在脓毒症患者中的应用

药理营养素是指在标准的营养配方基础上添加具有特定有益作用（如抗氧化作用等）的营养物质，其目的是增强肠道黏膜防御屏障和全身免疫防御机制，并在疾病分解阶段抑制过度的促炎反应。脓毒症患者最相关的“药物营养素”主要有氨基酸（谷氨酰胺和精氨酸）、ω-3 多不饱和脂肪酸、硒和维生素 C。

表19-5 代谢性相关PN并发症

并发症	代谢紊乱	处理及预防
再喂养综合征	营养治疗早期出现的电解质紊乱（低磷血症、低镁血症、低钾血症）、维生素缺乏（主要是维生素 B_1 缺乏）、液体超负荷、水钠潴留，严重者可发生器官功能障碍、恶性心律失常甚至死亡，常见于营养治疗 72 h 内	密切监测生命体征，血清电解质、维生素水平、液体平衡状态，及时调整补充量。一旦发生再喂养综合征，应减少营养摄入量，并及时补充磷和维生素 B_1 等
脂肪超载综合征	PN 制剂中脂肪乳剂输注速度和（或）剂量超过机体脂肪廓清能力	PN 输注完毕后 5 ~ 6 h 复查血清甘油三酯水平；若输注完毕后 12 h 血清甘油三酯水平仍 $>$ 4.6 mmol/L，则脂肪乳剂应摄入减量；若血清甘油三酯水平 $>$ 11.4 mmol/L，则应停用脂肪乳剂
肠外营养相关性肝疾病（parenteral nutrition-associated liver disease，PNALD）	包括肝脂肪变性和胆汁淤积等，甚至可导致肝硬化。以 γ- 谷氨酰转移酶或碱性磷酸酶升高 1.5 倍以上和（或）血清结合胆红素 $\geq$ 34.2 μmol/L（2 mg/dl）为标志	定期监测肝功能和肝超声。SMOF 等 ω-6/ω-3 比值较低的脂肪乳剂对于防治 PNALD 具有一定的优势
血糖异常	高血糖或低血糖	葡萄糖输注速度 $\leq$ 5 mg/(kg · min)，及时进行血糖监测，采用胰岛素持续泵入方式调节、控制营养治疗期间的血糖水平，避免低血糖

1. **谷氨酰胺** 谷氨酰胺（glutamine，Gln）是肠上皮细胞和免疫细胞必需的营养物质，具有促进核苷酸合成、保持中性粒细胞杀伤细菌能力、增强淋巴细胞和巨噬细胞增殖和分泌能力、维护肠黏膜屏障、发挥抗氧化和细胞保护作用。在脓毒症、创伤、烧伤等应激状态下，会造成 Gln 消耗增加，血浆与骨骼肌内 Gln 含量明显下降，出现肠黏膜萎缩及严重的免疫功能损害。但根据目前的研究，Gln 对脓毒症患者的治疗作用仍存在争议。低剂量谷氨酰胺［静脉内 $<$ 0.35 g/（kg·d）］使用对非休克的 PN 患者可能有益。而对于休克或严重肝肾功能障碍的患者不建议使用。老年患者使用过程中应注意监测尿氮排泄能力。

2. **ω-3 多不饱和脂肪酸** 鱼油中含有 ω-3 多不饱和脂肪酸（ω-3 PUFAs），ω-3 脂肪酸主要包括 α- 亚麻酸、二十碳五烯酸（EPA）和二十二碳六烯酸（DHA）。ω-3 PUFAs 可以进入细胞脂质双分子层，参与其组成，影响细胞膜的稳定性和流动性，从而减少细胞因子的分泌和释放，促进巨噬细胞吞噬功能，降低炎症反应，调节免疫功能。理论上补充 ω-3 脂肪酸可能通过改变肠道微生物群和增加抗炎介质的产生而起到对脓毒症患者的保护作用。但治疗效果仍存在争议，有研究发现补充 ω-3 PUFAs 可以降低 ICU 脓毒症患者的死亡率和感染率。另有研究表明，对脓毒症或脓毒性休克患者补充 ω-3 PUFAs 没有改善生存率及减少感染并发症的作用，但减少了 ICU 患者住院时间和机械通气时间。根据欧洲临床营养与代谢学会（ESPEN）指南，在营养剂量范围内，可以给予富含 ω-3 PUFAs 的肠内营养。推荐应用鱼油的剂量为 0.1 ~ 0.2 g/（kg·d）。

3. **硒**　硒以硒蛋白的形式存在于体内，具有抗氧化、抗炎和免疫调节功能。脓毒症患者血浆硒浓度降低，并与中性粒细胞和巨噬细胞功能缺陷及抗氧化防御能力降低有关。但目前没有明确的证据证明，硒与降低脓毒症死亡率相关，硒的治疗效果可能取决于剂量、给药途径、与其他营养物质的结合以及所研究的患者群体。不推荐脓毒症患者单独补充硒或与其他抗氧化剂结合使用。

4. **维生素C**　维生素 C 是一种水溶性维生素，可以抑制氧化应激、调控细胞信号通路和维持一氧化氮的稳态水平，具有重要的血管保护作用。维生素 C 也是内源性去甲肾上腺素、肾上腺素和血管加压素生成过程中的重要辅助因子。脓毒症患者血清维生素 C 水平通常非常低或无法测出，许多研究探讨了静脉补充维生素 C 对脓毒症患者的影响，但未得到统一的观点。“拯救脓毒症指南（SSC）：2021 国际脓毒症和脓毒性休克管理指南”中不建议对成人脓毒症或脓毒性休克患者静脉使用维生素 C。

（周　爽　赵宏宇）

参考文献

［1］De Waele E，Malbrain M，Spapen H. Nutrition in sepsis：a bench-to-bedside review. Nutrients，2020，12（2）：395.

［2］管向东，陈德昌，严静 . 中国重症医学专科资质培训教材 . 3 版 . 北京：人民卫生出版社，2019.

［3］周春燕，药立波 . 生物化学与分子生物学 . 9 版 . 北京：人民卫生出版社，2018.

［4］孙仁华，江荣林，黄曼，等 . 中国重症患者肠外营养治疗临床实践专家共识（2024）. 中华危重病急救医学，2024，36（7）：673-680.

［5］孙仁华，江荣林，黄曼，等 . 重症患者早期肠内营养治疗临床实践专家共识 . 中华危重病急救医学，2018，30（8）：715-721.

［6］尤丕聪，穆殿平，冯鑫，等 . 成人肠外营养处方审核专家共识 . 中华危临床营养杂志，2024，32（6）：321-330.

［7］Kristine Koekkoek W，Panteleon V，van Zanten AR. Current evidence on ω-3 fatty acids in enteral nutrition in the critically ill：A systematic review and meta-analysis. Nutrition，2019（59）：56-68.

［8］Ortiz-Reyes L，Patel JJ，Jiang X，et al. Early versus delayed enteral nutrition in mechanically ventilated patients with circulatory shock：a nested cohort analysis of an international multicenter，pragmatic clinical trial. Crit Care，2022，26（1）：173.

［9］Singer P，Blaser AR，Berger MM，et al. ESPEN practical and partially revised guideline：clinical nutrition in the intensive care unit. Clin Nutr，2023，42（9）：1671-1689.

［10］陈森，戴李华，盛颖，等 . 脓毒症的三大物质代谢变化和营养支持原则 . 中华急诊医学杂志，2003，16（6）：668-669.

［11］Evans L，Rhodes A，Alhazzani W，et al. Surviving sepsis campaign：international guidelines for management of sepsis and septic shock 2021. Intensive Care Med，2021，47（11）：1181-1247.

第二十章

脓毒症的血糖、电解质、酸碱平衡管理

脓毒症是一种由感染引起的全身炎症反应综合征，其多器官功能障碍常伴有显著的代谢紊乱，包括血糖波动、电解质失衡和酸碱平衡异常。这些代谢异常不仅与疾病的严重程度密切相关，还直接影响患者的预后，也是临床治疗的重要目标。

一、血糖紊乱

脓毒症患者常出现应激性高血糖（应激反应导致），表现为血糖水平升高（> 10 mmol/L）。少数患者可因肝衰竭或营养支持不足出现低血糖（< 3.9 mmol/L）。

1. 应激性高血糖

（1）应激性高血糖的发生机制：脓毒症患者常伴随应激性高血糖（stress-induced hyperglycemia），其特征为血糖水平显著升高（血糖> 10 mmol/L），是机体应对感染和炎症的重要代偿反应。这种现象由以下机制共同作用：①炎症介质的作用：在脓毒症过程中，大量的炎症介质（如 TNF-α、IL-1β、IL-6）被释放。这些因子通过下调胰岛素受体功能及抑制葡萄糖转运蛋白（GLUT）功能，增加胰岛素抵抗。②肾上腺素及糖皮质激素释放增加：脓毒症诱发的应激反应激活下丘脑 - 垂体 - 肾上腺轴（hypothalamic-pituitary-adrenal axis，HPA 轴），导致肾上腺素及糖皮质激素水平升高。这些激素增强肝糖原分解和糖异生，进一步加重高血糖。③胰岛素分泌不足：研究发现，脓毒症患者可能出现胰腺 β 细胞功能障碍或 β 细胞凋亡，导致胰岛素分泌减少。此外，炎症因子对胰岛素分泌的抑制作用也可能是重要原因之一。

（2）应激性高血糖的临床影响：应激性高血糖在短期内可能具有一定的生存优势，例如为炎症反应和免疫应答提供额外的能量。然而，长期或严重的高血糖会产生以下不利影响：①诱发微血管病变：高血糖导致的氧化应激和蛋白糖基化会损伤血管内皮细胞，加重微循环障碍。②免疫抑制：高血糖会抑制中性粒细胞的趋化性、吞噬能力及杀菌功能，降低机体抗感染能力。③增加并发症风险：包括感染扩散、多器官功能障碍综合征（multiple organ dysfunction syndrome，MODS）发生率增加，以及死亡率升高。

2. **低血糖**

（1）低血糖的发生机制：尽管脓毒症以高血糖为主，仍有少数患者可出现低血糖（血糖＜3.9 mmol/L），主要发生机制见于以下情况：①肝衰竭：肝是机体糖异生的主要器官，脓毒症导致的肝功能障碍会显著降低葡萄糖生成能力。②营养支持不足：脓毒症患者常出现营养不良，外周葡萄糖供给不足可能进一步加剧低血糖风险。③胰岛素治疗过度：在重症监护中，胰岛素治疗可能因剂量控制不当或频繁调整血糖目标而引发低血糖。

（2）低血糖的临床影响：低血糖（血糖＜3.9 mmol/L）在脓毒症患者中虽较少见，但其临床影响不可忽视。首先，低血糖会导致组织供能不足，尤其对脑和心脏等葡萄糖依赖性器官影响显著，可引发意识模糊、癫痫、心律失常及心肌缺血。其次，低血糖会加重炎症反应，促炎因子如 TNF-α 和 IL-6 水平升高，同时抑制中性粒细胞和巨噬细胞功能，削弱机体抗感染能力。此外，低血糖与显著的血糖波动相关，是 MODS 及高病死率的独立危险因素。有研究显示，严重低血糖（血糖＜2.2 mmol/L）可使脓毒症患者死亡率增加3倍。

3. **血糖紊乱的监测和管理** 脓毒症患者的血糖管理需全面考虑高血糖和低血糖的双重风险，通过精准监测和个体化治疗，实现优化的血糖控制目标，从而改善预后并降低并发症发生率。

（1）监测方法：持续葡萄糖监测系统（continuous glucose monitoring system，CGMS）是脓毒症患者血糖管理中的重要工具，可提供实时血糖数据，帮助识别血糖波动和异常变化。此外，频繁的指尖血糖监测亦是临床常用方法，尤其适用于短期监测和验证 CGMS 结果。推荐将两者结合，以提高监测的准确性和及时性。监测频率应根据患者的病情调整，通常每 1～2 h 进行一次血糖评估，在稳定后可延长至 4 h 一次。

（2）目标血糖范围：根据 *Surviving Sepsis Campaign* 2021 年最新指南，脓毒症患者的血糖控制目标为 7.8～10 mmol/L。这一范围被认为能够平衡高血糖的危害与低血糖的风险。研究表明，将血糖控制在此范围内，不仅有助于改善组织灌注和代谢稳定，还可以避免因血糖波动导致的不良预后。需要注意的是，不建议强化胰岛素治疗，即每日多次胰岛素治疗，将患者的血糖控制在 4.4～6.1 mmol/L。多项 RCT 结果表明强化胰岛素治疗与普通胰岛素治疗相比死亡率并无差异，反而大大提高了危重症患者发生低血糖的概率。中华医学会重症医学分会所提出的《中国严重脓毒症/脓毒症休克治疗指南》（2018年版）明确指出不推荐使用强化胰岛素治疗。

（3）胰岛素治疗：对于血糖显著升高（> 10 mmol/L）的脓毒症患者，静脉胰岛素输注是血糖管理的首选治疗方案。相比皮下注射，静脉胰岛素输注的优势在于起效迅速、代谢稳定性好、易于精细调控，可显著降低高血糖对器官功能的影响。然而，胰岛素的应用需遵循规范化管理，以最大程度减少低血糖及其他相关并发症。胰岛素治疗应注意以下事项：①初始治疗与剂量调整：胰岛素治疗应以小剂量起始，常见初始剂量为0.1 U/(kg·h)，具体速率需根据患者的基线血糖水平和波动范围进行调整。早期逐步递增剂量，可有效避免低血糖的发生。对于极高血糖患者，可稍提高初始剂量，但需谨慎监测。②低血糖的预防与管理：静脉胰岛素治疗中，低血糖是主要的潜在风险。为减少低血糖发生，需密切监测血糖，避免剂量调整过快或过大。一旦出现低血糖（血糖< 3.9 mmol/L），应立即停用胰岛素，并通过静脉输注20% ~ 50%的葡萄糖液进行纠正，同时重新评估胰岛素剂量和患者血糖稳定性。③并发症预防：在静脉输注过程中，还需警惕胰岛素输液器堵塞、患者电解质紊乱（如低钾血症）等并发症的发生。必要时补充钾离子，保持钾水平在正常范围内（3.5 ~ 5.0 mmol/L），以防止心律失常。

（4）综合管理策略：应将静脉胰岛素治疗纳入脓毒症综合管理框架，与其他代谢和循环紊乱的纠正相结合。例如，应同步调整营养支持方案以满足机体能量需求，纠正酸碱失衡和电解质紊乱，以优化血糖调控效果。此外，还需注意将血糖管理与脓毒症患者整体治疗目标协调一致。通过科学化的治疗策略和个体化的血糖管理，可有效改善脓毒症患者的临床预后，降低因高血糖或低血糖引发的并发症，提高患者的生存率和生活质量。

二、电解质紊乱

电解质紊乱是脓毒症患者常见的代谢异常，对神经、肌肉、心血管系统以及多器官功能障碍产生显著影响。针对脓毒症患者的电解质紊乱进行早期监测和精准管理，对于改善患者预后至关重要。

1. 脓毒症电解质紊乱常见类型

（1）高钠血症（血清钠> 145 mmol/L）：一种常见的水钠代谢紊乱，主要由水分丢失或钠摄入过多引起。常见原因包括高热、快速呼吸、大量出汗、腹泻等导致的体液丢失，以及医源性因素如使用高渗盐水或碳酸氢钠。高钠血症会引起细胞脱水，尤其是脑细胞脱水，从而导致神经系统症状，如烦躁不安、嗜睡、癫痫发作甚至昏迷。

（2）低钠血症（血清钠< 135 mmol/L）：脓毒症患者最常见的电解质紊乱之一，主要

由抗利尿激素（ADH）过度分泌、钠丢失（如呕吐、腹泻）或大量稀释性液体摄入引起。其临床表现与低钠程度和发展速度相关，轻度低钠血症可表现为疲乏、头痛、恶心等，严重低钠血症（血清钠＜125 mmol/L）可能导致意识障碍、癫痫发作，甚至危及生命的脑水肿。

（3）高钾血症（血清钾＞5.0 mmol/L）：常见于急性或慢性肾损伤、严重组织破坏（如溶血、横纹肌溶解）以及代谢性酸中毒等病理过程。其最严重的危害在于对心脏的毒性作用，可引起明显的心电图改变，如尖锐对称的T波、QRS波增宽、P波消失以及最终可能导致心脏停搏等严重心律失常。

（4）低钾血症（血清钾＜3.5 mmol/L）：可由多种原因引起，包括胃肠道钾丢失（如呕吐、腹泻）、利尿剂的不当使用以及代谢性碱中毒等。其临床表现多样，主要包括肌无力、腱反射减弱，以及可能导致危及生命的心律失常（如室性心动过速）。心电图改变通常表现为T波低平、U波增高和QT间期延长等。低钙血症（游离钙＜1.1 mmol/L）在脓毒症患者中常见，主要因低白蛋白血症、急性肾损伤及炎症介质对甲状旁腺激素（PTH）分泌和活性维生素D生成的抑制作用引起。其临床表现包括手足搐搦、QT间期延长、心律失常等，严重时可导致心肌收缩障碍和心脏骤停。

（5）低镁血症（血清镁＜0.66 mmol/L）：多因营养不良、呕吐、腹泻或利尿剂使用引起，是脓毒症患者常见的代谢紊乱之一。其表现为心律失常（如室性早搏、尖端扭转型室性心动过速）、肌肉震颤及神经系统兴奋性增高。

（6）高磷血症（血清磷＞1.45 mmol/L）：多与急性肾损伤引发的磷排泄障碍及细胞破坏（如横纹肌溶解）导致的磷释放相关，可引起软组织钙磷沉积、低钙血症及血管钙化，增加心血管并发症风险。

2. **电解质紊乱的病理生理与影响** 脓毒症引起的电解质紊乱是多种复杂病理机制共同作用的结果，直接影响神经、肌肉和心脏功能，并在MODS的发展中扮演重要角色。其核心机制包括炎症因子介导的代谢紊乱、细胞膜离子通道功能障碍、肾小管重吸收异常以及液体管理和药物治疗的干预。全身炎症反应综合征（SIRS）通过炎症因子（如IL-6和TNF-α）激活下丘脑-垂体-肾上腺轴，促进醛固酮和抗利尿激素（ADH）分泌，导致钠潴留、钾排泄及水潴留，进一步加重电解质紊乱。同时，肾小管功能障碍削弱了钠、钾、镁和钙的重吸收能力，加剧了体内电解质的动态失衡。此外，ATP耗竭及线粒体功能障碍在脓毒症患者中普遍存在，使细胞膜钠-钾泵和钙泵功能受损，导致细胞内外电解质分布异常，这一过程是神经、肌肉及心脏功能障碍的核心病理基础。

（1）对神经、肌肉和心脏的影响：电解质紊乱对神经、肌肉和心脏功能的影响是多方面的。渗透压异常导致的细胞脱水或水肿是神经功能障碍的主要原因，高钠血症通过引发脑细胞脱水和脑血流灌注减少，诱发意识障碍及癫痫；低钠血症则因脑水肿加重颅内压升高，最终导致昏迷或更严重的神经损害。钾离子异常直接影响细胞膜的兴奋性及复极过程，尤其在心肌中，高钾血症因复极障碍引发 QRS 波增宽、心律失常甚至心脏骤停，而低钾血症通过延长复极时间易诱发折返性室性心律失常。钙离子是肌肉收缩和信号转导的核心，低钙血症抑制心肌和骨骼肌收缩力，表现为 QT 间期延长、低血压和肌无力。镁在调控钾、钙代谢和维持细胞内稳态中不可或缺，低镁血症通过增强心肌易激性和干扰神经传导，进一步加重心律失常及肌肉痉挛。

（2）与多器官功能障碍的关系：电解质紊乱在脓毒症中不仅是炎症反应和代谢紊乱的结果，也通过复杂机制成为 MODS 的关键驱动因素。钾、钠失衡破坏细胞膜电位及渗透压稳态，诱发酸碱失衡，从而进一步损害线粒体功能，加剧肾小管损伤和代谢紊乱。低钙血症通过削弱心肌收缩力和降低血管平滑肌张力，直接加重血流动力学的不稳定性，而低镁血症则通过干扰钾钙代谢及抑制抗氧化能力，放大炎症级联反应，是脓毒性休克患者死亡的独立危险因素。高磷血症因钙磷沉积引发血管钙化，阻碍组织灌注，对心肌和肾功能造成不可逆的损害。镁缺乏进一步削弱线粒体活性，加重氧化应激和细胞损伤，促进炎症反应失控。脓毒症相关电解质紊乱并非单一离子异常，而是内环境紊乱的综合表现，其通过对神经、心脏和肾功能的多层面影响，深刻决定了 MODS 的发生与进展。

3. **电解质紊乱的监测与管理策略**　电解质紊乱在脓毒症及危重症患者中高度常见，及时、精准的监测与干预是改善预后的关键环节。管理策略应基于动态监测、个体化评估以及病因导向的纠正措施，强调规范化和安全性。

（1）动态监测的关键要点：精准监测电解质水平是管理的基础，应结合血气分析、快速电解质检测和实验室检查结果。对脓毒症患者，尤其在液体复苏、肾替代治疗或使用高风险药物（如利尿剂、氨基糖苷类抗生素）时，建议每 4 ~ 6 h 动态监测钠、钾、钙、镁、磷水平。心电图监测是评估高钾血症或低钙血症导致心律失常的关键手段。尽管血清镁和磷的监测传统上非常规推荐，但在重症患者中，其异常往往提示潜在代谢紊乱或细胞功能障碍，应予以重视。

（2）电解质紊乱的管理策略：管理策略需结合病因和症状，调整速度精准，减少过度纠正或诱发并发症的风险。以下为常见电解质紊乱的具体治疗方案。

1）高钠血症：使用 5% 葡萄糖溶液或 0.45% 氯化钠溶液，每小时输注速度 5 ~ 10 ml/kg，根据患者体重调整剂量。24 h 内血钠下降幅度不超过 10 mmol/L，持续动态监测血钠水平和神经功能状态。

2）低钠血症：对于急性低钠血症（血清钠< 125 mmol/L）伴神经症状的患者，静脉输注 3% 高渗盐水，每小时 1 ~ 2 ml/kg，最大剂量为每小时 100 ml，确保升钠速度不超过每小时 0.5 mmol/L。症状缓解后逐渐减速输注。

3）高钾血症：①静脉注射 10% 葡萄糖酸钙 10 ml，缓慢注射，5 ~ 10 min 内完成，以稳定心肌膜电位。②胰岛素 - 葡萄糖疗法：注射短效胰岛素 10 单位，加 50% 葡萄糖 50 ml 静脉滴注，30 min 内完成。③严重病例可利用血液透析清除钾，尤其在伴肾功能不全时。

4）低钾血症：轻症患者可口服氯化钾缓释片（每次 20 ~ 40 mmol，每日分 3 ~ 4 次）；严重低钾或伴有症状者静脉输注氯化钾，起始剂量 10 mmol/h，不超过 20 mmol/h。需根据血钾水平动态调整，若血钾< 2.5 mmol/L，可增加至 20 ~ 40 mmol/h，并密切监测心电图。

5）低钙血症：静脉注射 10% 葡萄糖酸钙 10 ~ 20 ml，缓慢注射至症状缓解；必要时补充阿法骨化醇（0.25 ~ 1 μg/d）以促进钙吸收。

6）低镁血症：轻度患者可口服硫酸镁（每次 5 g，每日 2 次）；重度低镁血症静脉补充硫酸镁，初始剂量 2 g 稀释于 50 ml 生理盐水中，30 min 内输注完毕。

7）高磷血症：限制饮食磷摄入至 800 ~ 1000 mg/d，使用磷结合剂（如碳酸钙 500 mg，每日 3 次，随餐服用）。严重病例考虑通过血液透析清除磷。

（3）综合管理原则：电解质紊乱的管理需避免过度纠正或纠正速度过快，建议每 2 h 监测血钠变化，24 h 内血钠波动幅度不超过 8 ~ 10 mmol/L，以避免继发性脑水肿、心律失常或脱髓鞘综合征。管理中需动态监测患者的血清电解质水平、心电图和临床状态，结合肾功能、酸碱平衡及液体管理进行综合评估。采用个体化治疗方案并加强监测，有助于显著降低脓毒症患者的死亡率和并发症发生率。

三、酸碱平衡紊乱

酸碱平衡是维持人体内环境稳态的重要基础，通过调节血液 pH 水平保障正常的代谢和生理功能。在脓毒症患者中，酸碱平衡紊乱高发，常由组织灌注不足、代谢异常及肾功能受损等多因素导致。这种紊乱不仅反映病情严重程度，还显著影响多器官功能和患者预后。及时识别和精准管理酸碱平衡紊乱是优化脓毒症患者治疗效果的重要环节。

1. 脓毒症酸碱平衡紊乱常见类型 脓毒症患者的酸碱平衡紊乱是多因素作用的结果，常见类型包括以下几种。

（1）代谢性酸中毒：是脓毒症患者中最常见的酸碱平衡紊乱，主要由乳酸堆积（即乳酸性酸中毒）或肾功能不全引起的酸性物质排泄障碍所导致。脓毒症时，组织灌注不足、低氧血症会导致细胞无氧代谢增加，生成过多的乳酸，使血液 pH 下降，伴随血清 HCO_3^- 水平明显降低。代谢性酸中毒通常表现为深大呼吸（库斯莫尔呼吸），这是机体试图通过呼吸代偿排出更多的二氧化碳，以缓解酸中毒。如果酸中毒持续或加重，可能导致意识障碍、血流动力学不稳定，甚至休克，预示病情危重。

（2）代谢性碱中毒：相对少见，通常由丢氯性碱中毒（如呕吐、胃肠减压）或碳酸氢盐过量补充引起。丢氯性碱中毒常见于大量胃液丢失的患者（如长期胃肠减压或反复呕吐），因为胃液富含氯离子，失去氯离子会使碳酸氢盐在体内相对增加，导致碱中毒。碱中毒的典型表现包括血液 pH 升高、HCO_3^- 增高。代谢性碱中毒还可能引起呼吸抑制（因呼吸代偿减少）和电解质紊乱（如低钾、低钙），这些改变会进一步加重患者的心律失常风险和神经肌肉症状，如肌肉痉挛、意识模糊等。

（3）呼吸性酸中毒：呼吸性酸中毒主要由脓毒症引起的急性呼吸窘迫综合征（ARDS）引发。由于二氧化碳的排出受限，体内二氧化碳浓度升高，导致血液 PCO_2 增加，从而使 pH 下降。

（4）混合型酸碱紊乱：在脓毒症患者中十分常见，复杂的病理状态可能导致多种酸碱平衡紊乱并存。例如，乳酸性酸中毒与代谢性碱中毒可能同时存在，或与呼吸性酸碱失衡并发，如呼吸性碱中毒伴代谢性酸中毒。呼吸性碱中毒多见于感染引起的高热、疼痛或呼吸系统受累，使患者过度通气，二氧化碳排出过多，导致血液 pH 升高。然而，脓毒症时全身氧化代谢异常或肾功能损害引起的代谢性酸中毒可能与之并存，形成复杂的酸碱失衡，增加治疗难度。

2. 脓毒症酸碱平衡紊乱的病理生理机制及影响　在脓毒症患者中，酸碱平衡紊乱是常见且重要的生理异常，涉及广泛的生理系统。酸碱平衡的失调不仅反映了内环境的严重扰动，还与脓毒症的临床表现和预后密切相关。酸碱平衡紊乱可通过影响循环、呼吸、代谢等多系统功能，进一步加剧脓毒症的复杂性，同时也与 MODS 形成恶性循环。

（1）对循环系统的影响：脓毒症引起的酸碱平衡紊乱对循环系统有显著影响，主要通过影响心脏功能、血管舒缩和血流动力学，加剧循环衰竭，并进一步促进 MODS。

1）代谢性酸中毒：乳酸性酸中毒是脓毒症最常见的酸中毒形式，通过以下机制影响循环系统：①心脏功能抑制：酸性环境可直接影响心肌细胞的电生理性质和收缩功能。酸中毒通过影响钙离子的内流和钾离子的外流，降低心肌的收缩力，导致心排血量下降，严重时可出现心力衰竭。②血管舒缩功能减弱：酸中毒可通过改变血管平滑肌的反应性，降低血管收缩能力，进而导致外周血管扩张，增加外周阻力，降低有效血容量，加剧低血压。③心律失常：酸中毒直接影响心肌细胞膜的电生理特性，导致心律失常的发生率增加，尤其是室性心动过速和心室颤动。

2）代谢性碱中毒：碱性环境会通过不同途径影响循环系统：①心肌兴奋性增加：代谢性碱中毒可降低血钾和血钙水平，这使得心肌的去极化阈值下降，增加心律失常，尤其是快速性心律失常的风险。②血管收缩：高碱性环境下，血管收缩的敏感性增加，可能导致外周血管的持续收缩，加重组织灌注不良。③低血压和循环血量不足：由于碱性环境可能导致血容量过度扩张或心排血量不足，脓毒症患者在代谢性碱中毒时可能出现低血压，进一步加剧脓毒症的循环功能障碍。

3）呼吸性酸中毒：CO_2积聚对循环系统的影响包括：①心脏负荷增加：高CO_2浓度会导致血管扩张和血压下降，从而增加心脏的负担。与此同时，酸性环境会抑制心脏的收缩功能，进一步恶化低血压。②微循环障碍：酸性环境会导致微血管的收缩功能障碍，影响氧气和营养物质输送到组织的效果，进一步加剧脓毒症的全身性炎症反应。

（2）对呼吸系统的影响：脓毒症引发的酸碱平衡紊乱对呼吸系统的影响是复杂且多方面的。主要通过影响呼吸调节、气体交换及肺部功能，进一步加重 ARDS 等并发症。以下是酸碱平衡紊乱对呼吸系统的主要影响机制。

1）代谢性酸中毒：乳酸积累导致血液 pH 下降，刺激呼吸中枢，促进代偿性呼吸加快（即代偿性呼吸性碱中毒），以便通过增加呼吸频率排出二氧化碳，缓解酸中毒。这种代偿性反应通常有效，但如果乳酸性酸中毒持续或严重，患者可能出现呼吸衰竭。乳酸积聚还可导致血管扩张、微血管通透性增加和肺部水肿，加剧 ARDS 的发生和发展。另外，酸中毒对呼吸肌的影响也不可忽视。酸性环境会抑制呼吸肌的收缩能力，使得呼吸肌对呼吸负荷的适应能力降低，进而加重呼吸衰竭的风险。因此，乳酸性酸中毒患者常表现为呼吸急促，尤其在伴有 ARDS 的脓毒症患者中尤为明显。

2）代谢性碱中毒：在碱中毒状态下，呼吸中枢的敏感性降低，抑制了呼吸的代偿反应，可能导致低通气或呼吸抑制，从而加重二氧化碳潴留。此外，碱中毒可使呼吸肌对呼吸驱动力的反应能力下降，进一步增加呼吸衰竭的风险。

3）呼吸性酸中毒：呼吸性酸中毒对呼吸系统的影响主要体现在以下方面：①气体交换障碍：二氧化碳的潴留不仅导致酸中毒，还影响氧气的有效交换，使得患者出现严重的低氧血症和高二氧化碳血症。②肺功能损害：长期或严重的呼吸性酸中毒可导致肺血管收缩，增加肺动脉压，进一步加剧肺部损伤和 ARDS 的临床表现。

4）混合型酸碱失衡：在脓毒症的临床过程中，混合型酸碱失衡较为常见，尤其是代谢性酸中毒与呼吸性碱中毒并存，或代谢性酸中毒伴随呼吸性酸中毒。这种混合性紊乱增加了对呼吸系统的挑战，患者不仅要通过代偿性呼吸调节维持酸碱平衡，还可能由于不同类型酸中毒的交互作用，导致呼吸衰竭的风险加剧。

综上所述，脓毒症的酸碱平衡紊乱通过多种机制显著影响呼吸系统，主要表现为呼吸频率变化、气体交换障碍、呼吸肌功能受限以及 ARDS 等并发症的加重。因此，在脓毒症患者中，早期识别并纠正酸碱紊乱，对于改善呼吸功能、预防呼吸衰竭具有重要临床意义。

（3）对代谢系统的影响：脓毒症引起的酸碱平衡紊乱对代谢系统产生深远影响，具体表现在多个方面，涉及糖代谢、脂肪代谢、蛋白质合成和细胞内外的离子平衡。酸碱失衡通过直接干扰细胞代谢过程以及影响内分泌功能，进一步加剧脓毒症的代谢紊乱。

1）代谢性酸中毒：不仅引起血液 pH 下降，还通过以下途径影响代谢：①抑制酶功能：酸中毒会直接抑制关键代谢酶（如糖酵解、氧化磷酸化过程中的酶）的活性，从而降低细胞的能量生成效率，进而加重全身性代谢紊乱。②能量代谢障碍：乳酸积累干扰线粒体功能，减少 ATP 合成，影响细胞内正常的代谢过程，造成细胞功能损害。

2）代谢性碱中毒：同样对代谢产生不利影响：①电解质紊乱：碱中毒会导致钠、钾等离子浓度改变，影响细胞膜电位，进而影响葡萄糖的吸收和代谢。例如，碱中毒可能导致细胞内钙离子浓度增加，干扰细胞内信号传递及代谢反应。②细胞代谢速率改变：代谢性碱中毒还可能通过改变酶的活性，尤其是与酸碱平衡调节相关的酶，降低细胞对葡萄糖的利用率，进而加重脓毒症患者的糖代谢紊乱。

3）脓毒症患者常伴随糖代谢障碍，而酸碱失衡加剧了这一问题：①酸中毒抑制胰岛素分泌：酸性环境（如乳酸性酸中毒）抑制胰岛素的分泌，使得细胞对葡萄糖的摄取能力降低，导致高血糖的出现。此外，酸中毒使得胰岛素的生物效应降低，进一步促进了高血糖状态。②胰岛素抵抗：酸碱失衡（尤其是酸中毒）通过影响胰岛素的受体和下游信号传导，导致胰岛素抵抗，进而使糖代谢进一步紊乱。

此外，酸碱平衡紊乱常常伴随电解质异常，特别是低钾、低钙和低镁等，这些电解质紊乱也对代谢产生影响。详见电解质章节。

总体而言，脓毒症中的酸碱平衡紊乱不仅直接影响能量代谢，还通过改变电解质水平、胰岛素代谢及酶活性，进一步加重代谢不稳定。这种代谢性紊乱不仅加剧了脓毒症的代谢负担，还会恶化器官功能，导致多器官功能衰竭。

（4）酸碱失衡与多器官功能障碍的关系：脓毒症中的酸碱平衡紊乱与 MODS 之间存在显著的相互作用，二者相互加剧，形成恶性循环。酸碱失衡不仅是 MODS 的一个重要原因，反过来，MODS 的进展也加剧了酸碱失衡的发生。例如，代谢性酸中毒，特别是乳酸性酸中毒，通过降低肾小管的排酸能力，导致酸性物质积累，进一步加重酸中毒环境。这种酸性环境不仅损伤心脏、肝、肾等重要器官的功能，还可通过增加全身性炎症反应，加重细胞损伤和免疫功能抑制，最终加剧脓毒症的严重性和死亡率。此外，代谢性碱中毒通过电解质紊乱，特别是低钙、低钾血症，引发心律失常、肌肉无力等并发症，进一步破坏神经 - 肌肉功能，影响呼吸和循环功能。随着器官功能的逐步衰竭，酸碱平衡的调节能力降低，最终形成酸碱失衡与多器官功能障碍的恶性循环。

3. **脓毒症酸碱平衡紊乱的监测与管理策略**　脓毒症患者常伴随复杂的酸碱平衡紊乱，动态监测和个体化的管理策略对于优化治疗、改善预后至关重要。以下是脓毒症酸碱平衡紊乱的监测与管理策略，结合当前的临床指南和权威文献，提出了综合性、细致的治疗方法。

（1）动态监测：在重症监护中，定期或连续监测动脉血气（ABG）和血流动力学参数，能够实时指导治疗决策。血气的变化和血流动力学的响应有助于评估治疗效果，并及时调整干预措施。

（2）综合评估：综合评估酸碱平衡紊乱时，需结合多个重要指标进行监测。首先，电解质监测至关重要，钾、钠、氯等电解质的紊乱与酸碱平衡密切相关。例如，低钾或高钾血症可能直接影响酸碱平衡，因此需要同时监测并调整这些电解质水平。其次，肾功能监测不可忽视，肌酐和尿素氮（BUN）是评估肾功能的关键指标，肾衰竭可能加剧代谢性酸中毒的发生和进展。最后，乳酸水平是评估缺氧和组织灌注不足的重要标志，乳酸升高常提示乳酸性酸中毒或缺血性器官损伤。因此，综合分析这些指标，有助于准确评估酸碱状态，指导临床治疗决策。

（3）管理策略

1）代谢性酸中毒的管理：首先应着重于病因处理，优化组织灌注和液体复苏是基础治疗。对于低血压或组织灌注不足的患者，应优先进行血流动力学支持，以恢复氧供。液体复苏通常推荐使用晶体液（如 0.9% 氯化钠）和胶体液，以维持有效循环血容量。对于乳酸性酸中毒，常由缺氧或组织灌注不足引起，因此，治疗的关键是改善氧输送和纠正低血压，从而减少乳酸的生成。相关文献指出，早期的液体复苏和升压药物可显著降低乳酸水平。对于 $pH < 7.2$ 或伴随高钾血症的严重代谢性酸中毒患者，短期使用碳酸氢盐可以有效缓解，推荐剂量为 1 ~ 2 mmol/kg，并在使用过程中动态调整，建议稀释为 1.26% 或 8.4% 的碳酸氢钠溶液，缓慢输注（输注时间 $\geqslant$ 2 h），避免快速纠正导致代谢性碱中毒或低钙血症。

2）代谢性碱中毒的管理：主要包括补充氯化物、纠正电解质紊乱和减少碱性物质的使用。丢氯性碱中毒常见于呕吐、胃肠减压等情况，通过使用 0.9% 氯化钠溶液补充氯化物，以纠正氯离子丢失，恢复电解质平衡。由于代谢性碱中毒常伴随低钾和低钙血症，纠正低钾和低钙对于恢复细胞功能和维持心电活动至关重要，因此需要通过静脉补钾和补钙快速纠正这些电解质紊乱。同时，应限制碳酸氢盐的使用，特别是在碱性物质过度补充时，以避免加重碱中毒。此外，减少使用利尿剂等可能促进碱中毒的药物也非常重要。

（4）综合管理原则：脓毒症患者酸碱平衡紊乱的综合管理应遵循几个关键原则。首先，避免过快纠正酸碱状态，治疗过程中应缓慢调整，推荐每小时血液 pH 值变化不超过 0.05 单位，以避免引发继发性并发症，如脑水肿和心律失常。其次，对酸碱平衡的管理需要多学科协作，包括重症监护团队、肾脏科、内分泌科等的紧密配合，通过实时监测数据和各科的诊疗意见制定个体化治疗方案，从而优化临床结局。最后，动态评估与调整是核心，持续的血气监测结合血流动力学评估，能够帮助医生及时发现酸碱紊乱的变化并作出相应调整，以提高脓毒症治疗的成功率。

四、脓毒症患者代谢紊乱之间的相互作用

脓毒症是由感染引发的全身性炎症反应，伴随广泛的代谢紊乱。代谢紊乱在脓毒症中的表现形式包括血糖、电解质、酸碱平衡的异常，这些紊乱不仅是脓毒症的常见临床表现，也是疾病进展和预后的重要指示。不同类型的代谢失衡往往相互影响，形成恶性循环，进一步加重脓毒症患者的病情。因此，理解血糖、电解质和酸碱平衡之间的相互作用对优化综合治疗策略至关重要。

1. **血糖与酸碱平衡的相互作用**　脓毒症患者常出现高血糖或低血糖，尤其在应激反应和肾功能损害的情况下，胰岛素分泌的紊乱和胰岛素抵抗会显著升高血糖水平。高血糖不仅是脓毒症的预后不良因素，还可能导致酸碱平衡紊乱。高血糖可通过增加乳酸的生成，加剧代谢性酸中毒的发生，尤其在组织灌注不足时更为明显。此外，在胰岛素治疗过程中，过度纠正血糖可能导致低血糖，进而引发代谢性碱中毒。因此，保持稳定的血糖水平对于酸碱平衡的维持至关重要。

2. **电解质紊乱与酸碱平衡的相互作用**　脓毒症患者常伴有电解质紊乱，尤其是低钠血症、低钾血症、高钾血症以及低氯血症等。电解质紊乱与酸碱平衡之间的关系十分紧密，电解质的异常可以影响酸碱状态的调节，反之，酸碱失衡也会加重电解质的紊乱。例如，代谢性酸中毒时，由于体内氢离子的积累，细胞外液会通过钾离子交换排放氢离子，导致高钾血症；而代谢性碱中毒则通过相似机制引起低钾血症。同时，酸中毒还可能导致肾对钠的排泄功能减弱，从而加重低钠血症。

3. **电解质与血糖的相互作用** 电解质的变化，尤其是钾、钠和镁离子的异常，可能通过影响胰岛素的分泌和作用，进一步加重血糖紊乱。低钾血症可导致胰岛素分泌障碍，增加胰岛素抵抗，进而导致高血糖。钠离子的减少则可能影响肾对胰岛素的代谢，进一步加重高血糖状态。因此，血糖管理不仅要关注胰岛素的调控，也需考虑电解质平衡的影响。

五、脓毒症患者代谢紊乱的综合管理策略

脓毒症患者的代谢紊乱涉及血糖、电解质和酸碱平衡的复杂相互作用，综合管理策略强调这三者之间的密切关系与平衡。首先，血糖控制与酸碱平衡密切相关，过快的降糖可能导致酸中毒，而长期高血糖则可能加剧酸碱失衡。因此，血糖管理过程中需要避免血糖过度波动，维持在合理范围内。其次，电解质紊乱，特别是钾、钠和钙的异常，可能引起酸碱失衡或加重血糖控制的难度。低钾或高钾可引发心律失常，低钠则可能影响神经系统功能，电解质的补充必须结合酸碱状态进行调整。最后，酸碱平衡的异常常伴随电解质紊乱和血糖波动，例如代谢性酸中毒时，可能需要调整电解质补充和使用碳酸氢钠等药物纠正酸中毒。综上所述，脓毒症患者的治疗需要协调管理血糖、电解质和酸碱平衡，确保三者相互作用的动态平衡，从而优化治疗效果和患者预后。

（葛晓利　林长纯）

参考文献

[1] Krinsley JS，Preiser JC. Intensive glucose control and hypoglycemia：A systematic review. Curr Opin Crit Care，2015，21（4）：295-301.

[2] van den Berghe G，Wouters P，Weekers F，et al. Intensive insulin therapy in critically ill patients. N Engl J Med，2001，345（19）：1359-1367.

[3] Egi M，Bellomo R，Stachowski E，et al. Hypoglycemia and outcome in critically ill patients. Mayo Clin Proc，2010，85（3）：217-224.

[4] Marik PE，Bellomo R. Stress hyperglycemia：an essential survival response!. Crit Care，2013，17（2）：305.

[5] Evans L，Rhodes A，Alhazzani W，et al. Executive summary：surviving sepsis campaign：international guidelines for management of sepsis and septic shock. Crit Care Med，2021，50（4）：e413-e414.

[6] Krinsley JS，Preiser JC. Time in blood glucose range 70 to 140 mg/dl ＞ 80% is strongly associated with

increased survival in non-diabetic critically ill adults. Crit Care，2015，19（1）：179.

[7] Singer M，Deutschman CS，Seymour CW，et al. The third international consensus definitions for sepsis and septic shock（Sepsis-3）. JAMA，2016，315（8）：801-810.

[8] Rudd KE，Johnson SC，Agesa KM，et al. Global，regional，and national sepsis incidence and mortality，1990—2017：analysis for the global burden of disease study. Lancet，2020，395（10219）：200-211.

[9] Vincent JL，Sakr Y，Sprung CL，et al. Sepsis in European intensive care units：results of the SOAP study. Crit Care Med，2006，34（2）：344-353.

[10] Zhou J，Qian C，Zhao M，et al. Epidemiology and outcome of severe sepsis and septic shock in intensive care units in mainland China. PLoS One，2014，9（9）：e107181.

[11] Palmer BF，Clegg DJ. Electrolyte and acid-base disturbances in sepsis. N Engl J Med，2015，373（6）：548-559.

[12] Sterns RH，Hix JK，Silver SM. Management of severe symptomatic hyponatremia：rapid or cautious correction? Am J Kidney Dis，2010，56（6）：948-953.

[13] Kellum JA，Lameire N，for the KDIGO Work Group. Diagnosis，evaluation，and management of acute kidney injury：a KDIGO summary. Crit Care，2013，17（1）：204.

[14] Waite L，Gilligan S. Electrolyte disturbances in sepsis and septic shock. Current Opinion in Critical Care，2020，26（4）：361-367.

[15] Funk G C，Lindner G. Changes in serum magnesium concentrations in medical intensive care unit patients：an observational study. Critical Care，2014，18（6）：482.

[16] Bellomo R，Ronco C，Kellum J A，et al. Acute kidney injury. Lancet，2012，380（9843）：756-766.

[17] Finfer S，Liu B，Chittock DR，et al. Hypoglycemia and risk of death in critically ill patients. N Engl J Med，2012，367（12）：1108-1118.

[18] Poston JT，Koyner JL. Sepsis associated acute kidney injury. BMJ，2019（364）：k4891.

[19] Funk GC，Doberer D，Schneeweiss B. Acid-base disorders in sepsis. J Crit Care，2013，28（2）：209e1-209e9.

[20] Adrogué HJ，Madias NE. Management of life-threatening acid-base disorders. N Engl J Med，1998，338（1）：26-34.

[21] Kellum JA，Pinsky MR. Acid-base disorders in critical illness. Crit Care Clin，2003，19（3）：149-165.

[22] Marik PE. Fluid and electrolyte therapy in septic shock. Curr Opin Crit Care，2019，25（4）：309-314.

[23] Adrogue HJ，Madias NE. The role of acid-base disturbances in sepsis. Crit Care Med，2002，30（7）：

1554-1559.

[24] Bernard GR, Artigas A, Brigham KL, et al. The american-european consensus conference on ards: definitions, mechanisms, relevant outcomes, and clinical trial coordination. Am J Respir Crit Care Med, 1994, 149 (3 Pt 1): 818-824.

[25] Ronco C, Bellomo R, Kellum JA. Acute Kidney Injury. Lancet, 2019, 394 (10212): 1949-1964.

[26] Marik PE, Varon J. Citrate toxicity in the critically ill. Chest, 2002, 122 (5): 1790-1794.

[27] Reddy A, Rozycki H. Management of metabolic alkalosis in critically ill patients. Crit Care Med, 2001, 29 (5): 955-962.

[28] Perlstein M, Bruns B. Effects of metabolic alkalosis on respiratory control in critically ill patients. J Crit Care, 2011, 26 (2): 227-233.

[29] Soni N. Arterial blood gases and acid-base disorders in critical illness. Anaesth Intensive Care, 2006, 34 (1): 25-39.

第二十一章

脓毒症相关脑病

脓毒症相关脑病（sepsis-associated encephalopathy，SAE）是由非中枢神经系统感染引发的脓毒症所致的神经系统弥漫性功能障碍。

一、SAE 的流行病学

据统计，有 12.5% ~ 21% 的脓毒症幸存者会遗留脓毒症相关神经系统功能障碍，常造成重大的社会压力及经济负担。随着社会老龄化的加剧，老年脓毒症的发病率呈逐年上升趋势。美国统计数据表明，在每年发生的严重脓毒症患者中，65 岁以上老年人占比达 60%，老年 SAE 的发病率也高于其他人群。老年 SAE 患者受临床症状不典型、基础病和并发症等不利因素的影响，临床常出现误诊和治疗延误。鉴于老年人群是 SAE 的高发人群，且老年 SAE 患者往往遗留不可逆的神经系统功能障碍，包括行为异常、认知障碍、心理障碍及终身性残疾等。因此，本章重点对老年 SAE 的内容进行相关阐述。

二、老年 SAE 的临床特征

1. **病史采集困难**　老年患者常伴有记忆力减退甚至失智，尤其是高龄（≥ 80 岁）患者常无法准确描述病史，约 1/4 的老年患者以“非特异性主诉”来诊。据第七次全国人口普查数据显示，我国 65 岁及以上人口占总人口的比例已经达到 13.5%，城市和城镇独居老年人户与乡村独居老年人户的比值分别为 59.0%、77.8% 和 95.3%。老年人发病前后的一段时间常因无家属在场，亦不能提供确切病史。

2. **临床表现不典型**　老年脓毒症患者发生 SAE 时常无明显全身感染的表现或证据，如发热、寒战、白细胞升高等，早期仅表现为精神状态异常或意识障碍，如认知、睡眠、唤醒周期改变、定向障碍、思维混乱或注意力受损等，甚至来诊时已呈昏迷状态，常被误诊为脑卒中。部分 SAE 患者早期可表现为伸肌肌群过度张力性伸直、震颤、肌阵挛等，易被误诊为癫痫发作。

3. **基础病和并发症的影响** 老年患者基础病较多，如糖尿病、恶性肿瘤病史、慢性阻塞性肺疾病、充血性心力衰竭等，常存在免疫功能低下，易增加感染风险。老年 SAE 的发生包括基础病与感染的相互作用，并非仅限于机体对感染引起的反应失衡。如存在脑梗死的老年患者罹患肺炎时，肺炎本身可以引起低氧血症、呼吸衰竭，导致原有的脑灌注不足进一步加重，引发意识障碍或者进一步加重，这种感染因素联合基础病的互相促进，使疾病的诊断变得更加复杂和困难。

三、老年 SAE 的危险因素

1. **基础疾病因素** 中枢神经系统疾病史（如脑卒中、癫痫等病史）、慢性肾病、长期使用精神类药物等均是老年 SAE 发生的危险因素，这些因素虽无法进一步干预，但有助于评估老年脓毒症患者罹患 SAE 的风险。

2. **代谢异常及内环境紊乱** 老年脓毒症患者合并低血糖、高血糖、高钠血症时，发生 SAE 的风险显著增加。

3. **缺血缺氧** 老年人脑部对缺氧的耐受能力差，尤其是海马、额叶皮质、脑干、杏仁核、下丘脑等部位对缺氧更为敏感，且血管自我调节能力受损，患脓毒症时更易因缺氧而导致脑组织受损。平均动脉压（mean arterial pressure，MAP）是组织灌注驱动力的可靠指标，脓毒症患者多数会出现低血压，尤其是老年人，导致脑灌注不足、脑组织缺血改变，引起神经元损伤。研究证实平均动脉压过低是老年 SAE 的独立危险因素。

四、SAE 的病理生理机制

虽然目前对于 SAE 的研究有了一定的认识，但是迄今为止，其病理生理机制尚未明确。目前发现多种因素共同参与了 SAE 的发病过程，主要包括神经炎症、细胞凋亡、血脑屏障受损 / 脑灌注不足导致的脑缺血 / 缺氧及肠道菌群失调等。这些机制共同作用，参与 SAE 的发生与发展。脓毒症时机体产生大量作用于血管内皮细胞的脂多糖，脂多糖可激活小胶质细胞，从而产生大量的促炎细胞因子，如肿瘤坏死因子（tumor necrosis factor，TNF）及白细胞介素（interleukin，IL）等，这些细胞因子通过对神经元产生直接损伤作用或诱导血管活性物质释放，导致脑血管收缩和血流量减少，这种神经炎症损伤在脓毒症后的数年依然存在。在神经炎症反应的过程中，常出现细胞代谢障碍和线粒体功能异常，从而引发氧自由基增多和超氧化物歧化酶活性降低，诱发细胞凋亡。此外，脓毒症产生的内毒素及炎症细胞因子可直接损伤大脑内皮细胞的紧密连接蛋白，导致血脑屏障破坏。同时，脓毒症常导致血压下降，引起脑灌注不足、脑微循环障碍及血流自身调节功能障碍，脑组织发生缺血、缺氧改变。以上机制之间并不是相互独立的，而是相互关联和促进的。

五、SAE 的临床表现

脓毒症对脑部的影响较大且持续时间较长，SAE 的病程可分为急性期和慢性期。临床表现早期可为急性发作的脑病。症状持续数月或数年，逐渐进展为慢性期，存活者往往遗留神经系统功能障碍。

1. **急性期**　主要表现为谵妄、癫痫和不同程度的意识障碍，包括亢奋、焦虑、情景记忆和语言记忆下降、视力丧失、执行力和智力下降及昼夜节律紊乱等，严重时表现为昏迷，甚至死亡。

2. **慢性期**　脓毒症幸存者后期可遗留长时间精神心理障碍、记忆力减退及认知障碍等。精神心理障碍主要表现为抑郁、焦虑、应激障碍和自残倾向。认知障碍主要表现为注意力、记忆力、人际沟通力和执行力障碍，甚至部分 SAE 患者在疾病晚期认知功能可达到轻度阿尔茨海默病的程度。

六、老年 SAE 的诊断方法

（一）适用于老年 SAE 的意识状态评分

老年 SAE 患者早期意识状态改变可表现为谵妄、嗜睡及不同程度的昏迷，受老年患者理解能力、配合度及病情严重程度等因素的影响，寻找简便、快速的意识状态评估方法对于病情的正确评估至关重要。

对于谵妄的老年患者，可采用中文版 3 分钟谵妄诊断量表（the 3-Minute Diagnostic Confusion Assessment Method，3D-CAM）、4AT 评分、Richmond 躁动镇静评分（Richmond Agitation-Sedation Scale，RASS）和重症监护谵妄筛查检查表（Intensive Care Delirium Screening Checklist，ICDSC）等进行意识状态的评估。3D-CAM 问题简洁，操作简单，敏感度为 92%，特异度为 95%。4AT 主要从患者急性改变或病程波动、警觉性、定向力、注意力 4 个方面进行评估，评分≥ 4 分时，高度怀疑谵妄或认知障碍，1 ~ 3 分高度怀疑认知障碍，0 分无谵妄或无严重认知功能障碍，其敏感度为 90%，特异性为 84%。

对于昏迷患者，可采用格拉斯哥昏迷评分（Glasgow coma scale，GCS）及四分法评分（Full Outline of Unresponsiveness，FOUR）量表进行评估。GCS 从睁眼反射、言语反应、运动反应 3 个方面对患者的意识状态进行评估，最低分为 3 分，最高分为 15 分，其中 13 ~ 15 分为轻型，9 ~ 12 分为中型，3 ~ 8 分为重型，如果＜ 4 分提示预后不良。然而气管插管患者常出现言语反应评估受限，FOUR 量表不受语言评估的影响，可以减少对失语患者的错误评估，分数越低，意识障碍程度越深。GCS 有利于评估患者的意识障碍程度，FOUR 量表则适用于特殊人群。

（二）脓毒症生物标志物和神经元损伤标志物检测

脓毒症生物标志物相关检验主要包括血常规、尿常规、C 反应蛋白（C-reactive protein，CRP）、生化、降钙素原（procalcitonin，PCT）、肝素结合蛋白（heparin-binding protein，HBP）和乳酸（lactic acid，Lac）检测等。脓毒症神经元损伤标志物主要包括 S100 钙结合蛋白 β（S100 calcium binding protein β，S100β）、神经元特异性烯醇化酶（neuron-specific enolase，NSE）、钙结合蛋白 A8（S100 calcium binding protein A8，S100A8）、胶质纤维酸性蛋白（glial fibrillary acidic protein，GFAP）及神经丝蛋白轻链（neurofilament light chain，NfL）等。S100β 和 NSE 的水平升高常提示神经胶质细胞损伤和血脑屏障破坏，与无神经系统功能障碍的脓毒症患者相比，SAE 患者血清中 S100β 和 NSE 的水平显著升高，且二者均与不良预后相关。

（三）功能性检查

临床上常用的功能性检查方法包括计算机断层扫描（computed tomography，CT）、脑电图（electroencephalogram，EEG）、经颅多普勒超声（transcranial Doppler，TCD）、磁共振成像（magnetic resonance imaging，MRI）及脑氧监测等。

（1）CT：头颅 CT 不能发现 SAE 患者颅内细微的病灶变化，早期可除外出血性及占位性疾患。

（2）EEG：自 1992 年以来就发现 EEG 异常与脓毒症患者是否发生神经系统功能障碍有关，并与疾病严重程度相关。早期 EEG 异常可以预测脓毒症患者的病死率。脓毒症患者的 EEG 表现为缺乏反应性、过度的 θ 和 δ 活动、脑电图癫痫发作（ESZ）和周期性放电（PDs）。但是这些表现受不同人群、脓毒症严重程度和病程的影响，故缺乏特异性。因此可将 EEG 联合其他手段应用于 SAE 患者收入重症监护病房的监测及评估预后的方法。

（3）TCD：SAE 的发生常与脑微循环障碍及脑灌注不足相关，通过 TCD 监测颅内血流和脑灌注压，对早期筛查 SAE 有重要价值，且 TCD 具有无创、花费少的特点。但老年患者受颅骨影响，可能会造成结果偏差，如条件允许，TCD 可作为监测手段之一。

（4）MRI：有研究发现超过 70% 的 SAE 患者可出现颅脑 MRI 异常表现，包括皮质下缺血性病灶、弥漫性脑白质高信号（提示脱髓鞘或微血管病变）、血管源性水肿（以胼胝体压部或半卵圆中心为著）及脑沟增宽等退行性改变。其中液体衰减反转恢复（fluid-attenuated inversion recovery，FLAIR）序列检查的阳性率可达 78.9%，FLAIR 表现与 SAE 的预后密切相关，FLAIR 正常的患者往往死亡率较低，且不易遗留神经系统后遗症。另外 MRI 的弥散加权成像（diffusion weighted imaging，DWI）和表观扩散系数（apparent diffusion coefficient，ADC）也可常用于量化脑组织中水的弥散能力，可间接判断是否存在血管源性水肿和细胞毒性水肿，为早期诊断 SAE 提供依据。

（5）脑氧监测：作为评估脑组织氧供和氧消耗的监测手段，脑氧监测被广泛应用于各类颅脑疾患。目前脑氧监测手段包括侵入性方法（颈静脉氧饱和度监测和脑组织氧分压监测）和非侵入性方法（近红外光谱），以上方法均可为评价脑灌注及脑缺氧等情况提供支持依据。但由于侵入性脑氧监测属于介入性操作，尤其是脑组织氧分压监测，在置入后 1 h 才能正常工作，不适于快速诊断及监测，因此在急诊单元实施具有局限性。目前，近红外光谱（near-infrared spectroscopy，NIRS）作为无创监测脑氧手段应用于 SAE 的诊断治疗。NIRS 需实时、连续监测脑灌注情况才能获得良好的评价效果，可作为 SAE 患者收入重症监护病房后的监测及评估手段之一。

（四）脑脊液分析

脑脊液分析的意义在于排除中枢神经系统感染性疾病及非感染性疾病，包括细菌性脑膜炎、病毒性脑炎、真菌或结核性脑膜炎以及自身免疫性脑炎、肿瘤性脑膜病变等。

七、SAE 的诊断流程

SAE 的诊断应必备 3 个要素：①脓毒症；②新发的神经系统功能障碍；③排除其他原因引起的神经系统功能障碍（如脑卒中、颅内感染、药物 / 毒物中毒、肝性脑病、肺性脑病及糖尿病高渗性昏迷等）。老年脓毒症的相关临床表现常不典型，神经系统功能障碍可作为老年脓毒症的首发症状出现。因此，推荐应用快速序贯脓毒症相关器官衰竭评分（quick Sequential Sepsis-related Organ Failure Assessment，qSOFA）和改良早期预警评分（Maternal Early Warning System，MEWS）对新发神经功能障碍的老年患者进行早期脓毒症的筛查，尽快完善血常规、尿常规、CRP、生化、PCT、HBP、Lac、颅脑 CT 等基础检查，以初步排除脑卒中、颅内占位等疾病。如医疗机构设备配置及技术能力允许，可进一步完善脓毒症神经元损伤标志物、细胞因子及趋化因子、颅脑 MRI、EEG 及脑脊液分析等相关检查。接诊老年脓毒症患者时，应注意是否伴随新出现意识混乱、注意力下降、运动协调障碍、谵妄及躁动等神经精神系统症状，谵妄患者可借助 3D-CAM、4AT、RASS 评分等，昏迷患者可借助 GCS、FOUR 等评分进行评估。

八、寻找感染灶及致病微生物

（一）常见感染性

老年群体，尤其是85岁以上人群，引起SAE最常见的感染灶是下呼吸道感染和泌尿系统感染。血行感染与腹腔感染也不可忽视。

1. 下呼吸道感染 老年人常存在吞咽功能和咳嗽反射的障碍，尤其是患脑血管病的老年人，易出现吸入性肺炎。自2009年大规模流感病毒流行开始，老年群体发生病毒性肺炎的比例大幅升高。研究统计病毒性肺炎占成人社区获得性肺炎的1/3以上，这些患者中发生脓毒症的比例高达61%，其中以老年人、免疫功能低下和基础病患者为主。国外一项针对新冠感染后神经精神症状的荟萃分析发现，新冠感染患者遗留记忆受损者占28%。国内一项针对老年新冠感染患者的研究显示，重症患者有认知障碍者占35.17%，出院6个月后仍有59.24%的重症患者存在认知减退等情况。

2. 泌尿系统感染 泌尿系统感染引起的脓毒症占9%～31%，病死率为20%～40%。受高龄、糖尿病、卧床状态、免疫功能低下、留置导尿管等因素的影响，泌尿系统感染在老年群体中的占比明显高于其他人群，且易发展为脓毒症及脓毒性休克，引起SAE，甚至造成多脏器功能衰竭。

3. 血行感染 近年来血行感染在老年人群中的占比也有一定提高，欧洲和北美国家血行感染病死率为12%～20%，其中超过一半以上的病例为65岁以上老年群体。老年腹腔感染患者往往缺乏典型的腹部症状，早期难以察觉，也是导致病情迅速恶化为脓毒症、引发SAE的关键因素之一。

（二）常见致病微生物特征

老年SAE致病微生物以细菌占主导地位，其中以革兰氏阴性杆菌最为常见，如肺炎克雷伯菌和大肠埃希菌等。有研究证实由多重耐药或泛耐药病原微生物所致脓毒症的发病率和死亡率呈逐年增加的趋势，尤其是高龄老年人，或合并脑血管病后遗症、卧床、免疫功能低下、糖尿病等危险因素者较为普遍。常见多重耐药菌包括：①产超广谱β-内酰胺酶（ESBLs）肠杆菌科细菌（主要为大肠埃希菌和肺炎克雷伯菌）；②耐碳青霉烯类肠杆菌科细菌；③耐甲氧西林金黄色葡萄球菌（MRSA）；④耐万古霉素肠球菌（VRE）；⑤多重耐药铜绿假单胞菌（MDR-PA）；⑥多重耐药鲍曼不动杆菌（MDR-AB）。近些年研究发现单纯的病毒感染同样也可引起SAE，尤其是老年人群，早期易引发意识障碍，远期导致认知障碍等，通常以新冠病毒、腺病毒、流感病毒、呼吸道合胞病毒为主。

老年人群感染常为多种病原菌的混合感染，尤其是80岁以上高龄老人。例如结构性肺病的老年患者，易合并细菌和真菌混合感染，真菌以念珠菌为主，仍需警惕曲霉菌属。因此，老年 SAE 患者需警惕多种病原体感染的可能，应尽快完善相关病原学检查，且反复多次留取病原，以提高病原诊断率，指导调整治疗方案。

九、SAE 的治疗

SAE 治疗的主要措施包括早期迅速识别脓毒症，对患者状况的全面评估，明确病原体和感染灶，及时启动抗感染治疗。此外，早期个体化液体复苏，改善氧合，纠正内环境紊乱及恰当的镇静等支持治疗亦至关重要（诊疗流程见图 21-1）。

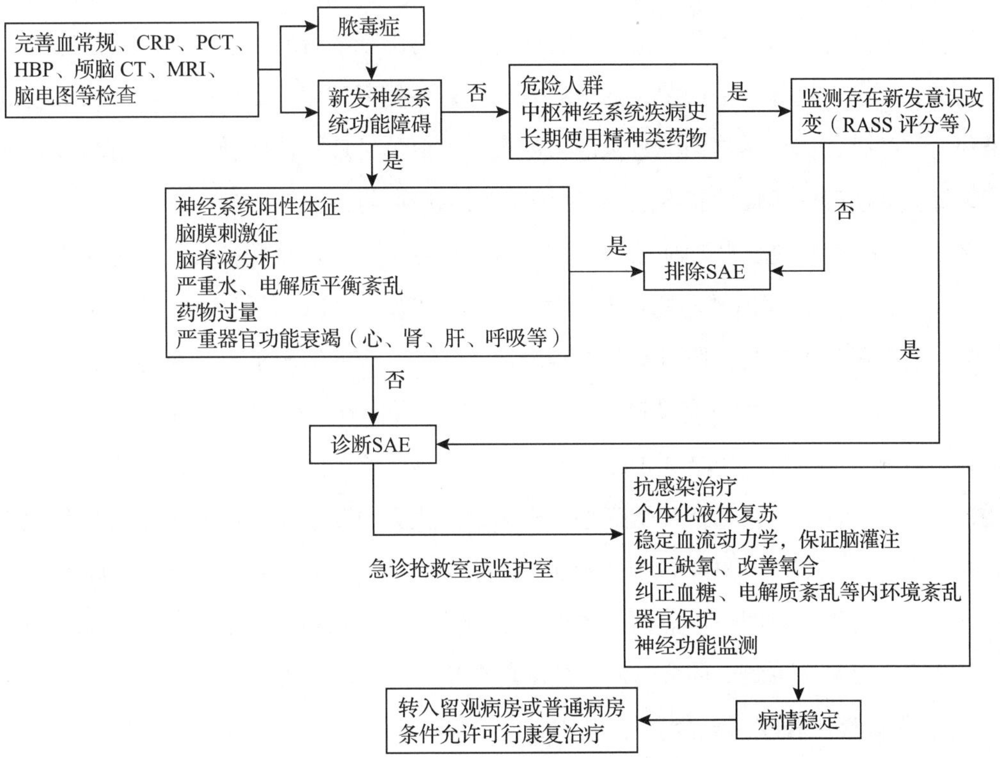

图 21-1　老年 SAE 的诊疗流程

（一）抗感染治疗

由于实验室检查及病原药敏结果常滞后于临床需求，一旦怀疑或确定为 SAE，在留取病原学的基础上，应尽早给予经验性抗菌治疗。经验性抗菌治疗不仅须兼顾当地细菌谱和细菌耐药情况，还应结合老年 SAE 患者的肝肾功能及基础病等情况。老年 SAE 主要致病菌常以革兰氏阴性杆菌为主，尤其是超广谱 β 内酰胺酶肠杆菌，如肺炎克雷伯菌、大肠埃希菌等。下呼吸道感染的经验性抗菌治疗可使用 β 内酰胺类 / β 内酰胺酶抑制剂，如

头孢哌酮 / 舒巴坦，哌拉西林 / 他唑巴坦，头孢洛生 / 他唑巴坦等，重症感染宜首选厄他培南、亚胺培南 / 西司他丁或美罗培南，或亚胺培南瑞来巴坦等碳青霉烯类抗菌药物。复杂泌尿道感染和血流感染宜首选厄他培南、亚胺培南 / 西司他丁或美罗培南等碳青霉烯类抗菌药物。对于重症患者和（或）出现低蛋白血症患者，亚胺培南 / 西司他丁或美罗培南可作为首选。部分老年 SAE 患者以感染革兰氏阳性球菌为主，其中以金黄色葡萄球菌最为常见。老年人群中耐甲氧西林金黄色葡萄球菌占比增多，可选择万古霉素抗菌治疗，当出现耐万古霉素肠球菌感染时，可给予利奈唑胺、替考拉宁等抗菌治疗。经验性使用抗菌药物后，需 48 ~ 72 h 评估抗菌药物的疗效，避免抗菌谱不能完全覆盖致病菌，导致治疗失败或延误。

同时，经验性抗菌治疗还需考虑患者来源，如来自养老机构、社区医院，或近期是否反复住院或者在重症监护室住院治疗等，此类患者易出现混合感染、多重耐药菌感染，须警惕病毒、真菌、铜绿假单胞菌及耐甲氧西林金黄色葡萄球菌等混合感染等。除了应用抗感染药物治疗外，需要尽早消除感染源，如痰液引流、经皮引流脓肿、手术清除感染或坏死组织等。对明确的病毒性脓毒症，应尽早使用抗病毒药物。

老年人多数会出现肝肾功能减退，或在脓毒症打击下出现急性肝、肾功能损伤。尤其当联合使用药物时，易出现药物相互作用及代谢异常。因此，老年 SAE 患者在选择抗菌药物时，需考虑患者年龄、肌酐清除率等因素，条件允许的情况下，可对药物浓度进行监测，有助于合理进行药物剂量调整。当老年 SAE 患者伴有中枢神经系统及肝肾功能不全等基础疾患时，应尽量避免选择神经系统不良反应多的抗菌药物。很多常用的抗菌药物会出现脑病样的不良反应，如治疗重症感染常用的四代头孢菌素如头孢吡肟，其发生或加重脑病的概率高达 15%，容易导致癫痫发作。喹诺酮类药物容易引起精神症状。此外，盲目延长抗菌药物的使用时间也可能会导致更严重的并发症，尤其是老年患者，在长时间使用广谱抗菌药物时易导致肠道菌群失调和抗菌药物相关性腹泻。

（二）保证灌注和改善氧合

由于老年人心肺储备功能差，且常伴有肾功能不全、低蛋白血症、毛细血管渗漏等诸多不利因素，导致老年人对于容量反应敏感和耐受能力下降。越来越多的研究证实容量负荷过重会对机体产生不利影响，特别是对高龄，心、肺、肾功能储备差的患者而言，容易导致肺水肿的发生。也有研究证实复苏早期累积超过 4 天的液体正平衡与死亡风险的增加密切相关，因此老年 SAE 患者应实施个体化和限制性液体复苏策略：①对于高龄、动脉硬化、高血压患者，需要更高的 MAP 以维持器官和组织灌注，尤其是脑灌注，研究证实稍高水平的 MAP 可降低 SAE 患者的住院死亡风险，因此，老年 SAE 患者的 MAP 可控制在更高水平，但需避免盲目追求目标血压，必要时可联合使用去甲肾上腺素。②每 2 ~ 4 h

评估患者的容量情况，实时调整液体复苏策略，以免造成液体容量负荷过重。③如出现容量高负荷状态（肺水肿），在限制容量的同时可使用利尿剂，甚至肾脏替代治疗。④可适当补充胶体溶液，包括天然胶体和人工胶体溶液，以减少毛细血管渗漏的发生。液体复苏评估手段包括：①监测出入量及生命体征。②被动抬腿试验：在不需给予额外液体输入情况下，可评估液体复苏情况。③床旁超声在评估患者容量状态中可起到重要作用。④重视血乳酸水平的监测，血乳酸水平居高不下常提示预后严重不良。

改善和保证老年 SAE 患者的氧合至关重要，包括恰当地选择氧疗支持方法和积极纠正严重贫血。氧疗支持：根据患者的严重程度、意识状态、自主呼吸等情况可选择鼻导管吸氧、经鼻高流量氧疗或无创 / 有创呼吸机辅助通气，以保证患者氧合。

积极纠正严重贫血，改善患者组织氧供。脓毒症患者贫血时的输血指征目前尚存在争议，大多数观点支持血红蛋白低于 7.0 g/dl 或贫血危及生命时可启动输血治疗，并采用限制性输血策略。对于老年 SAE 患者，血红蛋白不应作为是否输血的唯一指标，老年人心肺储备功能差，同时老年患者多数患动脉硬化、心脑血管疾患，易引发急性心、脑血管事件。当老年人出现或有潜在心、脑血管疾病高风险时，可适当放宽输血指征。此外，营养支持对 SAE 患者的贫血治疗亦非常重要。可酌情补充红细胞合成所需的所有原料。

（三）血糖和内环境的管理

老年 SAE 患者应积极控制血糖，建议老年脓毒症患者血糖 ≥ 10 mmol/L 时，可以开始启动胰岛素治疗，脓毒症患者低血糖为院内死亡的独立危险因素，并且强化血糖治疗（血糖目标值为 5.0 ~ 6.1 mmol/L）患者发生低血糖的概率明显升高，因此对于接受胰岛素治疗的老年 SAE 患者，推荐早期血糖测量间隔不超过 1 h，待血糖水平和胰岛素注射速度稳定后，可将间隔时间增加至 2 ~ 4 h，如果发生低血糖，应每 15 min 监测一次血糖，直至血糖水平达到目标值并稳定。积极纠正电解质紊乱、保持内环境稳定是治疗 SAE 的重要治疗措施，尤其是钠代谢紊乱。为老年 SAE 患者纠正电解质紊乱应遵循的原则：①警惕合并其他疾病，如甲状腺功能减退、肾上腺皮质功能减退、充血性心力衰竭等。②纠正速度适中：纠正过快容易引起脑细胞渗透压不平衡，甚至导致脑水肿等不良事件的发生；过慢纠正有可能延误病情，增加死亡率。

（四）镇静治疗

老年 SAE 患者，如病情需要启动镇静治疗，宜采用浅镇静、间断镇静策略，并且需结合患者的肝、肾功能，呼吸和循环基础情况等调整镇静药物。

常用的静脉镇静剂包括右美托咪定、丙泊酚、苯二氮䓬类。与丙泊酚和苯二氮䓬类药物相比，右美托咪定属于高选择性 α_2 肾上腺素受体激动药，通过作用于中枢神经系统和

外周神经系统的 α_2 受体发挥药理功能。多项研究证实，右美托咪定具有免疫调节和抗炎作用，更适用于脓毒症患者的镇静，它可以通过稳定血流动力学和降低颅内压来减少谵妄及认知功能障碍的发生。此外，多项研究发现，右美托咪定对其他器官功能也存在一定的保护作用，可以通过对抗交感神经兴奋、抑制炎症反应、改善心肌细胞的凋亡等多个机制发挥心脏保护作用；还可以通过减少抗利尿激素的释放，增加肾血流量和肾小球滤过率，减少急性肾损伤的发生率和发挥肾保护作用。此外，右美托咪定能够通过降低肺趋化因子而减少肺部炎性因子的产生，抑制细胞外调节蛋白激酶，达到肺保护的作用。在药动学方面，右美托咪定主要在肝内代谢，95% 经肾排泄，5% 由粪便排出。轻度、中度和重度肝功能损伤患者右美托咪定的平均清除率分别为 74%、64% 和 53%。肝功能不全患者应减量，肾功能不全者短期使用无需调整剂量。因此，老年 SAE 患者首选右美托咪定。使用右美托咪定主要的不良反应为心动过缓和低血压，因此老年 SAE 患者应减少负荷剂量，建议以 0.5 μg/kg，输注 10 min 以上，再以 0.2 ~ 0.7 μg/（kg·h）维持输注，使用前必须用生理盐水或 5% 葡萄糖溶液稀释，过程中需密切监测患者心率和血压，如出现心动过缓或低血压，应及时减少右美托咪定泵入剂量或停止使用，对重度心脏传导阻滞和重度心室功能不全患者不推荐使用。苯二氮䓬类药物通过增强 γ- 氨基丁酸的抑制作用，可能进一步抑制中枢神经系统功能，加剧谵妄状态，在 SAE 患者中应尽量避免使用。

丙泊酚具有起效快（小于 1 min）、持续作用时间短（3 ~ 10 min）的药理特点，当老年 SAE 患者病情需要行床旁支气管镜、床旁血液净化及脓肿切开引流等有创 / 无创操作和检查时，如患者配合度差，需快速镇静和苏醒，可使用丙泊酚作为辅助镇静给药。

（五）中医药治疗

SAE 在中医理论中属于“神昏”范畴，核心病机为热毒炽盛、痰瘀闭窍、正气虚损，三者相互交织，形成恶性循环。治疗以清热解毒，涤痰开窍为主，需结合老年人虚实夹杂的特点，细化证型并匹配方药。研究表明，安宫牛黄丸能够调节血脑屏障通透性、保护血管内皮细胞、抑制炎症反应，从而减轻脑水肿、保护脑组织，广泛用于 SAE。针灸治疗也广泛应用于脓毒症的治疗，百会、神门、心俞、神庭、内关、水沟等穴位具有醒脑开窍、宁心安神的作用，均可用于 SAE 治疗。

（六）胃肠功能紊乱伴菌群失调

越来越多的研究证实，肠道功能及菌群在 SAE 的发展和治疗过程中有至关重要的作用，在炎性因子、肠道缺血缺氧、抗生素、质子泵抑制剂的作用下，脓毒症常合并肠道功能紊乱及菌群移位，尤其老年人因动脉粥样硬化，肠道血运受损，更易引起胃肠功能紊乱及菌群失调。为预防和治疗胃肠功能紊乱，老年 SAE 患者应重视胃肠道功能，给予：①积极纠正感染，改善肠道灌注，纠正肠道缺血缺氧。②如病情允许，尽早启动肠内营养，肠内营养有助于营养肠道黏膜，保持肠道的黏膜屏障功能和免疫功能。③为保持肠道微生态平衡，可给予生态免疫营养剂，以巩固肠道黏膜微生物屏障。④促进胃肠动力，可适当给予促进胃肠动力药物及辅助通便措施，促进胃排空和肠道动力。⑤如患者出现严重胃肠功能损伤，可给予禁食水、胃肠减压、肛管排气等处理。

十、SAE 的预后评估

研究证实，谵妄持续时间与 SAE 的预后相关，谵妄或昏迷持续时间长，提示神经系统损伤程度重，患者后期发生认知功能障碍、运动功能残疾的风险显著升高。因此，收入重症监护病房的老年 SAE 患者，应至少每日进行规范化、系统化的意识状态评估并进行动态监测。对于谵妄患者，可采用 RASS 评分、ICDSC 评分等；对于昏迷患者，可根据病情选择 GCS、FOUR 评分评估昏迷程度及脑干反射。

在 SAE 合并癫痫的患者中，难治性癫痫持续状态（refractory status epilepticus，RSE）是导致不良预后的关键因素。RSE 所致的持续性脑缺氧、脑水肿及代谢紊乱，可进一步加重神经损伤，尤其是老年 SAE 患者，因其常合并脑灌注及氧供不足，死亡率显著高于年轻患者。因此建议在医疗条件允许的情况下，可启动长时间（24 ~ 72 h）EEG 监测，动态评估生存预后及神经功能预后。

十一、老年 SAE 的康复

老年 SAE 患者的相关神经精神系统症状可持续数月或数年，包括：记忆改变和认知障碍，心理障碍（抑郁、焦虑等），终身残疾甚至过早死亡。对缺血缺氧敏感的脑组织，如海马、额叶皮质等区域的神经元细胞在脓毒症时更易受损或死亡。此外，即使脓毒症得到有效控制，海马功能障碍还会持续一段时间，甚至发展为海马萎缩，导致记忆力下降，同时也影响额叶皮质相关的认知功能，引起注意力下降、语言表达能力下降和执行功能障碍等。脓毒症后的心理障碍主要包括焦虑、抑郁及创伤后应激障碍，主要是脓毒症对杏仁核、终纹床核、下丘脑及其他脑干核团的影响所致。杏仁核参与调控恐惧、焦虑行为和创伤记忆形成。

老年 SAE 患者由于受基础疾病的影响，即使脓毒症得到有效控制，依然会导致营养不良的发生，引起肌肉萎缩及肌力受损。同时，脓毒症使老年人既有的心肺功能再次受到打击，导致活动耐量进一步下降，引起患者活动减少，甚至卧床的发生，引发反复的泌尿系统感染、坠积性肺炎、压疮、深静脉血栓等并发症的发生，甚至导致患者过早死亡。为提高老年 SAE 患者的整体预后及生活质量，家庭护理及康复指导非常必要。

（1）家庭成员共同参与的情感支持：作为患者的家属，来自家庭成员的情感支持是患者最重要的精神支柱，良好的陪伴可以减轻患者的焦虑情绪，减少焦虑、抑郁的发生。

（2）积极的康复锻炼：患者出院后，如遗留功能性残疾，建议如条件允许，家属可协助患者进行积极的肢体康复训练，不仅可避免肌肉进一步萎缩进而导致卧床的发生，同样也可避免下肢深静脉血栓、压疮等一系列不良反应的级联反应。

（钟 洁 顾 伟）

参考文献

［1］Calsavara AJC，Nobre V，Barichello T，et al. Post-sepsis cognitive impairment and associated risk factors：a systematic review. Aust Crit Care，2018，31（4）：242-253.

［2］Colbert JF，Kirsch JM，Erzen CL，et al. Aging-associated augmentation of gut microbiome virulence capability drives sepsis severity. mBio，2023，14（3）：e5223.

［3］Jaber S，Chanques G，Altairac C，et al. A prospective study of agitation in a medical-surgical ICU：incidence，risk factors，and outcomes. Chest，2005，128（4）：2749-2757.

［4］Ramaswamy R. The 3D-CAM 3-minute interview has 92% sensitivity and 95% specificity for detecting delirium in various care settings. Ann Intern Med，2023，176（9）：JC107.

［5］刘岩，高翔，朱玉琴，等．早期动态监测肝素结合蛋白对老年脓毒症患者预后的预测价值．临床急诊杂志，2023，24（4）：173-178，184.

［6］Zhao L，Gao Y，Guo S，et al. Sepsis-associated encephalopathy：insight into injury and pathogenesis. CNS Neurol Disord Drug Targets，2021，20（2）：112-124.

［7］Qian Y，Li J，Dong D，et al. Clinical study on the predictive value of regional cerebral oxygen saturation for the occurrence of sepsis-associated encephalopathy. Zhonghua Wei Zhong Bing Ji Jiu Yi Xue，2022，34（4）：412-415.

［8］Liu Y H，Wang Y R，Wang Q H，et al. Post-infection cognitive impairments in a cohort of elderly patients with COVID-19. Mol Neurodegener，2021，16（1）：48.

［9］Yu Y，Gong Y，Hu B，et al. Expert consensus on blood pressure management in critically ill patients. J Intensive Med，2023，3（3）：185-203.

［10］吴新民，薛张纲，马虹，等．右美托咪定临床应用专家共识（2018）. 临床麻醉学杂志，2018，34（8）：820-823.

第二十二章

脓毒症相关凝血病

脓毒症相关凝血病（sepsis-induced coagulopathy，SIC）尚无明确的定义，目前被认为是指脓毒症导致的凝血功能紊乱和血管内皮细胞损伤。从国际血栓和止血学会（International Society on Thrombosis and Haemostasis，ISTH）SIC 评分的诊断标准来看，SIC 也可被认为是感染诱导的器官功能不全及凝血功能障碍。

一、分类分型及流行病学

国内共识将 SIC 分为高凝型和低凝型两种类型，临床上可表现为血栓形成和（或）出血。SIC 的诊断能够包括大多数 ISTH 显性脓毒症相关弥散性血管内凝血（disseminated intravascular coagulopathy，DIC）病例，因此基本可以认为 DIC 是 SIC 的一种特殊类型。

与 DIC 相比，SIC 是比较新的概念，约在 2001 年被国外学者提出，常与 SAC（sepsis-associated coagulopathy）等称呼混用；最终在 2017 年，ISTH 的 DIC 科学标准化委员会建立了 SIC 这一术语，引入了一种新的筛查和诊断工具，称为 SIC 评分，这是第一个专门针对脓毒症凝血功能障碍设计的评分系统。来自德国的临床试验表明，在脓毒症患者群体中超过 21% 的患者会发生 SIC；国内报道脓毒症患者 SIC 的发生率为 35.95%。有研究统计，成年 SIC 患者中 28 天总死亡率超过 1/3，严重 SIC 患者的死亡率甚至超过 56%。

二、发病机制

一般认为，脓毒症早期所生成的血栓是免疫性血栓形成（immune thrombosis）。2013 年，Engelmann 等学者创造了“免疫血栓形成”这个词，它是宿主先天免疫的一种内在效应途径，血管内血栓形成可激活全身炎症反应和止血途径，产生凝血酶和纤维蛋白、募集血小板以定位感染部位并防止感染扩散，帮助宿主隔离和消除微生物，在这个阶段若行抗凝治疗，不仅不能降低病死率，反而可能有害。然而，当这些反应在全身发生并持续很长时间时，就会导致 DIC，随后是多器官衰竭甚至死亡。

（一）凝血系统的改变

脓毒症始动于感染的发生，核心为宿主对感染的免疫反应失调，因此 SIC 与炎症反应和免疫功能紊乱的关系极为密切，也是 SIC 区分于其他凝血功能异常疾病的主要差异。脓毒症时，病原体、组织因子（tissue factor，TF）等各种促炎介质诱导凝血级联反应，导致凝血功能恶化。免疫方面，固有免疫应答常常被激活甚至发生失调，这些异常的固有免疫应答反应可进一步作用于机体的凝血系统，通过中性粒细胞胞外诱捕网、补体活化、炎症因子释放等途径诱导 TF 表达、下调蛋白 C 系统和抑制纤维蛋白溶解等影响凝血系统，加重凝血功能障碍。SIC 及脓毒症相关 DIC 的凝血系统改变主要涉及促凝系统激活、抗凝系统抑制和纤溶系统紊乱等方面。

1. **促凝系统激活** 在脓毒症发生时，微生物表面存在的病原体相关分子模式（pathogen-associated molecular patterns，PAMP），在炎症反应中被激活或损伤的宿主细胞释放损伤相关分子模式（damage-associated molecular patterns，DAMP），PAMP 和 DAMP 被识别并结合到单核细胞和巨噬细胞中的特定表面模式识别受体（pattern recognition receptor，PRR），接着单核细胞和巨噬细胞被激活并释放细胞因子和趋化因子，随后激活中性粒细胞（neutrophil）、血小板（platelet）和血管内皮细胞（vascular endothelial cells，VECs），组织因子（tissue factor，TF）被释放到循环中，作为活化的凝血因子Ⅶ（coagulation factor Ⅶ，F Ⅶ）的辅因子和高亲和力受体，启动级联放大效应，是凝血激活和血栓形成的关键环节，并因此而激活外源性凝血途径。除单核细胞和巨噬细胞外，中性粒细胞在凝血系统级联激活的过程中也起着重要作用。除炎症因子、活性氧簇等参与激活凝血系统外，还可释放中性粒细胞胞外诱捕网（neutrophil extracellular traps，NETs），NETs 由缠结的解凝聚 DNA、组蛋白和其他 DAMP 等组成，可以有效捕获循环中的细菌。但过度的中性粒细胞激活和 NETs 释放可能会通过诱导 VECs 向促炎和促凝血表型转变，且 NETs 可促进 F Ⅻ和中性粒细胞之间的相互作用，启动内源性凝血途径，并进一步促进凝血反应。血小板、VECs、白细胞、红细胞的细胞外囊泡（extracellular vesicles，EVs）均参与脓毒症时的促炎和促凝血反应，特别是中性粒细胞源性 EVs 保留了来自中性粒细胞的 DNA、组蛋白和其他 DAMPs，有助于促凝血活性。

2. **抗凝及纤溶系统紊乱** 生理条件下主要的抗凝系统包括抗凝血酶（antithrombin，AT）系统、活化蛋白 C（activated protein C，APC）系统和组织因子途径抑制剂（tissue factor pathway inhibitors，TFPI）。脓毒症患者 AT 合成减少、消耗及降解增加导致 AT 水平降低，与多器官衰竭和病死率的增加有相关性。凝血酶激活纤溶抑制剂（thrombin activated fibrinolytic inhibitors，TAFI）作为一种蛋白酶，其形成可以增加血栓的硬度，是一种有效的纤维蛋白溶解抑制剂。在脓毒症状态下，被凝血酶激活后的 TAFI 通过去除纤维蛋白羧基末端赖氨酸和精氨酸残基，降低 tPA 依赖性纤溶酶原活化，从而抑制纤溶酶生成和纤维蛋白溶解。

（二）血小板的活化

血小板作为血栓形成的重要介质，参与 SIC 的发生发展。在脓毒症过程中，腺苷二磷酸（adenosine diphosphate，ADP）、凝血酶（thrombin）和血栓素 A2（thromboxane A2，TXA2）均是诱导血小板聚集的重要因素。其中 ADP 来源于红细胞或由血小板自身释放，通过 P2Y1 和 P2Y12 两种 G 蛋白偶联受体刺激血小板，与血栓形成和血小板参与的包括脓毒症在内的各种炎症过程相关。TXA2 在人体内由血小板和血管内皮细胞等产生，具有促进血小板聚集和血管收缩的作用，也是一种促炎介质，通过与 TX-prostanoid（TP）受体结合激活包括单核细胞和内皮细胞在内的多种细胞类型，诱导 TF、细胞间黏附分子 -1（intercellular cell adhesion molecule-1，ICAM-1）和单核细胞趋化蛋白 -1（monocyte chemoattractant protein-1，MCP-1）的表达，从而促进血小板聚集和血栓形成。在脓毒症期间，血小板活化导致内皮细胞损伤，并促进 NETs 和微血栓形成，加剧脓毒性凝血和炎症反应。

除了募集凝聚形成血栓，近年来血小板在脓毒症等感染性疾病的免疫功能中发挥的重要作用也逐渐得到重视。血小板也是先天免疫系统的重要组成部分。在脓毒症中，血小板减少症的程度与疾病的严重程度和预后相关。第一，血小板参与了免疫性血栓的形成；第二，在感染发生过程中，血小板迁移至细菌并与其结合，从而增强中性粒细胞的吞噬活性；第三，血小板上有两类受体参与病原体的相互作用——参与止血的受体，如糖蛋白（glycoprotein）Ⅱb/Ⅲa 和 GPⅠb，GPⅡb/Ⅲa 是血小板与病原体相互作用的关键受体，而 GPⅠb 是血管性假血友病因子（von Willebrand Factor，vWF）的受体。血小板上尚有 FcγRⅡa 和 Toll 样受体（Toll-like receptors，TLRs）等多种免疫受体，均参与脓毒症等严重感染中的血小板活性和反应性的调节。

（三）血管内皮的损伤

内皮功能障碍是 SIC 的另一标志性表现。血管内皮可释放多种调节血管舒张和收缩的活性物质，包括一氧化氮（NO）、前列环素（prostaglandin I2，PGI2）、内皮素（endothelin，ET）和血栓素，在生理条件下具有一定的防止血栓形成的抗凝作用。在感染发生时，血管内皮向循环中的中性粒细胞发出信号，使其滚动、黏附和穿过内皮屏障，中性粒细胞向感染部位迁移，然后识别并吞噬病原体。而在严重感染和脓毒症状态下，血管内皮发生明显的损伤与功能紊乱。血管内皮上覆盖着结构复杂的糖萼，有助于抗血栓形成、血管通透性调节等各种血管功能的实现；而在脓毒症早期开始，就会容易受到活性氧簇、肝素酶和其他蛋白酶的破坏，甚至产生脱落，使得暴露在裸露内皮上的E-选择素（E-selectin）、ICAM-1和其他黏附分子募集血小板和中性粒细胞，导致血栓和纤维蛋白形成，并导致急性炎症、毛细血管通透性增加和血管反应性丧失，加速脓毒症时发生的破坏性高凝状态。此外，vWF也是脓毒症时的促凝因子，vWF在VECs和巨核细胞中合成和储存，在止血和血栓形成中至关重要。在脓毒症和其他严重传染病，特别是新冠病毒感染中作为内皮损伤和血栓形成风险的标志，脓毒症时，vWF在血小板活化和（或）内皮损伤后，损伤部位会迅速、大量局部释放超大vWF（ultra-large vWF，ULvWF），可与内皮的整合素 $\alpha v\beta 3$ 结合，加重内皮损伤和增强血管内皮通透性。

此外，脓毒症患者可能出现酸中毒的内环境，也会对凝血功能产生影响。脓毒症集束化治疗中液体复苏是重要的一环，输注大量液体也有诱发稀释性凝血病的可能，这些都是影响脓毒症患者凝血功能的主要因素之一。

三、诊断及鉴别诊断

（一）诊断及严重程度分级

在2017年ISTH提出SIC评分标准之前，国际上通常借鉴DIC的评分标准来评估脓毒症相关的凝血功能异常，常用的评分标准包括ISTH显性DIC评分系统、日本急诊医学协会（Japanese Association for Acute Medicine，JAAM）的DIC评分系统和日本卫生福利部（Japanese Ministry of Health and Welfare，JMHW）的DIC评分系统、日本血栓与止血协会（Japanese Society on Thrombosis and Haemostasis，JSTH）的DIC评分系统等，我国也在2017年出台了CDSS评分系统（Chinese DIC scoring system）。这些评分系统在评价脓毒症相关DIC中各有利弊，而以ISTH显性DIC评分应用更为广泛，具体评分标准见表22-1。而2017年ISTH提出的SIC评分标准则更有针对性地以脓毒症患者群体为主要评价对象，纳入了序贯器官衰竭（sequential organ failure assessment，SOFA）评分作为脓毒症的评价依据，同时纳入国际标准化比值（International normalized ratio，INR）、血小板计数水平，评分简单易行，有利于早期筛查凝血功能障碍，总分≥4分可诊断SIC。具体评分标准见表 22-2。需要注意的是，SIC 评分标准主要适用于高加索人种，而中国成人血小板减少标准较其为低，直接按照 ISTH SIC 标准用于诊断中国患者，会扩大 SIC 患者的诊断范围，因此国内学者建议依据国人的血小板计数水平修正 SIC 诊断标准，提高 ISTH SIC 评分对中国人群的诊断特异度。

表22-1　ISTH-DIC评分标准

指标	0 分	1 分	2 分
*PLT（$\times 10^9$/L）	≥ 100	＜ 100，≥ 50	＜ 50
#PT 延长时间（s）	＜ 3	≥ 3，＜ 6	≥ 6
△纤维蛋白相关标记物	无升高	轻度升高	明显升高
□Fib（g/L）	＞ 1	≤ 1	

注：*PLT：血小板计数；#PT：凝血酶原时间（prothrombin time）；△纤维蛋白相关标记物：一般是指 D- 二聚体（D-Dimer）或纤维蛋白降解产物（fibrin/fibrinogen degradation products，FDP），但因检测试剂盒的不同截断值尚无定论，如以 D-Dimer 计，目前文献报道 0 分、1 分、2 分的对应值分别为＜ 0.4 μg/ml、≥ 0.4 μg/ml、＜ 4.0 μg/ml 和≥ 0.4 μg/ml；□Fib：纤维蛋白原（fibrinogen）；评分≥ 5 分为显性 DIC。

表22-2　ISTH-SIC评分标准

指标	0 分	1 分	2 分
INR	≤ 1.2	＞ 1.2，≤ 1.4	＞ 1.4
*PLT（$\times 10^9$/L）	≥ 150	＜ 150，≥ 100	＜ 100
#4 项 SOFA 评分总分	=0	=1	≥ 2

注：*PLT：血小板计数，对于中国人群，建议分别将 0 分、1 分、2 分的 PLT 水平调整为≥ 100 × 10^9/L、＜ 150 × 10^9/L、≥ 100 × 10^9/L 和≤ 50 × 10^9/L；#4 项 SOFA 评分总分：SOFA 评分中呼吸系统、循环系统、肝、肾 4 项 SOFA 评分的总和。

ISTH 的 SIC 评分标准除用于诊断 SIC 外，更重要的价值在于可以对死亡预后进行评估，使用 SIC 评分系统，死亡率以线性方式增加，当 SIC 评分为 4 分时，死亡率在 30%，而在评分为 6 分时死亡率急剧增加到超过 45% 的最大值。另有学者在 2018 年提出 SAC 评分标准以评估死亡风险。其中轻度 SAC 定义为 1.2 ≤ INR ＜ 1.4，且 100 × 10^9/L ＜ PLT ≤ 150 × 10^9/L；中度 SAC 定义为 1.4 ≤ INR ＜ 1.6，且 80 × 10^9/L ＜ PLT ≤ 100 × 10^9/L；重度 SAC 定义为 INR ≥ 1.6，且 PLT ≤ 80 × 10^9/L。与 ISTH 的 SIC 评分标准相比，该评分标准分度更细。一项研究结果提示与无 SAC 患者相比，脓毒症并发 SAC 者院内死亡率显著升高，且随着 SAC 严重程度上升，院内死亡率亦呈进行性上升，重度 SAC 患者死亡率甚至可达 56.1%。

鉴于 SIC 评分和诊断标准出现较晚，而临床实际中早已得到关注的情况，在 SIC 评分标准之前，临床更多地采用 DIC 的评分标准对 SIC 进行评估，目前在临床中多为两种诊断和评价标准并行。有研究比较了几种 DIC 评分系统及 SIC 评分对 SIC 的诊断和预后预测价值，JAAM-DIC 评分显示了最高的 DIC 诊断率，而 SIC 患者的死亡风险随着 ISTH 显性 DIC 评分和 CDSS-DIC 评分的升高而成比例增加。更由于 SIC 患者有极高风险进展为 DIC，因此建议对每一位脓毒症患者采用 SIC 评分系统和 DIC 诊断标准进行序贯诊断，更利于在不错失任何治疗机会的情况下尽早开始治疗，具体诊断流程参见图 22-1。

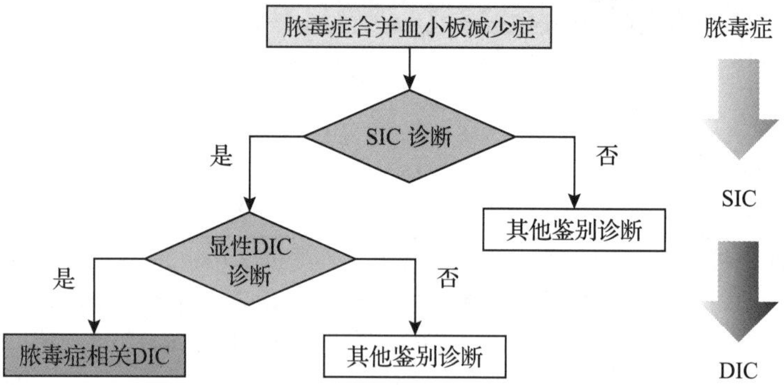

图 22-1　SIC 两步法序贯诊断示意图

（二）鉴别诊断

1. **脓毒症相关** DIC　DIC 是在许多疾病基础上，致病因素损伤微血管体系，导致凝血活化、全身微血管血栓形成、凝血因子大量消耗并继发纤溶亢进，引起以出血及微循环衰竭为特征的临床综合征。脓毒症相关 DIC 则被认为是由感染引起的凝血障碍，但同时也是急性全身性炎症反应导致的一种内皮功能障碍。几乎所有的显性 DIC 患者都符合 SIC 的标准，并且在病程中 SIC 可先于显性 DIC 被识别，因此脓毒症相关 DIC 可以被认为是 SIC 的一种特殊类型。目前研究也表明，显性 DIC 是最严重的低凝型 SIC，与脓毒症患者发病率和死亡率的增加有关。总之，脓毒症相关 DIC 与 SIC 不可完全割裂，SIC 患者需密切评估，有较高的进展为 DIC 乃至凝血衰竭的风险。

2. **血小板减少性紫癜**　低凝型 SIC 需要与血小板减少性紫癜相鉴别。二者都可表现为皮肤、黏膜紫癜，鼻、口腔、牙龈、胃肠道、泌尿生殖系统及颅内出血等，特别是如果已经发生脓毒症相关 DIC，则更是以出血为典型的急性临床特征。血小板减少性紫癜可以分为原发免疫性血小板减少症（primary immune thrombocytopenia，ITP）和血栓性血小板减少性紫癜（thrombotic thrombocytopenic purpura，TTP）等，这些患者在合并感染时，血小板减少症可以进一步加重而出现各种出血表现，需要与低凝型 SIC 进行鉴别。首先，将 ISTH 的 SIC 评分纳入 SOFA 评分作为重要评价内容之一，目的就是把与脓毒症相关的器官功能衰竭作为 SIC 的诊断要素，可以为鉴别诊断提供依据；其次，ITP 和遗传性 TTP 患者通常既往有相关病史，婴幼儿、妊娠女性等高发，获得性 TTP 则需根据诱发因素来进行鉴别；第三，骨髓穿刺细胞学检查、血管性血友病因子裂解蛋白酶 13（a disintegrin like and metalloproteinase with thrombospondin type Ⅰ motifs 13，ADAMTS-13）活性度及抑制物检测具有较高的鉴别意义。

3. **肝素诱导的血小板减少症**（heparin–induced thrombocytopenia，HIT） 脓毒症合并深静脉血栓形成（deep venous thrombosis，DVT）或脓毒症患者出现急性肾损伤（acute kidney injury，AKI）进行肾替代治疗等情况，常使用肝素作为抗凝药物。肝素也是 SIC 的常用治疗药物，因此当脓毒症患者出现以血小板减少为表现的凝血功能异常时，需要与肝素诱导的血小板减少症（heparin-induced thrombocytopenia，HIT）相鉴别。HIT 是在应用肝素类药物过程中出现的不良反应，普通肝素（unfractionated heparin，UFH）诱发 HIT 较多见，低分子量肝素（low molecular weight heparins，LMWH）诱发 HIT 较 UFH 少见。SIC 与 HIT 在血小板活化、中性粒细胞活化等机制方面相似，在血小板减少兼血栓形成的表现方面亦相似，但通过临床表现和基础检验项目不易鉴别。国际上推荐用 4Ts 评分系统（包括血小板减少程度、血小板减少发生时间、血栓或其他后遗症，以及是否有其他引起血小板减少的原因）进行评估，对于中等或高可能性 HIT 患者建议进行 HIT 特异性 IgG 抗体检测，有助于鉴别。更重要的是识别风险，对于难治性 HIT 患者可以采用静脉输注丙种球蛋白、血浆置换等方式治疗。

四、指标监测

由以上 SIC 的定义、诊断标准和鉴别诊断要点可知，常规的血小板计数、凝血功能测定（包含 PT、Fib、INR、D-Dimer、FDP）是 SIC 患者监测及动态评估必做的基础检查项目。如使用肝素进行抗凝治疗的患者尚需常规监测活化部分凝血活酶时间（activated partial thromboplastin time，APTT）。此外，目前研究尚提出了其他一些可供参考的监测指标。

（一）黏弹性试验

黏弹性试验常用于严重或危及生命的出血事件中严重凝血障碍的早期检测，其即时检验（point-of-care testing，POCT）也适用于检测包括脓毒症在内的各种疾病状态。血栓弹力图（thrombelastography，TEG）和旋转血栓弹力图（rotational thrombelastometry，ROTEM）是最常用的黏弹性试验，比 PT、APTT 等一般凝血指标可以更快地识别血凝块形成的异常，结果在几分钟内即可得出。TEG/ROTEM 有助于区分高凝型和低凝型的 SIC，检测到的低凝血状态可能有助于 DIC 的诊断。异常的 TEG 或 ROTEM，尤其是低凝血状态，是危重病患者死亡的预测指标。SIC 作为一个动态发展的过程，测试的时机会极大地影响 TEG 或 ROTEM 的结果，POCT 连续测量可以更准确地描述 SIC 的进展，连续测量可能更准确地描述 SIC 从早期的高凝状态到随后的低凝状态或 DIC 的进展过程。

（二）凝血酶 - 抗凝血酶复合物

凝血酶 - 抗凝血酶复合物（thrombin-antithrombin complex，TAT）是指导抗凝治疗的潜在生物标志物，可间接表明凝血酶产生水平，反映机体高凝状态及 DIC 的持续状况，在脓毒症患者、特别是脓毒性休克患者中有明显的增高，TAT 水平升高也与脓毒症患者死亡率增加相关，但是目前仍需大量临床前瞻性研究验证 TAT 早期识别 SIC 的价值。虽然单独的 TAT 指标检测也有助于早期识别 SIC，但通常认为多指标联合要比单纯的 TAT 一项指标对 SIC 和 DIC 的诊断意义更大。

（三）纤溶酶原激活物抑制剂 -1

纤溶酶原激活物抑制剂 -1（plasminogen activator inhibitor，PAI-1）是一种丝氨酸蛋白酶抑制剂，由血管内皮细胞、平滑肌细胞、血小板、成纤维细胞、脂肪组织和单核细胞 / 巨噬细胞等多种细胞产生，可以抑制纤溶酶介导的微血栓在微血管中的溶解，从而导致 DIC。PAI-1 是脓毒症中纤维蛋白溶解抑制的关键指标，其高水平与疾病严重程度、28 天死亡率、DIC 发生和多器官功能障碍综合征（multiple organ dysfunction syndrome，MODS）风险增加相关。与 TAT 类似，单独的 PAI-1 检测能够对脓毒症相关 DIC 产生预测价值，但与其他指标联合的诊断价值更高。

（四）蛋白 C

蛋白 C（protein C，PC）主要在肝中产生，凝血酶与血栓调节蛋白（thrombomodulin，TM）结合 APC，APC 可通过正反馈进一步促进 PC 活化，并通过蛋白水解使活化的凝血因子Ⅴ和凝血因子Ⅷ失活，从而阻断凝血系统的扩增，此过程由蛋白 S 加速。脓毒症时 PC 因生成减少和大量消耗而水平降低，APC 含量也相应下降。PC 的测定作为脓毒症相关 DIC 和死亡风险的预测性指标有一定的借鉴意义，但仍需高水平的研究证据。与 TAT 和 PAI-1 类似，PC 可与 TAT、PAI-1、D-Dimer、INR 和 PT 等其他指标联合以提升对 SIC 或脓毒症相关 DIC 的诊断价值。

（五）血栓调节蛋白

血栓调节蛋白（thrombomodulin，TM）是一种由内皮细胞产生的抗凝血蛋白，与凝血酶结合，将 PC 转化为其活化形式。TM 具有关键的抗炎、抗凝和抗纤溶作用，可抑制白细胞与内皮细胞的黏附，阻止补体激活，调节细胞因子生成。血浆 TM 水平升高与脓毒症和 DIC 患者死亡率增加相关。在脓毒症诱导的 DIC 中可观察到可溶性 TM 升高，同时内皮表面 TM 降低。TAT、PAI 和 TM 可联合应用于 DIC 的早期诊断。

（六）高迁移率族蛋白 -1

高迁移率族蛋白 -1（high mobility group box protein-1，HMGB1）是细胞核物质的一种，介导先天免疫反应的激活，通过 TLR4 信号转导分子机制介导细胞因子释放和组织损伤的信号通路，在感染性和无菌性全身性炎症和器官损伤发生发展中起重要作用。在脓毒症和 DIC 患者中观察到高 HMGB1 水平与预后不良和死亡率增加相关。

除此之外，NETs、血小板聚集功能检测等也对脓毒症、SIC 及脓毒症相关 DIC 有诊断意义及监测价值。但以上这些指标大多缺乏大规模临床研究证据，特别是对 SIC 诊断及治疗过程监测的意义尚无定论，且目前临床尚不能普及。研究表明国内约半数的医疗机构未开展对于脓毒症的特殊凝血标志物检测，因此还需要扩大规模的研究及对亚洲人种特别是我国人群的适用性及数值范围做出进一步说明。

五、治疗

（一）抗凝治疗

抗凝治疗是 SIC 的核心干预手段，旨在抑制过度激活的凝血系统，同时避免出血并发症，即在充分权衡凝血与出血风险的基础上进行治疗。启动抗凝治疗具体参照的标准首先是 SIC 评分及 DIC 评分，其次是基于客观检测指标的患者凝血状态动态评估（如血小板计数、D-Dimer、Fib、INR 等）。有研究比较了 ISTH 显性 DIC 评分系统和 JAAM-DIC 评分系统，分别认为 5 分和 4 分为开始抗凝治疗的临界点值。后有研究发现对 ISTH 显性 DIC 评分或 JAAM-DIC 评分为 3 分或以上的脓毒症患者早期给予抗凝剂，可以最大限度地降低脓毒症死亡率，同时保持可接受的出血并发症发生率。如依据较新的 ISTH-SIC 评分，当脓毒症患者达到 SIC 诊断标准、即 SIC 评分为 4 分时即应启动抗凝治疗。此外，建议对已出现血栓并发症的患者进行抗凝治疗，对于无禁忌证的严重脓毒症患者或高静脉血栓及肺动脉栓塞风险的脓毒症患者，也需要进行深静脉血栓的预防。

1. **普通肝素（UFH）与低分子量肝素（LMWH）** UFH 通过增强 AT- Ⅲ活性抑制凝血酶生成。部分研究表明，脓毒症患者使用小剂量 UFH 可降低死亡率、降低 SIC 或脓毒症相关 DIC 发生率，改善患者预后且不增加出血风险。UFH 还可以改善脓毒症患者血管内皮细胞功能，减轻凝血和炎症的相互作用。对于 LMWH，研究表明其早期应用可降低脓毒症患者 28 天病死率，显著改善全身炎症反应状态和血液高凝状态，降低 IL-6、TNF-α 和 D-Dimer 水平，降低急性生理及慢性健康评分Ⅱ（acute physiology and chronic health evaluation，APACHE Ⅱ）评分、MODS 发生率，但同时有可能增加患者的出血风险。

研究表明，可能因为UFH存在出血风险高、需监测APTT等局限性，LMWH因生物利用度高、出血风险低等特点成为目前临床抗凝治疗应用最广泛的药物，其使用率接近80%，并根据手术、发生DIC、出血、口服抗凝药物等临床情况进行调整。

基于以上内容可以得知，临床医师及研究者对于UFH与LMWH的出血风险认识尚存争议，尚需更大规模的研究报道或者应用出血风险评分进行明确。当然，对于严重血小板减少（$<50\times10^9/L$）或发生HIT的患者，需慎用或禁用肝素类抗凝药物，对于活动性出血患者，则更应避免使用。

2. **非肝素类抗凝药物** 抗凝血酶Ⅲ（antithrombin，ATⅢ）可能对改善脓毒症相关DIC有益。有随机对照试验表明，ATⅢ可使脓毒症相关DIC的持续时间显著缩短、DIC恢复率更高。但根据现有证据，ATⅢ对于改善脓毒症患者预后无明确作用，其使用对改善死亡率无影响。在ATⅢ是否增加脓毒症患者出血风险方面，目前研究尚存争议，多数报道认为ATⅢ不增加脓毒症或脓毒症相关DIC患者的出血风险，但部分研究则持相反观点。

重组人血栓调节蛋白（recombinant human thrombomodulin，rhTM）通过结合APC，发挥抗凝、抗炎及内皮保护作用。目前临床研究结果提示，rhTM有改善脓毒症相关DIC患者SOFA评分和肺损伤评分的作用，日本学者进行的荟萃分析显示，对于SAC患者，rhTM可以降低28天死亡率，但对于不合并SAC的脓毒症患者则无死亡风险获益，且不增加出血风险。但欧美研究结果则对rhTM降低SAC患者死亡率提出了否定的结果。

APC或Drota-α［Drotrecogin alfa（Acipated）］在早期研究中被认为可以调节脓毒症患者的凝血功能与炎症反应、降低死亡率，并且在指南中被推荐使用。但之后的PROWESS-SHOCK试验显示APC与安慰剂相比，在患有败血性休克的患者中，在28天或90天时并未能显著降低其死亡率，且可能增加出血风险。近年的荟萃分析也均未显示APC对脓毒症患者有益，且会增加出血风险，因此目前APC已基本从市场上撤出。

其他新型抗凝策略还包括针对TF的单克隆抗体、凝血酶抑制剂（如阿加曲班）及补体抑制剂（如C3转化酶抑制剂Compstatin）等，但尚处于研究起步阶段，还缺乏充分的临床研究证据。

总的来说，UFH/LMWH仍是目前临床获益证据较充分、出血风险较可控、应用最广泛的SIC抗凝治疗药物，但抗凝治疗需个体化，具体药物选择及剂量目前还缺乏统一的适用标准，对抗凝治疗获益的争议也正提示着对于SIC的复杂机制而言，单纯抗凝可能不足以逆转脓毒症的多通路损伤。

（二）抗感染治疗

SIC 仍以病因治疗为基础，感染是脓毒症也是 SIC 的始动因素，及时清除病原体及毒素可阻断凝血系统过度激活，因此，抗感染治疗必不可少。抗感染治疗启动时机及方案基本可以 2021 版拯救脓毒症（SSC）指南为指导。抗感染治疗的启动、疗效检测及停止治疗的决策可能需要借助于检测血常规、降钙素原等指标。

首先是控制感染源，迅速识别或排除感染灶，并在条件许可的情况下尽快采取控制措施（在 6 ~ 12 h 时间窗内），包括脓肿引流、清除坏死的感染组织、移除可能感染的装置或对持续性微生物感染源进行控制等。对于低凝型 SIC 患者特别要注意穿刺等有创操作的出血风险评估。其次是合理应用抗生素。一旦诊断为脓毒症，应尽早完善病原学检测。对于可能发生脓毒性休克或高度疑诊脓毒症的成人患者，应尽快（1 h 内）使用抗菌药物，早期可选用较广谱抗生素。对于高度怀疑由多重耐药菌所致感染，更加建议使用 2 种可覆盖革兰氏阴性菌的抗菌药物。对于高度怀疑耐甲氧西林金黄色葡萄球菌（methicillin resistant *staphylococcus aureus*，MRSA）感染者，建议使用覆盖 MRSA 的经验性抗菌药物，后依据微生物学检查结果，尽快调整方案、降阶梯治疗，减少耐药风险。对于存在真菌感染高危因素的患者，建议进行经验性抗真菌治疗。

需要注意的是，有些抗生素的使用可能会对凝血功能或血小板数量产生影响，对于低凝型 SIC 患者，在使用这些抗生素时需要注意监测及进行抗生素选择。常用药物包括头孢哌酮舒巴坦、哌拉西林他唑巴坦、替加环素和利奈唑胺等。

（三）抗炎及免疫调节治疗

鉴于炎症反应在脓毒症乃至 SIC 发生发展中的重要作用，抗炎也是 SIC 治疗的一个方面。

临床最常用糖皮质激素。SSC 指南推荐对充分补液和去甲肾上腺素泵入剂量超过 0.25 μg/（kg·min）的成年脓毒性休克患者静脉使用糖皮质激素，主要是指氢化可的松。2024 年美国重症医学会（ACCM）发布的指南也对成年脓毒性休克患者使用糖皮质激素给出了类似的推荐意见，但不推荐未成年患者使用糖皮质激素。有研究报道糖皮质激素的使用不增加胃肠道出血事件的风险，但尚未见糖皮质激素对于 SIC 患者预后、获益的明确报道，尚需进一步研究明确。其他可以选择的具有抗炎、免疫调节作用的药物还包括维生素 C、免疫球蛋白等，但这些药物在改善脓毒症或脓毒性休克患者死亡率方面的获益证据仍不充分，因此在 2021 版 SSC 指南中均未被推荐用于脓毒症或脓毒性休克患者的治疗。

（四）替代治疗

低凝型 SIC 患者常因凝血因子消耗、血小板减少及纤溶紊乱出现出血倾向，替代治疗可以补充缺失成分、纠正凝血物质缺乏或抑制纤维蛋白降解，但也有可能增加血栓风险，临床应用需充分权衡。

1. **补充凝血物质** 高出血风险或已经发生出血的 SIC 患者可以凝血相关实验室指标为目标进行替代治疗，但目前尚缺乏特别针对 SIC 人群的大规模临床研究证据。

血小板输注适用于 PLT $< 20 \times 10^9$/L、活动性出血且血小板 $< 50 \times 10^9$/L 或正在进行体外膜肺氧合（extracorporeal membrane oxygenation，ECMO）治疗且血小板计数 $< 80 \times 10^9$/L 等情况。脓毒症患者如需感染灶穿刺引流，或脓毒性休克或并发 MODS 等情况，需要留置中心静脉导管进行给药或肾脏替代治疗等情况，则更应合理纠正血小板水平，预防出血的发生。

补充凝血因子适用于 PT 或 APTT 延长 $>$ 1.5 倍或 TEG-R $>$ 15 min 等情况，可以输入新鲜冰冻血浆（fresh frozen plasma，FFP）或凝血因子凝血酶原复合物。纤维蛋白原输入适用于 Fib $<$ 1.0 g/L，或 TEG 功能纤维蛋白原检测指标 FFMA $<$ 10 mm 等情况。

2. **抗纤溶治疗** 氨甲环酸等抗纤溶药物不作为 SIC 治疗的常规使用推荐。如 SIC 患者合并大出血或原发性纤溶亢进，需根据病情谨慎使用抗纤溶药物，目前仅对 DIC 后期伴明显出血的患者选择性应用氨甲环酸。

3. **肾脏替代治疗（RRT）和血浆置换** 肾脏替代治疗（renal replacement therapy，RRT）已被广泛应用于脓毒症患者，不限于脓毒症引起的肾功能不全。连续性肾脏替代治疗（continuous RRT，CRRT）可以改善 PT、APTT、Fib 等凝血指标，减轻血管内皮损伤。多黏菌素 B 血液灌流被认为是脓毒症的有效治疗方法，这种治疗方式的原理是改善脓毒症患者的内毒素血症。目前研究表明多黏菌素 B 血液灌流可改善脓毒性休克患者的血流动力学、增加平均动脉压、降低升压药剂量和改善器官功能障碍等，但不能降低脓毒性休克和高内毒素血症患者的死亡率。

此外，血浆置换能清除炎性介质及毒性物质，又能补充凝血因子以改善凝血情况，被推荐用于脓毒症相关 DIC。最新的荟萃分析表明，对脓毒症相关的器官功能障碍重症患者使用血浆置换可能带来生存获益，其机制可能与保护血管内皮功能、改善血管渗透性等有关，但目前尚缺乏更明确的机制研究和单独针对 SIC 患者进行血浆置换治疗的临床研究证据。

（五）中医药治疗

脓毒症以起病较急、发热较甚、传变迅速等特点，在中医理论中属于温病范畴，中医药以其整体观念和多靶点干预的特点在治疗脓毒症方面积累了很多经验。卫气营血辨证是传统温病理论体系的重要辨证纲领之一，SIC 有血栓形成和（或）出血的表现，与温病的血分证有类似之处。从证素上讲，SIC 可能涉及热、毒、瘀、血等要点。因此，其中医治则以典型血分证的凉血活血法为主，同时包含了清热、解毒、化瘀等重要治法。

1. **内服中药**　常用方剂包括经典的犀角地黄汤、大承气汤或桃核承气汤、血府逐瘀汤等及其加减方。凉血活血法的经典方剂犀角地黄汤能够改善脓毒症患者的凝血功能、减轻炎症反应、抑制 TLR4 等炎症通路的效应。采用化瘀通腑法的承气汤类中药方剂如大承气汤、桃核承气汤等，具有改善脓毒症凝血功能、保护血管内皮等效应。血府逐瘀汤加减在临床研究中被报道具有改善 SIC 患者凝血功能，降低 SIC 评分、APACHE Ⅱ评分及 SOFA 评分等效应，其作用机制可能基于血管内皮功能保护作用。常用的药物包括生地黄、丹皮、赤芍、大黄、红花、川芎、桃仁、水牛角、丹参、黄芪等。

需要注意的是，如 SIC 患者已发生活动性胃肠道出血，则使用内服的中药汤剂时需谨慎。此外，目前的研究多提示以上内服中药具有改善脓毒症患者凝血功能的作用，关于这些中药能否改善 SIC 预后及其机制为何的大规模循证医学证据或实验研究尚罕见，需要进一步研究说明。

2. **中药注射液**　血必净注射液是脓毒症患者应用最广泛、临床证据最充分的中药注射剂，其处方来源基于血府逐瘀汤，红花、丹参、赤芍、川芎等中药提取，主要有效成分为川芎嗪、红花黄色素 A、丹参素等。临床研究证明，血必净注射液能够减轻脓毒症患者的病情严重程度，有利于恢复器官功能，纠正凝血功能异常，改善 SIC 及脓毒症相关 DIC，并降低死亡率。从机制上看，其可保护血管内皮、抑制 TLR4/NF-κB 通路、下调 IL-6 和 TNF-α 等炎性因子水平及 D- 二聚体水平。

参附注射液来源于传统方剂参附汤，具有益气回阳固脱之效，含有人参皂苷和乌头类生物碱等成分，适用于脓毒性休克患者，被中国脓毒症 / 脓毒性休克指南推荐。参附注射液具有改善脓毒症患者免疫力，降低 HMGB1、vWF 等细胞因子表达、改善凝血功能和内皮功能的作用。

3. **中医非药物疗法**　针灸等中医非药物疗法也经常用于脓毒症的治疗，在改善免疫功能、脓毒症相关胃肠功能障碍及脑损伤方面发挥着作用。针刺可能通过调节炎症反应、调节凝血级联过程和纤溶系统改善 SIC。常用穴位包括足三里、内关、血海等，电针的治疗效果可能更加明显。

除针灸外，中药灌肠在脓毒症患者中应用颇多，尤其对于改善脓毒症相关胃肠功能障碍的作用良好，也具有部分改善凝血功能的效应。

综上，中医药治疗手段较多，可以用于脓毒症及 SIC 治疗的各个环节。但中药成分复杂，存在药物相互作用风险（如华法林与丹参）。中医非药物疗法的现有证据多基于小样本研究，需进一步验证并进行机制说明。除血必净注射液外，中医药干预 SIC 或脓毒症相关 DIC 的研究多缺乏高质量循证医学证据。未来需进一步开展标准化、多中心的临床研究，提高证据水平。

六、总结

SIC 作为感染与宿主反应失衡的“微观战场”，其本质是凝血 - 炎症 - 内皮损伤的恶性循环，既驱动器官微血栓形成，也折射出机体稳态调控网络的崩溃。从 DIC 的 ISTH 诊断标准到基于分子标志物（如血栓调节蛋白、NETs）的病理分型，学界逐渐意识到传统“抗凝 - 替代治疗”二元策略的局限性——肝素可能抑制保护性微血栓，却可加剧纤溶亢进，而血小板输注在 NETs 风暴中可能化身“双刃剑”。当前临床仍面临深层矛盾：如何在全身抗凝与局部止血需求间划定治疗边界？如何平衡抗凝治疗对免疫调节的潜在干扰？未来突破或需聚焦三大方向：基于单细胞测序绘制内皮 - 血小板 - 白细胞互作图谱以精准定位干预靶点；开发兼具抗凝与抗炎效应的多效分子（如活化蛋白 C 类似物）；构建人工智能模型整合凝血动态参数与器官灌注数据，实现从“凝血指标纠正”到“微循环功能重建”的升维治疗。唯有将凝血病从“并发症”重新定义为“病理枢纽”，方能打破脓毒症治疗的僵局。

（马林沁　吴彩军）

参考文献

[1] 宋景春，丁仁彧，吕奔，等. 脓毒症性凝血病诊疗中国专家共识（2024 版）. 解放军医学杂志，2024，49（11）：1221-1236.

[2] Iba T，Levy JH，Warkentin TE，et al. Scientific and standardization committee on DIC，and the scientific and standardization committee on perioperative and critical care of the international society on thrombosis and haemostasis. diagnosis and management of sepsis-induced coagulopathy and disseminated intravascular coagulation. J Thromb Haemost，2019，17（11）：1989-1994.

[3] Iba T，Nisio MD，Levy JH，et al. New criteria for sepsis-induced coagulopathy（SIC）following the revised sepsis definition：a retrospective analysis of a nationwide survey. BMJ Open，2017，7（9）：e017046.

[4] Lyons PG，Micek ST，Hampton N，et al. Sepsis-associated coagulopathy severity predicts hospital mortality. Crit Care Med，2018，46（5）：736-742.

[5] Iba T，Levy JH. Inflammation and thrombosis：roles of neutrophils，platelets and endothelial cells and their interactions in thrombus formation during sepsis. J Thromb Haemost，2018，16（2）：231-241.

[6] Gaertner F，Ahmad Z，Rosenberger G，et al. Migrating platelets are mechano-scavengers that collect and bundle bacteria. Cell，2017，171（6）：1368-1382e23.

[7] Evans L，Rhodes A，Alhazzani W，et al. Surviving Sepsis Campaign：international guidelines for management of sepsis and septic shock 2021. Intensive Care Med，2021，47（11）：1181-1247.

[8] Cuker A，Gimotty PA，Crowther MA，et al. Predictive value of the 4Ts scoring system for heparin-induced thrombocytopenia：a systematic review and meta-analysis. Blood，2012，120（20）：4160-4167.

[9] Müller MC，Meijers JC，Vroom MB，et al. Utility of thromboelastography and/or thromboelastometry in adults with sepsis：a systematic review. Crit Care，2014，18（1）：R30.

[10] Tsantes AG，Parastatidou S，Tsantes EA，et al. Sepsis-induced coagulopathy：an update on pathophysiology，biomarkers，and current guidelines. Life（Basel），2023，13（2）：350.

[11] Koyama K，Madoiwa S，Nunomiya S，et al. Combination of thrombin-antithrombin complex，plasminogen activator inhibitor-1，and protein C activity for early identification of severe coagulopathy in initial phase of sepsis：a prospective observational study. Crit Care，2014，8（1）：R13.

[12] Catenacci V，Sheikh F，Patel K，et al. The prognostic utility of protein C as a biomarker for adult sepsis：a systematic review and meta-analysis. Crit Care，2022，26（1）：21.

[13] Zarychanski R，Abou-Setta AM，Kanji S，et al. Canadian critical care trials group. The efficacy and safety of heparin in patients with sepsis：a systematic review and metaanalysis. Crit Care Med，2015，43（3）：511-518.

[14] 邓秋明，陈爱和，尚东，等. 肝素影响脓毒性休克血管内皮细胞功能及预后. 中华急诊医学杂志，2017，26（4）：377-380.

[15] Fan Y，Jiang M，Gong D，et al. Efficacy and safety of low-molecular-weight heparin in patients with sepsis：a meta-analysis of randomized controlled trials. Sci Rep，2016（6）：25984.

[16] Endo S，Shimazaki R，Antithrombin Gamma Study Group. An open-label，randomized，phase 3 study of the efficacy and safety of antithrombin gamma in patients with sepsis-induced disseminated intravascular coagulation syndrome. J Intensive Care，2018（6）：75.

[17] Valeriani E，Squizzato A，Gallo A，et al. Efficacy and safety of recombinant human soluble thrombomodulin in patients with sepsis-associated coagulopathy：a systematic review and meta-analysis. J Thromb Haemost，2020，18（7）：1618-1625.

[18] Vincent JL，Francois B，Zabolotskikh I，et al. Effect of a recombinant human soluble thrombomodulin

on mortality in patients with sepsis-associated coagulopathy: the SCARLET randomized clinical trial. JAMA, 2019, 321 (20): 1993-2002.

[19] Murao S, Yamakawa K. A systematic summary of systematic reviews on anticoagulant therapy in sepsis. J Clin Med, 2019, 8 (11): 1869.

[20] Annane D, Renault A, Brun-Buisson C, et al. Hydrocortisone plus fludrocortisone for adults with septic shock. N Engl J Med, 2018, 378 (9): 809-818.

[21] Dellinger RP, Bagshaw SM, Antonelli M, et al. Effect of targeted polymyxin B hemoperfusion on 28-day mortality in patients with septic shock and elevated endotoxin level: the EUPHRATES randomized clinical trial. JAMA, 2018, 320 (14): 1455-1463.

[22] Kuklin V, Sovershaev M, Bjerner J, et al. Influence of therapeutic plasma exchange treatment on short-term mortality of critically ill adult patients with sepsis-induced organ dysfunction: a systematic review and meta-analysis. Crit Care, 2024, 28 (1): 12.

[23] Song Y, Lin W, Zhu W. Traditional Chinese medicine for treatment of sepsis and related multi-organ injury. Front Pharmacol, 2023 (14): 1003658.

[24] Pan LY, Chen YF, Li HC, et al. Dachengqi decoction attenuates intestinal vascular endothelial injury in severe acute pancreatitis in vitro and in vivo. Cell Physiol Biochem, 2017, 44 (6): 2395-2406.

[25] Liu S, Yao C, Xie J, et al. Effect of an herbal-based injection on 28-day mortality in patients with sepsis: the EXIT-SEP randomized clinical trial. JAMA Intern Med, 2023, 183 (7): 647-655.

[26] Xu C, Xia Y, Jia Z, et al. The curative effect of shenfu-injection in the treatment of burn sepsis and its effect on the patient's immune function, HMGB, and vWF. Am J Transl Res, 2022, 14 (4): 2428-2435.

第二十三章

脓毒症相关血小板减少和贫血

第一节　脓毒症相关血小板减少

脓毒症相关血小板减少（sepsis induced thrombocytopenia，SIT）定义为在脓毒症病程的任何阶段发生的全血样本血小板（platelet，PLT）计数< 100×10^9/L，并排除其他原因导致的血小板减少。

一、流行病学

据报道，有 13.0%～44.1% 的重症患者可能发生血小板减少症，且血小板减少的程度是重症患者预后的重要预测指标之一。重症患者发生血小板减少症的原因众多，其中以 SIT 最为常见，约占 50%。SIT 的发生不仅会延长患者在重症监护室（ICU）的治疗时间、机械通气时间及血管活性药物使用时间，而且可能导致出血相关性不良事件增多及全因病死率增加。

二、临床特征

SIT 是脓毒症患者中常见的现象，其临床特征主要包括以下几个方面。

（一）血小板减少的普遍性

在 ICU 患者中，血小板减少症（血小板计数小于 150 000/μl）非常常见，超过 55% 的脓毒症患者会出现血小板减少症，而在脓毒性休克中，这一比例更高。

（二）预后价值

血小板减少症的出现和持续时间与脓毒症的预后密切相关。如果血小板减少发生在疾病早期（24 h 内）或持续存在，则可以用于预测较差的预后。

（三）免疫机制

血小板是止血的关键物质，在炎症过程中也扮演着重要角色。脓毒症中免疫介导的血小板激活是一个传导性反应，血小板与免疫系统和补体系统相互作用，释放的介质可促进中性粒细胞活化和白细胞招募。

（四）血管完整性和器官损伤

血小板通过优化微血管的屏障功能并减少水和血浆蛋白的外渗，保护血管的完整性。在脓毒症诱导的血小板减少症中，内皮支持功能的丧失会导致器官水肿和组织出血。

（五）鉴别诊断

脓毒症引起的血小板减少症是一种多因素现象，需要与其他可能导致血小板减少的原因相鉴别，如弥散性血管内凝血（disseminated inravascular coagulation，DIC）、药物诱导的血小板减少症和免疫性血小板减少症等。

（六）危险因素

一项包含 24 个临床研究、6894 例患者的荟萃分析针对 ICU 患者发生血小板减少的风险因素进行了多元 logistic 回归，结果显示患者的基础状态、疾病因素、多种医源性因素（检查、治疗、药物）及疾病严重程度等与 SIT 的发生有关（表 23-1）。其中，患者的疾病严重程度、器官功能障碍、脓毒症以及肾功能损害是血小板减少发生的独立危险因素。

表23-1　SIT 相关的风险因素

类型	风险因素
基础状态	高龄、血清肌酐升高、血清胆红素升高、术前 PLT 低、入院时高 C 反应蛋白水平
疾病因素	脓毒症、DIC、非颅脑损伤
检查因素	胃肠道诊断、动脉或中心静脉导管置入、肺动脉导管置入
治疗因素	新鲜冰冻血浆输注、透析治疗、主动脉内球囊反搏术
药物因素	高剂量血管活性药、非甾体抗炎药、化疗药
疾病严重程度	较高的 SOFA 评分、休克、较高的创伤评分

注：SIT 为脓毒症相关的血小板减少症；PLT 为血小板计数；DIC 为弥散性血管内凝血；SOFA 为序贯器官衰竭评估。

三、病理生理机制

现阶段经研究发现，参与 SIT 的 4 种机制包括：血小板生成减少、血小板消耗增加、血小板丢失增多，以及血小板在脾的集聚等（表 23-2）。

表23-2　SIT 发生的主要机制

机制类型	病理生理过程
血小板生成减少	血小板由骨髓中的巨核细胞产生，受肝所产生的 TPO 调节。脓毒症导致单核细胞和巨噬细胞对巨核细胞和其他造血细胞的主动吞噬作用，导致血小板生成减少
血小板消耗增加	脓毒症的病原微生物及其产物通过介导释放多种炎症因子损伤血管内皮、激活血小板。血小板附着在血管内皮细胞上，进而激活凝血系统，刺激纤溶酶原激活物抑制物释放，抑制纤溶系统，造成 DIC，进而导致血小板的大量消耗 。细菌及代谢产物通过免疫途径激活补体、破坏血小板，在部分患者体内可出现抗血小板自身抗体，导致血小板与抗体结合，进而免疫识别，使得消耗增加
血小板丢失增多	脓毒症患者发生各种原因的活动性出血，包括手术、消化道应激性溃疡出血，以及女性患者月经期的出血，均可导致血小板减少。体外循环、体外膜肺氧合、血液净化治疗（全血灌流、血液滤过等）过程中损失血液成分，是造成血小板减少的重要因素
血小板在脾的集聚	脾内储存的血小板占血液中的 1/3，输注血小板后，也会有约 30% 的血小板储存于脾中。脓毒症患者的血小板可因通过脾索的速度减慢致使血小板接触脾巨噬细胞的时间延长，加上淤血等因素造成血小板形态改变，脾还可分泌抑制血小板从骨髓释放的因子，综合作用造成脾对血小板的集聚、滞留和隔离，使得外周血中血小板减少

注：SIT 为脓毒症相关的血小板减少症；TPO 为血小板生成素；DIC 为弥散性血管内凝血。

DIC 是 SIT 的重症阶段，对脓毒症病理过程亦有重要影响。近年来一些分子机制探索加深了对 SIT 的认识，其中凝血酶过度激活、组蛋白释放以及血管性血友病因子（von Willebrand factor，vWF）裂解蛋白酶（ADAMTS13）耗尽等均参与了 SIT 的发生。凝血酶过度激活增加了血小板活化，造成血小板过度消耗。另外，噬血细胞活化在 SIT 患者中也很常见。细胞外组蛋白在细胞损伤过程中释放，可诱导血小板聚集。动物模型证实输注组蛋白可导致 PLT 水平迅速下降并伴有组织损伤。在严重脓毒症患者体内也进一步证明血浆组蛋白水平与血小板减少症相关。

四、临床表现

参考国内血液学及肿瘤领域对血小板减少程度的分级，特别是 PLT 水平与临床出血风险的关系，将 SIT 分为 4 级（表 23-3）。

表 23-3　血小板减少程度与严重程度分级

减少程度	PLT 数量	出血倾向	备注
轻度减少	（50～100）$\times 10^9$/L	一般无出血倾向	可以不予治疗 可酌情进行小手术
中度减少	（30～50）$\times 10^9$/L	有出血倾向	不推荐进行手术
重度减少	（10～30）$\times 10^9$/L	出血倾向增加	对于 ITP 患者应慎输血小板
极重度减少	＜ 10×10^9/L	大部分患者有皮肤及黏膜出血症状	可发生颅内出血等危及生命的并发症

注：PLT 为血小板计数；ITP 为特发性血小板减少性紫癜。

五、诊断方法

SIT 的实验室检测指标包括：为正确识别 SIT，帮助临床判断其严重程度，并进行临床决策，建议对 PLT 及变化趋势、血小板功能、血栓弹力图（thromboelastography，TEG）、抗血小板抗体、骨髓巨核细胞、毛细血管脆性试验、与血小板减少相关的凝血功能等指标进行监测。

临床对于脓毒症患者在其病程的任何时间出现 PLT 及变化趋势符合 SIT 标准者，均可考虑本诊断。此外，还需要评估患者的既往情况、目前状态和未来走向及预后，包括以下几个方面。

1. 评估患者的既往情况

（1）患者因为何种疾病转入 ICU？

（2）入院 / 入 ICU 前是否已经具有明确的血小板减少症的诊断证据？

（3）入院 / 入 ICU 前有无使用导致血小板减少的药物？

（4）入院 / 入 ICU 前是否存在直接导致血小板减少的疾病？如原发性血小板减少性紫癜、噬血细胞综合征、急性白血病等。

（5）入院 / 入 ICU 前有无严重创伤或手术等消耗血小板的过程，或者输注红细胞等血液制品以及大量输液导致血小板稀释的可能？

2. 评估患者的目前状态

（1）患者体内 PLT 水平及其变化趋势、功能等相关监测指标。

（2）患者的危重程度及脏器功能状况评估。

（3）患者的出血及 DIC 风险评估。

（4）患者接受治疗的情况。

3. 评估患者的疾病发展及预后

（1）血小板变化趋势。

（2）深静脉血栓（deep vein thrombosis，DVT）风险。

（3）死亡风险。

六、鉴别诊断

SIT 需与引起血小板减少的相关疾病进行鉴别。

临床上的血小板减少症可由多种机制和病因引发，识别其病因对于临床治疗至关重要。ICU 血小板减少症的机制分类和临床诊断思路见表 23-4。而鉴别诊断要求必须明确每种疾病的特征性要点以进行正确的临床决策（表 23-5）。

表23-4　ICU血小板减少症的机制分类和临床诊断思路

发生机制	病史 / 临床诊断思路
假性血小板减少	
EDTA 抗凝血中血小板聚集； 接受 GP Ⅱ b Ⅲ a 拮抗剂治疗	非预计或无法解释的血小板减少且无出血症状； 既往使用过 GP Ⅱ b Ⅲ a 受体拮抗剂
血液稀释	
输注液体和（或）血浆	大量输液 / 输血
血小板耗竭	
失血	出血或凝血因子丢失
严重创伤	病史、体格检查及放射学检查
DIC	各种原因的休克、严重感染、产科并发症或其他的潜在因素表现为凝血时间延长，纤维蛋白分解产物增多
脓毒症	脓毒症相关标准及病原学指标
体外血管通路	治疗需要使用体外血管通路
血小板滞留（扣押）	
肝、脾大	病史，特有的伴随疾病（如肝硬化或骨髓纤维瘤），以及超声或放射学诊断
血小板生成减少	
中毒	滥用或服用药物史，可进行毒物鉴定
病毒感染（EBV、CMV、COVID-19）	病毒感染的相关依据

续表

发生机制	病史 / 临床诊断思路
骨髓浸润（白血病、肿瘤）	骨髓检查、血涂片发现相应疾病改变
辐射	相应病史
化疗	相应病史
血小板破坏	
ITP	血清或血小板表面有 IgG 抗体，脾无明显肿大，骨髓中巨核细胞正常或增加；糖皮质激素治疗有效
药物依赖性血小板减少性紫癜	药物史（发病前 7～14 天使用过新的药物）、PLT ＜ 20×10^9/L、停用可疑或检测到的药物后 PLT 增加、确认存在药物依赖性证据
肝素诱导性血小板减少	使用肝素治疗后 5～14 天 PLT 减少 50%［最低可达（20～80）$\times10^9$/L］，PF4 抗体 / 肝素抗体阳性
血栓性微血管病（TTP、HUS、HELLP 综合征）	溶血且直接抗球蛋白试验阴性、血涂片可见碎裂红细胞、通常 PLT 低至（10～30）$\times10^9$/L、血栓事件伴随神经（TTP）或肾（HUS）症状、妊娠（HELLP 综合征）、乳酸脱氢酶升高
输血后紫癜	输血史、PLT 低至＜ 10×10^9/L、出血症状、高滴度 HPA-1a 抗体
被动同种免疫性血小板减少	输入（尤其是经产献血者的）含血制品后（被动传递同种血小板抗体）血小板突然、迅速下降

注：EDTA 为乙二胺四乙酸；DIC 为弥散性血管内凝血；EBV 为 Epstein-Barr 病毒；CMV 为巨细胞病毒；COVID-19 为新型冠状病毒；ITP 为特发性血小板减少性紫癜；PLT 为血小板计数；PF4 为血小板因子Ⅳ；TTP 为血栓性血小板减少性紫癜；HUS 为溶血性尿毒症综合征；HELLP 为溶血（H）、肝酶升高（EL）、血小板减少（LP）。

表23-5　最需要与SIT鉴别的常见重症疾病

疾病名称	引起血小板减少的机制	诊断与鉴别要点
TTP	主要以终末小动脉与毛细血管形成透明血栓为发病机制，血小板消耗性减少	好发年龄为 10～40 岁，临床上表现为三联征（微血管病溶血性贫血、血小板减少、神经精神异常）或五联征（三联征 + 发热、肾损害）
自身免疫性疾病 系统性红斑狼疮	主要因血清中存在抗血小板抗体以及抗磷脂抗体和骨髓巨核细胞成熟障碍有关	好发于青年女性，临床主要表现为面部蝶形红斑，可伴发热、关节痛、肾及心血管系统损害，也可表现为间质性肺炎。血清学检查、皮肤及肾活检有助于诊断

续表

疾病名称	引起血小板减少的机制	诊断与鉴别要点
抗磷脂综合征	反复动脉或者静脉血栓形成，引起血小板消耗性减少	女性发病多见，主要临床表现为反复动脉或静脉血栓形成、习惯性流产及血小板减少；抗心磷脂或狼疮抗凝物试验持续阳性。依据临床表现及实验室检查可诊断
自身免疫性甲状腺功能亢进	甲状腺功能代谢旺盛，能量消耗过多，铁、维生素、叶酸产生不足，使血小板生成减少；亦可因过多的甲状腺素损伤干细胞，影响血小板生成	好发年龄为 20～40 岁，常伴弥漫性、对称性甲状腺肿大 有心慌、多汗、眼球突出，舌、手震颤等表现，依据临床表现、甲状腺功能检测及 TSAb 检测可明确诊断
HIT	抗体 - 肝素 -PF4 形成的免疫复合物激活血小板，产生促凝物质，血小板消耗性减少	有应用肝素的药物史，停用肝素后数日血小板及凝血变化可得到纠正；肝素依赖性抗血小板抗体检测阳性。结合病史及实验室检查可诊断
HELLP 综合征	血管内皮细胞受损，激活血小板，使血小板消耗性减少；PGI2 合成减少与血小板激活释放 TXA2，使血管进一步痉挛和血小板聚集消耗	为妊娠期高血压疾病的严重并发症，临床上以溶血、肝酶升高和血小板减少为特点；早期应用糖皮质激素及配合应用血制品为主要治疗手段。可依据病史及临床表现诊断
嗜血综合征	感染、肿瘤、免疫介导性疾病等引起嗜血细胞增多，加速血细胞破坏，使血小板破坏性减少	该病的特征为：发热、肝脾肿大伴全血细胞减少、骨髓及脾或者淋巴结可见嗜血细胞但无恶性表现，NK 细胞活性降低或缺乏、高铁蛋白血症、可溶性白介素受体水平升高
成人原发免疫性血小板减少症	患者对自身抗原的免疫失耐受，导致免疫介导的血小板破坏增多和免疫介导的巨核细胞产生血小板不足	60 岁以上人群为高发群体，临床表现为皮肤黏膜出血，严重者有内脏出血甚至颅内出血。诊断为排除性诊断，血小板抗体及 TPO 检测有助于鉴别诊断

临床多种常用药物可引起血小板减少。在脓毒症患者的治疗中，常因伴有多种基础疾病需要长期药物治疗，同时也会使用多种药物治疗脓毒症，因此药物之间的相互作用较其他疾病明显增多。加之脓毒症时脏器功能受损，特别是急性肝、肾功能损伤，因此应高度重视在脓毒症治疗过程中药物所产生的相互作用及毒副作用。表 23-6 列举了 ICU 常用的可能造成血小板减少的药物，包括引起血小板减少的机制和代表药物，以供临床参考（表 23-6）。

表23-6 引起血小板减少的常见药物

药物类型	作用机制	代表药物
抗肿瘤药及免疫抑制剂	骨髓抑制	吉西他滨、柔红霉素、多柔比星、博来霉素、甲氨蝶呤、环磷酰胺、氮芥、环孢素等
抗菌药	免疫抑制和骨髓抑制	万古霉素、利奈唑胺、氟康唑、卡泊芬净、两性霉素B脂质体、利福平、庆大霉素、链霉素、氯霉素、青霉素、头孢菌素类、氟喹诺酮类及磺胺类等
解热镇痛药	抑制血小板聚集	阿司匹林、对乙酰氨基酚、水杨酸钠、布洛芬、保泰松等
抗癫痫药	骨髓抑制	苯妥英钠、卡马西平、三甲双酮等，丙戊酸钠
血小板抑制剂	免疫机制	阿昔单抗、替罗非班、依替巴肽、噻氯匹定、西洛他唑、氯吡格雷、阿司匹林、曲克芦丁等
中药制剂	机制不详	鱼腥草注射液、穿琥宁注射剂、苍耳子、复方丹参片、六神丸、牛黄解毒片等
雌激素	机制不详	己烯雌酚
疫苗	机制不详	百日咳疫苗、狂犬病疫苗、流感疫苗、乙肝疫苗、乙型脑炎疫苗、破伤风类毒素、脊髓灰质炎糖丸等
其他药物	机制不详	氯磺丙脲、格列本脲、呋塞米、氯噻嗪、地高辛、洋地黄毒苷、地西泮、雷尼替丁、维拉帕米、甲硝唑、氯丙嗪、乙胺嘧啶、辛伐他汀、阿托伐他汀、卡托普利、奎尼丁等

七、治疗

SIT 的发生有多种病理生理机制参与，治疗策略应在病因治疗的基础上，针对其发生的病理生理机制而定。基本策略包括：首先是脓毒症的治疗，其次是使用药物提高血小板数量，减少血小板破坏。当血小板数量减少至有引发机体出血的危险，甚至危及生命时，或为保证有创治疗和检查操作的安全，这些情况下应严格依据指征输注血小板。

脓毒症的管理是治疗 SIT 的前提。及早明确感染源及致病微生物有利于感染的控制，一旦诊断明确，需考虑外科清创引流，条件允许时尽量在诊断明确后 12 h 内完成。诊断脓毒症或脓毒性休克时，应尽可能在抗生素使用前留取标本，并进行病原微生物培养＋药敏检测，为目标性使用抗生素提供依据。早期有效的抗生素治疗能够明显降低脓毒症和脓毒性休克患者的病死率，故一旦诊断脓毒症和脓毒性休克，应在 1 h 内给予广谱抗生素治疗。早期积极液体复苏和应用血管活性药物是脓毒性休克重要的支持手段。当患者出现组织低灌注时，就应开始液体复苏，并且力争在 1 h 内达到 30 ml/kg 的晶体液输注复苏。

重组人 TPO（recombinant human thrombopoietin，rhTPO）的结构与内源性血小板生成素高度一致，rhTPO 作用于血小板生成的各环节，具有促进造血干细胞的自我更新和增殖，诱导向巨核细胞分化，刺激巨核细胞增殖和核内复制，增加巨核细胞的胞质物并形成碎片，促进血小板的生成并最终释放功能性循环血小板等方面的作用。

重组人白介素 -11（recombinant human interleukin,rhIL-11）是一个多功能的细胞因子，可能通过促进造血干细胞与巨核祖细胞增殖，增加血小板生成。

注射用 rhIL-11（Ⅰ）是在人 IL-11 结构的 N 端去掉 9 个疏水性氨基酸，并将第 10 位缬氨酸替换为丙氨酸（不影响 IL-11 的生物活性），使得 rhIL-11（Ⅰ）水溶性提高，活性得到进一步提高。rhIL-11（Ⅰ）的推荐剂量和用法同 rhIL-11。

免疫球蛋白可提高免疫细胞对病原体的识别和清除，辅助抗生素对感染的治疗作用。目前认为免疫球蛋白通过封闭活化的血小板，抑制血小板参与炎症反应及凝血过程，减少血小板的消耗，以改善血小板减少的程度及持续时间，以及患者体内的炎症反应严重程度，减少出血风险及患者死亡风险。

中华医学会血液学分会止血与血栓学组在《成人原发免疫性血小板减少症诊断与治疗中国专家共识（2016 年版）》中，同样强调足量使用免疫球蛋白对于取得疗效的意义。推荐剂量为 500 mg/（kg·d），连续使用 5 天，或 1000 mg/kg 一次给药，严重者可连续使用 2 天，必要时可以重复。

输注血小板：大剂量血小板输注策略可能导致更高的输血相关不良事件发生率。同时，在连续多次（2 次及以上）接受足剂量血小板输注后，出血倾向未改善，PLT 无明显升高甚至下降的现象，即血小板输入无效。因此需严格掌握输注指征。SIT 患者血小板输注管理流程详见附录 23-1。

为 SIT 患者输注血小板时需排除血栓性血小板减少性紫癜（thrombotic thrombocytopenic purpura，TTP）、肝素诱导血小板减少症（heparin-induced thrombocytopenia，HIT）、ITP 等血小板输注禁忌证。但当出现危及生命的大出血紧急事件时，应给予输注血小板。

八、预后

SIT 的发病率和病死率均较高，且参与了多种危重症的病理生理过程，因此需要增加对此疾病的预警能力，建议注意以下几个方面：在识别脓毒症的第一时间，应对患者的血小板及出凝血状况进行评估，包括既往病史及疾病现状，对血小板的数量及功能进行严密监测；在处理脓毒症的过程中，需密切监测和评估患者的血小板数量及功能状态；积极处理导致脓毒症的原发病，尤其对于外科创伤患者，要减少医源性因素引起的血液丢失；尽可能避免引起血小板减少的药物应用；控制和改善机体的免疫激活状况。

（孟　醒　兰　超）

参考文献

[1] Vincent JL，Castro P，Hunt BJ，et al. Thrombocytopenia in the ICU：disseminated intravascular coagulation and thrombotic microangiopathies—what intensivists need to know. Crit Care，2018，22（1）：158.

[2] Zarychanski R，Houston DS. Assessing thrombocytopenia in the intensive care unit：the past，present，and future. Hematology Am Soc Hematol Educ Program，2017，2017（1）：660-666.

[3] Charri A，Medhioub F，Samet M，et al. Thrombocytopenia in critically ill patients：a review of the literature. Anaesth Crit Care Pain Med，2011，1（4）：199-202.

[4] Thachil J. Disseminated intravascular coagulation：a practicalapproach. Anesthesiology，2016，125（1）：230-236.

[5] Alhamdi Y，Abrams ST，Lane S，et al. Histone-associated thrombocytopenia in patients who are critically ill. JAMA，2016，315（8）：817-819.

[6] Chang JC. Disseminated intravascular coagulation：is it fact or fancy？. Blood Coagul Fibrinolysis，2018，29（3）：330-337.

[7] Gando S，Levi M，Toh CH. Disseminated intravascular coagulation. Nat Rev Dis Primers，2016（2）：16037.

[8] Levi M，Scully M. How I treat disseminated intravascular coagulation. Blood，2018，131（8）：845-854.

[9] 中华医学会血液学分会止血与血栓学组 . 成人原发免疫性血小板减少症诊断与治疗中国专家共识（2016 年版）. 中华血液学杂志，2016，37（2）：89-93.

附录 23-1　脓毒症相关的血小板减少症患者血小板输注管理流程

一、血小板输注的临床指征

（一）血小板输注指征

输注血小板的基本原则包括预防性和治疗性。预防性血小板输注的阈值为患者血小板计数＜ 10×10^9/L；治疗性血小板输注仅推荐用于患者存在明显的出血症状，或预期将进行侵入性操作前。根据现行的脓毒症指南及相关问题的其他学会推荐意见，本共识推荐的血小板输注指征如下：

（1）对于严重脓毒症患者，不伴有明显出血者 PLT ＜ 10×10^9/L，伴有显著出血者 PLT ＜ 20×10^9/L；

（2）患者实施手术或有创操作前，应使 PLT 提高到至少 50×10^9/L；

（3）对于创伤患者，要求 PLT 至少维持在 50×10^9/L；

（4）对持续出血和（或）脑创伤患者应维持 PLT ＞ 100×10^9/L；

（5）对于 DIC 患者，无出血者 PLT ＜ 50×10^9/L，存在活动性出血者 PLT ＜ 100×10^9/L；

（6）血小板功能异常者；

（7）体外循环后血小板破坏过多、计数低和（或）有出血倾向者。

另外，参照 WHO 修正的出血分级标准（表 23-7），出血等级≤ 1 级的患者为预防性血小板输注，而对出血等级为 2 级或更高的患者则为治疗性血小板输注。

表23-7　WHO出血分级标准

出血等级	出血类型
1 级	瘀点、瘀斑、稀疏、分散分布，口咽、鼻出血持续时间＜ 30 min
2 级	消化道、呼吸道、肌肉骨骼或软组织出血，未引起血流动力学紊乱，在 24 h 内不需要输注红细胞；鼻或口咽出血持续时间＞ 30 min；有症状的口腔黏膜血疱；弥散分布的瘀点或瘀斑；血尿；侵入性或手术部位异常渗血；非月经期的阴道出血；浆膜腔出血；视网膜出血
3 级	需要红细胞输注的出血（尤其是发生在 24 h 内），但未出现血流动力学紊乱；严重的浆膜腔出血；CT 发现的无症状性颅内出血
4 级	视网膜出血和视野缺损；有症状性非致命性脑出血；有血流动力学紊乱（低血压，收缩压或舒张压降低＞ 30 mmHg）的出血；任何原因引起的致命性出血

（二）血小板输注禁忌证

血栓性血小板减少性紫癜（thrombotic thrombocytopenic purpura，TTP）、肝素诱导血小板减少症（heparin-induced thrombocytopenia，HIT）和特发性血小板减少性紫癜（idiopathic thrombocytopenic purpura，ITP）为血小板输注的相对禁忌证，当患者出现危及生命的大出血事件时，还是应给予输注血小板。

二、血小板输注量的计算

输注的血小板治疗量≈输注的血小板量／1个治疗量血小板含血小板量，其中，输注的血小板量 =（期望 PLT – 实际 PLT）× 体表面积 ×2.5，体表面积（m^2）=1+［体质量（kg）+身高（cm）–160］/100，2.5 为每平方米体表面积含血量（L）。1个治疗量单位血小板含血小板量：手工血小板含血小板数量≥ 2.0×10^{10}，机采血小板含血小板数量≥ 2.5×10^{11}，机采血小板1个治疗量≈ 12个单位手工血小板。

三、输注血小板的目标值

由于输注的血小板的功能状态不确定，且反复输注后可出现血小板抗体，反而引起血小板进一步减少，故输注血小板达到以下标准时，即可停止再输注：①一般患者 PLT ≥ 20×10^9/L；②肝肾穿刺患者 PLT ≥ 50×10^9/L；③伤口无明显渗血者 PLT ≥ 50×10^9/L；④硬膜外麻醉患者 PLT ≥ 80×10^9/L；⑤胆道、泌尿道及内眼手术者 PLT ≥ 100×10^9/L；⑥血小板无力症患者出血控制良好（表 23-8）。

表23-8　常见有创操作患者 PLT 的安全阈值

操作类型	PLT 参考值
超声引导技术行中心静脉插管	> 20×10^9/L
腰椎穿刺	≥ 40×10^9/L
硬膜外导管移除或插入	≥ 80×10^9/L
大手术	> 50×10^9/L
脑部、眼部手术	> 100×10^9/L
多发伤、颅脑外伤或自发性颅内出血	≥ 100×10^9/L
经皮肝活检	> 50×10^9/L
经皮肾活检	≥ 100×10^9/L
牙科手术	≥ 50×10^9/L

四、血小板输注后疗效判断

部分患者输注血小板后血小板数量并未得到提升，不能达到上述标准者被认为是血小板输注无效（platelet transfusion refractoriness，PTR）。

（一）PTR 的定义

PTR 的定义为：患者在连续 2 次输注 ABO 血型相合且足够剂量的血小板悬液后仍处于无反应状态，即 PLT 未见显著升高、有时反而下降。

（二）输注血小板后疗效判断

输注血小板后的疗效判断主要依据输注 PLT 增加校正指数（corrected count increment，CCI）和输注后血小板恢复百分比（percent platelet recovery，PPR）。

$$\text{CCI}=\frac{（\text{输注后 PLT}-\text{输注前 PLT}）（10^9/\text{L}）\times \text{体表面积}（\text{m}^2）}{\text{输入血小板总数}（10^{11}/\text{L}）}$$

$$\text{PPR}=\frac{（\text{输注后 PLT}-\text{输注前 PLT}）（10^9/\text{L}）\times \text{体表面积}（\text{m}^2）}{\text{输入血小板总数}（10^{11}/\text{L}）}$$

其中，全血容量 = 体表面积（m^2）×2.5= 体质量（kg）×0.075，血小板输注后应测定 1 h 和 24 h 的 PPR，如果输注后 1 h PPR ＜ 30%，或输注 24 h 后 PPR ＜ 20%，则考虑 PTR。

（三）PTR 的原因及临床判断

1. **PTR 的原因**　PTR 通常是多因素的，主要可以概括为两大方面，即非免疫性原因和免疫性原因。约 2/3 的 PTR 由非免疫性原因引起，如脓毒症 / 感染、发热（体温＞ 38.4 ℃）、出血、脾大、DIC、肝窦阻塞综合征（肝小静脉闭塞病）、移植物抗宿主病（graft-versus-host disease，GVHD）和药物（如万古霉素、两性霉素 B 和肝素等）。20% 的病例同时存在免疫性原因和非免疫性原因。其余少数病例由免疫性原因引起，包括人类白细胞抗原（human leukocyte antigen，HLA）和（或）人类血小板特异性抗原（human platelet antigens，HPA）导致的同种异体免疫反应，由输血、妊娠或移植时的既往暴露所致。血小板成分的特征，如 ABO 相容性、每单位血小板剂量和血小板单位的储存时间，也可影响输注后的 PLT 增加值。

2. **PTR 的临床判断**　血小板的寿命应当足够长，通过输注血小板后 18 ~ 24 h 测得的 PLT 来评估。输注血小板后，其计数在约 3 天后逐渐下降至输注前水平。如果 PLT 增加值明显偏小和（或）明显更迅速地回到输注前水平，则考虑存在 PTR。在 PTR 的患者中可见到两种类型。

（1）非免疫性原因的类型：输注血小板后 1 h PLT 增加值正常（PPR 正常），但 PLT 在 24 h 内回到输注前水平，这是典型的血小板寿命缩短，可见于以下情况：脓毒症、DIC，以及可能发生于合并出血的患者和服用干扰血小板寿命的药物的患者。这种类型不符合同种异体免疫反应。

（2）免疫性原因的类型：同种异体免疫患者的 PLT 增加很少或没有增加（PPR 减少），甚至在输注后 1 h 内仍然如此。一般而言，应证实至少有 2 次输注血小板后 PLT 增加很少或没有增加，才能考虑诊断为继发于同种异体免疫反应的 PTR。

对于似乎存在同种异体免疫反应的患者，推荐检测患者的血浆样本是否存在 HLA 组织相容性系统抗体（即抗 HLA 抗体）。检测 HLA 抗体是否存在及其特异性的方法包括淋巴细胞细胞毒试验、酶联免疫吸附测定（enzyme linked immunosorbent assay，ELISA）和流式细胞仪免疫荧光试验，选择何种方法取决于进行检测的实验室。如果抗体筛查结果为阴性，应检测是否存在针对 HPA 系统的抗体（即抗 HPA 抗体）。

（四）PTR 的预防及治疗

1. PTR 的预防 对于 PTR，临床上仍以预防为主。若确实存在非免疫因素，除了恰当地处理基础疾病状态（如脓毒症、DIC、恶性肿瘤和药物相关因素）外，几乎没有方法可改善输注效果。由于没有针对 SIT 的研究借鉴，笔者建议临床可参考英国血液学委员会（British Committee for Standards in Haematology，BCSH）发布的《血小板输注指南》中关于 PTR 的处理方法，具体如下。

（1）条件允许时，对于具有血小板输注适应证的患者，都应输注与 ABO 血型相合的血小板。

（2）对于产生 PTR 的低增生血小板减少症患者，若其是由于非免疫性因素所致，则无需输注 HLA 配合的血小板；若其是由于产生 HLA-Ⅰ抗体所致，应输注 HLA-Ⅰ配合的血小板；若其是由于产生 HPA 的抗体所致，则应输注经 HPA 配合的血小板。

（3）对于没有发生 PTR 的低增生血小板减少症患者，无需输注经 HLA 或 HPA 配合的血小板。在输注血小板后及时进行输注疗效评估。对于未达疗效的患者及时找出原因，进行针对性的处置。

（4）对于 PTR 患者，应尽量输注与 ABO 血型相合的血小板。HLA-Ⅰ抗体是产生免疫性 PTR 最常见的原因，而 HPA 抗体或遗传性血小板糖蛋白缺陷（如先天性血小板无力症）患者血浆中的抗体也是导致 PTR 的免疫因素。

（5）目前针对产生 HLA-Ⅰ或 HPA 抗体的患者，可以通过血清学血小板特殊配血试验筛选相应抗原阴性的血小板输注。指南指出，对于不是由于 HLA 或 HPA 抗体导致的

PTR，不应输注特殊筛查的血小板。

2. **PTR 的治疗**　临床应对 PTR 的发生，主要可以采用以下几种方法。

（1）输注血小板时尽可能使用去白细胞单采血小板。去白细胞血小板的输注会最大限度地保持血小板的生物活性和生理功能，达到临床输注血小板治疗疾病的目的。

（2）进行血小板抗体检测并进行血小板交叉配型。为了解决血小板输注产生的同种免疫反应，最好的对策就是对患者进行血小板抗体筛选，进而对含有血小板抗体的患者进行“配合型血小板输注”，即血小板交叉配型。相关临床研究表明，在血小板输注前实施抗体检测和配型对提高血小板输注效果具有重要意义。

（3）输注前使用激素和免疫抑制剂。激素类药物和免疫抑制剂的应用可以抑制体内免疫反应，有效降低抗原 - 抗体反应强度，对输注的血小板可以起到保护作用，从而达到血小板输血治疗的效果。

（4）对于多次输注血小板或 PTR 高危患者加大输注量。临床经验证实，对于血小板抗体阳性的患者大剂量输注血小板的治疗效果优于单个治疗量输注血小板的治疗效果。

（5）活动性出血的治疗。对于存在同种免疫性 PTR 的患者，出血的急性期治疗可能很困难。最危险的并发症是肺内出血或颅内出血导致严重并发症和死亡。因此，在发生这些并发症之前，必须开始积极采取干预措施。最有效的治疗方法是输注 HLA 相容的（匹配或抗原阴性）或交叉配型相容的血小板。如果不能获得这种血小板，应尝试反复输注随机的单采血小板，但有关这种方法在减轻出血严重性方面的获益证据很少。

（6）当 PTR 患者出现危及生命的出血或需要紧急手术时，可考虑单次输注大剂量的血小板；建议为创伤患者大输血时提高血小板输注比例，并尽量减少血小板输注次数。接受多次输血的患者出现严重血小板减少，提示输血后出现紫癜，可静脉注射免疫球蛋白治疗。

血小板输注无效的诊断及治疗过程见图 23-1。

参考文献

［1］Slichter SJ. Evidence-based platelet transfusion guidelines. Hematology Am Soc Hematol Educ Program，2007，2007（1）：172-178.

［2］Kaufman RM，Djulbegovic B，Gernsheimer T，et al. Platelet transfusion：a clinical practice guideline from the AABB. Ann Intern Med，2015，162（3）：205-213.

［3］中华医学会重症医学分会 . 中国严重脓毒症 / 脓毒性休克治疗指南（2014）. 中华内科杂志，2015，54（6）：557-581.

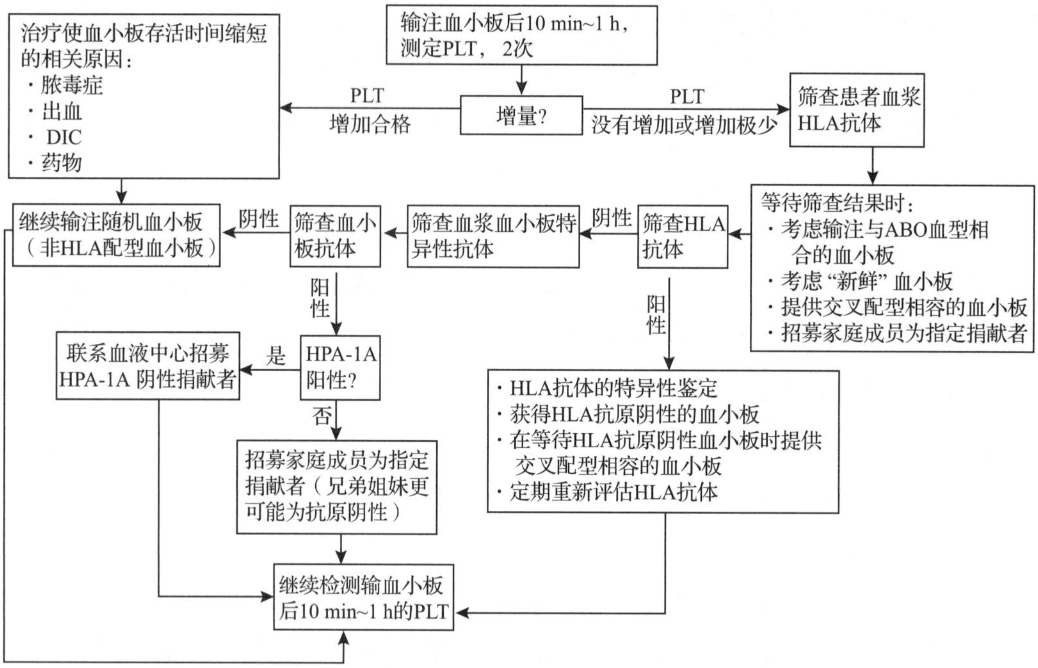

图 23-1　血小板输注无效的诊断及治疗流程（引自 UpToDate）

注：PLT 为血小板计数；DIC 为弥散性血管内凝血；HLA 为人类白细胞抗原；HPA 为人类血小板特异性抗原

[4] 中华医学会血液学分会血栓与止血学组．弥散性血管内凝血诊断中国专家共识（2017 年版）. 中华血液学杂志，2017，38（5）：361- 363.

[5] Rossaint R，Bouillon B，Cerny V，et al. The European guideline on management of major bleeding and coagulopathy following trauma：fourth edition. Crit Care，2016（20）：100.

[6] Hoogstraten B，Miller AB，Staquet M，et al. WHO（1979）Handbook for reporting results of cancer treatment. Geneva，WHO offset publication no.48，1979.

[7] Estcourt LJ，Birchall J，Allard S，et al. British Committee for Standards in Haematology Guidelines for the use of platelet transfusions. Br J Haematol，2017，176（3）：365-394.

[8] Provan D，Arnold DM，Bussel JB，et al. Updated international consensus report on the investigation and management of primary immune thrombocytopenia. Blood Adv，2019，3（22）：3780-3817.

[9] Bonfiglio MF，Traeger SM，Kier KL，et al. Thrombocytopenia in intensive care patients：a comprehensive analysis of risk factors in 314 patients. Ann Pharmacother，1995，29（9）：835-842.

[10] Strauss R，Wehler M，Mehler K，et al. Thrombocytopenia in patients in the medical intensive care unit：bleeding prevalence，transfusion requirements，and outcome. Crit Care Med，2002，30（8）：1765-1771.

[11] Hod E，Schwartz J. Platelet transfusion refractoriness. Br J Haematol，2008，142（3）：348-360.
[12] Stanworth SJ，Navarrete C，Estcourt L，et al. Platelet refractorinesspractical approaches and ongoing dilemmas in patient management. Br J Haematol，2015，171（3）：297-305.
[13] Juskewitch JE，Norgan AP，De Goey SR，et al. How do I manage the platelet transfusion-refractory patient？. Transfusion，2017，57（12）：2828-2835.
[14] Chenna D，Shastry S，Baliga P. Evaluation and monitoring of response to platelet transfusion therapy：experience from a tertiary care center. Acta Clin Belg，2021，76（4）：300-303.
[15] Slichter SJ，Davis K，Enright H，et al. Factors affecting posttransfusion platelet increments，platelet refractoriness，and platelet transfusion intervals in thrombocytopenic patients. Blood，2005，105（10）：4106-4114.
[16] Bishop JF，McGrath K，Wolf MM，et al. Clinical factors influencing the efficacy of pooled platelet transfusions. Blood，1988，71（2）：383-387.
[17] Schiffer CA，Anderson KC，Bennett CL，et al. Platelet transfusion for patients with cancer：clinical practice guidelines of the American Society of Clinical Oncology. J Clin Oncol，2001，19（5）：1519-1538.

第二节　脓毒症相关性贫血

脓毒症相关性贫血（sepsis-associated anemia）是脓毒症患者常见的一种并发症，其发生率仅次于缺铁性贫血，被称为“慢性病贫血”。脓毒症相关性贫血的发生与多种因素有关，包括医源性失血、营养缺乏、促红细胞生成素产生减少且反应低下、红细胞寿命缩短等。

贫血成为脓毒症的常见特征且可能使病情复杂化。

入住 ICU 3 天内贫血发生率可高达 90% 以上，且贫血程度会随住院时间的延长而加重。因脓毒症相关性贫血的发病机制较复杂，且可能与病情严重程度和预后相关，所以一直备受关注。

一、脓毒症相关性贫血的发病机制

1. **营养缺乏**　脓毒症患者入住 ICU 后大多进食情况差或需鼻饲，常发生营养不良，而营养不良又可降低免疫力，加重感染。同时，炎症可导致患者肠黏膜受损，营养素（尤其是铁）吸收减少。研究表明，75% 的 ICU 危重症患者会发生缺铁。另外，某些药物特别是抑酸药的使用，亦可间接影响肠道铁的吸收。这些因素均可引起缺铁性贫血。此外，维生素 B_{12} 和叶酸的缺乏也常是脓毒症患者贫血发生率高的一个原因。

2. **促红细胞生成素产生减少且反应低下** 促红细胞生成素（erythropoietin，EPO）是由肾产生的糖蛋白激素，可通过调节骨髓红细胞集落形成单位的存活和增殖来调节红细胞的产生，EPO 还可与红系祖细胞上的 EPO 受体结合，抑制红细胞凋亡并促进分化为成熟的红细胞。EPO 对低氧血症和贫血的反应快速且持续。

健康人在急性缺氧刺激下 2 h 内 EPO 显著增加且持续到刺激解除。脓毒症患者体内炎症介质（如 IL-6）可减弱 EPO 对贫血的反应能力，从而抑制 EPO 的产生，加重贫血。危重患者的神经内分泌功能常受抑制，循环中垂体前叶依赖性激素水平均降低。细菌感染与下丘脑 - 垂体 - 甲状腺轴的抑制有关，大约 44% 的 ICU 重症患者会出现甲状腺功能减退，称为“非甲状腺疾病综合征”或“甲状腺疾病综合征”。2 型碘甲腺原氨酸脱碘酶（D2）是负责将四碘甲状腺原氨酸（T_4）转化为有活性的三碘甲状腺原氨酸（T_3）的关键酶，而在腺垂体的脂多糖（lipopolysaccharide，LPS）可抑制 2 型碘甲腺原氨酸脱碘酶的活性，使三碘甲状腺原氨酸水平降低，从而使全身细胞代谢能力减退，进而下调 Na^+-K^+-ATP 泵的功能，导致组织耗氧减少，也可降低 EPO 的产生，均可引起或加重贫血。

3. **红细胞的寿命缩短** 脓毒症患者红细胞膜蛋白会发生改变，使红细胞变形能力降低，通过血管时易破裂。脓毒症相关的炎症介质也可诱导红细胞膜脂质的重塑，使磷脂酰丝氨酸暴露和磷脂酰胆碱水解及分泌性磷脂酶 A2 和鞘磷脂酶的活性增强，这些均对红细胞的变形性和存活有负面影响。暴露的磷脂酰丝氨酸可被巨噬细胞膜上的磷脂酰丝氨酸特异性受体识别，进而使红细胞被吞噬。脓毒症患者红细胞膜中溶血卵磷脂也明显增多，可诱导溶血。

脓毒症患者的 LPS 也可与红细胞膜直接作用，LPS 分子能快速插入红细胞膜磷脂双分子层，增加膜波动幅度并削弱其机械刚度，从而诱导红细胞膜渗透性增加和刚度降低，导致溶血性贫血。另外，脓毒症患者升高的促炎介质（如 TNF-α、IL-1 和 G-CSF）能上调血管内皮细胞的还原型烟酰胺腺嘌呤二核苷酸磷酸氧化酶（NADPH），激活细胞膜上 NADPH 的生成，从而产生大量的活性氧（ROS），直接损害红细胞膜。

炎症过程中巨噬细胞被激活，可清除衰老或被免疫复合物包被的红细胞。此外，巨噬细胞产生的多种炎症介质（TNF-α、IL-4 和 IFN-γ 等）可抑制红系祖细胞的增殖，其中 IL-4 和 IFN-γ 还具有特异性激活巨噬细胞的嗜红细胞作用；炎症介质（如 TNF-γ）也可引起诱导型一氧化氮 mRNA 表达增加和一氧化氮产生增加，而一氧化氮能介导红细胞前体细胞凋亡，从而恶化贫血。

脓毒症患者内皮受损而形成的微血栓也可损伤红细胞。血管内皮细胞具有抗凝、抗血栓形成和抗炎等功能，且内皮细胞层的连续性再生维持着内皮结构和功能的完整性；但 LPS 刺激下内皮细胞促凝血和促炎症功能增强，可形成微血栓使血管腔变窄，当红细胞通过时会发生不可逆的机械性损伤，从而引起机械损伤性溶血。

4. **铁调素异常**　铁调素（hepcidin）是由肝合成和分泌的调节铁代谢的抗菌多肽，在铁代谢调节中起着至关重要的作用。血浆铁升高或细胞内铁超负荷、炎症反应等均可促进肝内铁调素的表达，而红细胞生成增加和低氧可抑制铁调素的表达。

铁调素能下调小肠黏膜细胞和巨噬细胞膜的铁转运蛋白，抑制小肠铁吸收并减少巨噬细胞内 Fe^{2+} 转运到血浆，从而降低血浆铁，保持铁稳态。另外，炎症诱导的铁调素增加也是一种宿主适应，因为细菌生长需要铁，长期进化使它们可从缺铁的环境中获得铁，所以脓毒症时机体血浆铁降低也能限制细菌生长，抵抗感染。JAK2/STAT3 和 HJV-BMP/SMAD 是调控肝内铁调素合成的两个信号通路 。IL-6 可通过 JAK2/STAT3 促进铁调素表达，它与肝细胞膜 IL-6 受体结合后激活 JAK1/2，使 STAT3 磷酸化，然后进入细胞核与铁调素基因启动子相应的位点结合，上调铁调素基因的表达；而 IL-l、TNF-α 等炎症介质则是通过先升高 IL-6，再作用于 JAK2/STAT3。铁调素与炎症介质的这种关系使脓毒症患者血浆铁有被持续性下调的趋势，导致慢性贫血。在 HJV-BMP/SMAD 信号通路中的铁调素调节蛋白（hemojuvelin，HJV）是骨形态发生蛋白（bone morphogenetic protein，BMP）的协同受体，HJV 与 I 型 BMP 受体结合后激活 BMP，促进 SMAD1/5/8 磷酸化，磷酸化的 SMAD 与 SMAD4 形成复合体后移动到细胞核，促进铁调素基因的表达。

5. **医源性失血**　对脓毒症患者进行抽血化验可及时而准确地监测和评估病情变化，但频繁检测必然会导致血液丢失。入住 ICU 的患者每次抽血量约为（10.3 ± 6.6）ml，24 h 内为（41.1 ± 39.7）ml。虽然单次采血量较少，但累计采血量较大，且病情越重，采血越频繁。另外，临床上为了防止污染，会弃去部分血，故实际采血量常超过需血量。一项对入住 ICU 超过 3 天的患者的研究发现，因采血化验的失血量可占总失血量的 17%。故检验性失血是 ICU 患者贫血的主要原因之一。

另外，脓毒症患者入住 ICU 后常由于外周循环不佳，或行床旁血液净化，需行深静脉穿刺置管，若操作不熟练或拔除导管时未正确按压穿刺点，也可因出现血肿等原因而失血。

二、脓毒症相关性贫血的临床特点

（1）进行性血红蛋白下降：常在脓毒症发病后数日内出现，血红蛋白水平可降至 7 ~ 10 g/dl。

（2）铁代谢指标异常：血清铁降低、铁蛋白升高（提示慢性病性贫血特征）。

（3）EPO 水平相对不足：与贫血严重程度不匹配。

三、脓毒症相关性贫血的诊断要点

1. 实验室检查

（1）血常规：正细胞正色素性贫血（晚期可能为小细胞低色素性）。

（2）网织红细胞计数：通常降低（反映骨髓造血抑制）。

（3）铁代谢：血清铁减少、铁蛋白增多、转铁蛋白饱和度下降。

（4）炎症标志物：CRP、PCT 升高。

2. 排除其他贫血原因

（1）失血性贫血：如消化道出血。

（2）溶血性贫血：结合胆红素、LDH、结合珠蛋白等指标。

（3）营养缺乏性贫血：如缺铁、维生素 B_{12} 或叶酸缺乏。

四、脓毒症相关性贫血的治疗策略

1. 病因治疗 控制脓毒症是病因治疗的根本。

（1）早期抗感染治疗：根据病原学选择抗生素。

（2）积极进行液体复苏、器官功能支持（如呼吸机、血管活性药物应用）。

2. 贫血的针对性治疗

（1）输血：脓毒症相关性贫血的输血存在争议。严重贫血（血红蛋白低于 7.0 g/dl）或贫血危及生命时，输血尤为重要。输血在理论上可改善严重脓毒症相关性贫血的氧供。而对危重症患者来说，当血红蛋白超过 7 g/dl 时，输血虽可增加氧供，但并无生存优势，且输血本身也与多器官功能衰竭和病死率增加有关。另外，输储存过久的血并不能持续改善组织氧合。鉴于输血有引发传染性疾病、成本高、血源供应有限等相关风险，及输血相关性急性肺损伤等不良反应，故目前认为对脓毒症相关性贫血患者应限制输血。

（2）促红细胞生成素（EPO）：EPO 治疗脓毒症相关性贫血也存在争议。由于输血风险大，探索纠正贫血的替代疗法已受关注。由于脓毒症患者 EPO 产量低，所以理论上给予 EPO 可逆转贫血。研究发现，给予外源性 EPO 后，危重患者体内的血红蛋白、网织红细胞计数和血细胞比容均增加，且输血量减少，甚至避免了输血。另外，EPO 本身还可以减轻炎症，并通过抑制 JAK2/STAT3 和 HJV-BMP/SMAD 通路抑制铁调素的产生并升高血浆铁。然而，由于使用 EPO 并不降低脓毒症患者的病死率，却会增加血栓形成、心肌梗死、脑卒中、心力衰竭等风险；EPO的过度刺激还可加重叶酸缺乏，因此，2016年脓毒症与脓毒性休克处理国际指南不推荐为脓毒症性贫血患者使用EPO。

（3）补充铁剂：补充铁剂可改善脓毒症相关性贫血。首选口服铁剂（如硫酸亚铁），而维生素C可促进铁吸收。如无法口服时可予静脉补铁。但由于铁有潜在毒性，补铁治疗也有争议。快速静脉补铁时，释放的游离铁可引起急性铁中毒，甚至心搏骤停；铁作为羟自由基形成的催化剂，也能加重氧化应激。由于血浆铁浓度低本身是抑制细菌增殖的一种防御机制，所以补铁还可能削弱这种防御机制。

研究证明，补铁虽然可增加血浆铁，但对转铁蛋白饱和度、血红蛋白、输血需求、感染率、住院时间和病死率均无显著影响。

（4）铁调素抗体及拮抗剂：铁调素是铁稳态的主要调节因子，故已成为新的治疗靶点。研究发现，铁调素抗体可通过抑制铁调素及其信号通路而增加血浆铁；虽然不增加红细胞数量，但可引起平均红细胞血红蛋白含量和平均红细胞体积的增加。但铁调素抗体在使血浆铁增加的同时又会反过来引起更多的铁调素产生，这种反馈可使铁调素抗体饱和并失效。Lexaptepid是一种铁调素拮抗剂，可抑制铁调素。在人体试验中，Lexaptepid耐受性良好，能有效提高血浆铁水平，而对脓毒症相关性贫血患者的具体疗效和安全性尚待确定。

（5）改善采血流程和设备：改善采血流程和设备可避免或减少抽血化验引起的失血。引进相关指南合理指导抽血或尽可能降低检测所需的最低血量均可减少不必要的重复采血和采血量。封闭的取样装置，可将本应丢弃的最初动静脉血返还给患者，这样可使每日检验性失血量减少50%。血液保存装置可在采血之初保存血液和在采血之后回输多余血液，也能减少检验性失血。此外，微量化学技术、更小试管（如儿科样管）及尽量一次抽血满足多个检查等均可减少检验性失血。

（6）其他治疗：营养支持对脓毒症相关性贫血的治疗尤为重要，可补充红细胞合成的所有原料。另外，对于因缺乏维生素 B_{12} 和叶酸而引起的贫血需要相应地补充维生素 B_{12} 和叶酸。然而维生素 B_{12} 的疗效取决于其剂量，因为仅约10%的维生素 B_{12} 能够保留在体内，严重贫血患者需要经常服用，持续1～2周。口服叶酸1～5 mg/d足以纠正贫血。对于有胃肠道不良反应、吸收不良或存在肠道营养禁忌的，也可静脉补充。连续性血液净化治疗已是治疗脓毒症的一个常规方法，它能清除体内炎症介质，在理论上可消除炎症介质对铁调素和EPO的不利影响，从而改善脓毒症相关性贫血，但其疗效还需进一步临床验证。

五、预后与转归

在脓毒症得到控制后，贫血通常缓慢恢复（数周至数月）。持续贫血可能提示骨髓抑制未缓解或存在其他合并症（如慢性肾病、营养不良），需要仔细进行甄别。

（孟　醒　兰　超）

参考文献

[1] Corwin HL，Surgenor SD，Gettinger A. Transfusion practice in the critically ill. Crit Care Med，2003，31（12 Suppl）：S668-671.

[2] Bateman AP，McArdle F，Walsh TS. Time course of anemia during six months follow up following intensive care discharge and factors associated with impaired recovery of erythropoiesis. Crit Care Med，2009（37）：1906-1912.

[3] Rodriguez RM，Corwin HL，Gettinger A，et al. Nutritional deficiencies and blunted erythropoietin response as causes of the anemia of critical illness. J Crit Care，2001，16（1）：36-41.

[4] Eckardt KU，Boutellier U，Kurtz A，et al. Rate of erythropoietin formation in humans in response to acute hypobaric hypoxia. J Appl Physiol（1985），1989，66（4）：1785-1788.

[5] Mancini A，Di Segni C，Raimondo S，et al. Thyroid hormones，oxidative stress，and inflammation. Mediators Inflamm，2016（2016）：6757154.

[6] 江利冰，李瑞杰，张斌，等 .2016 年脓毒症与脓毒性休克处理国际指南 . 中华急诊医学杂志，2017（26）：263-266.

[7] 姜毅，龚平 . 铁代谢紊乱与脓毒症 . 中华急诊医学杂志，2018（27）：229-232.

[8] Cooke KS，Hinkle B，Salimi-Moosavi H，et al. A fully human anti-hepcidin antibody modulates iron metabolism in both mice and nonhuman primates. Blood，2013，122（17）：3054-3061.

[9] Gleason E，Grossman S，Campbell C. Minimizing diagnostic blood loss in critically ill patients. Am J Crit Care，1992，1（1）：85-90.

第二十四章

脓毒症相关肝损伤和胃肠道功能障碍

第一节　脓毒症相关肝损伤

在脓毒症过程中，肝通过影响细菌清除率，对急性期蛋白或细胞因子的产生及炎症代谢的调节等机制在全身感染期间发挥至关重要的免疫防御作用。然而，肝也是脓毒症相关损伤的靶器官，脓毒症发生时由于缺血和休克会导致缺血性肝炎，这主要是由于胆汁代谢的改变和胆汁淤积所致的肝细胞损伤，即脓毒症相关肝损伤（sepsis-associated liver injury，SALI）。

一、流行病学

脓毒症合并急性肝损伤的发生率在国内外研究结果略有不同，国内学者对160例脓毒症患者的研究显示，其中急性肝损伤的发生率为15.6%；国外学者对499例脓毒症患者的回顾性分析显示，脓毒症合并肝损伤的发生率为34.7%，发生率差异不除外存在研究报道和研究人群的偏倚。有学者提出，肝损伤的病理生理基础是氧供的严重不足，通常是由于组织低灌注和休克导致，脓毒症一旦并发缺血性肝损伤，则预后严重不良，病死率高达80%。在重症监护病房（ICU）中，SALI患者的死亡率仍然很高，目前文献报道SALI在脓毒症患者中的发生率差异较大（12.0%~46.6%），可能与患者的疾病严重程度不同有关。有研究显示，重症脓毒症患者SALI发生率（46.6%）明显高于普通脓毒症患者（12.0%），其病死率也高达61.5%，这主要是由于缺乏有效的早期诊断标准和明确的治疗策略。有资料表明，美国每年有75万例脓毒症患者，其中约21.5万人死亡，并呈逐年上升趋势。也有一些数据表明，脓毒症患者中肝功能不全的发生率为34%~46%，肝功能衰竭的发生率为1.3%~22.0%。

二、发病机制

SALI 的发生涉及多种机制，越来越多的研究表明，肝炎症反应、氧化应激、微循环凝血功能障碍和细菌易位在 SALI 的发生发展中起着极其重要的作用，多种炎症因子及信号通路参与调控 SALI，如肿瘤坏死因子 α（TNF-α）/ 丝裂原活化蛋白激酶信号通路、IL-6 及 IL-18，其中 TNF-α 发挥关键作用。

1. **微循环障碍和内皮损伤** 脓毒症引起的肝微循环障碍是导致肝衰竭的核心机制之一。肝独特的双血供系统（门静脉与肝动脉）和肝窦的特殊结构使其对微循环紊乱极度敏感。这种微循环障碍不仅直接造成肝细胞缺氧损伤，还可通过代谢产物蓄积和炎症扩散加重全身多器官衰竭。在脓毒症进展过程中，机体内环境紊乱易产生多种血管活性物质，其中一氧化氮作为重要因子会导致血管功能失衡，使肝微循环的氧交换受阻，破坏氧合，造成组织缺血和细胞损伤。此外，脓毒症时肝处于高代谢状态，而脓毒症可导致肝门静脉和肝动脉血流减少，使得肝内血流低灌注，导致肝血流氧供不足的情况进一步加剧，肝功能进入恶性循环。脓毒症时机体还会表达大量炎症介质如 IL-6，促使肝细胞发生急性期反应，肝内的免疫细胞参与细胞中内毒素和细菌的清除，分泌大量急性反应期蛋白，使得血管通透性增加，肝窦内皮细胞激活，肝微血管中纤维蛋白沉积、微血栓形成，最终引起肝微循环障碍。因此，如何防止肝微循环障碍和内皮损伤是治疗 SILI 不可忽视的问题。

2. **炎症反应失衡** 在脓毒症发生时，炎症因子被释放入血液循环过多，继而级联反应刺激更多的炎症介质释放，内源性抗炎因子处于低释放水平，两者不足以相互抵消，最终导致全身炎症反应综合征。炎症反应不仅会杀死细菌，还会损伤肝。肝内启动炎症反应的过程有多种细胞参与，包括巨噬细胞、中性粒细胞和成熟单核细胞，共同产生多种生物活性物质，发挥抗炎作用。最新研究表明，巨噬细胞是脓毒症中细胞因子过度产生的主要来源，其中 TNF-α 具有至关重要的作用，它可直接损伤肝细胞，同时促进其他炎症因子的释放。在脓毒症期间，肝是炎症介质的主要来源，机体受到攻击时，肝细胞同免疫细胞一起产生并释放多种炎症因子，大量炎症因子相互作用，引起级联放大反应，发生炎症瀑布效应，对肝造成过度损伤，增加患者死亡风险。但由于过度炎症反应，机体的抗炎与促炎反应失衡致相关脏器功能受损。因此脓毒症时，及时有效控制感染对防止肝损伤具有重要意义。

3. **氧化应激与线粒体功能障碍** 线粒体呼吸链是细胞内活性氧（ROS）的主要来源，线粒体则是 ROS 损伤的重要靶标。脓毒症中，氧化应激是由 ROS 和活性氮（RNS）过量产生的，这使得细胞膜上的蛋白质发生氧化和 DNA 中的脂质发生过氧化，而线粒体作为机体的能量代谢中心，受到严重损伤，直接诱导肝细胞凋亡或坏死。这种持续的氧化应激通过激活凋亡途径来扩大炎症反应，并诱导凋亡和坏死。而发生脓毒症时，细菌或者内毒素可导致细胞膜、线粒体膜及呼吸链异常，线粒体功能受损且结构被破坏，释放过量的 ROS，最终肝的能量代谢发生障碍。另外有研究结果显示，脓毒症时肝细胞线粒体膜上丙二醛水平的增加，会损伤线粒体结构和功能，造成能量代谢功能障碍。

4. 细胞死亡

（1）细胞自噬：自噬是细胞生存过程中重要的自我保护机制，在脓毒症患者和脓毒症动物模型中能观察到自噬被诱导的现象。在脓毒症患者体内，肝表现出最高水平的自噬诱导，其次是心脏和脾。在因脓毒症死亡的患者的肝中，通过电镜观察到自噬结构的数量明显多于非脓毒症对照患者。

（2）中性粒细胞与中性粒细胞胞外诱捕网：脓毒症是由感染引起的全身炎症反应综合征，细菌是其主要感染源，中性粒细胞是抵御细菌感染的第一道防线。脓毒症时，中性粒细胞在趋化因子的作用下，快速到达感染部位杀伤病原菌，这对脓毒症患者具有一定的保护作用，但中性粒细胞的过度激活也会造成相关器官损伤。随着脓毒症病程的进展，循环中的中性粒细胞被激活，滞留于毛细血管床，进而导致组织缺血缺氧，造成各个器官功能障碍。此外，中性粒细胞可迁移至重要器官，例如在肝组织中大量浸润，释放炎症因子，导致肝细胞损伤。中性粒细胞主要通过吞噬和脱颗粒杀伤病原体。但有研究表明，中性粒细胞体外诱捕网（neutrophil extracellular traps，NETs）是一种新的杀菌机制，NETs 可以通过形成高浓度的抗菌蛋白以及 ROS，在多种蛋白的修饰作用下加强杀菌功能，形成 NETs 样死亡过程。

三、临床分型及特征

一些数据表明，约有 34.7% 的脓毒症患者发生肝功能障碍。然而，由于缺乏有效的诊断工具，肝功能障碍的发生率尚不明确。在脓毒症患者中，肝功能障碍可能从亚临床损伤到明显的衰竭。脓毒症相关的肝功能障碍可以大致分为低氧肝炎和黄疸。传统上，肝衰竭被认为是脓毒症引起的多器官衰竭的晚期表现。能检测到基础过程并得到充分处理的情况是很少见的。有研究表明，超过半数（55.1%）的肝损伤发生在脓毒症患者入住重症监护室 2 天内，34.7% 以胆红素升高为主，44.9% 以转氨酶升高为主，20.4% 为混合型。其中转氨酶升高组预后较好，胆红素升高组肝功能恢复率为 11.8%。SALI 的临床表型可分为脓毒症相关胆汁淤积性肝损伤、缺血缺氧性肝损伤以及继发性硬化性胆管炎。

1. **脓毒症相关胆汁淤积性肝损伤** 胆汁淤积以高胆红素血症或黄疸为特征，相比缺血缺氧性肝损伤，胆汁淤积性肝损伤为更常见的类型，常常是由于胆汁形成受损、胆汁流动受阻所引起。一般来说，黄疸是严重脓毒症过程中的晚期事件，在大多数脓毒症引起黄疸的情况中，多为腹腔内感染，包括胆道感染、尿路感染或腹腔内脓肿等。胆汁淤积性肝损伤还有一个重要特征，那就是此时肝依旧保持着正常的组织灌注。胆汁淤积时，由于血清胆汁酸浓度增加，导致葡萄糖和脂质代谢受损，继而引发肾功能不全，且脓毒症患者发生胆汁淤积后，常伴随着细菌移位，此时感染风险大大增加，易引发胃肠道并发症和肾衰竭，病死率增加到原来的 2 倍。

2. **缺血缺氧性肝损伤** 缺氧性肝炎与低氧血症以及肝的低灌注有关，通常可在积极支持治疗后缓解。缺血缺氧性肝损伤以血清转氨酶水平急剧升高为特征，伴凝血功能异常，且黄疸不明显。在低血压或休克发作后，天冬氨酸氨基转移酶（AST）和丙氨酸氨基转移酶（ALT）迅速而明显升高，以 AST 升高为主。脓毒症休克时发生的缺氧性肝炎易恶化为肝衰竭，出现弥散性血管内凝血。肝发生缺氧性损伤后，约 1/3 的患者会继而发生胆汁淤积性肝损伤。缺血缺氧性肝炎通常发生在休克后的 24 h，表现为血清转氨酶急剧升高 20 倍以上，早期凝血酶原指标下降，黄疸不明显为其特点。

3. **继发性硬化性胆管炎** 继发性硬化性胆管炎（secondary sclerosing chol-angitis，SSC）又称缺血性胆管病，缺血和炎症是 SSC 的主要诱因，胆管上皮细胞受缺血缺氧的影响，导致不同形式的细胞死亡。SSC 的特征是肝的炎症、纤维增生和胆管损伤。脓毒症引发的严重全身性低血压、全身炎症反应综合征是重症患者发生 SSC 的高危因素。

四、诊断

尽管在治疗和早期诊断脓毒症方面已经取得显著进步，但脓毒症相关肝损伤目前仍缺乏明确的定义和诊断标准。当脓毒症患者的肝细胞对胆红素的摄取、加工、分泌等出现障碍时，可导致胆汁淤积，出现高胆红素血症或黄疸。血清胆红素是诊断脓毒症期间肝功能障碍最广泛的生物标志物。然而，由于胆红素水平缺乏特异性，其无法全面反映肝功能障碍，并将急性反应与先前存在的慢性病变区分开来。黄疸出现时间较早，可出现在脓毒症早期，是脓毒症早期预警标志的良好指标。生化指标表现为结合胆红素时常波动于 34.2 ~ 171.0 μmol/L，有时可见到更高水平的胆红素，血清转氨酶表现为中度升高，血清碱性磷酸酶可升高，但一般不高于正常上限的 2 ~ 3 倍。脓毒症性胆汁淤积在组织学上最突出的特征表现为肝内胆汁淤积，通常伴随局部肝细胞坏死、肝巨噬细胞增生、单核细胞肝门区浸润。还有部分研究发现 miR-122a、miR-124a 及 miR-125b 对脓毒性休克合并肝损伤具有早期诊断价值，提示可作为脓毒性休克合并肝损伤的新型生物标志物，但考虑到个体或群体间的差异尚不清楚，还需作进一步深入研究。

五、鉴别诊断

SALI 常与其他器官系统疾病表现重叠，需通过临床表现、实验室检查及影像学检查进行综合鉴别。

1. **病毒性肝炎**　急性病毒性肝炎（如甲型、乙型）常伴明显消化道症状（恶心、呕吐）及黄疸，但无全身感染征象，可见血清病毒标志物阳性（如 HBsAg、抗 -HAV IgM），肝活检可见淋巴细胞浸润和肝细胞气球样变。

2. **药物性肝损伤**　近期有明确肝毒性药物应用史（如对乙酰氨基酚、抗结核药物），临床上通常表现为肝细胞型或胆汁淤积型损伤，停药后肝功能改善，RUCAM 评分≥ 6 分支持药物性肝损伤（表 24-1），且无脓毒症感染证据。

表24-1　RUCAM评分

计分项目	肝细胞型			胆汁淤积型或混合型			分值
	初次用药	非初次用药	分值	初次用药	非初次用药	分值	
服药至起病时间（天）	5 ~ 90	1 ~ 15	+2	5 ~ 90	1 ~ 90	+2	
	＜ 5 或＞ 90	＞ 15	+1	＜ 5 或＞ 90	＞ 90	+1	
停药至起病时间（天）	≤ 15	≤ 15	+1	≤ 30	≤ 30	+1	
停药后病程	ALT 自峰值的降幅			ALP 或胆红素自峰值的降幅			
	8 天内下降≥ 50%ULN		+3	＜ 180 天内下降≥ 50%ULN		+2	
	30 天内下降＞ 50%ULN		+2	＜ 180 天内下降＜ 50%ULN		+1	
	＞ 30 天后下降≥ 50%ULN		0	持续存在或升高或无资料		0	
	＞ 30 天后下降＜ 50%ULN		–2				
危险因素	有饮酒		+1	有饮酒或妊娠		+1	
	无饮酒		0	无饮酒或妊娠		0	
年龄（岁）	≥ 55		+1	≥ 5		+1	
	＜ 55		0	＜ 55		0	

续表

计分项目	肝细胞型			胆汁淤积型或混合型			分值
	初次用药	非初次用药	分值	初次用药	非初次用药	分值	
其他药物	无合并用药或缺少相关资料		0	无合并用药或缺少相关资料		0	
	有合并用药且时间有提示性		−1	有合并用药且时间有提示性		−1	
	肝毒性药物且时间有提示性		−2	肝毒性药物且时间有提示性		−2	
	有其他致肝损伤证据的药物（如再刺激反应阳性）		−3	有其他致肝损伤证据的药物（如再刺激反应阳性）		−3	
其他原因	完全排除组Ⅰ * 及组Ⅱ **		+2	完全排除组Ⅰ * 及组Ⅱ **		+2	
	完全排除组Ⅰ		+1	完全排除组Ⅰ		+1	
	排除组Ⅰ中 6 项或 5 项		0	排除组Ⅰ中 6 项或 5 项		0	
	排除组Ⅰ中不足 5 项		−2	排除组Ⅰ中不足 5 项		−2	
	非药物性因素高度可能		−3	非药物性因素高度可能		−3	
既往信息	药签中有相关记载		+2	药签中有相关记载		+2	
	有文献报告，但药签无说明		+1	有文献报告，但药签无说明		+1	
	未知		0	未知		0	
药物再刺激	阳性		+3	阳性		+3	
	可疑阳性		+1	可疑阳性		+1	
	阴性		−2	阴性		−2	
	未做或无法判断		0	未做或无法判断		0	
总分							
判断标准：＞ 8 极有可能；6 ~ 8 很可能有关；3 ~ 5 可能有关；1 ~ 2 可能无关；≤ 0 无关							

注：* 组Ⅰ包括 HAV、HBV、HCV（急性）、胆道梗阻、酗酒、新近发生过低血压（休克肝）；** 组Ⅱ包括 CMV、EBV、疱疹病毒感染。

3. **缺血性肝炎（休克肝）** ALT/AST 短期内急剧升高（常＞ 1000 U/L），多由心源性休克或低血容量性休克所导致，无明确感染灶，超声心动图或血流动力学监测显示心输出量降低。

4. **自身免疫性肝病** 如自身免疫性肝炎（autoimmune hepatitis，AIH）或原发性胆汁性胆管炎，均病程较长，并伴有特异性抗体（如 ANA、AMA-M2），体内 IgG 水平升高，肝活检可见界面性肝炎或胆管破坏，但无脓毒症相关炎症指标动态变化。

5. **胆道梗阻**　以患者出现黄疸伴腹痛、陶土样便等为临床特点，影像学可见胆管扩张或结石，腹部超声或 CT 显示胆道异常，ALP/GGT 呈显著升高。

第二节　脓毒症相关胃肠道功能障碍

长期以来，肠道一直被视为重症疾病的“发动机”，在脓毒症和多器官功能障碍（MODS）等疾病的进展中发挥重要作用。脓毒症患者在遭受严重创伤或打击后，常出现全身应激反应，血管收缩使得胃肠道供血减少，导致缺血缺氧现象发生。这种情况会导致胃肠动力减弱，同时胃肠黏膜屏障受损，进而引起胃肠功能障碍相关症状的出现。

一、胃肠道的生理作用

胃肠道作为多维度功能整合器官，承担消化吸收、水电解质调节、内分泌及屏障防护等核心生理功能。其屏障系统由四重精密防御机制构成：机械屏障、黏液屏障、免疫屏障和生物屏障。完整的肠屏障是肠道发挥吸收、分泌和防御等多项生物学功能的重要结构基础。机械屏障：由肠上皮细胞通过紧密连接蛋白形成的连续性单层结构，构成抵御外源性致病原入侵的首道物理防线。该屏障通过调控细胞旁途径通透性，可选择性阻止分子量＞500 Da 的物质通过。黏液屏障（mucosal barrier）：由杯状细胞分泌的黏蛋白（MUC2 为主）与抗菌肽、碳酸氢盐共同形成的动态保护层，外层为菌群定植区，内层（约 50 μm）通过共价交联形成致密凝胶层，促进内容物运输，同时通过电荷排斥作用限制病原体黏附。免疫屏障包含三级防御体系：①先天性免疫：潘氏细胞分泌防御素（α-defensins）、肠上皮细胞表达 TLRs 模式识别受体；②适应性免疫：肠道相关淋巴组织（GALT）中的派氏结、SIgA 分泌系统；③免疫耐受调控：调节性 T 细胞通过 CTLA-4 介导口服耐受。生物屏障：共生菌群以拟杆菌门为主，通过营养竞争占位效应、短链脂肪酸（SCFAs）抑制病原菌生长、菌群代谢物激活芳烃受体（AhR）通路等，这四大屏障共同维护胃肠道的健康，防止有害物质和病原体侵犯，共同维持微生态稳态。

二、急性胃肠损伤

急性胃肠损伤（acute gastrointestinal injury，AGI）是指危重患者因自身急性疾病导致的胃肠功能障碍，包括胃肠功能不全或衰竭，这可能是由于局部胃肠道问题所致，也可能是全身性的重症状态所致。根据 2012 年欧洲重症医学会提出的定义，可将 AGI 分为四级：Ⅰ级：存在发展为胃肠功能障碍或衰竭的风险；Ⅱ级：存在胃肠功能障碍；Ⅲ级：胃肠功能衰竭；Ⅳ级：胃肠功能衰竭并严重影响其他器官功能，伴多器官功能障碍综合征及休克加重。长期以来，肠道一直被视为重症疾病的“发动机”，在脓毒症和多器官功能障碍等疾病的进展中发挥重要作用。危重患者在遭受严重创伤或打击后，常出现应激反应，血管收缩使得胃肠道供血减少，导致缺血缺氧现象的发生。这种情况会导致胃肠动力减弱，同时胃肠黏膜屏障受损，进而引起胃肠功能障碍相关症状的出现。

三、肝与胃肠道的器官交互作用

早在 1998 年，国际重症外科学专家马歇尔教授首次提出“肠 - 肝轴”的概念，认为肠道及其微生物群与肝之间相沟通，这种交流依赖于门静脉、胆管系统及体循环。生理条件下，约有 3/4 的肠道血液通过门静脉到达肝，带来肠道中多种有益的代谢产物和调节介质，以维持肝的结构和功能。同时，肝可以产生初级胆汁酸和多种生物活性物质，通过胆道系统输送至肠道，调节肠道屏障功能。此外，一些小分子物质也可通过体循环在肠道和肝之间相互传递，从而形成肠 - 肝轴。肠 - 肝轴的正常运转与完整的肠道屏障和肝的结构功能密切相关，并被认为是机体营养代谢和免疫的重要基础。在脓毒症发生时，肠道屏障的完整性被破坏，通过肠 - 肝轴进一步损伤肝。肝受损则会影响其清除细菌和排泄胆汁等功能，进一步破坏肠道屏障。

1. **脓毒症中的肝损伤促进肠屏障破坏** 肝是机体非常重要的器官，参与免疫、代谢、凝血等多项重要的生物学功能。在脓毒症中，由于细胞死亡、炎症风暴及血液学改变，肝的生物学功能受到影响，进一步通过肠 - 肝轴加重脓毒症中肠屏障的破坏。SALI 会影响其免疫和凝血功能，通过肠 - 肝轴加重肠屏障损伤。在脓毒症中，肝细胞死亡会释放大量 DAMPs，不仅激活肝免疫细胞产生炎症因子，还通过肠 - 肝轴进入肠道，破坏肠免疫屏障。同时，脓毒症中肝细胞死亡导致 LPS 结合蛋白合成减少，循环中 LPS 浓度升高，进而损伤肠屏障。此外，SALI 还会影响其合成及储存凝血因子的能力，通过促进全身微循环障碍，导致包括肠道在内的多器官损伤。

2. **脓毒症中的肠屏障破坏加重肝损伤** 脓毒症中肠屏障破坏使肠道无法正常发挥吸收、分泌和防御功能，进一步通过肠 - 肝轴而加重脓毒症中的肝损伤。脓毒症中肠屏障的破坏会影响其吸收功能，使膳食来源的营养物质和肠道菌群来源的有益代谢物无法通过肠上皮细胞进入门静脉，进而影响肝的结构和功能。脓毒症中的肠道吸收功能受损使机体无法获得必要的营养物质，进而损伤肝。此外，在脓毒症中由于肠屏障受损，使肠上皮细胞分泌激素减少，通过肠 - 肝轴而影响肝功能。研究表明，通过 TAK-242 阻断 TLR4 信号通路可以有效减轻脓毒症。此外，部分研究表明，在脓毒症小鼠的肠道中，肠上皮细胞分泌的成纤维细胞生长因子 19 及胰高血糖素样肽明显减少。而外源性补充这些激素则可减少肝内调节性 T 细胞（Treg）的数量，减轻肝的氧化应激，从而改善脓毒症小鼠的肝损伤。肠道上皮细胞分泌的高密度脂蛋白 3（high-density lipoprotein，HDL3）可结合并降低体内脂多糖（LPS）的水平。然而，在脓毒症中，肠道屏障破坏可导致 HDL3 分泌减少，使门静脉中 LPS 浓度明显增加，进而激活肝内 Kupffer 细胞并导致剧烈炎症反应及严重肝损伤。因此，脓毒症中肠道分泌功能的破坏也会导致肝损伤。

3. **肠道菌群移位引起肝损伤** 肠道是防止细菌、内毒素移位的重要生理屏障。有解剖和研究表明，肠道和肝的关系密切。脓毒症时肠道屏障破坏和肠道菌群失调导致肠道病原体相关分子模式和损伤相关分子模式转移到肝和体循环，肠道内菌群及其代谢产物经门静脉转移至肝，激活肝细胞释放大量炎症因子，当超过肝细胞和内皮细胞的处理能力时，肝发生损伤。其中，正常菌群如厚壁菌门、链球菌科、乳杆菌科等减少，致病菌如变形菌门、肠杆菌科、肺炎克雷伯菌科、肠球菌科、拟杆菌科等增多，革兰氏阴性杆菌产生大量内毒素，通过直接接触肠道上皮细胞，损害肠道屏障而进入门脉系统。内毒素最主要的成分 LPS 通过结合脂多糖结合蛋白与 Kupffer 细胞膜表面的内毒素受体 CD14 结合，构成 LPS-CD14 受体，该受体在 TLR4 的参与下，激活 Kupffer 细胞，使存在于胞质内的 I-κB 激酶（IκB kinase）磷酸化释放 NF-κB，激活 LPS-TLR4/NF-κB 信号通路，促进 TNFα、IL-1β 等促炎介质大量释放，介导并加重 SALI。而肝清除能力受损和代谢紊乱可导致肠道屏障进一步受损，肠道微生物群的组成和多样性受到更多破坏。有研究表明，肠道微生物在 SALI 的致敏中起着关键作用，并在脓毒症发展过程中与格拉司琼联合作为一种肝保护化合物。

四、脓毒症相关肝损伤及胃肠道损伤的综合治疗

目前尚无针对脓毒症相关肝损伤及胃肠道损伤特定的综合治疗疗法。目前的治疗方法主要集中于控制脓毒症的感染，早期抗生素治疗和感染源控制对于改善肝功能及胃肠道功能至关重要。此外，恰当的血流动力学支持有助于恢复肝的血流灌注，也是防止肝损伤的关键步骤。在脓毒症相关器官功能障碍的过程中，肝外器官功能的积极治疗以及肠内营养支持也有助于改善肝及胃肠功能。

1. **一般治疗**

（1）感染源控制：早期经验性使用抗菌药物，根据病原体和药敏结果及时调整用药，并严格应用抗生素降阶梯治疗，对于部分含有感染灶的患者还需清创引流来控制感染。目前研究发现，在脓毒症患者被识别后 1 h 内及时给予广谱抗生素可降低院内病死率。低风

险及中度风险且无休克迹象的脓毒症患者，在初步判断感染性和非感染性原因后，建议在 3 h 内使用抗菌药物。选择经验性抗菌治疗时，应考虑感染部位、既往抗生素使用情况、药敏情况和流行病学标准等因素。针对感染性休克，首选广谱抗菌药，以确保有效覆盖抗菌范围。在高度怀疑存在多重耐药微生物（如铜绿假单胞菌）的情况下，可适宜选择抗革兰氏阴性菌的抗菌药物。对于感染风险高的患者，可考虑对革兰氏阳性菌和耐甲氧西林金黄色葡萄球菌进行双重覆盖。总之，早期、快速、合理应用抗生素是治疗脓毒症的关键。

（2）血流动力学的恢复：血流动力学反映了心脏泵血功能、血容量、血管张力以及血液黏滞度等血流动力学参数的变化。血流动力学支持可以恢复肝的血流，这是预防肝损伤的关键步骤之一。液体复苏是脓毒症血流动力学管理的基石，晶体液被视为脓毒性休克患者的首选液体。早期给予 30 ml/kg 以上的晶体液补充血容量，以达到平均动脉压≥ 65 mmHg 的目标，确保重要脏器再灌注。若经大量液体复苏仍无法达到复苏目标，则首选去甲肾上腺素来恢复平均动脉压。最新指南表明，早期针对性进行液体复苏和使用去甲肾上腺素等有利于患者的预后。与补液相比，升压药物能够直接对抗高血流动力学脓毒性休克的血管舒张。但是由于存在血管过度收缩的风险，可能导致肝低灌注进一步加重，因此需严格控制升压药的药量和速率。此外，脓毒症相关肝损伤患者通过输注白蛋白，可以更好地达到复苏目的，有效提高患者存活率。此外，也有研究证实，足量白蛋白替代治疗可纠正 SALI 患者的低白蛋白血症，降低新发肾损伤的发生率，在缩短患者病程、改善预后等方面具有极大作用。

（3）血糖管理：脓毒症时机体处于高代谢状态，由于糖皮质激素和儿茶酚胺的释放增加以及胰岛素抵抗引起的应激性高血糖可能会对预后造成不利影响，因此需要密切监测患者的血糖水平，进行严格血糖管理，并谨慎使用胰岛素强化治疗。研究表明，胰岛素强化疗法通过减轻线粒体功能障碍并使血脂重新分布，有利于改善肝功能，促进内毒素的清除，可有效降低脓毒症患者胆汁淤积的发生率。

（4）营养支持：肠内营养有利于促进肠黏膜增殖和胆囊收缩、增加肝内血流、促进肝细胞再生和恢复肝功能，使得胆汁淤积症状得以改善。因此对于血流动力学稳定且胃肠功能良好的患者，推荐早期进行肠内营养支持。早期肠内营养能够抑制机体过度免疫，以减轻炎症反应引起的组织损伤，有助于维持肠黏膜的完整性，防止细菌易位，减轻肠道屏障损伤，从而改善危重患者的免疫失衡，降低新发感染率。当前研究表明，标准肠内营养配方相较其他营养方案对脓毒症肠内营养支持更有益处。

（5）药物治疗：根据病因选择性应用抗炎护肝药物、肝细胞膜保护剂、解毒保肝药物及利胆药物。注意尽量避免使用非甾体类抗炎药等具有潜在肝毒性的药物，例如大环内酯类药物。应该尽早开始使用保肝药物，常用保肝药如异甘草酸镁、还原型谷胱甘肽、多烯磷脂酰胆碱等。此外，当前研究表明，抗凝药物、类固醇类药物的应用均在改善短期和长期的病死率方面具有一定作用。

2. **纠正肠道菌群失调**　胃肠道不仅是脓毒症时易受损害的靶器官之一，更是脓毒症发展为多器官功能障碍的始动因素。因此在治疗 SALI 及胃肠道损伤时，纠正肠道菌群失调至关重要，在脓毒症发病前调节高危患者的目标微生物群可能会大大降低脓毒症的发生率。

3. **改善线粒体功能**　线粒体是机体重要的能量代谢中心，水通道蛋白 8（AQP8）是一种跨膜的水通道蛋白及过氧化氢转运蛋白，常表达于肝细胞的线粒体内膜上，与腺苷三磷酸（ATP）合成有关，脓毒症时线粒体功能障碍，使 AQP8 表达下调，导致肝细胞能量供应不足，进而损伤肝细胞。同时，活性氧和活性氮在线粒体膜上发挥作用，使 NADPH 氧化酶无法与氧正常结合，引起呼吸链传递障碍，ATP 生成障碍，进而导致肝细胞缺氧而不能发挥正常功能。因此改善线粒体功能有助于恢复能量稳态，使得肝内能量重新恢复稳态。

4. **其他**　近年来中医药在 SALI 治疗中的作用引起大量关注，有研究表明，姜黄素、川芎嗪可保护肝细胞，减轻肝细胞损伤，但目前中医药治疗 SALI 的作用机制仍需进一步阐明。

五、预后

国内外研究显示，年龄是决定病情转归的重要因素。高龄患者机体反应性降低，感染发生时机体防御反应启动不及时。在重症患者中 APACHE Ⅱ评分常作为评估患者病情状况的常用指标，其相应的评分越高，则患者病情越严重。脓毒症肝损伤患者的年龄与 APACHE Ⅱ评分呈正相关。有研究表明，在 SALI 患者中，年龄对预后及转归的影响明显，常以 60 岁为分界点。关于脓毒症相关性肝损伤患者的预后，之前相关报道提示在重症监护病房内发生的黄疸将导致预后不良，部分研究显示脓毒症合并胆汁淤积的相关病死率及预后比无胆汁淤积者差。目前有研究报道血小板计数（PLT）、D- 二聚体（D-D）及天门冬氨酸氨基转移酶 / 血小板比值指数（APRI）与 SALI 患者的预后结局关系密切，并且对患者预后有较高的预测价值。

六、总结

SALI 既是胆盐代谢紊乱、线粒体损伤与肠 - 肝轴崩溃的病理终点，也是全身炎症风暴的放大器。其独特之处在于：肝细胞凋亡与再生并存，Kupffer 细胞极化驱动免疫失衡，而微循环障碍则加速了解毒代谢功能的瓦解。当前相关的诊疗仍面临双重困境——传统肝功能指标难以区分缺血性与炎症性损伤，且缺乏特异性干预靶点。未来仍需越来越多的基础与临床研究进一步探索其发病机制和治疗保护策略，以期更好地将肝从“沉默的受害者”重塑为“治疗的支点”，方能破解脓毒症多器官衰竭的连锁反应。

（刘晓伟）

参考文献

[1] Strnad P，Tacke F，Koch A，et al. Liver-guardian，modifier and target of sepsis. Nat Rev Gastroenterol Hepatol，2017，14（1）：55-66.

[2] Albillos A，de Gottardi A，Rescigno M. The gut-liver axis in liver disease：Pathophysiological basis for therapy. J Hepatol，2020，72（3）：558-577.

[3] Brinkmann V，Reichard U，Goosmann C，et al. Neutrophil extracellular traps kill bacteria. Science，2004，303（5663）：1532-1535.

[4] 王添未，于海龙，於江泉，等. 肠道环境紊乱对脓毒症相关肝损伤发生发展的机制研究进展. 中华危重病急救医学，2024，36（6）：660-663.

[5] Tripathi A，Debelius J，Brenner DA，et al. The gut-liver axis and the intersection with the microbiome. Nat Rev Gastroenterol Hepatol，2018，15（7）：397-411.

[6] Sun J，Zhang J，Wang X，et al. Gut-liver crosstalk in sepsis-induced liver injury. Crit Care，2020，24（1）：614.

[7] 唐晓梦，任玉倩，熊熙，等. 成纤维细胞生长因子 19 预测儿童脓毒症合并胃肠功能障碍的临床价值. 上海交通大学学报（医学版），2020，40（9）：1237-1242.

[8] 方媛媛，鲁厚清. 血浆 GLP-2 评估严重脓毒症及脓毒性休克患者肠道功能的临床研究. 重庆医学，2019，48（4）：597-600.

[9] Han YH，Onufer EJ，Huang LH，et al. Enterically derived high-density lipoprotein restrains liver injury through the portal vein. Science，2021，373（6553）：eabe6729.

第二十五章

脓毒症相关急性肾损伤

一、定义

脓毒症是由感染引起的机体免疫反应失调导致的威胁生命的器官功能障碍，根据2016年Sepsis-3指南，由感染因素导致序贯性器官衰竭评估（sequential［sepsis-related］organ failure assessment，SOFA）量表评分变化≥2分时，即可诊断为脓毒症。肾经常是脓毒症患者体内先受损的器官之一，约2/3的脓毒性休克患者会出现急性肾损伤（acute kidney injury，AKI），其死亡率比正常人群高出6～8倍。2023年2月，急性疾病质量倡议（Acute Disease Quality Initiative，ADQI）工作组发布了《第28届ADQI工作组共识报告：Sepsis-induced AKI，SI-AKI》（以下简称"共识"）。根据改善全球肾脏病预后组织（Kidney Disease：Improving Global Outcomes，KDIGO）标准，48 h内血清肌酐（serum creatinine，sCr）绝对值升高≥26.5 μmol/L，或1周内sCr较基础值升高1.5倍，或6 h尿量＜0.5 ml/（kg·h），则可诊断AKI。脓毒症相关急性肾损伤（sepsis-associated acute kidney injury，SA-AKI）的特征是同时符合脓毒症共识标准（根据sepsis-3指南定义）和AKI标准（KDIGO），即诊断脓毒症后7天内发生的AKI（未分级）。SA-AKI的发生与感染直接相关的损伤、宿主对感染的反应、或由脓毒症或脓毒症治疗的并发症驱动的间接机制有关。因此，SA-AKI这一术语体现了脓毒症背景下AKI的发生（根据临床、生化功能标准）。

二、分类分型

脓毒症诱导的AKI（sepsis-induced AKI，SI-AKI）被认为是SA-AKI的一个亚型。SI-AKI排除了脓毒症或脓毒性休克治疗间接导致的损伤（例如，由抗菌药物诱导的肾毒性或腹腔室综合征引起的急性肾损伤），即它是脓毒症直接导致的肾损伤。囿于现有的检测手段，SI-AKI 和 SA-AKI 的鉴别较为困难。此外，SA-AKI 还需要排除 AKI 先于脓毒症发生的情况。

脓毒症发现后 48 h 内出现的 AKI 定义为早期 SA-AKI，而将诊断脓毒症后 48 h ~ 7 天发生的 AKI 归为晚期 SA-AKI（未分级）。SA-AKI 定义中提出 7 天窗口期的理由是在大多数脓毒症病例中，AKI 发生在脓毒症发作后的几天内，在 7 天之后发生的 AKI 可能与最初的脓毒症损伤没有直接关系。建立区分早期和晚期的理由是在脓毒症后期发展出的 AKI 与早期 AKI 相比，存在更差的治疗结果和更高的死亡率。

2012 年制订了 AKI 的 KDIGO 临床实践指南，该指南采用血肌酐和尿量作为主要指标，并将 AKI 分为 3 期（表 25-1）。该标准提高了 AKI 诊断的灵敏度，降低了早期漏诊率。

表25-1 KDIGO急性肾损伤分期标准（2012年）

分期	血肌酐（SCr）	尿量
1 期	增加≥ 26.50 μmol/L 或增至≥基线值的 1.5 ~ 1.9 倍	< 0.5 ml/（kg·h），持续 6 ~ 12 h
2 期	增至>基线值的 2.0 ~ 2.9 倍	< 0.5 ml/（kg·h），≥ 12 h
3 期	增至>基线值的 3 倍或升高值≥ 354 μmol/L，或开始肾脏替代治疗；< 18 岁患者，估算肾小球滤过率（eGFR）< 35 ml/（min·1.73 m^2）	< 0.3 ml/（kg·h），≥ 24 h，或无尿 12 h

注：SCr 正常参考值：男性 53 ~ 106 μmol/L（0.6 ~ 1.2 mg/dl），女性 44 ~ 97 μmol/L（0.5 ~ 1.1 mg/dl）；SCr > 1.5 mg/dl 为异常。

三、流行病学

脓毒症和 AKI 是最常见的危重病，全球有 25% ~ 75% 的 AKI 与脓毒症或脓毒性休克有关。早先缺乏对 SA-AKI 的标准定义，导致脓毒症和 AKI 标准化命名法的执行松散，此外，由于临床环境和患者群体的多样性以及相关结果报告具有不一致性，使得 SA-AKI 的流行病学也具有高度的可变性。2020 年对 SA-AKI 的观察性研究说明了描述 SA-AKI 流行病学的挑战。在确定的 47 项研究中，使用了四种脓毒症定义和三种 AKI 定义。一些研究没有报告脓毒症标准，只有少数研究报告了尿量标准来定义 AKI，或报告了 AKI 相对于脓毒症发作的时间。此外，患者群体异质性高，包括急诊室、内科、外科和普通 ICU 以及内科病房在内的不同临床环境中，脓毒症、严重脓毒症和（或）脓毒性休克的发病率也有所不同。SA-AKI 的风险因素，包括存在脓毒性休克、使用血管加压剂和机械通气、革兰氏阴性菌血症、使用肾素 - 血管紧张素 - 醛固酮系统抑制剂、慢性肝病和慢性肾脏疾病（CKD）的存在、先前存在的高血压和糖尿病以及患者吸烟，这些都导致了更高的异质性。

另外，全球脓毒症的发生率也在很大程度上并不明确。根据美国的数据显示，估计全球每年可能有多达 1900 万例脓毒症病例，但其真实的发生率可能远高于此。由于大约 1/3 的脓毒症患者会发展为 AKI，因此 SA-AKI 的年全球发生率可能约为 600 万例，或接近每千人 1 例。然而，与根据 AKI 发生率逆推的估计相比，这一数字显然偏低。经来自西宾夕法尼亚州的 50 万患者数据库分析发现，AKI 的发生率为 12%。考虑到每年有 3500 万美国人住院，这使得美国的年 AKI 发生率约为 420 万，而推算全球可能接近 9800 万。如果仅有 10% 为脓毒症病例，则年发生率将略低于 1000 万，或每千人 1.4 例。其他报道指出，住院患者的 AKI 发生率在 5%～31% 之间。在重症监护病房（ICU）中，有 40%～50% 的 AKI 患者存在脓毒症。一项对包括 1177 名来自 24 个欧洲国家 198 个 ICU 的脓毒症患者的前瞻性队列研究报告了 51% 的 AKI 发生率，ICU 患者死亡率为 41%。一项涉及中国 146 148 名患者的回顾性研究发现，脓毒症病例中 AKI 发生率为 47.1%。在一项包含 1243 名患者的多中心随机对照试验（RCT）的辅助分析中，急诊入院时有 50.4% 的患者存在 AKI，另有 18.7% 的患者在 7 天内发展为 AKI。约 2/3 的 AKI 患者被归类为 2 级或 3 级。然而，即使在没有严重脓毒症或休克的患者中，AKI 也很常见：34% 的非严重社区获得性肺炎患者发展为 AKI。另外一项纳入 120 123 例患者的大样本研究数据显示，在 ICU 患者中，SA-AKI 的发生率为 11.7%，是 ICU 医生面临的常见疾病之一。高龄人群及女性更容易发生 SA-AKI。另外，一些基础情况，如慢性肾病、糖尿病、心力衰竭、恶性肿瘤和肝病均可增加 SA-AKI 的易感性。

四、病理生理机制

SA-AKI 可能由多种病理生理机制引起，这些机制与宿主背景、易感因素、宿主对组织损伤的耐受性、脓毒症直接损伤以及脓毒症相关治疗影响有关。

脓毒症能够诱导肾小管损伤，这作为病理生理机制之一已被证明。一些特定的病理生理机制能够引发肾小管损伤，因此 AKI 被定义为一种内型。在脓毒症中，多种内型（而不是单一一种）相互作用引起损伤，从而诱导 SA-AKI 的发生。研究表明，多种机制，如局部炎症、固有免疫激活、线粒体和微血管功能障碍、氧化应激、低氧、肾素 - 血管紧张素 - 醛固酮系统（RAAS）功能障碍、补体激活和代谢重编程等，都是可能导致 SA-AKI

的内型机制。下文将对这些机制进行讨论。

1. **局部固有免疫激活、炎症和补体激活** 损伤相关分子模式（DAMP）和病原体相关分子模式（PAMP）与宿主的模式识别受体（PRRs）的早期相互作用引发了免疫和补体途径的激活，导致全身和肾局部的炎症反应。DAMPs 和 PAMPs 可以通过肾小球滤过并与肾小管上皮细胞 Toll 样受体（即 TLR4）相互作用，这种作用可引发氧化应激。PAMPs 和 DAMPs 还可以与 PRRs 结合，促进局部炎症产生。

2. **微血管功能障碍、氧化应激、炎症反应的放大、肾内分流和组织缺氧** 众所周知，脓毒症可引起广泛的全身微血管功能障碍，表现为连续流动的毛细血管占比下降，间断或无流动的毛细血管占比增加，以及血流分布的异质性增加。对于肾小管周围微血管而言，这种改变可发生在肾血流改变和肌酐升高之前。脓毒症动物模型显示，氧化应激可表现为与间断或无流动的毛细血管相邻的肾小管上皮细胞中，活性氧产量增加。这表明微血管功能障碍和氧化应激两种损伤机制之间存在联系。迟滞的肾小管周围血流可导致邻近的上皮细胞对活化的白细胞和细胞因子的暴露增加，进而增强炎症反应。这种炎症反应的放大可以解释毛细血管功能障碍和肾小管上皮氧化应激之间的关系。微血管功能障碍更直接的后果是肾内分流，导致组织缺氧区和肾小管损伤。

3. **RAAS 功能障碍** RAAS 能调节血管张力、水电解质平衡以及肾小球滤过率。在重症患者中，高肾素水平与更低的生存率、严重肾不良事件的发生以及更高的 RRT 需求相关。此外，高肾素水平通常见于难治性血管扩张性休克患者。

4. **线粒体功能障碍** 近曲小管的小管上皮细胞有重吸收功能，肾小球每天滤出大约 170 L 的液体，其中约 70% 液体中的钠依靠近曲小管重吸收，这是一项艰巨而能量消耗极大的工作。因此，线粒体的健康对于肾小管和肾功能至关重要。脓毒症可通过氧化损伤、TLR4 介导的炎症反应和抑制电子传递链损伤线粒体，导致线粒体质量减少、嵴的破坏和线粒体肿胀。此外，脓毒症会影响线粒体的质控机制，如线粒体的分裂、融合和自噬。这些机制对于保护线粒体、避免线粒体功能失调至关重要。

5. **全身及肾的血流动力学** 既往认为，脓毒症时肾血管收缩，肾灌注量减少，从而引起 AKI。但是越来越多的证据显示，并非所有 SA-AKI 均存在肾血流量的下降。既往通过直接注射大肠埃希菌入血制造脓毒症的动物模型发现，注射大肠埃希菌后，肾血流量反而出现了增加。因此，有人推测肾内血流分布可能是导致 SA-AKI 的因素之一。

研究发现，脓毒症时肾皮质未在血流量和氧分压方面发生明显变化，但髓质在这两个指标中均出现了明显下降，这个结果验证了上述观点。近年来，CVP 作为 AKI 发生发展的重要独立影响因素，成为脓毒症患者补液量的重要参考指标。有研究认为，较高的

CVP 可能会增加肾静脉压力，从而影响肾小球毛细血管静水压，促进 AKI 的发生。由此可见，CVP 对静脉系统的影响也是 SA-AKI 发生发展可能存在的机制之一。

五、SA-AKI 的早期识别

所有脓毒症患者都应被视为 AKI 的高危患者，而具有某些合并症的患者，如慢性肾脏病患者，则更容易发生 AKI。应密切监测血肌酐和尿量进而评价肾功能，以便更早地根据 KDIGO 指南进行诊断分级（图 25-1）。然而，KDIGO 的 AKI 定义具有一些局限性，例如需要基线血肌酐数值来确定血肌酐的增加量。然而，在没有直接数据的情况下，尚无确定基线肌酐数值的公认方法。此外，血肌酐的变化通常是延迟的，尤其对于脓毒症患者而言，会减少外周血流灌注，引起肌肉血供下降，从而造成肌酸产生减少，延缓 SCr 水平增加，不利于 AKI 的早期监测；其肌酐产生速率可能减少 50%，同时液体复苏则可能稀释肌酐浓度。尽管尿量是 AKI 定义的一部分，但其不具有特异性，并且只有对留置导尿管的患者才能准确测定尿量。尿量不足也可能被积极的液体复苏所稀释，造成无法及时诊断 AKI；使用利尿剂也可能会干扰 AKI 的诊断。有趣的是，

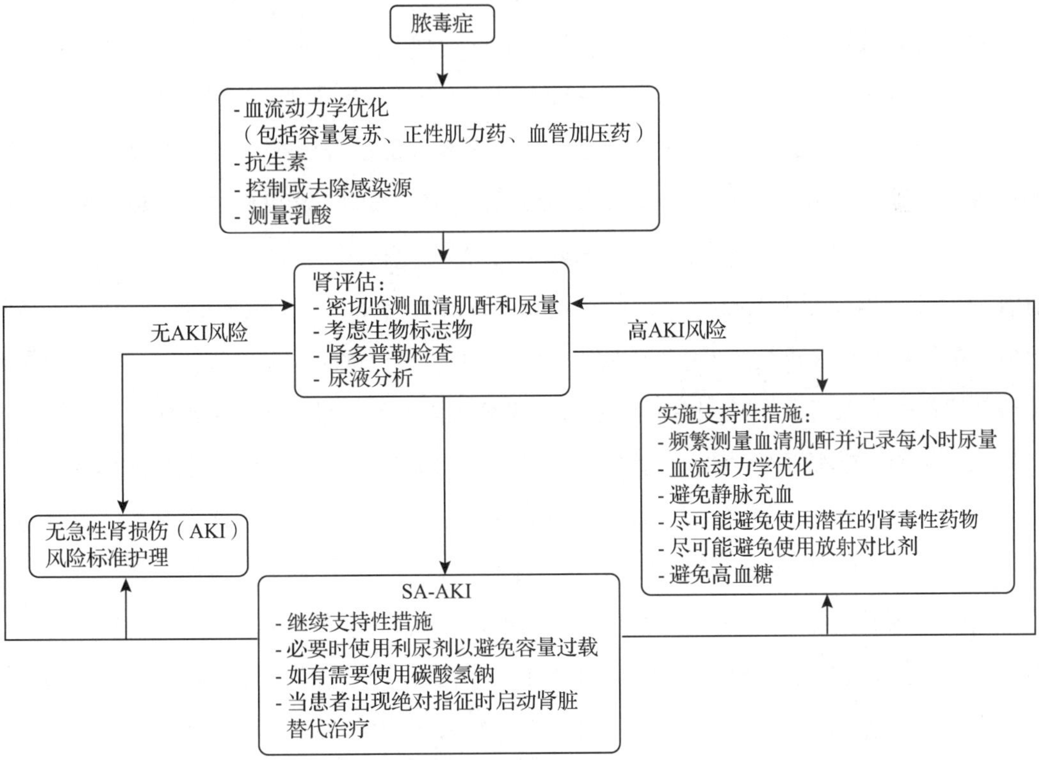

图 25-1　SA-AKI 的诊断流程

几项观察性队列研究表明，根据血肌酐或尿量被诊断为同一期 AKI 的患者，可能有着不同的发病率和病死率。

早期诊断 AKI 能增加治疗成功的机会。将损伤性和功能性生物标志物相结合，能提高 AKI 诊断的敏感性和特异性。此外，来自早期脓毒性休克规范治疗研究队列的数据表明，对于根据 KDIGO 标准分期相同的 AKI 患者，与生物标志物阴性的 AKI 患者相比，生物标志物阳性的 AKI 患者生存率更低。

一些血清生物标志物的浓度与肾小球滤过率呈负相关，这使其在检测 SA-AKI 方面具有优势。半胱氨酸 C 和内啡肽在 SA-AKI 患者体内的升高较血肌酐升高更早。尿液组织金属蛋白酶抑制剂 -2（TIMP2）和胰岛素样生长因子结合蛋白 -7（IGFBP7）是两种与细胞周期停滞相关的标志物，在预测 2 期和 3 期 SA-AKI 方面表现良好（曲线下面积为 0.84）。中性粒细胞明胶酶相关脂质运载蛋白（NGAL）已被证明在 SA-AKI 患者中表达增加，且较肌酐或尿量相比变化更早。NGAL 取 454 ng/ml 作为截断值时，其对 AKI 诊断的敏感度为 72%，特异度为 74%。

床旁多普勒超声是一种具有快捷性、非侵入性和可重复性的肾灌注评估工具，被广泛应用于重症患者。肾阻力指数（RRI）是一种评估肾血流动力学的无创检查方法，通过超声对肾内动脉波进行检测，可用于评估肾的灌注，预测 AKI 的发生和恢复。在脓毒性休克患者中，入院时 RRI $>$ 0.74 可预测 AKI 的发生。一项荟萃分析结果显示，RRI 偏高与持续性 AKI 密切相关。但也有研究结果显示，在危重症患者中采用 RRI 预测持续性 AKI 的灵敏度较低，预测准确性有限。然而，有研究表明，肾的多普勒超声无法区分肾处于损伤阶段还是康复阶段，也不能对 AKI 风险进行分层。此外，一些生理因素，如腹内压和血管顺应性，也会影响 RRI 评估。超声造影（contrast enhanced ultrasound，CEUS）是利用血液中气体微泡在声场中的非线性效应及其产生的强烈背向散射，获取对比增强图像以监测及评价实质器官微循环和血流灌注的新技术。其无造影剂损害，无辐射，体积小，可实现床旁检查，非常适合 ICU 医生的工作需求。CEUS 所使用的超声对比剂（ultrasound contrast agent，UCA）是由稳定的脂质壳膜包裹氟碳气体形成的与红细胞形态、血流动力学特点相似的微气泡，经外周静脉注入血液循环后，微气泡仅存于血液循环中，不会进入组织间隙，从而使血管可视。UCA 声阻抗与血液不同，其所产生的信号强度与血流灌注参数密切相关。基于这个原理，超声造影可以早期探查肾的微灌注情况。有研究表明，超声造影早期诊断 AKI 的准确性可达到 81.25%，相较于传统 AKI 诊断指标，超声造影能早期反映肾功能损伤。

尿常规和尿液镜检可能有助于识别 SA-AKI。几项观察性研究评价了尿沉渣镜检在

SA-AKI 中的作用。与非 SA-AKI 相比，SA-AKI 可见更多的管型和肾小管上皮细胞。一项小型临床试验表明，尿液镜检评分＞ 3 分（表 25-2）可以预测严重 AKI，并与肾小管损伤的生物标志物水平显著相关。

表25-2　尿液镜检评分工具

肾小管上皮细胞分值（数量）	颗粒管型分值（数量）			
	0（0/ 高倍视野）	1（1/ 高倍视野）	2（2~4/ 高倍视野）	3（≥ 5/ 高倍视野）
0（0/ 高倍视野）	0	1	2	3
1（1/ 高倍视野）	1	2	3	4
2（2 ~ 4/ 高倍视野）	2	3	4	5
3（≥ 5/ 高倍视野）	3	4	5	6

六、鉴别诊断

AKI 的诊断目前基于血清肌酐浓度升高和（或）尿量减少。与其他形式的 AKI 一样，血清肌酐可能是肾损伤的一个不敏感指标，而少尿在 SA-AKI 中也可能表现出非特异性。然而，在脓毒症中，少尿似乎更具重要性，甚至在 3 ~ 5 h 内，少尿与 AKI 之间的关联可能会被检测到。血清肌酐的另一个局限是许多患者缺乏基线值，对于如何处理这些缺失信息缺乏共识。

在考虑 SA-AKI 诊断时，必须将其与其他可能导致 AKI 的病因相鉴别，尤其是与脓毒症无关的病因。SA-AKI 的一些主要鉴别诊断包括：①肾前性氮质血症，可由失水、心力衰竭或严重失血等情况引起；②急性肾小管坏死，由缺血或接触肾毒性物质（如非甾体抗炎药、造影剂、氨基糖苷类抗生素）引起；③间质性肾炎，通常由药物（如抗生素、质子泵抑制剂、非甾体抗炎药）或自身免疫性疾病引起；④肾小球肾炎；⑤肾结石、肿瘤或前列腺增生等疾病引起的梗阻性尿病；⑥严重肝功能异常并发的肝肾综合征；⑦血栓性微血管病，如血栓性血小板减少性紫癜或溶血性尿毒症综合征；⑧急性间质性肾炎，通常由药物、感染或自身免疫病引发；⑨中毒性肾病，因接触各种毒素或重金属对肾造成直接损害；⑩横纹肌溶解症；⑪脉管炎。表 25-3 列举了部分用于鉴别肾前性和肾性因素导致的肾功能损害的常用指标。

表25-3　鉴别肾前性和肾性因素导致的肾功能损害的常用指标

尿液指标	肾前性因素	肾性因素
尿沉渣	正常	上皮细胞管型
尿钠（mmol/L）	＜20	＞40
尿钠排泄分数	＜1%	＞1%
尿尿素排泄分数	＜35%	＞35%
尿渗透压［mOsm/(kg·H_2O)］	＞500	＜300（低于血清）
尿/血浆渗透压	＞1.5	1～1.5
尿比重	＞1.020	＜1.020
尿/血清肌酐比值	＞40	＜20
尿/血清尿素比值	＞8	＜3
血尿素氮/肌酐比值	＞80.77	＜80.77
尿钠/钾比值	低（＜1/4）	高

SA-AKI 的诊断需要仔细的临床评估、实验室检查（包括血清肌酐和尿量测定、血液培养等），并考虑患者的病史和临床背景。通常，区分 AKI 的潜在病因需要结合临床判断、实验室检查、影像学检查，有时还需要进行肾活检。及时诊断 SA-AKI 至关重要。采取干预措施，如均衡输液和使用血管加压药以维持足够的血压，同时避免使用肾毒性药物，可使 SA-AKI 得到缓解。

七、用于指导 SA-AKI 诊断和治疗的生物标志物

目前的诊断标准基于肌酐和尿量，但这两个指标具有滞后性，确诊时间的推迟可能导致不良结局。因此需要更早期地预测 AKI 的发生。最近，有研究显示尿中性粒细胞明胶酶相关脂质运载蛋白（urinary neutrophilgelatinase-associated lipocalin，uNGAL）、尿液外泌体内的激活转录因子 3（urinary exosomal activating transcriptional factor 3，uATF3）可用于 SA-AKI 的早期诊断，但其受到较多因素影响，且机制尚未完全明确。目前，尚未发现具有较高敏感性和特异性、快速、经济的早期诊断标志物，这是当前一个重要的研究方向。表 25-4 为代表性血液/尿液生物学标志物在 AKI 的早期诊断、病情进展和预后中的预测作用。

表25-4　代表性血液/尿液生物学标志物在AKI的早期诊断、病情进展和预后中的预测作用

标志物	主要产生部位	在人类 AKI 中的预测作用				
		预测 AKI		肾损害进展 / CRRT	死亡	肾功能恢复
		敏感性	特异性			
Cys C	所有的有核细胞	+	+	+	+	+
NGAL	白细胞、肾小管髓袢升支、近端小管	++	+	+	+	+
NAG	肾近端小管	++	+		+	
KIM-1	近端肾小管	+	++	+		
L-FABP	肝细胞、近端肾小管	+	+		+	
1L-18	单核细胞、巨噬细胞、树突状细胞、肾远曲小管、连接小管、集合管	+	+	+	+	
IGFBP-7/TIMP-2	肾小管上皮细胞	++	++	+		+

第 23 届 ADQI 共识提出结合“损伤性生物标志物”和“功能性生物标志物”来提高 AKI 定义的敏感性。血浆前脑啡肽和胱抑素 C 已被认为可以作为识别脓毒症患者 AKI 风险的功能性生物标志物，但相较于血清肌酐，这些生物标志物的半衰期较短，因此它们在诊断和改善预后方面的临床价值尚有待验证。另外，数字化工具也可以用来预测 SA-AKI，包括基于电子病历大数据或人工智能驱动的预测模型；生物标志物和预测模型的结合可以将 SA-AKI 患者划分为特定的表型和亚表型。共识呼吁，未来的研究可以重点关注如何利用生物标志物 + 预测模型来鉴别 SI-AKI 和 SA-AKI，并鉴别 SA-AKI 的内型和亚表型（图 25-2）。

八、SA-AKI 高危患者的管理

由于脓毒症导致 AKI 的机制尚未完全明确，目前还没有单一有效的治疗可以改善 SA-AKI 的发展。

对于 SA-AKI 高危患者，KDIGO 指南建议实施一系列支持治疗（表 25-5）。在 AKI 高危手术患者中进行支持治疗，已被证明能够减少 AKI 的发生。然而，支持治疗对于脓毒症患者是否有效尚未定论。此外，尽管这些支持治疗在理论上已成为临床常规的一部分，但事实上只有少数患者接受了所有的推荐措施。表 25-5 总结了那些已知能够在高危患者中减少 AKI 发生的治疗措施，包括：避免使用潜在的肾毒性药物（例如羟乙基淀粉）、密切监测血肌酐和尿量、避免高血糖、合理规范使用造影剂以及优化容量状态和保证灌注压。

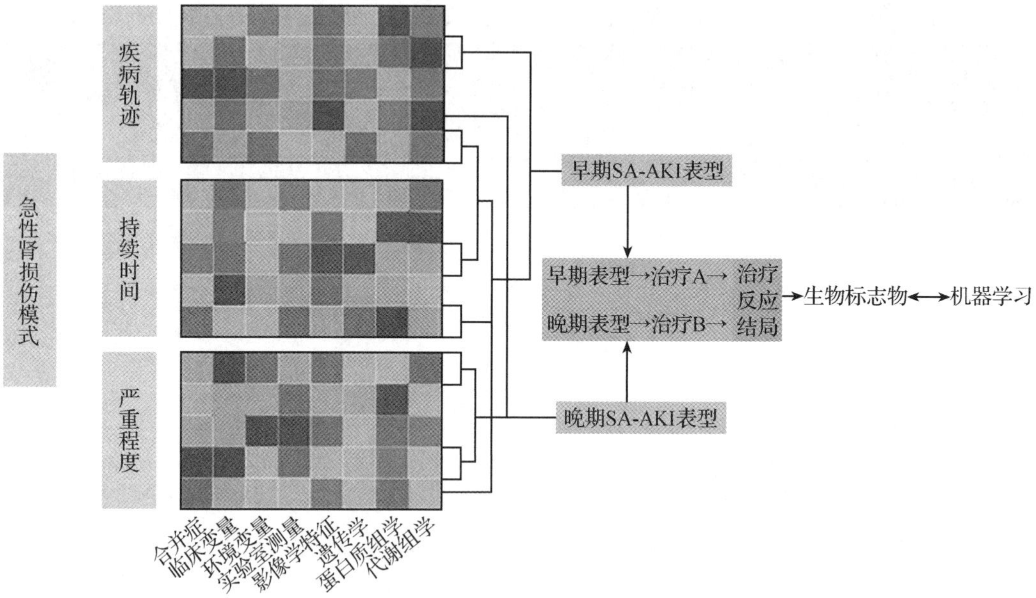

图 25-2　SA-AKI 的亚表型

表25-5　SA-AKI高危患者的支持治疗

支持治疗	措施
避免使用潜在的肾毒性药物	20%～30% 的患者为药物引发 AKI。例如，抗生素被用于 AKI 高风险的脓毒症患者，因此通常难以准确判断药物对 AKI 的整体影响。应尽可能减少药物暴露，并权衡用药利弊。近年来已对重症患者常用药物的肾毒性达成共识。肾毒性药物管理策略将有助于减少药物不良事件并优化肾脏管理
优化容量状态和保证灌注压	①确保足够的灌注压、避免容量过低或过高是预防和治疗 AKI 的关键。液体管理应通过反复评估液体状态和容量反应性来进行。较高的液体正平衡与 AKI 的发生和 RRT 相关。平衡液是复苏首选，优于生理盐水和人工胶体。鉴于人工胶体可能有害，白蛋白是一种潜在的替代方案。然而，迄今为止，没有高质量的研究表明白蛋白复苏有显著益处，因此建议仅在已接受大量晶体液的患者中使用 ②尽管最佳的血流动力学目标尚未确定，但通常认为 MAP ＞ 65 mmHg 足够维持器官灌注。脓毒症指南建议 MAP ＞ 65 mmHg 时可降低高血压患者 RRT 的需求率；然而，这并未改善生存率 ③去甲肾上腺素和抗利尿激素依然是治疗脓毒性休克的一线药物。静脉瘀滞在 SA-AKI 的发展中起着关键作用。中心静脉压升高会增加肾静脉压力，降低肾血流和 GFR。在脓毒性休克患者入 ICU 的前 24 h 内，较高的 CVP 与后续 5 天内发展为 AKI 的风险增加相关
监测血流动力学	评估前负荷和心输出量。低心输出量可导致氧输送减少，这与器官功能障碍的发生密切相关。优化心输出量和维持 CI ＞ 3 L/（min·m^2）被认为是预防 AKI 的重要措施之一

续表

支持治疗	措施
密切监测血肌酐和尿量	密切监测血肌酐和尿量对 AKI 的早期诊断、危险分层和结局预测至关重要。频繁监测尿量与 AKI 诊断率的增加以及 30 天病死率的降低相关［OR 0.85（95%CI 0.77 ~ 0.94），P=0.001］。这可能是优化液体管理、避免容量过负荷的结果
避免高血糖	高血糖可引发炎症反应、细胞凋亡和纤维化通路激活，导致氧化应激和渗透性利尿，因此导致肾脏疾病。严格控制血糖的潜在获益必须与低血糖的风险相平衡。2012 年的 KDIGO 指南建议采取折中方案，将目标血糖设为 110 ~ 149 mg/dl（6.1 ~ 8.3 mmol/L）
合理规范使用造影剂	使用碘造影剂可引发 AKI。然而，高 AKI 风险的重症患者更有可能接受使用包括碘造影剂在内的增强影像学检查。然而，不应因潜在风险而延迟造影剂的使用，因为造影剂相关风险较低。几乎所有相关研究都没有报道在使用造影剂后 AKI 风险增加。因此，造影剂引发 AKI 的极小风险必须与接受增强 CT 的获益相平衡，特别是在脓毒症患者中

在 SA-AKI 高危患者优化过程中，患者将接受功能性血流动力学监测，并根据血流动力学流程进行优化：进行被动抬腿试验（PLRT）。如果心输出量（CO）增加＞ 10%，则必须给予容量。如果 CO ≤ 10%，则继续测量心脏指数（CI）。如果 CI ＜ 2.5 L/（min·m^2），则需要使用多巴酚丁胺或肾上腺素。如果 CI ＞ 2.5 L/（min·m^2），则继续测量 MAP。如果 MAP ＜ 65 mmHg，则需要调整去甲肾上腺素。如果 MAP ＞ 65 mmHg，则目标已实现。第一天每 6 h 检查 1 次，之后每天检查 2 次。

九、SA-AKI 患者的治疗

脓毒症集束化（Bundle）治疗：脓毒症是临床急症，对脓毒症患者应立即（接诊 1 h 内）启动治疗和液体复苏。

1. **抗生素的应用** 研究发现，早期适当的抗生素应用和脓毒症感染源的控制与 AKI 的发生风险降低有关，抗生素应用每延迟 1 h，AKI 发生风险增加约 40%，故对脓毒症 AKI 患者应尽早使用抗生素治疗。在使用抗生素前需留取血培养，并于 1 h 内开始经验性、静脉使用广谱抗生素。然而，对于某些涉及治疗的肾毒性药物应慎用，如氨基糖苷类和万古霉素等。KDIGO 指南提出，应慎用两性霉素 B 及静脉注射放射造影剂等诊断药物，以防止肾损伤，必要时应考虑严格的药物监测。对于已经确诊 SA-AKI 的患者，也应予以上述支持治疗。然而，现有证据并未表明这一治疗措施可以影响 AKI 的病程。

2. **液体复苏** 早期液体复苏是治疗脓毒症的关键，液体复苏首选平衡晶体液，如乳酸林格氏液，对低血压、乳酸＞ 4 mmol/L 或脓毒性休克患者，起始 3 h 内至少输注 30 ml/kg

的晶体液。此外，也要避免补液量过多造成的容量超负荷，通过动态监测容量状态和血流动力学状态来指导液体复苏。动态监测指标包括进行被动抬腿试验及补液试验，监测每搏量及其变化、脉压变化或超声心动图等。毛细血管再充盈时间也可以作为辅助手段指导复苏。相比于生理盐水，等渗晶体液含氯化物的浓度更接近生理状态，且有证据表明，使用平衡晶体液复苏组的 SA-AKI 患者 30 天内的不良事件发生率明显低于使用生理盐水组。注意应避免使用羟乙基淀粉。在多数研究中，液体复苏使用的白蛋白是安全的，当需要大量晶体液维持血压时，可使用白蛋白增加胶体渗透压。对于脓毒症的患者，需要测量乳酸水平，对乳酸水平＞2 mmol/L 的患者需重复测量，以监测乳酸水平的变化。在临床可疑的脓毒症患者中，乳酸水平还可帮助鉴别诊断脓毒症。此外，在脓毒症患者中，乳酸水平与死亡率密切相关。

3. **碳酸氢钠** 根据一项多中心、开放标签的 3 期临床试验（BICAR-ICU 试验）的亚组分析表明，在伴有中重度 AKI（AKI 2 ~ 3 期）的严重代谢性酸中毒（pH ＜ 7.20）患者中，静脉注射 4.2% 的碳酸氢钠能够降低复合结局（28 天全因死亡率和首周器官功能衰竭率）的发生率和 28 天病死率。然而，考虑到对照组中也有 24% 的患者接受了碳酸氢钠治疗，分析结果可能受到Ⅰ类错误的很大影响。此外，只有 60% 的受试者在随机分组时被诊断为脓毒症，因此该结果无法推广到全部 SA-AKI 人群。

4. **血压管理和升压药使用** 尽管对脓毒症患者的血压目标尚无定论，但有研究表明，对于既往存在高血压的患者，维持平均动脉压（MAP）＞85 mmHg 可避免血肌酐升高和减少肾脏替代治疗率。血管紧张素Ⅱ，一种内源性缩血管药，能优先收缩肾小球出球小动脉，从而增加肾小球滤过率。基于 ATHOS-3 试验的二次分析显示：在接受肾脏替代治疗的患者中，与安慰剂组相比，接受肾血管紧张素Ⅱ治疗的患者，早期 RRT 成功撤机的患者更多（第 7 天：38% *vs.*15%，$P = 0.007$），28 天病死率更低（30% *vs.* 53%，$P = 0.012$）。另一项研究表明，肾血管紧张素Ⅱ水平较低且肾素水平较高的患者，可能受益于此药。然而，该结论尚需进一步研究验证。

在脓毒症患者中，最常用的血管活性药物是去甲肾上腺素，但其在 SA-AKI 发生发展中的作用尚未明确。一些研究显示，对脓毒性休克患者早期给予去甲肾上腺素可以提高其生存率。但另外一些研究得到了相反的结论，他们认为去甲肾上腺素可能会引起肾内分流，从而继发髓质缺氧，加重肾功能损伤。因此，去甲肾上腺素在 SA-AKI 中的作用还有待更多研究去证实。

5. **肾脏替代治疗** 目前对 SA-AKI 尚没有特异性治疗手段，除了原发病治疗以及优化血流动力学、避免应用对肾有损伤的药物等肾保护性治疗策略外，血液净化是目前主要的治疗手段。血液净化是利用净化装置通过体外循环方式清除体内代谢产物、异常血浆成分以及蓄积在体内的药物或毒物，以纠正机体内环境紊乱的一组治疗技术。血液净化包括血液透析、血液滤过、血液灌流、免疫吸附和血浆置换等，其中血液透析、血液滤过及血液透析滤过为常用的肾脏替代治疗（renal replacement therapy，RRT）技术，其他为非 RRT 技术。

目前 RRT 已被广泛应用于 SA-AKI。SA-AKI 患者由于本身疾病会导致凝血机制异常，在进行 RRT 治疗过程中，体外循环时会导致血小板活化并激活内源性和外源性凝血途径，增加血栓形成、出血、RRT 治疗等风险。因此，对 SA-AKI 患者进行 RRT 治疗时，一方面要充分、全程评估凝血状态，且要在治疗过程中监测和评估凝血情况；另一方面应个体化选择恰当的抗凝方式和抗凝药物。

对于 RRT 的启动时机以及使用剂量是其在 SA-AKI 中应用必须面对的重要问题。尤其关于 RRT 的启动时机目前存在很大争议，已有的一些回顾性数据显示更早地启动 RRT 以及控制液体过载的程度可能提高患者生存率。

近来，有几项研究对重症患者尤其是 SA-AKI 患者进行了调查。关于 SA-AKI 患者 RRT 启动时机的研究表明，早期启动 RRT 没有带来获益。一项针对 SA-AKI 患者 RRT 启动时机的多中心随机对照研究，因为组间无差异被提前中止，该研究早期组的病死率为 58%（138/239），延迟组的病死率为 54%（128/238）。然而在延迟组中，有 93 名（38%）患者未接受 RRT。

关于 RRT 的剂量，有证据推荐交付剂量为 20 ~ 25 ml/（kg·h）。也有研究表明，使用更高剂量的血液滤过没有获益。

对于 SA-AKI 患者，大规模的随机对照试验和荟萃分析显示，使用间断 RRT（IRRT）与持续 RRT（CRRT）相比，患者结局并没有差异。然而，这可能是由于对于血流动力学不稳定的患者，与 IRRT 相比，更倾向于选择 CRRT。因此，建议临床医生选择他们最熟悉的 RRT 模式，并确保 CRRT 的交付剂量为 20 ~ 25 ml/（kg·h），或间断透析的尿素清除指数（Kt/V）达到 3.9/ 周。有研究数据显示，无论是透析和滤过，还是间断、连续和持续缓慢低效率透析，在预后方面并没有显著性差异。然而，SA-AKI 患者因常伴有血流动力学不稳定、高分解代谢和多器官功能障碍等状态，大多可以选择连续、缓慢清除水分和溶质的连续 RRT。

随着研究的深入，清除内毒素、炎症介质也成为 SA-AKI 的主要治疗靶点，特异性内毒素吸附、高截流量膜、多黏菌素 B 血液灌流、配对血浆滤过吸附（CPFA）、血浆置换等非 RRT 方式在 SA-AKI 治疗中逐渐开展。从理论上讲，治疗性血浆交换（therapeutic plasma exchange，TPE）之所以能够用于脓毒症治疗，在于用单一干预同时完成了两方面的治疗目标：消除循环中的有害性因子，同时补充必要的但已经消耗的保护性因子。已有 RCT 研究证实，早期应用 TPE 可以快速稳定顽固性感染性休克患者［NE ≥ 0.4 mg/（kg· min）］的血流动力学，包括显著性降低 NE 的剂量和血乳酸水平，同时显著降低循环中降钙素原及有害因子的水平，如血管病性血友病因子抗原、血管生成素 -2、可溶性血管生成素受体 -2，补充消耗了的保护性因子，如免疫球蛋白、抗凝血酶Ⅲ、蛋白 C、血管生成素 -1 等。此外，对于乳酸增高的患者，尤其是血乳酸＞ 3 mmol/L 时，TPE 能够进一步降低 NE 的用量。虽然使用新鲜血浆作为替代液体的 TPE 很少发生严重的不良事件，需要停止治疗的不良事件发生率约为 0.2%，但仍然会有潜在的不良事件，包括感染性事件和非感染性事件（过敏反应、输血相关肺损伤、柠檬酸盐蓄积、低血压等）。

6. **利尿剂**　在 AKI 高危的重症患者中，预防性使用利尿剂已被证明无法改变结局。同样，对于确诊患者，利尿剂也不能减轻症状。因此，不建议在 SA-AKI 的预防以及治疗中使用利尿剂。然而，尽管不能改善肾功能，利尿在调节体液平衡和预防液体过负荷方面仍有一定作用。

7. **靶向分子和细胞治疗**　由于 SA-AKI 的发病机制目前被认为是一个涉及细胞凋亡、免疫和炎症过程的多因素过程，针对这些通路的新医疗手段已经出现，可能具有潜在的治疗价值。在实验模型中，caspase 抑制剂靶向影响凋亡通路和抑制炎症级联反应已经显示出一些有前途的结果。另外，其他治疗药物，如胃饥饿素（ghrelin）、低剂量的后叶加压素、腺苷受体激动剂、红细胞生成素等均显示具有减弱肾的炎症反应及抑制细胞凋亡的作用。

8. **新型药物治疗**　目前尚无特异性治疗药物，多种新药正处于研发阶段。①人重组碱性磷酸酶（AP）：一种可在脓毒症患者体内通过对内毒素去磷酸化来保护肾的内源性酶，可减轻炎症反应。在最近一项临床试验中，AP 并未显著改善 SA-AKI 患者 1 ~ 7 天的肾功能，但降低了 28 天及 90 天的死亡率。②血管紧张素Ⅱ（AT Ⅱ）：一种血管收缩剂，对肾小球出球小动脉的收缩作用大于入球小动脉，从而改善肾功能，此外，AT Ⅱ不会像去甲肾上腺素一样引起肾髓质缺血缺氧。在一项预试验中，对儿茶酚胺耐药的脓毒性休克患者使用 AT Ⅱ后血压好转，尿量增加；在另一项 RCT 中，AT Ⅱ可有效升高血管扩张性休克患者的血压，减少其他升压药物的用量，事后分析结果显示，AT Ⅱ组患者 28 天死亡风险降低了 23%，且脱离透析的患者更多。在最近发表的一项动物实验结果中，脓毒症小鼠肾血管紧张素 1 型受体（AT1R）表达下降，随后很快出现肾的血流量增加、尿素氮及血肌酐水平升高及尿量减少，而静脉使用 AT Ⅱ可预防该损伤，提示 AT1R 介导的 AT Ⅱ信号转导对预防 SA-AKI 具有重要作用。③硫胺素（thiamine）缺乏与无氧代谢及乳酸增加有关，在脓毒症患者中补充硫胺素可改善线粒体功能。在一项单中心的 RCT 中，接受静脉使用硫胺素的脓毒性休克患者 AKI 程度更轻，接受肾脏替代治疗的患者数量也更少。④其他可能有效的药物：如 reltecimod（CD28 拮抗剂）、左卡尼汀等，均正在进行临床试验。苯硫代丁酸是一种小分子组蛋白去乙酰化酶抑制剂，在动物实验中可促进斑马鱼和小鼠 SA-AKI 模型的肾功能恢复，并减少肾的纤维化，其临床应用前景还有待进一步研究观察。

十、预后

SA-AKI 的预后包括短期影响和长期影响。SA-AKI 与不良临床结局密切相关。在重症患者中，SA-AKI 可增加住院死亡风险和住院时间。SA-AKI 后肾功能恢复的患者生存率显著提高。一项研究显示，在脓毒性休克后 24 h 内恢复肾功能的 SA-AKI 患者住院死亡率降低。AKI 复发在初次恢复后也很常见。在一项对 16 968 名中度至重度 AKI 患者的分析中，32% 的脓毒症患者在初次 AKI 恢复后住院期间经历了 AKI 复发。在住院期间，某些患者可能经历 1 次或多次 AKI 初次逆转后的复发。即使在早期逆转或恢复后，也必须在 SA-AKI 的临床过程中进行密切监测和避免肾毒性损伤。SA-AKI 患者的长期生存结局受 AKI 严重程度和出院时恢复状态的影响。即使是部分恢复的患者，其预后似乎与未发生 AKI 的患者相似。约 40% 的非严重肺炎引起的中度至重度 SA-AKI 患者在出院时经历了 AKI 恢复，其 3 年生存率与未发生 AKI 的患者相当（28% *vs*.23% 死亡率），而未恢复的 SA-AKI 患者预后最差（44% 死亡率）。SA-AKI 如果能在记录后第 1 周内早期逆转，则能有较良好的预后。完全恢复的 SA-AKI 患者可能以良好的健康状况出院；然而，他们仍面临慢性肾脏病（CKD）和其他后果（包括复发性脓毒症）的风险。在记录 AKI 后 7 天内未完全恢复的患者将被归类为急性肾脏病（AKD）患者，其可能在后期恢复或进展为 CKD，并与不良的长期结局相关。出院后的 SA-AKI 幸存者应长期接受肾脏科医生的最佳护理，以监测 CKD 进展和其他长期后果。

关于脓毒症中 AKI 的确切起始时间尚不清楚。出现脓毒症的患者应考虑存在 AKI，反之亦然，出现 AKI 的患者也应考虑脓毒症的可能性。AKI 可以在住院时与脓毒症同时出现，或在住院期间发展为 AKI。对于后者，通过最佳复苏和适当的脓毒症治疗仍然可以预防 AKI。一旦确诊 SA-AKI，应密切监测并及时进行器官支持，以防止进一步的肾损伤。

十一、总结与展望

SA-AKI 是宿主对感染反应失调的结果。发展为 SA-AKI 的患者具有多种临床轨迹，肾功能恢复是可能的，并且与改善的预后相关。临床医生需要清晰理解这一复杂综合征的临床过程，以改善患者的短期和长期护理。生物标志物的价值已经确立，可能与临床判断、功能测试和当前标准互为补充，以提高早期检测能力、指导管理并监测恢复。对病理生理机制的研究进展为潜在新疗法提供了见解；然而，针对 SA-AKI 仍然缺乏有效、特异性的预防和治疗干预措施。未来的研究必须聚焦于更好地理解导致 SA-AKI 的机制，并在基础研究、大数据人口研究和临床试验之间架起知识转化的桥梁。

（张　强）

参考文献

［1］Zarbock A，Nadim M K，Pickkers P，et al. Sepsis-associated acute kidney injury：consensus report of the 28th Acute Disease Quality Initiative workgroup. Nat Rev Nephrol，2023，19（6）：401-417.

［2］Lima RS，Marques CN，Silva JG，et al. Comparison between early and delayed acute kidney injury secondary to infectious disease in the intensive care unit. Int Urol Nephrol，2008，40（3）：731-739.

［3］Bagshaw SM，George C，Bellomo R. Early acute kidney injury and sepsis：a multicentre evaluation. Crit Care，2008，12（2）：R47.

［4］Liu J，Xie H，Ye Z，et al. Rates，predictors，and mortality of sepsis-associated acute kidney injury：a systematic review and meta-analysis. BMC Nephrol，2020，21（1）：318.

［5］Peerapornratana S，Manrique-Caballero C L，Gómez H，et al. Acute kidney injury from sepsis：current concepts，epidemiology，pathophysiology，prevention and treatment. Kidney Int，2019，96（5）：1083-1099.

［6］Kalakeche R，Hato T，Rhodes G，et al. Endotoxin uptake by S1 proximal tubular segment causes oxidative stress in the downstream S2 segment. J Am Soc Nephrol，2011，22（8）：1505-1516.

［7］Kuwabara S，Goggins E，Okusa MD. The pathophysiology of sepsis-associated AKI. Clin J Am Soc Nephrol，2022，17（7）：1050-1069.

［8］De Backer D，Orbegozo Cortes D，Donadello K，et al. Pathophysiology of microcirculatory dysfunction and the pathogenesis of septic shock. Virulence，2014，5（1）：73-79.

［9］Wu L，Tiwari M M，Messer K J，et al. Peritubular capillary dysfunction and renal tubular epithelial cell stress following lipopolysaccharide administration in mice. Am J Physiol Renal Physiol，2007，292（1）：F261-F268.

[10] Gomez H，Ince C，De Backer D，et al. A unified theory of sepsis-induced acute kidney injury：inflammation，microcirculatory dysfunction，bioenergetics，and the tubular cell adaptation to injury. Shock，2014，41（1）：3-11.

[11] Zarbock A，Chawla L，Bellomo R. Why the renin-angiotensin-aldosterone system（RAAS）in critically ill patients can no longer be ignored. Crit Care，2021，25（1）：389.

[12] Flannery AH，Ortiz-Soriano V，Li X，et al. Serum renin and major adverse kidney events in critically ill patients：a multicenter prospective study. Crit Care，2021，25（1）：294.

[13] Brealey D，Karyampudi S，Jacques TS，et al. Mitochondrial dysfunction in a long-term rodent model of sepsis and organ failure. Am J Physiol Regul Integr Comp Physiol，2004，286（3）：R491-R497.

[14] Liu JX，Yang C，Zhang WH，et al. Disturbance of mitochondrial dynamics and mitophagy in sepsis-induced acute kidney injury. Life Sci，2019（235）：116828.

[15] Bernier-Jean A，Beaubien-Souligny W，Goupil R，et al. Diagnosis and outcomes of acute kidney injury using surrogate and imputation methods for missing preadmission creatinine values. BMC Nephrol，2017，18（1）：141.

[16] Doi K，Yuen P S，Eisner C，et al. Reduced production of creatinine limits its use as marker of kidney injury in sepsis. J Am Soc Nephrol，2009，20（6）：1217-1221.

[17] Jin K，Murugan R，Sileanu FE，et al. Intensive monitoring of urine output is associated with increased detection of acute kidney injury and improved outcomes. Chest，2017，152（5）：972-979.

[18] Ostermann M，Zarbock A，Goldstein S，et al. Recommendations on acute kidney injury biomarkers from the acute disease quality initiative consensus conference：a consensus statement. JAMA Netw Open，2020，3（10）：e2019209.

[19] Molinari L，Del Rio-Pertuz G，Smith A，et al. Utility of biomarkers for sepsis-associated acute kidney injury staging. JAMA Netw Open，2022，5（5）：e2212709.

[20] Kim H，Hur M，Lee S，et al. Proenkephalin，neutrophil gelatinase-associated lipocalin，and estimated glomerular filtration rates in patients with sepsis. Ann Lab Med，2017，37（5）：388-397.

[21] Honore PM，Nguyen HB，Gong M，et al. Urinary tissue inhibitor of metalloproteinase-2 and insulin-like growth factor-binding protein 7 for Risk stratification of acute kidney injury in patients with sepsis. Crit Care Med，2016，44（10）：1851-1860.

[22] Saade A，Bourmaud A，Schnell D，et al. Performance of doppler-based resistive index and

semiquantitative renal perfusion in predicting persistent acute kidney injury according to operator experience: post hoc analysis of a prospective multicenter study. Crit Care Med, 2022, 50 (4): e361-e369.

[23] Bagshaw SM, Haase M, Haase-Fielitz A, et al. A prospective evaluation of urine microscopy in septic and non-septic acute kidney injury. Nephrol Dial Transplant, 2012, 27 (2): 582-588.

[24] Zarbock A, Küllmar M, Ostermann M, et al. Prevention of cardiac surgery-associated acute kidney injury by implementing the KDIGO guidelines in high-risk patients identified by biomarkers: the prevAKI-multicenter randomized controlled trial. Anesth Analg, 2021, 133 (2): 292-302.

[25] Jaber S, Paugam C, Futier E, et al. Sodium bicarbonate therapy for patients with severe metabolic acidaemia in the intensive care unit (BICAR-ICU): a multicentre, open-label, randomised controlled, phase 3 trial. Lancet, 2018, 392 (10141): 31-40.

[26] Asfar P, Meziani F, Hamel JF, et al. High versus low blood-pressure target in patients with septic shock. N Engl J Med, 2014, 370 (17): 1583-1593.

[27] Bellomo R, Wunderink RG, Szerlip H, et al. Angiotensin I and angiotensin II concentrations and their ratio in catecholamine-resistant vasodilatory shock. Crit Care, 2020, 24 (1): 43.

[28] Bagshaw SM, Wald R, Adhikari N, et al. Timing of initiation of renal-replacement therapy in acute kidney injury. N Engl J Med, 2020, 383 (3): 240-251.

[29] Barbar SD, Clere-Jehl R, Bourredjem A, et al. Timing of renal-replacement therapy in patients with acute kidney injury and sepsis. N Engl J Med, 2018, 379 (15): 1431-1442.

[30] Palevsky PM, Zhang JH, O'Connor TZ, et al. Intensity of renal support in critically ill patients with acute kidney injury. N Engl J Med, 2008, 359 (1): 7-20.

[31] Chung KK, Coates EC, Smith DJ, et al. High-volume hemofiltration in adult burn patients with septic shock and acute kidney injury: a multicenter randomized controlled trial. Crit Care, 2017, 21 (1): 289.

[32] Schefold JC, von Haehling S, Pschowski R, et al. The effect of continuous versus intermittent renal replacement therapy on the outcome of critically ill patients with acute renal failure (CONVINT): a prospective randomized controlled trial. Crit Care, 2014, 18 (1): R11.

[33] Mehta RL, Pascual MT, Soroko S, et al. Diuretics, mortality, and nonrecovery of renal function in acute renal failure. JAMA, 2002, 288 (20): 2547-2553.

第二十六章

脓毒症相关心肌病

脓毒症相关心肌病（sepsis induced cardiomyopathy，SICM）是严重脓毒症和脓毒性休克的常见并发症。Parker 等于 1984 年首先发现并报道了无基础心脏疾病的脓毒症患者出现心功能障碍的情况，同时将 SICM 定义为脓毒症患者中出现的急性左心室射血分数降低伴心室扩张，其中存活的患者心功能可在 7 ~ 10 天内恢复正常。目前，SICM 尚无国际统一定义，但多数专家对 SICM 的特点有如下共识：急性发作、可在 7 ~ 10 天内逆转、双心室收缩和（或）舒张功能障碍伴收缩力减低、左室扩张、对液体复苏和儿茶酚胺反应降低、无急性冠脉缺血病因等。

一、流行病学

SICM 多见于重症监护病房（ICU），其在脓毒症患者中的患病率为 10% ~ 70%。数据报道的差异主要归因于正式统一诊断标准的缺失和对疾病的忽视，此外也与脓毒症的复杂因素相关，如感染源和疾病严重程度、液体复苏的及时性、不同的抗炎和血流动力学监测方法等。目前，对 SICM 的长期效应尚缺乏足够的重视，其死亡率较高，呈现出“U”形非线性分布的特点。Sepsis 3.0 发布前后进行的少量临床研究在患者选择方面存在偏倚，多数局限于 ICU 病房内，而此类患者在合并症、治疗标准和临床结局方面均不同于普通内科病房患者。ICU 内脓毒症患者多数较年轻，基础心功能较好，而 ICU 内患者患 SICM 的风险较高，内科病房内收治的老年患者多数可能在心功能不全发生之前就已死亡。基于如上考虑，SICM 的共识定义将对未来研究具有里程碑意义。

二、危险因素

一项在日本进行的纳入200例脓毒症或脓毒性休克患者的回顾性研究结果显示，SICM多发生于青年男性、疾病严重程度评分较高、高乳酸/C反应蛋白水平和既往有心脏病病史患者。另有近期一项韩国的研究显示，高龄、糖尿病、基础心力衰竭病史以及高proBNP水平与SICM发生风险相关。两项研究均定义SICM为EF值< 50%，且EF值较基础值下降≥ 10%，虽然两项研究最终结果存在偏差，但两者均指出基础心力衰竭为SICM的危险因素。我国学者卢年芳等的研究显示，高血浆水平组蛋白H4和血管活性药物的使用是脓毒症心肌病发生的独立危险因素。另有王婵等研究认为年龄、冠心病、心力衰竭、白细胞水平（WBC）、乳酸、hs-cTnI、APACHE Ⅱ评分等均为SICM发病的危险因素。

三、临床表现

SICM是一种以全身炎症反应为基础的急性心功能障碍综合征，以左心室扩张和左室射血分数（LVEF）降低为主要特征，多数患者可在7 ~ 10天内恢复，其临床表现缺乏特异性，主要表现为左心室扩张、LVEF降低、心室顺应性增加、液体复苏时血压升高欠佳、对血管活性药物敏感性下降等。

四、病理生理机制

1. **炎症反应**　脓毒症患者心功能异常和心律失常的发病机制通常与内皮细胞、代谢及免疫反应异常相关，而心肌缺血在其发病机制中的作用有限。冠状动脉微循环血流调节受损以及乳酸、游离脂肪酸和血糖的代谢改变可能在SICM发病中发挥主要作用。脓毒症时心肌细胞将能量底物由游离脂肪酸转换为葡萄糖，对心肌收缩力产生有害影响，与心肌缺血后心肌冬眠现象类似。

早期一项重要的研究结果发现，为志愿者注射脂多糖后（LPS），可在5 h内引起明显的心肌抑制和左室扩张。最初认为，SICM的发病机制与冠脉疾病类似，而Dhainaut等的研究结果证实了脓毒性休克患者冠脉血流灌注实际上是增加的，此项研究被认为具有里程碑意义。后续研究相继发现了许多心肌抑制因子，包括细胞因子、补体级联反应成分、病原体相关分子模式（PAMPs）、损伤相关分子模式（DAMPs），其他作用机制还包括氧化应激、一氧化氮代谢变异、线粒体功能异常、细胞内钙转运异常、心肌细胞凋亡、自主神经失调等。此外，脓毒症患者血管内皮细胞糖萼脱落可致血管渗漏、凝血、炎症反应，与患者的不良预后相关。同时，糖萼的断裂崩解可导致微血管血流紊乱和心肌细胞水肿，此机制尚需进一步研究。Vasques-Nóvoa 等应用磁共振成像和组织学方法证实 SICM 患者存在心肌细胞水肿，这可部分解释 SICM 患者的肌钙蛋白升高。

目前认为，SICM 的发生发展是免疫系统与心血管系统共同作用的结果。免疫反应的过度激活一直被认为是脓毒症病理生理的典型表现。早期临床试验关注于通过使用激素、非激素类抗炎药物、靶向治疗等来抑制免疫反应，然而结果却收效甚微，部分原因在于抗炎与促炎反应平衡的显著变化和数量众多的分子通路。有研究证实，脓毒症时机体通过模式识别受体如 Toll 样受体（TLR）识别病原体的入侵，促使 PAMPs、DAMPs 和 TLR 等受体释放原始信号，激活细胞内如核因子 κB（nuclear factor κB）、MAKP（mitogen-activated protein kinase）等多种信号传导通路。在 PAMPs 中，将细菌脂多糖注射入动物模型或人体时可部分模仿脓毒性休克的血流动力学效应。内毒素血症对心肌收缩力的有害效应主要归因于线粒体功能障碍导致的钙处理异常、ATP 合成混乱、内质网应激和自噬等。除病原体释放的 PAMPs 外，机体细胞在应激下可产生大量 DAMPs，主要包括细胞外组蛋白、高迁移率族蛋白 B1、硫酸乙酰肝素、细胞 RNA、线粒体源性 DAMPs 等。组蛋白可通过降低细胞膜电位、诱发左室功能不全和心律失常来干扰细胞 ATP 的合成。高迁移率族蛋白 B1 可诱导肌质网内的钙流失。硫酸乙酰肝素可增加促炎细胞因子的核内转录，提高血管的通透性。

当前对脓毒症的认识已经由过度炎症反应驱动的病理生理学变化过渡到炎症激活与免疫抑制的同时存在，因此，如何调整免疫反应使患者获益是需进一步解决的问题。针对单一机制或途径（如 TLR4 拮抗剂、TNF-α 抗体）的疗法在改善 SICM 方面疗效欠佳，同时针对多种 PAMPs/DAMPs 途径的疗法可能具有临床可行性。

2. **钙离子调控障碍** 炎症级联反应可通过钙反应性的损伤导致心肌收缩力障碍。生理情况下，钙离子通过 L 型钙通道进入心肌细胞，引起钙离子从肌质网释放。细胞溶质钙离子与抑制性肌钙蛋白结合，可消除其对肌动蛋白 / 肌球蛋白交联的抑制作用，进而引起心肌纤维收缩。存储于肌质网中的钙离子 ATP 酶（SER-CA2）是心脏中主要的钙离子调节蛋白，可调节细胞溶质内钙离子含量，当脓毒症发生时，SER-CA2 被抑制，可抑制钙离子再摄取至肌质网，从而引起心肌收缩功能异常。除此之外，钙离子在脓毒症中的氧化应激、炎症反应、线粒体功能障碍方面还可发挥信使作用。

3. **一氧化氮合成失调** L- 精氨酸在一氧化氮合酶（nitric oxide synthase，NOS）的作用下氧化反应生成一氧化氮（NO），进而生成 L- 瓜氨酸。NOS 亚型之一的诱导型 NOS 在脓毒症炎症反应中产生大量 NO，在 SCIM 中发挥重要作用。高表达的诱导型 NOS 可下调

心肌细胞 β 肾上腺素受体，导致心肌收缩功能障碍，同时可引起心肌细胞对钙离子的反应性降低，通过影响线粒体的膜通透性导致线粒体功能障碍和心肌细胞代谢受损。

4. **线粒体功能障碍** 脓毒症时线粒体功能障碍的主要原因包括：活性氧和 NO 的产生、线粒体膜通透性增加和钙超载、自噬和线粒体自噬。脓毒症可诱导心肌细胞的应激反应，使抗氧化系统活性降低、氧化磷酸化受损以及活性氧和 NO 的产生增加。脓毒症早期心肌细胞钙离子浓度显著增加，细胞外钙离子过量内流可诱导心肌细胞钙超载，最终激活凋亡信号并产生心肌收缩功能障碍。同时，线粒体自噬可清除受损的线粒体，减少受损线粒体诱发的凋亡，有利于细胞内钙稳态的维持，改善脓毒症所致的心功能抑制，而自噬功能缺陷则会加重心肌损害。

5. **内质网应激** 内质网是细胞内负责蛋白质折叠、加工和修饰的重要细胞器。多种机制如氧化还原调节功能障碍、炎症超载、钙稳态、蛋白质过表达等均可能导致蛋白质折叠机制受损，引发内质网应激，诱导细胞发生损伤或凋亡。动物模型研究显示多种药物如褪黑素、肝 X 受体激动剂可通过抑制内质网减轻内质网诱导的心肌功能障碍。但其确切机制仍需进一步研究。

6. **其他机制** 分子生物学技术的进步使一些新的调控机制被发现。非编码 RNA（如 lncRNA RMRP）、外泌体等调控因子可能在 SICM 的发病机制中发挥作用，并为 SICM 的治疗提供新的思路。

五、诊断

目前 SICM 尚无统一的诊断标准，临床诊断需排除心肌梗死、应激性心肌病、扩张性心肌病等。对脓毒症导致的器官功能不全，尤其是应用血管活性药物的脓毒性休克患者，临床医师均应考虑 SICM 的诊断。目前 SICM 的诊断是在确诊脓毒症的前提下，结合心电图、超声心动图、生物标志物和血流动力学监测等进行综合判断。有助于诊断 SICM 的临床特征包括：既往心力衰竭病史、应用血管活性药物条件下仍有血流动力学不稳定、未对前负荷试验做出反应、心律失常、超声心动图结果异常、混合静脉氧饱和度偏低、心肌肌钙蛋白水平升高等。

（一）心电图

SICM 患者的心电图表现常缺乏特异性，最常见的改变包括房颤和 ST 段抬高。Bosch NA 等进行的荟萃分析结果显示，既往无房颤病史的脓毒症患者中，脓毒症引起的心脏改变可导致房颤。尽管此类研究将房颤与 SICM 通过相似的病理生理学联系起来，但并不适合将房颤明确作为诊断和预后的工具。需注意有约 2% 的发热患者可出现发热所诱发的Ⅰ型 Brugada 波，易与心肌缺血所诱发的 ST 段抬高相混淆，同时其在发热患者中的发生概率比在非发热患者中的发生概率高 20 倍以上。心电图的改变对 SICM 的诊断有提示作用，任何异常的心电图变化都应促使对患者的心脏情况进行再评估。

（二）生物标志物

1. **肌钙蛋白（cTn）** 脓毒症患者 cTn 升高常与左室功能不全的严重程度、疾病严重程度和死亡率相关。一项纳入 1200 例以上脓毒症患者的荟萃分析结果显示，61% 的患者合并 cTn 升高，其死亡率是无 cTn 升高的脓毒症患者的 2 倍。多因素分析表明，cTn 升高是脓毒症患者死亡的独立危险因素，因此 cTn 被推荐用于入住 ICU 患者的危险分层。但仍有学者认为 cTn 升高不一定代表心肌细胞的坏死，也可能是心肌细胞膜通透性增加、cTn 降解产物通过细胞膜释放的结果。

2. **脑钠肽（BNP）** BNP 在脓毒症患者中同样具有预测价值。一项包含约 1000 例脓毒症或脓毒性休克患者的多中心、随机临床研究显示 N 端脑钠肽前体（NT-proBNP）和 cTn 分别在 97.4% 和 84.5% 的患者中升高且升高程度与脓毒性休克和死亡的发生显著相关，NT-proBNP 对 ICU 和 90 天死亡预测效果更优。

3. **其他标志物** 其他研究较少的分子包括组蛋白、心型脂肪酸结合蛋白（hFABP）、PTX-3 正五聚蛋白等。报道显示，在既往无心血管疾病的患者中，高组蛋白水平与新发心肌损伤、心律失常和左心室功能障碍显著相关。hFABP 在 SICM 诊断和 28 天死亡预测方面具有更高的价值，hFABP 升高的患者心功能不全发生率、28 天死亡率更高。PTX-3 是一种可溶性的识别分子，多种细胞在炎症因子和外源性微生物刺激下可产生 PTX-3，对脓毒症有中等效能的诊断价值。

尽管心肌标志物是脓毒症患者疾病严重程度和预后的明确指标，但均不能作为诊断 SICM 的特异性指标。

（三）超声心动图

超声心动图是 SICM 诊断的基石，具有便携、无创、易于床旁操作实施等特点，专家共识推荐对于血流动力学不稳定的患者应进行超声心动图的检查。

1. **左心室收缩功能（LVEF）** LVEF 常作为左室收缩功能评价的指标，最新研究显示在没有冠状动脉综合征的严重脓毒症和（或）脓毒性休克患者中，将 LVEF ＜ 40% 且在短时间内改善或逆转作为 SICM 诊断的标准。但 LVEF 常受前负荷、后负荷的影响，单独使用则易导致 SICM 漏诊。斑点追踪超声心动图（speckle tracking imaging，STI）是一项新的超声技术，其测量的整体纵向应变（global longitudinal strain，GLS）灵敏度高，不受心脏前后负荷影响，能够发现 LVEF 下降前的心功能障碍。

2. **左心室舒张功能** 脓毒性休克患者常发生舒张功能障碍。二尖瓣环舒张早期运动速度（e）< 8 cm/s 是脓毒性休克患者死亡的强预测因子。另有研究显示，被动充盈期间舒张早期二尖瓣速度峰值 / 二尖瓣环舒张早期 TDI 速度峰值比值（E/e'）对死亡也有较好的预测价值。

3. **右心室收缩功能** 有约 2/3 脓毒症或脓毒性休克患者合并右心室收缩功能障碍。右心室收缩功能障碍是患者 1 年存活的独立危险因素。右心室功能测量数据包括右心室舒张末期面积、右心室应变、右心室射血分数（RVEF）等。右心室应变是 SICM 患者死亡率的重要预测因子，右心室纵向应变绝对值< 13% 的患者均在 20 天内死亡。另有研究显示，RVEF 与严重脓毒症和脓毒性休克患者 1 年死亡率相关。

4. **血流动力学监测** 每搏输出量（stroke volume，SV）和心脏指数（cardiac index，CI）可用左室流出道直径和速度时间积分（VTI）来进行计算，但此类指标在 SICM 患者中因前负荷、后负荷、收缩力的巨大变异很难解释。研究发现，脓毒症幸存者在急诊入院时 VTI 和 CI 指数均较高。肺动脉导管可直接监测心输出量（CO）和其他血流动力学参数，但 CO 不一定反映心肌收缩力，外周血管阻力降低可导致测量的 CO 升高。为避免这些不利因素，2011 年 Werdan 等首次提出了后负荷相关心功能（after-load related cardiac performance，ACP）的概念，其计算公式为：ACP（%）= 实际测量 CO/ 理论预测 CO × 100%，数值> 80% 为正常。ACP 在反映病情严重程度方面更优，既可明确脓毒症患者心肌损伤程度，又能提示患者预后。

5. **斑点追踪** 新的超声心动图技术使 SICM 的特点被进一步揭示。斑点追踪超声心动图技术始创于 2014 年，是基于心肌组织和超声波束间的相互作用，产生特定的声学标志物（称为斑点），应用高级的、非多普勒算法在整个心动周期中逐帧追踪斑点的位移，达到对心肌速度、位移、应变等参数进行研究目的的一种技术。一项小样本先导实验显示脓毒症患者心肌损伤可被整体纵向应变（global longitudinal strain，GLS）发现，言外之意是心脏长轴心脏斑点的位移代表了心底到心尖的收缩力。正常值为 –17% ~ –23%（负值越大越好）。在脓毒性休克患者中，GLS 被认为是 SICM 最敏感的指标，其平均值约为 –14%。有意思的是，此类患者 LVEF 值是正常的。已经有研究证实了左心室和右心室 GLS 在 SICM 诊断中的优势。

6. **肉眼检查** 除了能目测左室和右室功能及大小外，超声心动图同样重要的作用包括其还可以评估大血管和心包，以鉴别和除外脓毒症相关应激性心肌病、心包积液、主动脉夹层、急性冠脉综合征、早期动态心室内梗阻综合征、中腔梗阻综合征等。

六、治疗

SICM 病理机制复杂，尚无统一的标准治疗方案。目前治疗方案仍是将原发病治疗放在首位，辅以其他治疗措施。既往 ProCESS、ARISE 和 ProMISE 研究均未显示出无差别应用早期目标导向治疗（early goal directed therapy，EGDT）的结果差异，但一部分 SICM 患者仍能从混合静脉血氧饱和度和乳酸清除的治疗中获益，但仍需进一步的研究证实。

（一）血管加压药物

拯救脓毒症运动（Surviving Sepsis Campaign，SSC）指南建议将去甲肾上腺素作为脓毒性休克治疗的一线药物，对于难治性休克可同时加用肾上腺素或血管加压素。去甲肾上腺素激动 α 受体的作用要强于 β_1 受体，可引起心脏后负荷增加。尽管此作用有利于分布性休克的治疗，但却可导致心输出量下降，引起心功能障碍。肾上腺素和多巴胺更易导致心律失常，不推荐用于脓毒性休克的治疗。有学者提出应用小剂量血管加压素可降低脓毒性休克患者的病死率，因此指南推荐将去甲肾上腺素与血管活性药物联用，在提高平均动脉压的同时可减少去甲肾上腺素的用量，但不推荐单独使用血管加压素。

（二）正性肌力药物

1. 多巴酚丁胺　多巴酚丁胺直接作用于心脏 β_1 受体，在提高心肌收缩力、增加每搏输出量的同时，可降低外周阻力、改善器官血流分布和组织灌注，但同时可增加心肌耗氧量，增加缺血和心律失常的风险。研究显示应用多巴酚丁胺使心脏指数超出正常值达到＞4.5 L/（min·m^2）并不能改善患者预后，甚至可增加脓毒性休克患者的死亡率，因此不推荐常规使用多巴酚丁胺。目前指南推荐仅在血容量足够、血流动力学不稳定、组织器官灌注仍不足的 SICM 患者中，可以在使用去甲肾上腺素的基础上加用多巴酚丁胺来增加心脏指数。

2. 米力农　有关米力农用于脓毒症治疗的研究很少，目前尚无米力农用于 SICM 治疗的研究报道。Barton 等在对儿童患者的研究中发现，米力农可改善非高动力型脓毒性休克患者的心功能，且未发生不良反应。另有随机对照试验结果显示，米力农与美托洛尔联用可在增加脓毒症患者心脏指数的同时降低心室率，减少正性肌力药物所致心律失常的不良反应。

3. 左西孟旦　左西孟旦属于钙离子增敏剂，可增加肌钙蛋白 C 对钙离子的敏感性，在增强心肌收缩力的同时，不增加心肌耗氧。心脏舒张期钙离子重新回到肌质网，细胞内钙离子水平降低，使得心脏舒张期不受其影响。此外，左西孟旦可增加胃黏膜血流、肌酐清除率和尿量，降低乳酸水平，因此可改善 SICM 患者的全身血流动力学和局部血流灌注。有报道称左西孟旦不能降低 SICM 患者的 28 天死亡率，其可使患者心率增快，发生心律失常概率较大，可导致已有心功能不全患者的症状加重。有荟萃分析结果显示，左西孟旦在降低脓毒症与脓毒性休克患者死亡率方面较多巴酚丁胺更有优势。一例双盲随机对照的 LeoPARDS 试验将左西孟旦组与安慰剂联合标准治疗组进行比较，发现两组在 SOFA 评分与死亡率方面并无差异，应用左西孟旦组死亡率更高。此外，还发现左西孟旦组发生室上性心动过速的风险较高，且需要更大剂量的血管活性药物，呼吸机撤机概率更低。总之，目前关于将左西孟旦用于治疗 SICM 的临床研究数据不一致，LeoPARDS 试验结果提示将左西孟旦大规模应用于临床仍需时日。

4. 心室率控制药物

（1）β 受体阻滞剂：β 受体阻滞剂可使多种心血管疾病患者受益，但其在脓毒症患者中的应用尚存争议。以往认为任何负性肌力药物对于高动力状态的患者都是有害的，但这种高肾上腺素能状态在 SICM 发病机制中可发挥一定的作用。因此，选择性 β 受体阻滞剂可降低心肌氧耗，增加舒张期心室充盈，最终改善 SICM 患者的症状。早期研究发现艾司洛尔不能改善乳酸和 TNF-α 水平，选择性 β_1 受体阻滞剂可能具有抗炎作用。有观察性研究发现入院前应用 β 受体阻滞剂的患者死亡率更低。受此研究启示，Morelli 等进行了一项非盲法随机对照研究，结果发现应用艾司洛尔使目标心室率达 80 ~ 94 次 / 分时可提高每搏输出量并减少血管活性药物的使用剂量，提高患者的 28 天存活率，但安慰剂组患者死亡率达 80%，明显高于预期。由于心功能不全患者被排除出此研究，其结论用于 SICM 治疗尚不明确。

（2）伊伐布雷定：伊伐布雷定可控制心室率，但无负性肌力作用。观察性研究发现伊伐布雷定可提高心搏指数、舒张末期容积指数、混合静脉血氧饱和度，还可降低乳酸水平、减少去甲肾上腺素用量。但另有大样本研究发现伊伐布雷定组死亡率增高，但并无统计学差异。由于该研究未对脓毒症与脓毒性休克患者分别统计，因此其研究结论尚难以解释其在 SICM 中的应用价值。

（三）亚甲蓝

炎症底物可激活一氧化氮（NO）合酶，提高 NO 产量。以往研究发现 NO 代谢在脓毒性休克进展中发挥作用。亚甲蓝可抑制鸟苷酸环化酶和一氧化氮合酶，常被用于治疗心血管术后的血管麻痹。Lo 等归纳了 16 篇将亚甲蓝用于治疗脓毒性休克的研究文章，结果显示亚甲蓝可显著提高血压、降低血管活性药物的用量，但在其他结局方面未表现出优势。仅有一篇描述亚甲蓝成功应用于烧伤后 SICM 患者的病例报道的文献。但亚甲蓝使用并非没有风险，其可导致发生五羟色胺综合征、动脉氧供恶化、灌注损伤和肠系膜血管灌注降低。总之，亚甲蓝可作为脓毒性休克的潜在治疗选择，其在 SICM 患者中的应用尚需更多证据支持。

（四）机械治疗

SICM 患者的机械治疗有赖于心源性休克患者的机械治疗经验。目前尚无主动脉内球囊反搏（IABP）、经皮心室辅助装置或体外膜肺（ECMO）装置的随机对照试验报道，仅有多例关于将如上装置应用于 SICM 患者的病例报道。在决定应用何种辅助装置时，需考虑患者特异性的血流动力学状态。Sato 和 Nasu 在 2015 年的综述中总结应用 ECMO 的患者中有 18/23 得以存活，但由于尚无大样本研究结果，此种治疗方案仅在极端病例中予以考虑。

（五）新兴疗法

随着人们对 SICM 病理生理学研究的深入，其他靶向性治疗方法也在不断显现。目前仍有大量动物研究在实验室中进行，主要包括他汀类、右美托咪定、氢化可的松、α_2 受体阻滞剂、育亨宾、山药、红细胞生成素、维生素 C、二氧化硫等。随着此类治疗逐步过渡到临床，需评估它们的潜在治疗效果。此外，从以往脓毒症研究的经验看，由动物实验转入人体试验仍有局限性的一面。

七、总结

SICM 是一种可逆性的心功能障碍，主要临床特征包括左心室扩张和射血分数的降低。SICM 的发病机制可能与心肌细胞内钙稳态失调、活性氧过度激活、线粒体结构和功能障碍、心肌细胞受损等机制相关。SICM 的诊断应首先与急性心肌梗死相鉴别，H-FABP、PTX-3 等标志物有助于早期发现患者的临床症状。随着心脏超声及各种有创或无创血流动力学临床检测手段的日益精准，人们对 SICM 发病机制的认识不断深入，但关于 SICM 临床管理、药物治疗等方面仍需要进一步研究。SICM 患者精准化液体复苏、血管活性药物的合理使用、辅助治疗的使用时机、机制研究转化至临床的药物疗法等均是未来 SICM 诊疗过程中需亟待解决的问题。

（周海江）

参考文献

[1] 张晓航，申丽旻，李丹丹 . 脓毒症心肌病的研究进展 . 中国医师杂志，2024，26（5）：789-792.

[2] Parker MM，Shelhamer JH，Bacharach SL，et al. Profound but reversible myocardial depression in patients with septic shock. Ann Intern Med，1984，100（4）：483-490.

[3] L'Heureux M，Sternberg M，Brath L，et al. Sepsis-induced cardiomyopathy：a comprehensive review. Curr Cardiol Rep，2020，22（5）：35.

[4] Beesley SJ，Weber G，Sarge T，et al. Septic Cardiomyopathy. Crit Care Med，2018，46（4）：625-634.

[5] Carbone F，Liberale L，Preda A，et al. Septic cardiomyopathy：from pathophysiology to the clinical setting. Cells，2022，11（18）：2833.

[6] Beesley SJ，Sorensen J，Walkey AJ，et al. Long term implications of abnormal left ventricular strain during sepsis. Crit Care Med，2021，49（4）：e444-e453.

[7] Singer M，Deutschman CS，Seymour CW，et al. The third international consensus definitions for sepsis and septic shock（sepsis-3）. JAMA，2016（315）：801-810.

[8] Vallabhajosyula S，Shankar A，Vojjini R，et al. Impact of right ventricular dysfunction on short-term and long-term mortality in sepsis：a meta-analysis of 1373 patients. Chest，2021（159）：2254-2263.

[9] Huang SJ，Nalos M，Mclean AS. Is early ventricular dysfunction or dilatation associated with lower mortality in adult severe sepsis and septic shock? A meta analysis. Crit Care，2013，17（3）：R96.

[10] Sanfilippo F，Huang S，Messina A，et al. Systolic dysfunction as evaluated by tissue doppler imaging echocardiography and mortality in septic patients：A systematic review and meta analysis. J Crit Care，2021（62）：256-264.

[11] Sato R，Kuriyama A，Takada T，et al. Prevalence and risk factors of sepsis induced cardiomyopathy：a retrospective cohort study. Medicine，2016，95（39）：e5031.

[12] Jeong HS，Lee TH，Bang CH，et al. Risk factors and outcomes of sepsis-induced myocardial dysfunction and stress-induced cardiomyopathy in sepsis or septic shock：a comparative retrospective study. Medicine，2018，97（13）：e0263.

[13] 卢年芳，朱波，杨德刚，等 . 高血浆组蛋白是脓毒症心肌病发生的独立危险因素 . 中华危重病急救医学，2019，31（12）：1457-1461.

[14] 王婵，李博玲，史晓娟，等 . 脓毒症心肌病发病率及相关危险因素分析 . 中华危重病医学杂志（电子版），2022，15（3）：177-182.

[15] Levy RJ，Piel DA，Acton PD，et al. Evidence of myocardial hibernation in the septic heart. Crit Care Med，2005，33（12）：2752-2756.

[16] Parrillo JE，Parker MM，Natanson C，et al. Septic shock in humans. Advances in the understanding of pathogenesis，cardiovascular dysfunction，and therapy. Ann Intern Med，1990，113（3）：227-242.

[17] Dhainaut JF，Huyghebaert MF，Monsallier JF，et al. Coronary hemodynamics and myocardial metabolism od lactate，free fatty acid，glucose，and ketones in patients with septic shock. Circulation，1987，75（3）：533-541.

[18] Ehrman RR，Sullivan AN，Favot MJ，et al. Pathophysiology，echocardiographic evaluation，biomarker findings，and prognostic implications of septic cardiomyopathy：a review of literature. Crit Care，2018，22（1）：112.

[19] Lv Xing，Wang H. Pathophysiology of sepsis-induced myocardial dysfunction. Mil Med Res，2016（3）：30.

[20] Smart L，Bosio E，Macdonald SPJ，et al. Glycocalyx biomarker syndecan-1 is a stronger predictor of respiratory failure in patients with sepsis due to pneumonia，compared to endocan. J Crit Care，2018（47）：93-98.

[21] Vasques-Nóvoa F，Laundos TL，Madureira A，et al. Myocardial edema：an overlooked mechanism of septic cardiomyopathy?. Shock，2020，53（5）：616-619.

[22] 聂时南. 脓毒症心肌病 - 从发病机制到临床管理. 医学研究生学报，2022，35（5）：449-454.

[23] Cavaillon JM，Singer M，Skirecki T. Sepsis therapies：learning from 30 years of failure of translational research to propose new leads. EMBO Mol Med，2020，12（4）：e10128.

[24] Venet F，Davin F，Guignant C，et al. Early assessment of leukocyte alterations at diagnosis of septic shock. Shock，2010，34（4）：358-363.

[25] Davies R，O'Dea K，Gordon A. Immune therapy in sepsis：are we ready to try again?. J Intensive Care Soc，2018，19（4）：326-344.

[26] Conway-Morris A，Wilson J，Shankar-Hari M. Immune activation in sepsis. Crit Care Clin，2018，34（1）：29-42.

[27] Hawiger J. Heartfelt sepsis：microvascular injury due to genomic storm. Kardiol Pol，2018，76（8）：1203-1216.

[28] Rosengart MR，Nathens AB，Arbabi S，et al. Mitogen-activated protein kinases in the intensive care unit：Prognostic potential. Ann Surg，2003，237（1）：94-100.

[29] Suffredini AF，Fromm RE，Parker MM，et al. The cardiovascular response of normal humans to the

administration of endotoxin. N Engl J Med，1989，321（5）：280-287.

［30］Danner RL，Elin RJ，Hosseini JM，et al. Endotoxemia in human septic shock. Chest，1991，99（1）：169-175.

［31］Alhamdi Y，Abrams ST，Cheng Z，et al. Circulating histones are major mediators of cardiac injury in patients with sepsis. Crit Care Med，2015，43（10）：2094-2103.

［32］Wang H，Ward MF，Sama AE. Novel hmgb1-inhibiting therapeutic agents for experimental sepsis. Shock，2009，32（4）：348-357.

［33］Martin L，Schmitz S，De Santis R，et al. Peptide 19-2.5 inhibits heparan sulfate-triggered inflammation in murine cardiomyocytes stimulated with human sepsis serum. PLoS ONE，2015，10（5）：e0127584.

［34］Martin L，Horst K，Chiazza F，et al. The synthetic antimicrobial peptide 19-2.5 attenuates septic cardiomyopathy and prevents down-regulation of SERCA2 in polymicrobial sepsis. Sci Rep，2016（6）：37277.

［35］Boissier F，Aissaoui N. Septic cardiomyopathy：diagnosis and management. J Inten Care Med，2022，2（1）：8-16.

［36］Bosch NA，Cohen DM，Walkey AJ. Risk factors for new-onset atrial fibrillation in patients with sepsis：a systematic review and meta-analysis. Crit Care Med，2019，47（2）：280-287.

［37］Bessière F，Khenifer S，Dubourg J，et al. Prognostic value of troponins in sepsis：a meta-analysis. Intensive Care Med，2013，39（7）：1181-1189.

［38］于涛，冯瑛，张丽丽，等. 脓毒症心肌病发病机制的研究进展. 医学综述，2021，27（17）：3363-3370.

［39］Ehrman RR，Sullivan AN，Favot MJ，et al. Pathophysiology，echocardiographic evaluation，biomarker findings，and prognostic implications of septic cardiomyopathy：a review of the literature. Crit Care，2018，22（1）：112.

［40］蔡宏彩. PTX-3、CysC 及 IL-27 检测在脓毒症患者病情诊断及预后价值研究 . 中国免疫学杂志，2022，38（24）：3041-3045.

［41］Alhamid S，Balik M，Beaulieu Y，et al. Expert round table on echocardiography in icu. international consensus statement on training standards for advanced critical care echocardiography. Intensive Care Med，2014，40（5）：654-66.

［42］江信睿，卢庚，刘恒均，等. 斑点追踪超声心动图在脓毒症心肌病中的研究进展 . 中华急诊医学杂志，2021，30（3）：375-379.

［43］Santos T，Schweller M，Gontijo-Coutinho C，et al. Sepsis survivors present with higher values of cardiac index and velocity time integral in the emergency department. Crit Care，2015（19）：P137.

［44］Werdan K，Oelke A，Hettwer S，et al. Septic cardiomyopathy：hemodynamic quantification，occurrence，and prognostic implications. Clin Res Cardiol，2011，100（8）：661-668.

［45］赵娟，赵鹏，王会迟，等．后负荷心功能参数在脓毒症心肌病诊断中的应用价值．临床和实验医学杂志，2021，20（3）：273-276.

［46］Ng PY，Sin WC，Ng AK，et al. Speckle tracking echocardiography in patients with septic shock：a case control study（SPECKSS）. Crit Care，2016，20（1）：145.

［47］Orde SR，Pulido JN，Masaki M，et al. Outcome prediction in sepsis：speckle tracking echocardiography based assessment of myocardial function. Crit Care，2014，18（4）：R149.

［48］Sanfilippo F，Corredor C，Fletcher N，et al. Left ventricular systolic function evaluated by strain echocardiography and relationship with mortality in patients with severe sepsis or septic shock：a systematic review and meta-analysis. Crit Care，2018，22（1）：183.

［49］Barton P，Garcia J，Kouatli A，et al. Hemodynamic effects of i.v. milrinone lactate in pediatric patients with septic shock. A prospective，double blinded，randomized，placebo-controlled interventional study. Chest，1996，109（5）：1302-1312.

［50］刘红娟，耿静，何志红，等．左西孟旦治疗脓毒症心肌抑制的疗效及对心功能的影响．临床内科杂志，2020，37（6）：447-448.

［51］Zangrillo A，Putzu A，Monaco F，et al. Levosimendan reduces mortality in patients with severe sepsis and septic shock：a meta-analysis of randomized trials. J Crit Care，2015，30（5）：908-913.

［52］Gordon AC，Perkins GD，Singer M，et al. Levosimendan for the prevention of acute organ dysfunction in sepsis. N Engl J Med，2016，375（17）：1638-1648.

［53］Macchia A，Romero M，Comignani PD，et al. Previous prescription of β-blockers is associated with reduced mortality among patients hospitalized in intensive care units for sepsis. Crit Care Med，2012，40（10）：2768-2772.

第二十七章

病毒性脓毒症

脓毒症的特征是宿主对感染的反应失衡，导致危及生命的器官功能受损，这种状况可能由多种微生物引起，包括细菌、真菌、寄生虫以及病毒。然而，脓毒症患者中能够明确识别出病原体的比例相对较低，其中细菌病原体的检出率相对较高。由于常规的病原体筛查流程中很少包含病毒检测，导致病毒性脓毒症的诊断往往被忽视，这可能导致其实际发病率被低估。在急性病毒感染［如 2019 冠状病毒病（COVID-19）、中东呼吸综合征（MERS）和流感等］流行期间，这种诊断上的不足尤为明显。值得关注的是，与病毒性脓毒症相关的死亡风险较其他病原体引起的脓毒症更高，这进一步强调了病毒在脓毒症病因中扮演的关键角色。

一、流行病学

多种病毒感染与脓毒症合并的多器官衰竭有关。在全球范围内呈季节性和地方性发病，例如，呼吸道病毒，包括鼻病毒、腺病毒、呼吸道合胞病毒、流感病毒、副流感病毒和冠状病毒，常是导致重症肺炎的病原体。在这些重症病例中，超过 60% 的患者可能会发展为脓毒症。

1. **呼吸道合胞病毒**　呼吸道合胞病毒影响各个年龄层，尤其在 5 岁以下儿童和 60 岁及以上成人中，其往往引起急性且严重的呼吸道疾病，住院和死亡风险较高。在高收入国家，呼吸道合胞病毒占 60 岁以上成人急性呼吸道感染住院病例的 4%～12%。巴西的监测数据显示，60 岁以上成人中呼吸道合胞病毒相关严重急性呼吸道疾病的发病率逐年上升，死亡率超过 30%。

2. **流感病毒**　流感病毒每年影响 5%～10% 的成人，导致 300～500 万例严重疾病和高达 65 万人死亡。流感可引发呼吸窘迫综合征（ARDS）、病毒性心肌炎、病毒性脑炎和脓毒症在内的严重并发症。H1N1 和 H7N9 型禽流感病毒引起的社区获得性病毒性肺炎常导致多器官损伤，其中 38.5% 的 H7N9 病例可能发展为脓毒性休克，而 2009 年 H1N1 大流行期间脓毒性休克风险显著增加。

3. **人类冠状病毒** 致命的人类冠状病毒，包括严重急性呼吸综合征冠状病毒（SARS-CoV）、中东呼吸综合征冠状病毒（MERS-CoV）和 SARS-CoV-2。严重 SARS-CoV 感染有脓毒症表现，如发热、呼吸急促和 ARDS。在重症监护病房（ICU）的 COVID-19 患者中，满足 Sepsis-3.0 标准的约占 78%。几乎所有 SARS-CoV-2 相关死亡都涉及脓毒症，其中部分患者会发展为脓毒性休克。MERS-CoV 主要在中东传播，截至 2020 年 1 月已在 27 个国家被报告，致死率为 35%，死因常为脓毒性休克、肾衰竭和凝血障碍。

4. **登革热病毒** 登革热病毒是一种经蚊子传播的病原体，流行于 100 多个国家，主要影响美洲、东南亚和西太平洋地区。虽然许多病例表现为轻微症状，但重症登革热可表现为高热、剧烈头痛、白细胞计数低和严重出血。血小板减少是登革热常见且严重的临床表现之一，会显著增加疾病的严重性。登革热相关的肺部并发症，如肺水肿和肺泡出血，与脓毒症时的肺部表现极为相似。来自泰国的研究显示，约 14% 的脓毒症患者 PCR 检测结果登革热病毒呈阳性。可见，登革热是东南亚热带传染病中引起脓毒症的重要原因之一。

5. **达比埃班纳病毒** 达比埃班纳病毒（DBV）是一种新型普雷沃病毒属病毒，属于布尼亚病毒科，可引起严重发热伴血小板减少综合征。达比埃班纳病毒最初于 2009 年在中国农村地区被发现，此后在东亚和美国都有报告，引起了公共卫生的关注。达比埃班纳病毒通过蜱虫叮咬传播，潜伏期 6 ~ 14 天，症状多样，轻者仅轻微发热，重者出现严重、可能致命的并发症。发热伴血小板减少综合征的重症病例表现出全身性、类似脓毒症的症状，包括出血性和神经系统并发症、血小板减少症和弥散性血管内凝血（DIC），常导致以急性肾损伤和肝损伤为特征的多器官衰竭。

6. **埃博拉病毒** 埃博拉病毒（EBOV）是丝状病毒科的成员，其所致的埃博拉病毒病（EVD）是一种严重且致命的人类疾病，平均病死率约 50%。埃博拉病毒病最初在埃博拉河附近被发现，至今已在加蓬、几内亚和刚果共和国报告了至少 17 次埃博拉病毒病爆发。埃博拉病毒病最初表现为发热和胃肠道症状，随后发展为类似脓毒症的反应和多器官损伤。临床表现包括低血压、横纹肌溶解、DIC、急性肾衰竭、肝衰竭和中枢神经系统并发症。疫苗的普遍使用是降低埃博拉病毒病死亡率的关键因素，且可预防病毒播散流行。

7. **汉坦病毒** 汉坦病毒属于布尼亚病毒目，由于其通过啮齿动物传播，故该病毒感染越来越被认为是重要的公共卫生问题。汉坦病毒引起的严重疾病，包括肾综合征出血热（hemorrhagic fever with renal syndrome，HFRS）和汉坦病毒肺综合征（hantavirus pulmonary syndrome，HPS），后者可发展为 ARDS，常导致休克甚至死亡。肾综合征出血热的死亡率约 12%，而汉坦病毒肺综合征的死亡率更高，可达 35%～50%，因此对汉坦病毒进行集中研究和监测至关重要。在对东南亚地区的脓毒症进行病因识别时发现，汉坦病毒可能是脓毒症的新兴病原体。

8. **拉沙病毒** 拉沙病毒（LASV）是一种属于沙粒病毒科的包膜 RNA 病毒，主要通过纳塔尔大鼠传播。大约 20% 的感染者会发展为严重疾病，病毒影响多个器官，如肝、脾和肾，住院患者的死亡率为 10%～20%。对猕猴的拉沙病毒感染模型研究发现，拉沙病毒感染可引起类似于脓毒性休克综合征的多器官衰竭。

二、临床特征

病毒性脓毒症的临床特征主要体现在病史采集的复杂性、临床表现的非典型性及共病或合并症对诊断和治疗的影响。这些特点要求临床医生具备敏锐的洞察力、综合诊断能力，以及对患者整体状况的深刻理解。通过细致的评估、全面的诊断测试和个体化的治疗计划，提高病毒性脓毒症的诊断准确性和治疗成功率，进而改善患者的预后。

1. **病史采集的复杂性** 在病毒性脓毒症患者中，病史采集常面临挑战。病毒性感染可能导致中枢神经系统功能障碍，如意识障碍和混乱，使患者无法提供准确的病史信息。此外，重症患者可能因插管或严重的呼吸窘迫而无法交流，这进一步增加了获取详细病史的难度。医护人员必须依赖家属、护理人员和早期医疗记录来了解病史，这可能导致信息的不完整或不准确。因此，临床医生需要保持高度警惕，通过细致的体格检查和辅助检查来补充病史信息的不足。

2. **临床表现的非典型性** 病毒性脓毒症的临床表现往往不典型，尤其是在早期阶段。患者可能仅表现为轻微的流感样症状，如低热、乏力和肌痛，这些症状很容易被忽视或误诊为普通感冒。随着病情进展，可能会出现更严重的症状，如高热、呼吸困难和精神状态改变，但这些症状也可能与其他严重疾病相混淆，如细菌性肺炎或非典型病原体引起的感染。此外，病毒性脓毒症可能不出现典型的脓毒症体征，如寒战或明显的感染灶，这使得诊断更加复杂。因此，临床医生需要对不典型的临床表现保持警觉，并考虑进行全面的病毒相关检查，以确保及时诊断和治疗。

3. **共病或合并症对诊断和治疗的影响** 共病或合并症对病毒性脓毒症的临床表现、诊断和治疗有显著影响。例如，慢性心脏病患者可能因为心脏功能不全而表现出不典型的休克体征，而糖尿病患者可能因为血管和神经并发症而有更高的感染风险和更差的预后。

慢性肺病患者可能在病毒性脓毒症中更难维持氧合，而免疫抑制患者可能无法产生足够的免疫反应来清除病毒，导致更严重的感染和更高的死亡率。此外，合并症可能影响治疗方案的选择，因为某些药物可能与患者的其他疾病或正在服用的药物相互作用。因此，在管理病毒性脓毒症时，必须考虑到患者的共病情况，并制订个体化的治疗方案。

三、危险因素

全面掌握病毒性脓毒症的危险因素对于识别高危人群、优化感染控制策略、提升疫苗接种覆盖率以及改善医疗实践具有重要意义。这些因素有助于降低病毒性脓毒症的发病率和死亡率。病毒性脓毒症的危险因素主要包括以下几个方面。

1. **病毒因素**　病毒的种类、毒力、病毒载量和感染途径对病毒性脓毒症的发病机制具有决定性影响。特定的病毒，如流感病毒和冠状病毒，因其高度的毒力和变异能力而成为重要的病原体。此外，高病毒载量和特定的感染途径（如呼吸道或血液传播）可能会加速病情的恶化。

2. **宿主因素**　年龄和基础健康状况是关键的宿主因素。儿童和老年人由于免疫系统的不成熟或功能下降而面临更高的风险。同时，基础疾病，如糖尿病和慢性心脏病也会进一步增加这一风险。遗传因素在个体对病毒的易感性和炎症反应中扮演着重要角色。

3. **环境和行为因素**　暴露史、旅行和迁移等环境因素，以及吸烟和饮酒等生活方式选择，都可能削弱个体的免疫防御机制，增加发展为脓毒症的风险。这些因素不仅直接影响个体的发病和病情进展，还可能通过改变宿主的微生物群和免疫状态，间接影响对病毒感染的易感性。

4. **医疗干预和治疗相关因素**　侵入性医疗程序和抗生素的不恰当使用可能导致肠道微生物群失衡，破坏宿主的自然防御机制，从而增加继发性病毒感染和脓毒症的风险。这些医疗行为可能为病原体入侵提供机会，或者通过改变正常菌群，增加感染的严重性。

综上所述，病毒性脓毒症的危险因素是多方面的，涉及病毒特性、宿主条件、环境行为以及医疗干预等多个层面。因此，采取综合性的预防和治疗策略，针对这些危险因素进行干预，对于有效管理病毒性脓毒症至关重要。

四、病理生理学机制

病毒性脓毒症的病理生理过程极为复杂，这不仅增加了临床治疗的难度，也为开发有效的治疗策略带来了挑战。深入了解这些机制对于制定新的治疗策略至关重要，涉及针对病毒复制的抗病毒治疗、调节宿主免疫反应的免疫调节治疗，以及缓解细胞应激和代谢紊乱的支持性治疗。

病毒性脓毒症的发病机制与细菌性和真菌性感染有显著不同，这种差异主要体现在病原体激活宿主免疫反应的机制上。细菌和真菌通过释放内毒素、超抗原和毒素引发强烈的炎症反应，而病毒则通过其核酸基因组或蛋白质结构来操纵宿主的免疫应答。病毒的这种独特能力使其能够感染非免疫宿主细胞，如上皮细胞或内皮细胞，导致细胞功能障碍和损伤，进而激活免疫反应和加剧组织损伤。

病毒对免疫细胞的影响尤为复杂，它们不仅能直接感染 T 细胞和 B 细胞，还能通过病毒蛋白与宿主细胞受体的相互作用来调节这些细胞的功能，从而刺激体液免疫反应。这种反应导致抗体产生增加，虽然有助于中和病毒，但有时也可能引起免疫复合物沉积，导致额外的组织损伤。自然杀伤（NK）细胞在免疫防御中扮演着重要角色，它们能够识别并杀死被病毒感染的细胞。然而，病毒有时会通过表达某些蛋白质来逃避 NK 细胞的监视，或者通过其他机制误导 NK 细胞，导致其对未感染组织的误伤。

病毒入侵宿主细胞后，激活宿主的模式识别受体（PRR），如 Toll 样受体（TLRs）和维 A 酸诱导基因 - Ⅰ样受体（RLRs），这些受体识别病毒的核酸成分并触发信号通路，引发抗病毒反应。此外，病毒还能增强环状鸟苷酸 - 腺苷酸（cGAMP）合成酶（cGAS）- 刺激干扰素基因（STING）通路和干扰素信号，这些是宿主细胞的一线抗病毒防御机制。虽然这些机制有助于抑制病毒复制，但同时也可能导致细胞应激、代谢紊乱和细胞死亡，引发多样的临床表现。

综上所述，病毒性脓毒症的病理生理机制涉及病毒与宿主之间的复杂相互作用，这些相互作用不仅决定了疾病的严重程度，也影响了治疗策略的选择。因此，未来的研究需要进一步探索这些机制，以便开发出更为精准和有效的治疗方案。

五、临床表现

病毒性脓毒症是由病毒感染引发的全身性炎症反应综合征，其临床表现多样。该综合征的初期症状通常缺乏特异性，可能包括发热、寒战、乏力、肌痛和头痛，这些症状与普通感冒或流感相似，导致早期识别困难。随着病情的进展，患者可能会出现更严重的症状，如持续高热、严重乏力、呼吸困难和意识改变。

1. 心血管系统表现 病毒性脓毒症可引起脓毒性心肌病，主要临床表现为常见的心血管症状，如心悸、胸痛和晕厥；实验室检查可见肌钙蛋白水平升高、心律失常；心脏超声可见心肌收缩和（或）舒张功能障碍。通常由病毒性全身炎症触发，这种状况在及时干预下通常是可逆的。同样，流感、SARS-CoV-2、登革热、汉坦病毒和埃博拉病毒感染等也能引发全身炎症反应，导致病毒性心肌病，经恰当的治疗是可逆的。然而，某些病毒如柯萨奇病毒 B3、腺病毒、细小病毒 B19、中东呼吸综合征冠状病毒、SARS-CoV，尤其是 SARS-CoV-2，可显著倾向于心肌侵袭，常导致急性病毒性心肌炎，可发展为慢性心力衰竭。病毒性心肌病通常预后不良，在一项涉及住院 COVID-19 患者的研究中，心肌损伤与高达 51% 的住院死亡率相关。

2. **呼吸系统表现**　呼吸系统是病毒性脓毒症中常受影响的系统之一。过度的免疫反应在清除病毒的同时，也损害了肺部的血管和肺泡结构，导致肺损伤和 ARDS，表现为呼吸困难、低氧血症和呼吸窘迫。特定亚型的流感病毒（如 H1N1、H3N2）和冠状病毒（SARS-CoV、MERS-CoV 和 SARS-CoV-2）是 ARDS 的主要病原体。汉坦病毒可导致汉坦病毒肺综合征，这是一种严重不良的呼吸状况，可能发展为 ARDS。RSV、腺病毒、人偏肺病毒、副流感病毒和鼻病毒等病原体也能在儿童等易感人群中引发 ARDS。在 2009 年 H1N1 大流行期间，ARDS 影响了 18%～33% 的 ICU 住院患者，死亡率在 25%～40%。SARS-CoV 暴发导致 20%～30% 的住院患者出现 ARDS，死亡率接近 50%。在 COVID-19 大流行中，与 ARDS 相关的死亡率高达 26%～44%。

3. **血液系统表现**　病毒性脓毒症引起的血液系统功能障碍源于病毒对造血系统的直接影响以及免疫介导的损伤。这种功能障碍通常表现为血小板减少症、凝血病和 DIC，临床上可见皮肤瘀点、瘀斑或出血；实验室检查显示血小板减少、凝血酶原时间延长或纤维蛋白原水平降低。血小板减少症在重症病毒性脓毒症中经常被观察到，流感病毒、登革热病毒、汉坦病毒和达比埃班纳病毒等可导致严重的血小板减少和凝血障碍。值得注意的是，40%～50% 的 SARS-CoV-2 感染病例表现出血小板减少，住院死亡率从 17.5%～92.1% 不等。埃博拉病毒常诱导 DIC，导致系统性微血管血栓形成，损害器官灌注，引起多器官功能障碍，如急性肾损伤、ARDS 和脑卒中，增加死亡率。

4. **中枢神经系统表现**　中枢神经系统受累在病毒性脓毒症中较为常见，患者可能出现意识障碍、癫痫发作或病毒性脑病。神经系统检查可见神经反射异常、肌力减弱或感觉障碍。中枢神经系统特别容易受到病毒感染的影响，这些感染可以直接或间接地导致各种神经系统疾病。直接导致中枢神经系统受累的病毒，包括单纯疱疹病毒 1 型和 2 型（HSV-1，HSV-2）、寨卡病毒和西尼罗河病毒在内的虫媒病毒，以及 SARS-CoV-2 等，它们靶向中枢神经系统的组成部分，如神经元和血管内皮细胞，导致脑炎、脑膜炎、卒中和认知障碍等病症。间接导致中枢神经系统受累的病毒，包括登革热病毒、流感病毒和 SARS-CoV-2 等，可能通过细胞因子释放、中枢神经系统抗体交叉反应、细胞毒性 T 细胞激活和破坏血脑屏障等机制引起中枢神经系统并发症。缺氧和多器官衰竭可进一步加剧中枢神经系统损害。

5. **肝功能障碍**　病毒性感染中的肝功能障碍受病毒致病机制和宿主因素的共同影响，包括年龄、免疫状态和既往肝功能状况。虽然肝炎病毒是导致肝损伤的主要因素，但其他病毒，如EB病毒、巨细胞病毒、登革热病毒、黄热病毒、达比埃班纳病毒、寨卡病毒、埃博拉病毒和SARS-CoV-2也可引起急性肝损害，这些病毒可以直接靶向肝细胞和Kupffer细胞，导致细胞凋亡、坏死或焦亡。病毒性脓毒症引起的肝损伤也可能源于激烈的免疫反应或缺氧损伤。COVID-19患者肝功能障碍发生率为15%～50%，而SARS患者高达60%。

6. **胃肠道症状**　肠病毒、单纯疱疹病毒、巨细胞病毒、流感病毒、诺如病毒、轮状病毒和SARS-CoV-2等引起病毒性脓毒症的胃肠道症状很常见，包括恶心、呕吐、腹泻或腹痛，严重者可出现胃肠道出血或穿孔。病毒性脓毒症的肠道功能障碍主要是由于病毒对上皮细胞的直接损伤，以及免疫介导和肠道微生物群失调等引起的间接损伤。病毒损害肠黏膜可增加肠道通透性，导致液体丢失，引起低血容量性休克和继发性细菌感染。同时，全身性炎症引起肠道黏膜损伤，促进细菌移位进入血液，又进一步加剧炎症级联反应。肠道微生物群的失调也可恶化肠道功能障碍，促进脓毒症的进展。

六、诊断方法

病毒性脓毒症的诊断需要综合临床评估和实验室检查的结果。

1. **临床评估**　全面的临床评估是诊断病毒性脓毒症的基石，包括全面的病史采集，尤其是近期的旅行史、潜在的暴露风险以及任何相关的流行病学信息。此外，还应评估全身炎症反应综合征（SIRS）的常见指标，如体温、心率、呼吸频率和白细胞计数。

2. **实验室检查**　实验室检查对于确诊病毒性脓毒症至关重要。血培养有助于排除细菌性病因。病毒特异性聚合酶链反应（PCR）能直接检测病毒核酸，这对于病毒性脓毒症的诊断具有重要意义。

3. **分子诊断技术**　先进的分子诊断工具，如宏基因组第二代测序（mNGS）、高通量测序、纳米孔测序和基于CRISPR的快速集成核酸酶检测串联（FIND-IT），检测性能与RT-qPCR相当，这些技术能快速、准确地识别病原体。

4. **病毒血清学**　病毒血清学是评估宿主免疫反应的重要手段，它可帮助区分当前和过去的病毒感染。通过检测血清中特异性抗体的水平，可了解患者对特定病毒的免疫状态。

5. **生物标志物分析**　生物标志物分析在病毒性脓毒症的诊断中扮演着重要角色。这些生物标志物可能包括炎症介质、细胞因子和其他与病毒感染相关的分子，它们可以提供有关疾病活动和严重程度的信息。

6. **影像学研究** 影像学研究，如胸部 X 线检查或 CT 扫描，可以帮助评估肺部受累情况，这对于病毒性脓毒症的诊断和监测至关重要。

7. **SOFA 评分评估** 序贯器官衰竭评分（SOFA）是一种评估多器官功能障碍的评分系统。当急性病患者出现无法解释的急性器官功能障碍，与基线相比 SOFA 评分增加≥ 2 分，且没有明显的细菌、真菌或寄生虫来源时，应高度怀疑病毒性脓毒症。

总之，病毒性脓毒症的诊断需要一个多学科、多方法的综合评估。通过结合临床症状、实验室检查、分子诊断技术、病毒血清学、生物标志物分析、影像学研究和 SOFA 评分进行评估，可更准确地诊断病毒性脓毒症，并为患者提供及时和有效的治疗。

七、鉴别诊断

病毒性脓毒症是一种临床表现多样的严重临床综合征，其症状与多种感染性和非感染性疾病相似。因此，鉴别诊断对于确保正确治疗和改善患者预后至关重要。

（一）感染性疾病

1. **细菌性脓毒症** 细菌性脓毒症是一种由细菌引起的全身性感染，与病毒性脓毒症相比，细菌性脓毒症常伴有寒战、高热和明显的感染灶，如肺炎、尿路感染或腹腔内感染。确诊的关键在于血液培养和感染部位的细菌培养。

2. **真菌性脓毒症** 真菌性脓毒症是由真菌引起的全身性感染，常见于免疫抑制宿主。与病毒性脓毒症相比，真菌性脓毒症的诊断较为困难，因为真菌培养需要较长时间，且生物标志物如 G 试验、GM 试验，或感染灶的 mNGS 检查对于诊断具有辅助作用。

3. **寄生虫性脓毒症** 寄生虫性脓毒症是由寄生虫引起的全身性感染，临床表现多样，可能包括发热、肝脾大和嗜酸性粒细胞增多。诊断依赖于特定的寄生虫检测，如血液涂片检查或粪便检查。

（二）非感染性疾病

1. **急性胰腺炎** 急性胰腺炎是一种常见的非感染性疾病，其特征是剧烈的腹痛、恶心、呕吐和血清淀粉酶及脂肪酶升高。腹部 CT 检查是诊断急性胰腺炎的重要影像学检查方法。

2. **急性心肌梗死** 急性心肌梗死是一种心血管急症，表现为剧烈胸痛、心电图改变和血清心肌酶升高，及时的心电图和心脏生物标志物检测对于诊断至关重要。

3. **自身免疫性疾病** 自身免疫性疾病，如系统性红斑狼疮（SLE）和类风湿关节炎（RA）等，可能引起发热、皮疹和关节痛等非特异性症状。抗核抗体和其他自身抗体的检测有助于诊断。

4. 噬血细胞综合征 噬血细胞综合征是一种罕见的疾病，表现为持续高热、肝脾大和血细胞减少。诊断标准包括持续发热、脾大、血细胞减少等。

在进行鉴别诊断时，临床医生必须综合考虑患者的临床表现、实验室检查结果、影像学发现以及流行病学背景。正确的鉴别诊断不仅需要排除其他可能的病因，还需要及时识别病毒性脓毒症，以便尽早开始针对性治疗，从而改善患者的预后。

八、治疗

病毒性脓毒症的治疗策略涉及病因治疗和支持治疗两大类。与细菌性脓毒症不同，后者已被临床证明抗生素是有效的，而病毒性脓毒症往往缺乏高效的抗病毒药物，导致治疗效果不佳。因此，治疗策略主要侧重于对症和支持治疗，以稳定生命体征和治疗并发症，通常这也是临床中唯一可行的治疗选择。免疫调节、恢复期血浆和血浆置换等先进治疗方法，可能通过调节免疫反应来改善患者的预后。

（一）支持治疗

支持治疗能够减轻脓毒症多器官衰竭和死亡的风险。这种治疗的基础涉及恢复微循环和解决组织低灌注问题，特别是在病毒性脓毒症的严重病例中。干预措施包括液体复苏、使用血管活性药物和输血等。患有埃博拉病毒病、重症登革热和登革出血热的患者，可从及时的液体复苏中获益，休克患者可辅以血管活性药物。在埃博拉病毒病的急性病例中，输血对于管理出血并发症至关重要。随着疾病的进展，呼吸、循环和肾等脏器功能支持至关重要。体外膜肺氧合（ECMO）对严重病例，特别是难治性低氧血症和严重心肌抑制的患者是一个重要的治疗策略，可能降低中东呼吸综合征冠状病毒、H1N1 和 COVID-19 等危重患者的死亡率。

（二）抗病毒治疗

大多数抗病毒药物的临床疗效及应用尚有争议。

1. 病毒附着 / 进入抑制剂 这类抗病毒药物针对宿主受体、共受体或病毒刺突蛋白，可抑制病毒附着和进入细胞内，从而破坏病毒复制周期的早期阶段。DAS181 是一种唾液酸酶融合蛋白，能够酶解宿主呼吸道上皮细胞的唾液酸，从而阻断病毒进入。临床前和临床研究表明，DAS181 具有广谱抗病毒活性，在小鼠体内能有效抑制 H7N9 及对奥司他韦耐药的 R292K 变异株的复制，在感染后不久每日给药，使致死感染小鼠的存活率达到 100%。在因副流感病毒感染住院患者的Ⅲ期临床试验中，DAS181 可显著降低病毒载量并改善肺功能，这些发现使 DAS181 成为一个有前景的治疗干预药物。

阿泽多昔芬醋酸酯是一种选择性雌激素受体调节剂，对冠状病毒有潜在疗效。它作为一种病毒进入细胞的抑制剂，作用于病毒附着后的穿透阶段，能有效抑制 SARS-CoV-2 以及 SARS-CoV 的伪病毒感染，同时在体外和体内都能降低 IL-6 水平。

人重组可溶性血管紧张素转换酶 2（ACE2）可阻断 SARS-CoV-2 刺突蛋白进入细胞，减少病毒载量和保护类器官，已在一名女性 COVID-19 患者的治疗中显效，并通过 COVID-19 患者治疗的Ⅰ期和Ⅱ期试验。

2. **膜融合抑制剂**　膜融合抑制剂针对包膜病毒，作用于融合肽和七肽重复序列（HR）1 和 2 等组分，以阻碍病毒进入。抗体如 CA45、ADI-15878 和 ADI-15742，以及水溶性增强的 HR2 类似物，已证明对包括埃博拉病毒（EBOV）和中东呼吸综合征冠状病毒（MERS-CoV）在内的病毒具有疗效，可显著降低小鼠体内病毒滴度超过 1000 倍。针对 HR1 结构域的泛冠状病毒抑制剂在小鼠模型中显示出对 SARS-CoV-2 膜融合具有显著抑制作用。特定的嘧啶类化合物，如针对黄病毒 E 蛋白的嘧啶 2-12-2 和 3-110-22，能抑制膜融合，在体外具有拮抗寨卡病毒和日本脑炎病毒的能力。

氯喹和羟氯喹虽然能够影响黄病毒、逆转录病毒和冠状病毒的内吞作用以及病毒组装和复制的各个阶段，但在临床上对冠状病毒缺乏疗效。在临床实践中羟氯喹并未降低 SARS-CoV-2 感染的风险，并与不良事件的增加相关。更大规模的临床试验表明，羟氯喹还与更高的死亡率相关。

3. **病毒复制抑制剂**　依赖 RNA 的 RNA 聚合酶（RdRp）和 DNA 聚合酶在基因组复制中起关键作用，是抗病毒策略的主要靶点。瑞德西韦是一种腺苷类似物，针对 RdRp，已显示出对包括埃博拉病毒、呼吸道合胞病毒、SARS-CoV、MERS-CoV 和 SARS-CoV-2 在内的多种病毒具有治疗潜力。研究表明，瑞德西韦有效减缓了 ARDS 的进展，并降低了 SARS-CoV-2 感染的死亡率。瑞德西韦 3 天疗程已被证明可以降低非住院患者的住院或死亡风险。法匹拉韦是另一种 RdRp 抑制剂，在临床试验中也取得了较好的结果，可促进流感病毒的快速清除，并可显著降低登革出血热患者的死亡率。

VV116 是一种在乌兹别克斯坦获批的口服核苷类抗病毒药物，针对 SARS-CoV-2 的 RdRp，显示出对包括奥密克戎变体在内的各种 SARS-CoV-2 毒株具有显著的抗病毒活性，同时在临床前评估中未表现出遗传毒性。在中国进行的Ⅲ期临床试验显示，VV116 的疗效与奈玛特韦片 / 利托那韦片相当，接受 VV116 治疗的患者经历了更快的临床恢复和更少的安全问题。其他 FDA 批准的 RdRp 抑制剂包括莫努匹韦和阿兹夫定，在成年轻至中度 COVID-19 患者中具有治疗潜力。

4. **病毒蛋白酶抑制剂**　病毒复制需要通过蛋白酶介导的翻译后修饰。在冠状病毒中，主要蛋白酶（M pro 或 3CL pro）发挥着关键作用。已确定的 CoV M pro 抑制剂包括二硫化物、依布硒啉、卡莫氟，以及波西普韦，这些药物最初是针对丙型肝炎病毒（HCV）获批的，其他丙型肝炎病毒蛋白酶抑制剂，如特拉普韦和西美普韦，也已经过临床验证。

奈玛特韦是一种口服 M pro 抑制剂，能够阻碍病毒复制，而利托那韦通过抑制细胞色素 P-450 3A4（CYP3A4）途径的代谢增强其血浆稳定性。针对 COVID-19 高危患者的Ⅱ / Ⅲ期临床试验表明，玛特韦片 / 利托那韦片降低了高危门诊 COVID-19 患者的死亡风险，并加速了病毒载量的减少，特别是在有更严重风险因素的患者中观察到了更大的获益。

（三）免疫调节治疗

脓毒症的特征是免疫系统失衡，表现为过度炎症反应和免疫抑制共存。治疗策略旨在纠正这种失衡，是病毒性脓毒症支持治疗的关键组成部分。

1. **细胞因子拮抗剂与干扰素治疗** 细胞因子，如 IL-1、IL-6、TNF-α 和 IFNs，在病毒感染中充当关键的炎症介质。抗细胞因子治疗，包括 IL-1 抑制剂（如阿那白滞素）和 IL-6 抑制剂（如托珠单抗和沙利单抗），可有效减轻重症 COVID-19 患者的炎症反应。阿那白滞素已被证明可以减少危重病患者的静脉和动脉并发症，而托珠单抗显著降低了 ARDS 患者的死亡率和气管插管率。此外，拮抗 TNF-α 已被证明可减轻登革热病毒感染小鼠的神经毒性和降低其死亡率。然而，阿那白滞素和托珠单抗均未能显著缩短临床恢复时间。此外，抗 IL-6 治疗可能增加二次感染的易感性，需要严格监测呼吸和感染并发症。

Ⅰ型干扰素，包括 IFN-α 和 IFN-β，对抗病毒防御至关重要。早期给予 IFNs 对致命 SARS-CoV 和 MERS-CoV 感染的动物具有保护效果。一项回顾性队列研究发现，早期给予 IFN-α2b 可降低 COVID-19 患者的住院死亡率，而延迟给予与死亡率增加相关，而对中度患者无显著效果。此外，过量的 IFN 可能引起自身免疫或炎症。因此，临床应用 IFN 治疗病毒感染应慎重。

2. **糖皮质激素** 糖皮质激素常用于调节传染病中宿主细胞介导的免疫反应和炎症细胞因子。然而，应限制在某些病毒感染的特定情况下使用，例如伴有低氧血症的 SARS-CoV-2，而不是在这些适应证之外广泛应用。地塞米松，一种首选的糖皮质激素，在需要呼吸支持的重症 COVID-19 患者中可显著降低其 28 天死亡率。在 COVID-19 患者发展为急性呼吸窘迫综合征（ARDS）的过程中，地塞米松的使用至关重要，并且也用于 SARS、流感、带状疱疹和单纯疱疹病毒性脑炎的治疗。在重症 COVID-19 患者中，糖皮质激素可以降低死亡率和减少住院天数，而不增加二次感染的风险，在 SARS 和流感病例中已有类似效果。此外，鉴于其免疫抑制特性，在登革热和流感等病症中需要谨慎使用。

3. **免疫增强剂**　由于病毒性脓毒症存在免疫抑制并与病情恶化有关，免疫刺激剂如GM-CSF和IL-7越来越受到关注。GM-CSF可用于缓解肺部并发症，而IL-7增强了对HIV-1和SARS-CoV-2的T细胞反应。程序性死亡受体-1（PD-1）信号通路与脓毒症引起的T细胞功能障碍和死亡率增加有关，是严重流感患者有希望的治疗靶点。总体而言，病毒性脓毒症的治疗策略正朝着整合抗炎效应与免疫增强的协同方向发展。

4. **细胞治疗**　细胞治疗作为新兴的病毒性脓毒症治疗策略，涵盖基于T细胞、自然杀伤（NK）细胞及间充质干细胞（MSCs）的疗法，展现出广阔的临床应用前景。其核心机制在于通过靶向清除受感染细胞、增强宿主抗病毒免疫应答，同时避免过度激活全身炎症反应，从而平衡治疗效果与安全性。

（1）NK细胞治疗：NK细胞作为先天性免疫系统的重要组分，能够通过直接识别病毒感染的细胞表面应激标志物（如MHC-Ⅰ分子下调），无需抗原预敏即可快速介导细胞毒性作用，清除受感染宿主细胞。研究表明，NK细胞疗法在埃博拉病毒、流感病毒及SARS-CoV-2感染模型中可显著降低病毒载量，并抑制病毒扩散。此外，工程化NK细胞通过嵌合抗原受体（CAR-NK）技术可增强对特定病毒抗原的特异性识别能力，进一步优化治疗效果。

（2）病毒特异性T细胞治疗：适应性免疫中的病毒特异性T细胞能够精准识别并杀伤表达病毒抗原的感染细胞，同时通过分泌干扰素-γ（IFN-γ）等细胞因子协调抗病毒免疫应答。临床研究显示，输注针对巨细胞病毒（CMV）、EB病毒（EBV）等病原体的记忆T细胞，可有效控制免疫抑制患者的病毒血症。在COVID-19重症病例中，恢复期患者来源的病毒特异性T细胞输注已初步显示出缩短病毒清除时间的潜力，且未引发显著的炎症风暴。

（3）间充质干细胞（MSCs）治疗：MSCs凭借其多重生物学特性成为病毒性脓毒症治疗的研究热点。①免疫调节作用：通过分泌前列腺素E2（PGE2）、吲哚胺2,3-双加氧酶（IDO）及转化生长因子-β（TGF-β）等介质，抑制过度活化的T细胞和巨噬细胞，减轻细胞因子释放综合征（CRS）；②组织修复功能：MSCs通过旁分泌机制促进肺泡上皮再生、血管内皮修复及细胞外基质重塑，改善急性呼吸窘迫综合征（ARDS）患者的氧合功能；③抗病毒活性：部分研究表明，MSCs可通过释放外泌体携带的miRNA（如miR-30e、miR-145）直接抑制病毒复制。

一项纳入23项临床试验的系统综述指出，MSCs治疗可显著降低COVID-19相关ARDS患者的28天死亡率（OR=0.42，95%CI 0.28～0.63），并改善肺顺应性与炎症指标（IL-6水平下降≥40%）。尽管现有证据主要集中于COVID-19，但其在调节免疫-炎症通路方面的机制提示 MSCs 可能对 MERS、SARS 等病毒性脓毒症具有普适性治疗价值。

当前细胞治疗仍面临诸多挑战，包括异体细胞输注的免疫排斥风险、长期安全性数据缺乏，以及标准化制备流程的缺失。未来需通过多中心随机对照试验进一步验证疗效，并探索基因编辑技术（如 CRISPR-Cas9）优化细胞功能，以实现精准化、个体化治疗目标。

（四）恢复期血浆治疗

恢复期血浆（convalescent plasma，CP）治疗通过输注康复期患者富含病毒特异性中和抗体的血浆，为急性感染期患者提供被动免疫保护，其作用机制包括中和游离病毒颗粒、调理吞噬作用及抗体依赖性细胞毒性（ADCC）。这一策略在多种病毒性脓毒症的临床管理中展现出潜在价值，但其疗效受抗体效价、输注时机及宿主免疫状态等多因素影响。

1. **历史应用与循证依据**　CP 治疗已在多种病毒性疾病的暴发中积累证据：① SARS 与 MERS：荟萃分析显示，SARS 患者接受 CP 治疗后病毒载量显著降低（下降率≥ 60%），且 28 天死亡率较对照组下降 23%（95%CI 0.58 ~ 0.92）。在 MERS 重症病例中，早期 CP 输注（病程≤ 10 天）与氧合指数改善相关（PaO_2/FiO_2 升高≥ 50 mmHg）。②埃博拉病毒病：一项在塞拉利昂开展的研究表明，接受高抗体效价（PRNT80 ≥ 1∶320）CP 治疗的埃博拉病毒病患者存活率提升至 64%，而对照组仅为 48%。③流感病毒：针对 H5N1 及 H7N9 感染，CP 输注可降低病毒性肺炎患者的重症转化风险（HR=0.41，95%CI 0.24 ~ 0.72），并缩短机械通气时间（中位数减少 3.5 天）。

2. COVID-19 **中的临床应用争议**　COVID-19 大流行期间，CP 治疗的有效性成为研究焦点：①观察性研究支持：早期队列研究提示，高抗体效价（IgG 滴度≥ 1∶3200）CP 可降低重症患者 28 天死亡率（OR=0.65，95%CI 0.48 ~ 0.88），并改善凝血参数（D- 二聚体下降≥ 35%）。②随机对照试验（RCT）矛盾：一项纳入 4330 例住院患者的 RCT 显示，CP 治疗未显著降低 28 天全因死亡率（RR=0.95，95%CI 0.88 ~ 1.03），且对机械通气需求无影响。亚组分析表明，仅在发病 72 h 内接受 CP 且抗体效价≥ 1∶6400 的亚组中观察到临床获益（死亡率下降 12%，P=0.03）。③机制局限性：病毒变异（如奥密克戎株）可能逃逸原始株抗体的中和作用，导致 CP 疗效衰减。此外，抗体依赖性增强（ADE）风险仍需警惕，尽管临床尚未明确观察到此类现象。

3. **现存挑战与优化策略**　CP 治疗的临床应用需解决以下关键问题：①抗体效价标准化：目前缺乏统一的效价阈值标准，导致疗效异质性。推荐采用体外假病毒中和试验量化抗体活性（目标效价≥ 1∶320）；②输注时机窗口：动物模型表明，CP 在病毒血症期（感染后 5 ~ 7 天）输注效果最佳，若迟于炎症风暴阶段则获益有限。③安全性管理：输血相关循环超负荷（TACO）及过敏反应发生率为4%～6%，故需严格筛选供体并监测输注速率。

4. 未来方向　开发高纯度多克隆抗体浓缩制剂、探索CP与抗病毒药物（如瑞德西韦）的协同效应，以及利用单细胞测序技术筛选超中和抗体供体，是提升CP治疗精准性的潜在途径。

（五）血浆置换

治疗性血浆置换（therapeutic plasma exchange，TPE）是一种通过清除循环中的病原体相关分子模式（PAMPs）、损伤相关分子模式（DAMPs）、细胞因子及病毒颗粒等毒性物质，同时补充功能性血浆成分（如抗凝血酶、补体调节蛋白），以恢复内环境稳态的血液净化技术。其在病毒性脓毒症中的治疗价值主要体现在阻断炎症级联反应、纠正凝血功能障碍及降低病毒载量等方面。

1. 作用机制

（1）清除毒性物质：TPE可有效清除IL-6、TNF-α、HMGB1等促炎细胞因子，以及病毒核酸-抗体复合物，减轻内皮损伤和器官功能障碍。

（2）改善微循环：通过补充抗凝血酶Ⅲ（AT Ⅲ）和组织因子途径抑制剂（TFPI），抑制凝血酶生成，逆转弥散性血管内凝血（DIC）。

（3）直接抗病毒效应：凝集素亲和血浆置换可特异性吸附包膜病毒（如MERS-CoV、SARS-CoV-2）的刺突蛋白，体外实验显示3 h内病毒清除率达80%。

2. 临床应用与证据

（1）流感相关脓毒症：2009年H1N1大流行期间，一项针对儿童患者的回顾性研究表明，TPE联合体外膜肺氧合（ECMO）可使急性肺损伤合并休克患者的存活率提升至68%，显著高于单纯ECMO组（42%）。

（2）COVID-19重症管理：一项纳入12项研究的荟萃分析显示，TPE可降低COVID-19相关ARDS患者的28天死亡率（OR=0.54，95%CI 0.39～0.75），并改善凝血参数（纤维蛋白原水平升高≥1.5 g/L）。

（3）MERS-CoV清除：凝集素亲和TPE在体外模型中实现MERS-CoV病毒载量下降，提示其在病毒血症期的潜在应用价值。

3. 现存挑战与优化策略

（1）适应证选择：TPE对病程早期（炎症风暴期）及高病毒载量患者更有效，晚期多器官衰竭患者获益有限。

（2）技术局限性：需平衡血浆置换量与胶体渗透压，避免低血压或电解质紊乱（发生率8%～12%）。

（3）联合治疗潜力：与抗病毒药物（如瑞德西韦）或抗凝剂（如肝素）联用可能产生协同效应。一项初步研究显示，TPE 联合抗凝血酶浓缩物可使 DIC 逆转率提高至 74%（对照组为 45%）。

4. **未来方向** 开发靶向性吸附材料（如针对 SARS-CoV-2 刺突蛋白的纳米抗体修饰滤器）、优化置换液成分（添加特异性中和抗体或细胞因子拮抗剂），以及探索个体化置换频率（基于实时生物标志物监测），是提升 TPE 疗效的关键路径。

（六）预防继发感染

继发感染是病毒性脓毒症患者病情恶化的重要驱动因素，常见于免疫抑制或经历长期 ICU 治疗的患者。细菌、真菌或机会性病毒病原体的叠加感染可加剧全身炎症反应、诱发器官功能障碍，并与死亡率显著升高相关。其防控需基于病原流行病学特征、宿主风险分层及精准抗微生物治疗策略。

1. 继发感染的流行病学与临床影响

（1）流感相关继发感染：2009 年 H1N1 大流行期间，继发细菌性肺炎（以肺炎链球菌、金黄色葡萄球菌感染为主）使患者死亡率增加 2.8 倍（OR=3.5，95%CI 2.1 ~ 5.8），且 ICU 停留时间延长至中位数 14 天。

（2）COVID-19 与 MERS：COVID-19 住院患者中，继发感染发生率达 15% ~ 28%，以呼吸道感染（铜绿假单胞菌、肺炎克雷伯菌感染）和血流感染（耐甲氧西林金黄色葡萄球菌即 MRSA 感染）为主，导致 28 天死亡率升高至 42%。MERS 患者继发感染率高达 37%，且与急性肾损伤（AKI）风险增加 3.2 倍相关。

（3）高危病原体：①细菌：肺炎链球菌、流感嗜血杆菌、MRSA、碳青霉烯耐药肠杆菌科（CRE）；②真菌：侵袭性曲霉病（COVID-19 相关肺曲霉病发生率 4% ~ 15%）、念珠菌血症；③病毒：巨细胞病毒（CMV）再激活（重症患者发生率 20% ~ 30%）。

2. 继发感染的危险因素与机制

（1）宿主因素：①免疫抑制状态（如使用糖皮质激素、淋巴细胞减少症）；②侵入性操作（机械通气、中心静脉导管）破坏解剖屏障。

（2）病原体因素：医院内耐药菌定植（如 MRSA 肠道定植者感染风险增加 5 倍），病毒诱导的 IFN-γ 分泌减少，削弱巨噬细胞杀菌功能。

（3）治疗相关因素：广谱抗生素导致的肠道菌群失调，促进耐药菌增殖；免疫调节治疗（如托珠单抗）可能抑制中性粒细胞趋化。

3. 防控策略

（1）病原导向的预防性干预：①靶向性抗菌预防：对流感继发肺炎链球菌感染高风险

患者，建议接种肺炎球菌疫苗（PCV13/PPSV23）；对于 MRSA 定植者，可采用鼻内莫匹罗星联合氯己定体表去定植（感染风险降低 50%，RR=0.47）。②抗真菌预防：对于接受高剂量激素治疗的 COVID-19 患者，推荐应用伏立康唑或艾沙康唑预防侵袭性曲霉病（确诊率下降 67%）。

（2）诊断驱动治疗：①快速分子诊断：基于多重 PCR 的呼吸道病原体检测可将诊断时间缩短至 1.5 h，敏感性达 95%；宏基因组测序（mNGS）对罕见病原体（如肺孢子菌）的检出率较传统培养提高 40%。②生物标志物指导：降钙素原（PCT）动态监测（阈值≥0.5 ng/ml）可区分细菌感染与病毒性炎症，指导抗生素启用或停用。

（3）抗生素管理：①降阶梯策略：初始广谱覆盖（如哌拉西林 / 他唑巴坦 + 万古霉素），48 ~ 72 h 后根据培养结果缩窄谱系；一项 RCT 显示，该策略可使抗生素使用时长减少 3.2 天，且不增加死亡率。②耐药菌防控：强化手卫生与环境消毒，可使 ICU 内 CRE 感染率降低 34%（IRR=0.66，95%CI 0.52 ~ 0.84）。

4. 挑战与未来方向

（1）耐药性困境：全球范围内碳青霉烯类耐药革兰氏阴性菌（CR-GNB）感染率年增长 12%，需加速新型抗生素（如头孢地尔）及噬菌体疗法研发。

（2）免疫调节疗法：粒细胞集落刺激因子（G-CSF）可提升中性粒细胞计数，降低继发感染风险（OR=0.61，95%CI 0.42 ~ 0.88）。IL-7 激动剂（如 CYT107）可增强 T 细胞功能，减少 CMV 再激活（发生率下降 55%，P=0.02）。

（3）微生物组干预：粪菌移植（FMT）可恢复肠道菌群多样性，降低多重耐药菌定植率（RR=0.38，95%CI 0.24 ~ 0.60）。

九、预后

病毒性脓毒症是由病毒感染触发的全身炎症反应综合征，常导致器官功能障碍和休克。其预后受多种因素影响，包括病毒类型、宿主免疫状态、基础疾病以及治疗的及时性和有效性。

（一）预后特点

1. **高死亡率** 病毒性脓毒症患者，尤其是发展为脓毒性休克的患者，死亡率较高。例如，在 SARS-CoV-2 感染导致的 COVID-19 大流行中，重症患者的死亡率显著升高。

2. **多器官功能障碍** 病毒性脓毒症可导致急性呼吸窘迫综合征、急性肾损伤、心脏和肝功能障碍等。

3. **长期后遗症** 幸存者可能会遭受长期的身体和心理影响，如肌肉萎缩、肺功能下降、认知功能障碍和创伤后应激障碍。

（二）影响预后的因素

1. **病毒因素** 病毒的毒力、传播能力、变异速度和宿主免疫逃逸能力等都会影响预后。

2. **宿主因素** 年龄、基础健康状况、免疫状态和遗传因素等宿主因素对预后有显著影响。

3. **治疗因素** 早期识别、及时有效的抗病毒治疗、免疫调节治疗和支持性治疗对改善预后至关重要。

（三）未来展望

1. **精准医疗** 通过基因组学、蛋白质组学和代谢组学等技术，实现对病毒性脓毒症的精准诊断和治疗。

2. **疫苗研发** 开发安全有效的疫苗，预防病毒感染，减少病毒性脓毒症的发生。

3. **抗病毒药物** 研发新的抗病毒药物，针对病毒复制的不同阶段，提高治疗效果。

4. **免疫调节治疗** 通过调节宿主免疫反应，减少炎症损伤，保护器官功能。

5. **细胞治疗和基因治疗** 利用干细胞、免疫细胞等细胞治疗手段，以及基因编辑技术，修复受损组织，恢复免疫功能。

6. **人工智能和大数据** 利用人工智能和大数据分析，预测疾病发展趋势，实现早期预警和个体化治疗。

7. **跨学科合作** 加强病毒学、免疫学、重症医学等多学科的合作，共同探索病毒性脓毒症的防治策略。

病毒性脓毒症的预后状态仍然严峻，但随着医学科技的进步，未来治疗和预防策略的发展充满希望。通过精准医疗、疫苗研发、新型治疗手段和跨学科合作，有望显著改善病毒性脓毒症患者的预后，并最终降低其死亡率和残疾率。

（丁洪光）

参考文献

[1] Gu X，Zhou F，Wang Y，et al. Respiratory viral sepsis：epidemiology，pathophysiology，diagnosis and treatment. Eur Respir Rev，2020，29（157）：200038.

[2] Cillóniz C，Dominedò C，Magdaleno D，et al. Pure viral sepsis secondary to community-acquired pneumonia in adults：risk and prognostic factors. J Infect Dis，2019，220（7）：1166-1171.

[3] Michelin L，Bellei N，da Costa F，et al. Respiratory syncytial virus：challenges in diagnosis and impact on the elderly：Recommendations from a multidisciplinary panel. Hum Vaccin Immunother，2024，20（1）：2388943.

[4] Minozzi S，Lytras T，Gianola S，et al. Comparative efcacy and safety of vaccines to prevent seasonal infuenza：a systematic review and network meta-analysis. EClinicalMedicine，2022（46）：101331.

[5] Yang Y，Guo F，Zhao W，et al. Novel avian-origin infuenza A（H7N9）in critically ill patients in China. Crit Care Med，2015，43（2）：339-345.

[6] Reed C，Chaves SS，Perez A，et al. Complications among adults hospitalized with infuenza：a comparison of seasonal infuenza and the 2009 H1N1 pandemic. Clin Infect Dis，2014，59（2）：166-174.

[7] Karakike E，Giamarellos-Bourboulis EJ，Kyprianou M，et al. Coronavirus disease 2019 as cause of viral sepsis：a systematic review and meta-analysis. Crit Care Med，2021，49（12）：2042-2057.

[8] Chen B，Tian EK，He B，et al. Overview of lethal human coronaviruses. Signal Transduct Target Ther，2020，5（1）：89.

[9] Lin GL，McGinley JP，Drysdale SB，et al. Epidemiology and immune pathogenesis of viral sepsis. Front Immunol，2018（9）：2147.

[10] Cui H，Shen S，Chen L，et al. Global epidemiology of severe fever with thrombocytopenia syndrome virus in human and animals：a systematic review and meta-analysis. Lancet Reg Health West Pac，2024（48）：101133.

[11] Park SW，Lee CS，Kim JH，et al. Severe fever with thrombocytopenia syndrome：comparison with scrub typhus and clinical diagnostic prediction. BMC Infect Dis，2019，19（1）：174.

[12] Zhang H，Zhang L. Knowledge mapping of severe fever with thrombocytopenia syndrome：a bibliometric analysis. Front Microbiol，2024（15）：1423181.

[13] Jacob ST，Crozier I，Fischer WA 2nd，et al. Ebola virus disease. Nat Rev Dis Primers，2020，6（1）：13.

[14] Brocato RL，Hooper JW. Progress on the prevention and treatment of hantavirus disease. Viruses，2019，11（7）：610.

[15] D'Souza MH，Patel TR. Biodefense implications of new-world hantaviruses. Front Bioeng Biotechnol，2020（8）：925.

[16] Southeast Asia Infectious Disease Clinical Research Network. Causes and outcomes of sepsis in Southeast Asia：a multinational multicentre cross-sectional study. Lancet Glob Health，2017，5（2）：e157-e167.

[17] Okokhere P，Colubri A，Azubike C，et al. Clinical and laboratory predictors of Lassa fever outcome in

a dedicated treatment facility in Nigeria：a retrospective，observational cohort study. Lancet Infect Dis，2018，18（6）：684-695.

[18] Baillet N，Reynard S，Perthame E，et al. Systemic viral spreading and defective host responses are associated with fatal Lassa fever in macaques. Commun Biol，2021，4（1）：27.

[19] Shi S，Qin M，Shen B，et al. Association of cardiac injury with mortality in hospitalized patients with COVID-19 in Wuhan China. JAMA Cardiol，2020，5（7）：802-810.

[20] Duggal A，Pinto R，Rubenfeld G，et al. Global variability in reported mortality for critical illness during the 2009–10 infuenza A（H1N1）pandemic：a systematic review and meta-regression to guide reporting of outcomes during disease outbreaks. PLoS ONE，2016，11（5）：e0155044.

[21] Peiris JS，Chu CM，Cheng VC，et al. Clinical progression and viral load in a community outbreak of coronavirus-associated SARS pneumonia：a prospective study. Lancet，2003，361（9371）：1767-1772.

[22] Wu C，Chen X，Cai Y，et al. Risk factors associated with acute respiratory distress syndrome and death in patients with coronavirus disease 2019 pneumonia in Wuhan China. JAMA Intern Med，2020，180（7）：934-943.

[23] Tzotzos SJ，Fischer B，Fischer H，et al. Incidence of ARDS and outcomes in hospitalized patients with COVID-19：a global literature survey. Crit Care，2020，24（1）：516.

[24] ANZIC Influenza Investigators and Australasian Maternity Outcomes Surveillance System，Critical illness due to 2009 A/H1N1 influenza in pregnant and postpartum women：population based cohort study. BMJ，2009，2010（340）：c1279.

[25] Yang X，Yang Q，Wang Y，et al. Thrombocytopenia and its association with mortality in patients with COVID-19. J Thromb Haemost，2020，18（6）：1469-1472.

[26] Iba T，Levy JH. Thrombosis and thrombocytopenia in COVID-19 and after COVID-19 vaccination. Trends Cardiovasc Med，2022，32（5）：249-256.

[27] Chau TN，Lee KC，Yao H，et al. SARS associated viral hepatitis caused by a novel coronavirus：report of three cases. Hepatology，2004，39（2）：302-310.

[28] Zhang C，Shi L，Wang FS. Liver injury in COVID-19：management and challenges. Lancet Gastroenterol Hepatol，2020，5（5）：428-430.

[29] Mair-Jenkins J，Saavedra-Campos M，Baillie JK，et al. The efectiveness of convalescent plasma and hyperimmune immunoglobulin for the treatment of severe acute respiratory infections of viral etiology：a systematic review and exploratory metaanalysis. J Infect Dis，2015，211（1）：80-90.

[30] Sahr F，Ansumana R，Massaquoi TA，et al. Evaluation of convalescent whole blood for treating ebola

virus disease in freetown，Sierra Leone. J Infect，2017，74（3）：302-309.

［31］Wu XX，Gao HN，Wu HB，et al. Successful treatment of avian-origin infuenza A（H7N9）infection using convalescent plasma. Int J Infect Dis，2015（41）：3-5.

［32］Simonovich VA，Burgos Pratx LD，Scibona P，et al. A randomized trial of convalescent plasma in COVID 19 severe pneumonia. N Engl J Med，2021，384（7）：619-629.

［33］Patel P，Nandwani V，Vanchiere J，et al. Use of therapeutic plasma exchange as a rescue therapy in 2009 pH1N1 infuenza A–an associated respiratory failure and hemodynamic shock. Pediatr Crit Care Med，2011，12（2）：e87-e89.

［34］Koch B，Schult-Dietrich P，Büttner S，et al. Lectin afnity plasmapheresis for Middle East respiratory syndrome-coronavirus and Marburg virus glycoprotein elimination. Blood Purif，2018，46（2）：126-133.

第二十八章

脓毒症的中西医结合治疗

脓毒症作为一个高发病率、高病死率的临床综合征，其病理生理机制始终处于不断探索的阶段。每4年更新一次的拯救脓毒症运动（SSC）一直在不断地探索有效的治疗方式以降低脓毒症的病死率。

一、脓毒症的治疗现状及难点

脓毒症是目前医学界面临的重大难题与挑战，随着现代医学的快速发展，各个领域对脓毒症的研究探索越来越深入。尽管多年来国际上对脓毒症采取了积极的“拯救”措施，但是脓毒症的发病率和病死率仍然居高不下。感染是引发脓毒症的最初源头，而从感染发展到脓毒症是一个复杂的病理生理过程，其中包括病原体的侵入、细胞因子的释放、毛细血管渗漏和微循环功能障碍等，最终导致器官代谢紊乱和功能衰竭。抗感染治疗是脓毒症治疗的关键之一。然而，随着抗生素的滥用，病原菌对抗生素耐药的情况愈发多见，尤其是多重耐药菌感染的问题使得脓毒症的抗菌治疗面临巨大的考验。

1. **集束化治疗越早越好、抗感染治疗越准确越好** 随着脓毒症指南的更新，脓毒症集束化治疗（Bundle）也在不断更新，最新版本的脓毒症Bundle将以往的3 h和6 h Bundle简化为1 h Bundle。集束化治疗是“拯救脓毒症运动指南”实施的核心，也是脓毒症治疗的基石。脓毒症1 h Bundle要求临床医师在对患者做出脓毒症诊断1 h内完成以下5个步骤：①测量乳酸（Lac）水平；②在给予抗菌药物前尽可能获取感染部位的培养送检；③给予广谱抗菌药物；④快速给予30 ml/kg晶体液输注；⑤当积极液体复苏期间或之后仍存在低血压状态时，尽早给予缩血管药物维持MAP在65 mmHg以上。邱海波教授曾提出“集束化治疗越早越好，抗感染治疗越准确越好”的观点，值得临床医师参考。

2. **进步与争议并存**　关于液体复苏的问题，早期有效的液体复苏对于改善脓毒症引起的组织低灌注或脓毒性休克至关重要。指南建议，确认患者存在脓毒症和（或）伴有低血压和 Lac 升高即脓毒性休克后，应立即开始液体复苏，且复苏早期至少静脉输注 30 ml/kg 晶体液。但有证据表明，在重症监护室（ICU）治疗期间给予持续的液体正平衡对患者来说是有害的。除了最初的复苏，在静脉液体管理中也需要仔细并反复评估患者是否存在容量反应性，遵循“通过容量反应性来确定治疗利弊关系”的液体管理原则，从而避免快速输注大量液体。随着超声应用范围以及相关专业知识的增加，通过超声评估血管外肺水（EVLW）在临床实践中将至关重要。越来越多的证据表明，重症超声引导下液体复苏能够改善脓毒症患者的预后。目前对重症超声应用于容量管理的认识主要体现在对腔静脉、心肺相互关系、超声动态指标以及容量反应性与心功能关系的认识。此外，重症超声还具有无创、床旁、即时、可视、连续、动态、准确、可重复、流程化、规范化的特点。容量反应性和心功能障碍均可用超声快速识别。但有相关研究显示超声并不能降低患者 28 天病死率，也不能缩短机械通气时间以及 ICU 住院时间。重症超声可能为脓毒性休克患者带来更多的临床获益，但仍需大型前瞻性临床研究进一步证实。

糖皮质激素的应用时机仍不明确。脓毒症的发病过程大致有两个阶段：一个是促炎反应阶段，另一个是抗炎反应阶段。一般情况下，脓毒症早期机体处于过度炎症反应时期，此时如果能够及时加入糖皮质激素抑制过度的炎症反应，则病情有望得到快速控制；然而，如果未得到及时识别，延迟到免疫抑制时期才开始使用糖皮质激素，则非但不能改善脓毒症的整体病情，反而可能会导致二重感染、新发感染、增加病死率。因此，从理论上讲，糖皮质激素的有效性可能与应用时机相关。此外，不同亚型脓毒症患者对于激素治疗的反应也存在差异。因此，激素在脓毒症及脓毒性休克患者中的应用还需进一步研究。

脓毒症患者体内存在强烈的氧化应激和炎症反应，维生素 C 分解代谢水平增加。同时营养物质摄入减少，肠道黏膜炎症和组织水肿导致营养物质的利用度降低，维生素 C 外源性补充不足。双重因素导致维生素 C 缺乏在脓毒症患者中并不罕见。维生素 C 缺乏又会导致氧化应激和炎症反应的恶性循环，加重器官功能障碍。研究表明，维生素 C 具有减轻脓毒症失控的炎症反应、保护内皮细胞、纠正凝血障碍等功能。因此，迄今为止，维生素 C 已广泛应用于临床，相关作用机制研究相对较多，其强烈的抗氧化、抗炎、免疫调理、微循环保护特性以及良好的安全性，为其在脓毒症患者中的大剂量使用提供了可能。目前大剂量维生素 C 尚未纳入脓毒症治疗指南中，还有诸多问题需要解决。维生素 C 应用于脓毒症患者的最佳剂量和最佳时间尚不明确，是否应保持在正常或暂时超过正常的血浆浓度来实现更好的治疗效果也尚未明确。大剂量维生素C应用于脓毒症患者尚处于临床研究阶段，相关临床结论较少。针对大剂量维生素C能否改善脓毒症相关性心肌损伤、脓毒症相关性脑病，还有学者提出大剂量维生素C尝试联合维生素B_1及小剂量激素的“鸡尾酒疗法”等观点，与之相关的大规模多中心临床试验正在进行中，结果仍值得期待。

二、脓毒症的中医病因病机及中西医结合治疗脓毒症的优势

早在20世纪70年代，我国以王今达教授为代表的中西医结合学者就通过实验验证了中医“肺与大肠相表里”的客观性与重要性，并提出了“肠道菌群移位入血导致内源性感染，序贯启动多器官损伤”的理论。到20世纪80年代又通过“内毒素攻击—血小板及炎性细胞被激活—血栓素A瀑布样释放—微循环障碍—多器官损伤”的实验，提出了“脓毒症是炎症介质间接致病”的假说，并提出了对严重感染应采用“菌毒并治”的理论，总结了脓毒症治疗的“三证三法”，即血瘀证用活血化瘀法、毒热证用清热解毒法、急性虚证用扶正固本法，以及脓毒症的中西医结合治疗对策。这些都在一定程度上使脓毒症的病死率降低，显示了中西医结合在防治脓毒症中的优势。在临床和基础研究获得证据的基础上，又增加了腑气不通证与通里攻下法，从而构成“四证四法”，得到了近年来专家共识的广泛推荐。

中医认为，毒邪是脓毒症发生发展过程中必不可少的病理学基础，可分为外感毒邪和内生毒邪。在脓毒症中，外感毒邪可以是致病微生物或病原体。当外邪侵袭机体时，患者因久病体虚，正气不足而感受外来之毒邪，机体功能紊乱，毒邪则进一步入里化热，生为热毒，损及脉络。热毒煎熬血液，加之气虚无力行血，血流瘀滞于络脉，则生瘀血。“血不利则为水”，津液不行则化为痰浊。因此热毒、瘀血、痰浊互相胶着，阻于络脉，为内生毒邪。内外毒邪相互蕴结，阻遏气机，进一步伤及气阴及络脉，使脏器受损。加之内生毒邪进一步堆积，造成器官衰竭，甚至全身多系统的功能障碍。因此，在治疗中，既要注重祛邪，也需注重补益元气，这是治疗脓毒症的根本原则。前期的回顾性研究结果表明，虚证脓毒症患者具有较高病死率，因此应将“扶正”思想全程贯彻于脓毒症的治疗中。

在脓毒症患者的西医诊疗过程中容易出现耐药，尤其是细菌耐药问题，此时可以充分发挥中医药的作用。前期研究发现，采用琼脂稀释法，分别测定中药水煎液对大肠埃希菌和溶血性葡萄球菌的敏感菌株和多重耐药突变菌株的抑菌情况，发现大部分中药对抗生素耐药菌与敏感菌没有表现出明显的抑菌差异，并且大多数抗生素耐药菌比敏感菌株对中药更加敏感。

三、中医药干预脓毒症的原则与治疗时机

中医药干预脓毒症应结合西医最新指南，在西医指南不建议使用抗生素的情况下，可使用中医药治疗脓毒症的有效治疗方案；在西医指南推荐使用抗生素的情况下，建议中医药与抗生素联合使用，旨在减少抗生素用药种类，减少抗生素耐药，降低抗生素的不良反应，提高临床疗效。中医自古即有“既病防变”的治疗理念，通过“截断扭转”的方法遏制病情于早期阶段。因此中医药宜早期介入，与抗生素联合应用，控制病情的进一步发展，降低病死率。在脓毒症期，使用中医药补充抗生素治疗，尤其是针对耐药菌感染的患者，可以减少耐药菌的产生，改变现有耐药菌或泛耐药菌的耐药性，可降低发生多重感染的概率。在脓毒症的发展过程中，可以通过升清降浊的思路，固护脾胃，减少多器官功能障碍（MODS）的发生。若已发生 MODS，亦可以使用中医药的方法对抗休克、器官功能障碍问题。另外，中医药治疗本病的优势在于其远期疗效较好，且总体费用较抗生素低廉。

四、脓毒症的中医药分期辨证

在王今达教授提出脓毒症治疗“三证三法”的基础上，结合《脓毒症中西医结合诊治专家共识》《脓毒性休克中西医结合诊治专家共识》和《中医药补充抗生素治疗脓毒症的专家共识》，针对脓毒症的不同分期，进行辨证施治。在脓毒症期，核心病机为“热”“毒”“瘀”，以实证为主，故分别采取清热解毒与化瘀解毒的治法；在脓毒性休克期，核心病机为“虚”，机体处于虚弱状态，分别采取扶正固脱和回阳固脱的治法。此外，针对脓毒症的最终结局——多脏器功能障碍，根据各脏器的不同分为胃肠功能障碍、急性呼吸窘迫综合征和急性肾损伤，分别采取行气除满、去积通便，清肺定喘、泻热通便和攻下冷积、温补脾阳的治法。脓毒症的分期辨证治疗流程如图 28-1 所示。

（一）脓毒症期

1. 毒热内盛证

（1）临床表现：高热持续不退，烦躁，神昏，恶心、呕吐，或黄疸，腹胀，便秘或泄泻，舌质红绛，舌苔黄腻或燥，脉数。

（2）病因病机：病程初期，邪气入侵，正气奋起抗邪，激烈交争；或实热邪气直接侵犯人体，初期阶段，发为此病。

（3）治法：清热解毒。

（4）推荐方剂：清瘟败毒饮（清・余师愚《疫疹一得》）：生石膏、生地黄、黄连、水牛角、栀子、黄芩、知母、赤芍、桔梗、玄参、牡丹皮、连翘、淡竹叶、甘草。加减：

若四肢抽搐者，加羚羊角、僵蚕等以清肝息风定惊；大便不通者，加大黄以泻热通腑；神昏谵语者，加用安宫牛黄丸。煎服法：石膏先煎 10 min 后，再入余药同煎，取药汁 600 ml，分 3 次口服或鼻饲。

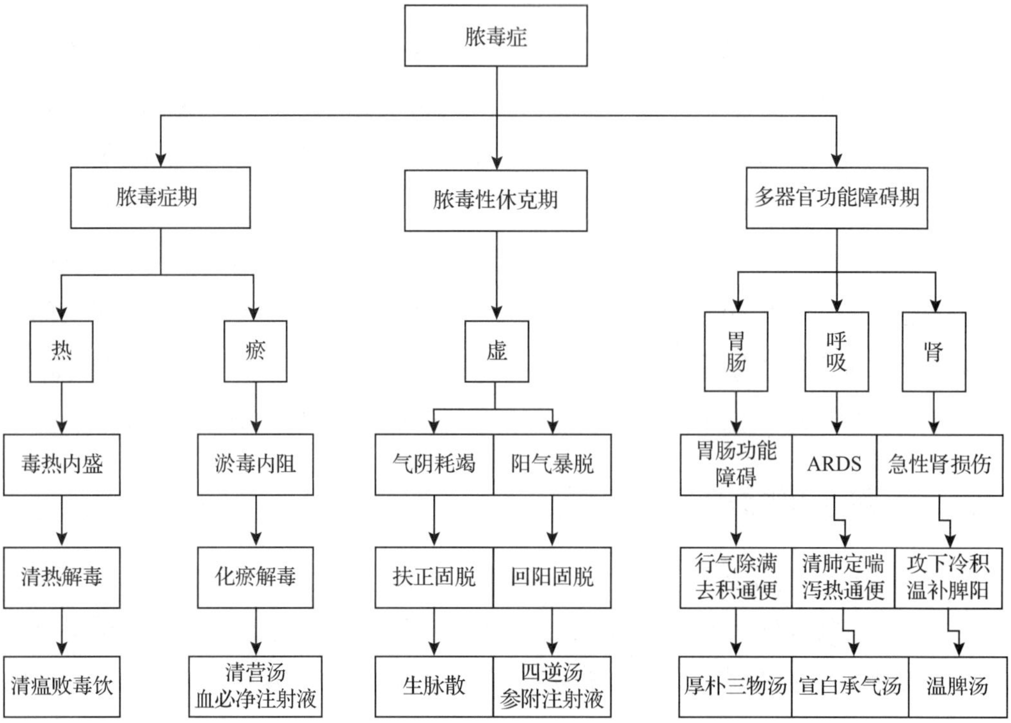

图 28-1　脓毒症的中医药分期辨证治疗流程图

2. **瘀毒内阻证**

（1）临床表现：高热，或神昏，或疼痛状如针刺刀割，痛处固定不移，常在夜间加重，肿块，皮下瘀斑或出血，或少尿、无尿，水肿，舌质紫暗或有瘀斑，舌底络脉瘀曲明显，脉沉迟或沉弦涩。

（2）病因病机：外感热毒或邪气入里化热，聚而成毒，热毒壅塞，煎液为痰，邪气阻滞脉络，导致血滞成瘀，与毒邪共阻于内。

（3）治法：活血化瘀解毒。

（4）推荐方剂：清营汤（清・吴鞠通《温病条辨》）：水牛角、生地黄、玄参、竹叶心、麦冬、丹参、黄连、金银花、连翘。加减：神昏者，可予安宫牛黄丸以清心开窍；痉厥抽搐者，可加紫雪丹、羚羊角、地龙以息风止痉。煎服法：上药，煎取药汁 600 ml，分 3 次口服或鼻饲。

（5）推荐中成药：血必净注射液。药物组成：红花、赤芍、川芎、丹参、当归；功能主治：化瘀解毒。用于温热类疾病，症见发热、喘促、心悸、烦躁等瘀毒互结证；适用于因感染诱发的全身炎症反应综合征；也可配合治疗多器官功能障碍综合征的脏器功能受损。用法用量：静脉注射。全身炎症反应综合征：50 ml 加生理盐水 100 ml 静脉滴注，30 ~ 40 min 内滴毕，每日 2 次。病情重者，每日 3 次。多器官功能障碍综合征：100 ml 加生理盐水 100 ml 静脉滴注，30 ~ 40 min 内滴毕，每日 2 次。病情重者，每日 3 ~ 4 次。

（二）脓毒性休克期

1. 气阴耗竭证

（1）临床表现：身热骤降，烦躁不安，颧红，神疲气短，汗出，口干不欲饮，舌质红，苔少，脉细数无力或结代。

（2）病因病机：呕血、便血，或创伤，伤及络脉，大量失血，以致气随血脱，阳随阴亡；或饮食不洁之物，或攻下过猛，损伤脾胃，升降失常，清浊不分，暴吐暴泻，阴液大伤，气随津脱，阳随阴亡。

（3）治法：扶正固脱。

（4）推荐方剂：生脉散（金·张元素《医学启源》）：人参、麦冬、五味子。煎服法：煎取药汁 600 ml，分 3 次口服或鼻饲。

2. 阳气暴脱证

（1）临床表现：喘急，神昏，大汗淋漓，四肢厥冷，脉微欲绝，舌淡苔白。

（2）病因病机：多有急性失血、脱水，或创伤，或感受邪毒炽盛，或脏腑气机失常、气血壅滞，导致心阳不足，阳虚生内寒，阳气愈衰，心阳虚竭，心阳暴脱。

（3）治法：回阳固脱。

（4）推荐方剂：四逆汤（东汉·张仲景《伤寒论》）：附子、干姜、炙甘草、人参。煎服法：煎取药汁 600 ml，分 3 次口服或鼻饲。

（5）推荐中成药：参附注射液。药物组成：红参、附片。功能主治：回阳救逆。主要用于阳气暴脱的厥脱证（感染性、失血性、失液性休克等）；也可用于阳虚（气虚）所致的惊悸、喘咳、胃痛、泄泻。用法用量：静脉滴注，每次 20 ~ 100 ml（用 5% 葡萄糖注射液 250 ~ 500 ml 稀释后使用）。

（三）多器官功能衰竭期

1. 胃肠功能障碍

（1）临床表现：腹痛拒按、腹胀，不欲饮食，或食入则吐，口渴欲饮或不欲饮，大便秘结，左下腹可触及条索状或球状硬结，或腹泻，大便臭秽，或呕血、便血或黑便，或高热，神昏谵语，或少气乏力，神疲倦怠，舌质红、有齿痕或裂纹，苔黄腻或苔秽浊或燥或无苔，脉细滑数或洪数或数而无力。

（2）病因病机：实热内积，气滞不行，腹部胀满疼痛，大便不通。

（3）治法：行气除满，去积通便。

（4）推荐方剂：厚朴三物汤（东汉·张仲景《金匮要略》）：厚朴、枳实、大黄。煎服法：煎取药汁 600 ml，分 3 次口服或鼻饲。

（5）推荐外治法

1）穴位贴敷法。适应证：腹部胀气，肠鸣音减弱；或腹部高度胀气，肠鸣音接近消失；或麻痹性肠梗阻、应激性溃疡出血。操作方法：患者取仰卧位，暴露脐部，将吴茱萸粉与丁香粉各 2 g，用酒调成糊状，平摊于两层方纱布上，将四边折起敷于神阙穴，再用胶布固定、密封。每次 6 h，每日 1 次。

2）针灸疗法。适应证：脓毒症引起的胃肠功能障碍，或作为调节全身脏腑功能的辅助治疗。操作方法：患者取仰卧体位，常规消毒皮肤。针刺腹部穴位均采用直刺 0.3 ~ 0.5 寸，腹部穴位要求以无痛为佳。如恶心、呕吐者，可选内关穴、足三里穴、中脘穴、天枢穴等；腹胀、便秘者，可选中脘穴、足三里穴、天枢穴、上巨虚穴、气海穴等；胃潴留者，可选上脘穴、足三里穴、天枢穴、内关穴等；腹泻者，可选中脘穴、足三里穴、天枢穴、上巨虚穴等。

2. 急性呼吸窘迫综合征

（1）临床表现：发热汗出，突发气促，呼吸窘迫，或伴有烦躁、焦虑，或大便秘结，或腹胀，或神昏谵语，舌红或红绛或发绀，舌苔厚腻或焦燥，脉沉数或沉实；或神疲倦怠，甚则神昏目重，四肢不温，舌质淡，苔腻及水滑开始出现，脉虚。

（2）病因病机：肺气壅滞，肺失肃降，气机紊乱，气逆于上。

（3）治法：清肺定喘，泻热通便。

（4）推荐方剂：宣白承气汤（清·吴鞠通《温病条辨》）：生石膏、生大黄、杏仁、瓜蒌皮。煎服法：煎取药汁 600 ml，分 3 次口服或鼻饲。

3. 急性肾损伤

（1）临床表现：小便短赤或鼻塞不通，或无尿，或尿多清长，胸脘痞闷，恶心欲吐，或呕吐痰涎，口渴不欲饮，或咽干欲饮，口苦口粘，大便秘结，不发热或低热，舌质红或淡红，苔灰白或黄腻、厚浊，脉滑数或沉细无力。

（2）病因病机：中阳虚寒，冷积内阻。

（3）治法：攻下冷积，温补脾阳。

（4）推荐方剂：温脾汤（唐·孙思邈《备急千金要方》）：附子、大黄、芒硝、当归、干姜、人参、甘草。煎服法：煎取药汁 600 ml，分 3 次口服或鼻饲。

（5）推荐外治法：中药灌肠法。药物组成：大黄、蒲公英、牡蛎、丹参、黄芪。适应证：尿量急剧减少，甚至癃闭不通，发热不退，口渴口干，烦躁不安，舌质绛红，苔黄干，脉细数。操作方法：中药灌肠治疗，将药物用冷水浸泡 30 min，加水 1000 ml，煎至 200 ml 备用。体质较好者每次 100 ml 保留灌肠，年老体弱者每次 80 ml 保留灌肠，每天 1 次，7 天为一个疗程。

五、中医药治疗脓毒症的临床研究进展

1. **中药注射液治疗脓毒症的临床研究**　目前关于中药注射液治疗脓毒症的研究主要集中于参附注射液、参麦注射液、血必净注射液、生脉注射液、益气复脉注射液和参芪扶正注射液。一项最近发表于 *Phytomedicine* 上的贝叶斯荟萃分析显示，参麦注射液联合西医常规治疗成为降低 SOFA 评分、降低 28 天死亡率和降低血清乳酸水平的最佳治疗方案。此外，参附注射液联合西医常规治疗在改善平均动脉压方面表现出优势，并被写入《中国脓毒症 / 脓毒性休克急诊治疗指南（2018）》。

邱海波教授团队于 2023 年发表在 *JAMA Internal Medicine* 上的一项多中心、随机对照试验显示，相较于安慰剂，血必净注射液可显著降低脓毒症患者 28 天病死率达 7.3%。于学忠教授团队于 2016 年发表在 *Evidence Based Complementary and Alternative Medicine* 上的一项多中心、随机对照试验显示，相较于安慰剂，参附注射液可能降低脓毒症（血清乳酸≥ 4.5 mmol/L）患者的 7 天病死率。2024 年发表在 *Journal of intensive Medicine* 上的一项多中心、开放标签、随机对照研究显示，与安慰剂组对比，参附注射液并不能降低脓毒症低灌注患者的 28 天全因死亡率，但可以显著减少血管活性药物的用量及血清乳酸水平。

2. **中药复方治疗脓毒症的临床研究**　目前关于中药复方治疗脓毒症的临床研究主要集中于大柴胡汤、加减黄连解毒汤、锦红汤、加味凉膈散和优化炎调方。其中，大柴胡汤治疗脓毒症的随机对照试验结果显示，在西医标准治疗基础上给予大柴胡汤可以显著减轻脓毒症严重程度，改善多器官功能障碍，但两组患者 28 天死亡率差异无统计学意义，该项研究发表于 *Phytomedicine*。方邦江教授团队开展的一项评估锦红汤治疗脓毒症的单中心随机对照试验，共纳入 114 名脓毒症患者。结果表明在西医常规治疗方案的基础上联合使用锦红汤，在干预后第 28 天和第 60 天显著降低了全因死亡率，并在干预后第 7 天改善了序贯器官衰竭评估（SOFA），该项研究发表于 *Journal of Ethnopharmacology*。2022 年发表在 *Medicine* 上的一项随机对照试验评估了加减黄连解毒汤联合西医常规治疗脓毒

症的临床疗效，结果显示，在纳入的86名患者中，分别有44名和42名被分配到干预组和对照组。干预组的机械通气和ICU住院时间明显短于对照组（分别为10.31±3.92天和8.66±2.84天，P=0.028；11.88±5.25天和10.41±3.14天，P=0.029）。然而，两组60天死亡率的差异没有统计学意义（20.45% *vs.* 38.10%，P=0.071）。对照组的肠内营养耐受评分高于干预组（6.81±4.28 *vs.* 4.68±4.04，P=0.020）。对照组高血糖和胃滞留（胃残余体积＞250 ml）的发生率高于干预组（分别为59.52%和29.55%，P=0.005；28.57%和11.36%，P=0.020）。研究结果提示黄连解毒汤有望作为脓毒症患者早期肠内营养的补充药物。加味凉膈散联合西医常规治疗的中西医结合治疗方案治疗脓毒症（热毒炽盛证）具有良好的疗效，中西医结合治疗组、对照组的第28天生存率分别为77.46%和63.89%，中西医结合治疗组明显优于对照组（$P<0.05$）。治疗后，中西医结合治疗组SOFA评分、APACHE Ⅱ评分和中医证候评分均低于对照组（$P<0.05$），白细胞计数（WBC）、中性粒细胞百分比、TNF-α、IL-6、降钙素原（PCT）明显低于对照组（$P<0.05$）。由上海中医药大学附属曙光医院开展的一项多中心随机对照试验评估优化炎调方治疗脓毒性休克患者的临床疗效及安全性，研究结果显示优化炎调方能够显著提高脓毒性休克患者的28天生存率（78.3% *vs.* 42.4%），明显减轻患者症状，改善患者预后。

大柴胡汤出自东汉·张仲景的《伤寒论》，由柴胡、黄芩、大黄、枳实、半夏、白芍、大枣、生姜组成，具有泻热内结的功效；加减黄连解毒汤由黄连、黄芩、黄柏、牡丹皮、栀子、生地黄、赤芍和枳壳组成，具有清热解毒的功效；锦红汤由红藤、蒲公英、生大黄和厚朴组成，具有清热解毒、行气通腑的功效；加味凉膈散由大黄、芒硝、黄芩、栀子、炙甘草、竹叶、连翘、生石膏、生地黄、杏仁和薄荷组成，具有泻火解毒、清上泄下的功效；优化炎调方由生晒参、生黄芪、生大黄、栀子、芒硝、桃仁、赤芍、玄参、当归、银花、连翘和麦冬组成，具有扶正固本、清热解毒通腑的功效。从复方组成和功效来看，以上中药大多具有清热解毒的功效，同时有通腑作用，提示清热解毒类中药复方可能对脓毒症具有较好的临床疗效，且通腑在治疗脓毒症中起到十分关键的作用，当然也不可忽视扶助正气所发挥的作用。

3. **非药物疗法治疗脓毒症的临床研究**　对于接受无创通气的脓毒症患者，早期康复至关重要。坐位八段锦是一种适合卧床患者的有效早期康复运动。有研究显示，在脓毒症患者中，坐位八段锦可以改善肌肉力量和日常生活活动能力，并缩短无创通气的持续时间、总住院时间和住院费用。关于针刺治疗脓毒症的研究也存在很多，具有代表性的一项研究采用电针足三里和关元穴的方法，探讨电针治疗对脓毒症患者免疫功能的影响。该项临床研究结果显示，两组在第28天的死亡率没有显著差异，干预组29名患者中有5名死亡（17.2%），对照组 29 名患者中有 9 名死亡（31.0%）。治疗后，两组的 APACHE Ⅱ 评分均显著降低，但干预组的评分低于对照组（13.28 ± 7.07 *vs*.17.10 ± 5.83；$P < 0.01$）。干预组的 $CD3^+$、$CD4^+$、$CD8^+$ 水平和 $CD4^+/CD8^+$ 比值在治疗后有所改善，均高于对照组。干预组治疗后 HLA-DR 表达明显高于对照组（7.28% ± 9.26% *vs*. 1.27% ± 7.00%；$P < 0.01$），提示足三里和关元穴电针可以提高脓毒症患者的临床疗效，这可能是通过调节免疫系统来实现的。

六、中医药治疗脓毒症的机制研究进展

目前关于中医药治疗脓毒症的机制研究主要集中于血必净注射液、参附注射液、生脉方、清瘟败毒汤和宣白承气汤等。

1. **代表性中医药治疗脓毒症的机制研究** 血必净注射液的成分鉴定显示，其成分中的主要化合物均来源于 5 种草药，即红花中的羟基红花黄色素 A；赤芍中的芍药苷；川芎和当归中的川芎嗪和阿魏酸；丹参中的丹参酮、3- 氧甲基丹参酮、原儿茶酸、丹酚酸 B 和 3-*O*- 甲基丹参酚酸 B。基于动物和细胞实验结果，上述物质具有抗炎、抗凝、内皮保护、抗氧化和免疫调节作用，可发挥治疗脓毒症的作用。主要涉及 TLR4/NF-κB、NLRP3、Rac1/Akt、NF-κB/ICAM-1、PI3K/Akt、TLR2、Sirt1/Foxo1、p-Erk1/2、Nrf2/HO-1、Caspase 3、MAPK 和 TLRs 等信号通路。参附注射液主要由红参和附子组成，其化学成分主要包括人参皂苷 Rb1、Rc、Rb2、Rf、Rd、Rg1 和乌头碱等，具有调节氧化应激和炎症反应，抑制 HMGB1 介导的严重炎症反应，恢复内皮完整性，抑制促炎反应，增强先天免疫，保持适应性免疫等功能。主要涉及 TLR4、PXR/NF-κB、TLRs/IRAK-1、TBK-1/IκB、p38/ATF-2、TLR4/NF-κB 和 Nrf2 等信号通路。生脉方由人参和麦冬组成，其主要化学成分包括人参皂苷、木脂素、甾体皂苷和高异黄酮等，具有抗炎和抗氧化作用。主要涉及 TLR4、PXR/NF-κB、TLRs/IRAK-1、TBK-1/IκB 和 p38/ATF-2 等信号通路。清瘟败毒饮的药物成分包括犀角（现调整为水牛角）、地黄、黄连、栀子、桔梗、黄芩、知母、赤芍、玄参、连翘、淡竹叶、丹皮、石膏、甘草。其主要化学成分包括生物碱、环烯醚萜类、黄酮类等，具有抗炎、抗氧化和脏器保护作用。主要涉及 TLRs、NF-κB、STAT3、Wnt/β-catenin、PI3K/Akt、MAPK/JNK/p38/ERK、NF-κB、MAPK、PPAR、AMPK、NLRP3、AKT-mTOR、iNOS、COX-2.NF-κB 和 HMGB1 等信号通路。宣白承气汤主要由大黄、石膏、杏仁和瓜蒌组成，其主要化学成分包括蒽醌类，具有减轻 LPS 诱导的微循环障碍的功效，主要涉及 TLR4/NF-κB/ICAM-1、JAK1/STAT3、MAPK、cAMP-PKA、NLRP3 和 PPAR 等信号通路。

2. **中医药现代药理学研究的启示和反思** 中医药治疗脓毒症相关的作用机制已经通过动物或细胞实验进行了广泛的研究。然而，将体外实验推断到体内的研究以及将抗菌相关药理学特性从实验室转化为临床的研究还不够充分。因此，大多数抗脓毒症中药的物质基础及其作用机制尚未完全阐明。中药的植物化学研究为药代动力学和药理学研究提供了基础，在此基础上确定了生物可利用性和生物活性的草药化合物，为开发中药衍生的潜在药物提供了基础。由于其复杂性，草药的化学成分分析通常需要先进的分析技术和丰富的植物化学知识。一些中药注射剂的化学成分已经被很好地研究和明确，但对于成分更复杂的草药方剂，特别是含有几种或十几种成分草药的方剂，其明确更为困难，需要进行更多的研究。近年来，利用网络药理学和分子对接分析初步探索了中药的潜在作用机制。目前已经开发了的用于中药研究的网络药理学方法，主要用于预测草药化合物的药理作用及其靶点，以及从草药配方中筛选具有协同作用的多种化合物，同时可以发现生物活性化合物，并使用基于网络的方法初步阐明草药配方的作用机制。然而，网络药理学有其自身的特点和局限性：①主要关注草药中未改变的化合物（原型成分），而非其真正的全身暴露形式（未改变或未经代谢的）；②通常不包括化合物浓度（全身暴露水平）随时间的波动，也不包括给药后化合物在体内的可达性。就这两点而言，药代动力学可以作为网络药理学研究的有力补充，并为传统药理学研究提供重要信息。

七、总结与展望

脓毒症是急诊和ICU的常见病与多发病，死亡率高，尽管集束化治疗方案取得了巨大的成效，但是脓毒症的病死率仍然很高，严重威胁人类的生命健康。对于脓毒症的治疗来讲，许多方案仍然存在一定的争议，需要更大规模、更加规范的临床研究证实其治疗效果，且依然可能会面临一定的挑战。

由于脓毒症的基本病机是一个动态的过程，正邪消长、虚实转化是临床实践中必须高度重视的环节。整体观、衡动观、辨证观是中医认识和治疗疾病的精髓。现代指南中对脓毒症的认识和治疗也强调动态辨证的思维方法，根据脓毒症进展的不同阶段而不断调整治疗策略，是中西医思维上的趋同；中医诊治疾病更重视的是患病的“人”，而不是人患的“病”，这与现代医学在脓毒症诊治中高度重视宿主自身的因素不谋而合；中医的辨证论治强调治疗的个体化，符合脓毒症治疗指南中强调患者个体差异以及医生的临床思维，二者的治疗理念殊途同归。中医治未病中“未病防病，既病防变”与现代医学指南中阻断脓毒症进展的理念有异曲同工之妙；中医益气活血解毒通腑等综合治疗脓毒症的方法，与指南中“集束化”治疗原则则不只是巧合；再如中药组方的君药是针对主病主症起主要作用，可对应集束化治疗中的液体复苏、抗生素治疗等，臣药是辅助君药或加强君药，并针对兼病兼症，可对应集束化治疗中的对抗炎性介质、调节免疫等。

随着本病研究的不断深入，中西医对脓毒症的认识、理念出现了更多的趋同性，中医药的治疗也体现出了其独特的优势，在临床及科研方面均取得了可喜的进步，继续规范、严谨的临床科研设计与实验室研究，是中医药治疗脓毒症的研究方向，可见中医药治疗脓毒症拥有非常广阔的前景。

（黄　坡　方晓磊）

参考文献

[1] Singer M，Deutschman CS，Seymour CW，et al. The third international consensus definitions for sepsis and septic shock（Sepsis-3）.JAMA，2016，315（8）：801-810.

[2] Evans L，Rhodes A，Alhazzani W，et al. Surviving sepsis campaign：international guidelines for management of sepsis and septic shock 2021. Intensive Care Med，2021，47（11）：1181-1247.

[3] 徐静媛，邱海波．脓毒症治疗的现状与展望．国际流行病学传染病学杂志，2021，48（4）：259-262.

[4] 余海英，修光辉．重症超声在脓毒症容量管理中应用的研究进展．中华危重病急救医学，2023，35（10）：1106-1110.

[5] Pirracchio R，Hubbard A，Sprung CL，et al. Assessment of machine learning to estimate the individual treatment effect of corticosteroids in septic shock. JAMA Netw Open，2020，3（12）：e2029050.

[6] 李志军，李银平．从“卫气营血”辨证到“三证三法”看脓毒症的诊治思辨．中华危重病急救医学，2019，31（2）：135-138.

[7] 黄坡，赵国桢，陈奕杉，等．《中医药单用 / 联合抗生素治疗常见感染性疾病临床实践指南•脓毒症》解读与展望．中国中药杂志，2018，43（24）：4782-4785.

[8] 中国中西医结合学会急救医学专业委员会，《中国中西医结合急救杂志》编辑委员会．脓毒症中西医结合诊治专家共识．中华危重病急救医学，2013，25（4）：194-197.

[9] 中国中西医结合学会急救医学专业委员会，《中国中西医结合急救杂志》编辑委员会．脓毒性休克中西医结合诊治专家共识．中华危重病急救医学，2019，31（11）：1317-1323.

[10] Yang R，Hu C，Zhuo Y，et al. Comparative efficacy of Chinese tonic medicines for treating sepsis or septic shock：a systematic review and Bayesian network meta-analysis of randomized controlled trials. Phytomedicine，2025（136）：156295.

[11] Liu S，Yao C，Xie J，et al. Effect of an herbal-based injection on 28-day mortality in patients with sepsis：

the EXIT-SEP randomized clinical trial. JAMA Intern Med, 2023, 183（7）: 647-655.

[12] Li Y, Zhang X, Lin P, et al. Effects of shenfu injection in the treatment of septic shock patients: a multicenter, controlled, randomized, open-label trial. Evid Based Complement Alternat Med, 2016（2016）: 2565169.

[13] Liu D, Pan T, Li X, et al. Effectiveness and safety of Shenfu injection in septic patients with hypoperfusion: A multi-center, open-label, randomized, controlled trial. J Intensive Med, 2024, 4（4）: 484-490.

[14] Huang N, Tam YH, Zhang Z, et al. Efficacy and safety of Dachaihu decoction for sepsis: a randomized controlled trial. Phytomedicine, 2025（136）: 156311.

[15] Wu X, He C, Liu C, et al. Mechanisms of JinHong Formula on treating sepsis explored by randomized controlled trial combined with network pharmacology. J Ethnopharmacol, 2023（305）: 116040.

[16] Wang Y, Li Y, Ye Y, et al. The efficacy of modified HuangLian JieDu decoction for early enteral nutrition in patients with sepsis: A randomized controlled study. Medicine（Baltimore）, 2022, 101（52）: e32583.

[17] 于畅，陈影，蒋志天，等．加味凉膈散中西医结合治疗脓毒症（热毒炽盛证）的随机对照临床观察．中国中医急症，2024，33（9）：1622-1625.

[18] 陈天阳，严佳，徐童，等．优化炎调方治疗脓毒性休克随机、对照、多中心研究．现代中西医结合杂志，2024，33（22）：3073-3077.

[19] Chen MG, Wang F, Huang L, et al. Effect of Sitting Baduanjin exercise on early rehabilitation of sepsis patients with non-invasive ventilation: a randomized controlled trial. BMC Complement Med Ther, 2024, 24（1）: 330.

[20] Yang G, Hu RY, Deng AJ, et al. Effects of electro-acupuncture at Zusanli, Guanyuan for sepsis patients and its mechanism through immune regulation. Chin J Integr Med, 2016, 22（3）: 219-224.

[21] Cheng C, Yu X. Research progress in Chinese herbal medicines for treatment of sepsis: pharmacological action, phytochemistry, and pharmacokinetics. Int J Mol Sci, 2021, 22（20）: 11078.

第二十九章

脓毒症的护理管理

脓毒症是一种因对感染反应失调而导致危及生命的急性器官障碍综合征，是院内死亡最常见的原因。护理人员是脓毒症的早期识别者，也是集束化治疗的执行者和监督者，全面、准确、及时且个体化的护理措施可以改善患者的治疗结局。

一、早期识别

脓毒症患者多首诊于急诊科，患者就医时首先是由分诊护理人员对患者进行分诊，在患者等待就医或急诊留观时，护理人员是对患者病情变化的第一观察者，对脓毒症的早期识别与及时治疗起着举足轻重的作用。有研究证实，护理人员对脓毒症的早期识别可以提高 30 天生存率、缩短平均住院天数，减少住院费用。

（一）症状识别

意识改变、血压下降、心率增快、体温异常、呼吸急促是脓毒症的早期症状。

（二）筛查工具的临床应用

急诊科接诊量较为庞大，需借助特定的评分系统，辅助医护人员完成较多初诊患者的脓毒症筛查。

（1）基于证据的急诊护士脓毒症筛查工具（emergency room nurse sepsis identification tool，ERNSIT）：可帮助急诊护士及早发现脓毒症以及脓毒性休克的症状和体征。在分诊时识别符合 2 个或 2 个以上 SIRS 指标的患者：体温＞ 38℃或＜ 36℃，心率＞ 90 次 / 分，呼吸＞ 20 次 / 分，白细胞计数＜ 4×10^9 /L 或＞ 12×10^9/L 或不成熟的中性粒细胞占 10% 以上和 $PaCO_2$ ＜ 32 mmHg。对于符合以上条件的患者，护士应该迅速启动救治程序，通知急诊科医生及时处理。

（2）Sepsis3.0 专家组建议用序贯器官功能衰竭评分（sequential organ failure score，SOFA）来评估患者的器官功能，当 SOFA 增加值≥ 2 分时，即可诊断为脓毒症。同时，专家组还推荐使用快速序贯器官功能衰竭评分（quick sequential organ failure score，qSOFA）对非 ICU 感染或可疑患者进行快速筛查。qSOFA 评分标准：①呼吸频率≥ 22 次 / 分；②格拉斯哥昏迷评分（GCS）＜ 15 分；③收缩压≤ 100 mmHg（1 mmHg=0.133 kPa）。以上每项分值为 1 分，qSOFA ≥ 2 分的患者较 2 分以下者死亡风险增高。通过 qSOFA 评分标准进行早期识别和治疗对预防脓毒症发展成脓毒性休克具有重要作用，但 2021 版指南不推荐将 qSOFA 作为脓毒症的唯一筛查工具。

（3）早期预警评分（national early warning score，NEWS）和改良早期预警评分（modified early warning score，MEWS）是急诊医学领域公认且更为实用的快速评价病情严重程度分级的工具。 NEWS 在 MEWS 的基础上增加了 SpO_2 和测量 SpO_2 时是否吸氧两项指标，对病情的判断将更加准确，特别是对于有心肺功能改变的患者，具有获取方便、操作便捷、便于动态快速评估等优点，在护理领域运用较广。《中国脓毒症早期预防与阻断急诊专家共识》中已明确将急诊感染患者的识别作为首要任务，并推荐急诊医生根据患者的临床表现，优先选用 NEWS 或 SIRS 进行早期识别。

（三）早期预警化验指标识别

护理人员应关注预警指标的变化。

（1）白细胞计数减少（$< 4 \times 10^9$/L）或增加（$> 12 \times 10^9$/L）。

（2）降钙素原（PCT）在 2 ~ 10 μg/L 时提示很有可能为脓毒症或脓毒性休克；PCT 浓度＞ 10 μg/L 时提示严重脓毒症，死亡风险高。

（3）C 反应蛋白＞ 15 ng/ml 是脓毒性休克的预警指标，早期预警不如白细胞及降钙素原迅速。

（4）动脉血乳酸＞ 2 mmol/L 作为组织灌注不良的重要指标，提示预后不良。

（5）血小板计数$< 50 \times 10^9$/L 提示感染严重。

护理人员在筛查患者时不可依靠单独的评分系统，应该具备批判性思维，随时关注患者的脓毒症症状及器官功能障碍，做到对脓毒症的早期识别。

二、护理评估

脓毒症的护理评估是护理过程中至关重要的一环，能够帮助护理人员及时掌握患者的病情，制订适宜的护理计划，从而提高治疗效果。

（一）病史收集

要详细询问患者的既往病史，是否有近期感染史、手术史或慢性疾病（如糖尿病、肝肾功能不全、肿瘤等）。

用药史：了解患者近期所用药物，包括抗生素、免疫抑制剂等。

（二）生命体征监测

（1）体温：评估是否存在发热（> 38℃）或低体温（< 36℃）。

（2）心率：监测心率是否加快（> 90 次 / 分）。

（3）呼吸频率：检查是否有呼吸急促（呼吸频率> 20 次 / 分）。

（4）血压监测：收缩压（SBP）< 100 mmHg 时需密切关注，使用血管活性药物应维持 MAP ≥ 65 mmHg。

（5）氧饱和度：确保氧饱和度（SpO_2）≥ 93%，必要时提供氧疗。

（三）神经系统评估

（1）使用格拉斯哥（Glasgow）昏迷评分（GCS）评估意识水平，检查是否有意识障碍或定向力减退。

（2）评估患者对刺激的反应情况，注意是否有肢体偏瘫或抽搐。

（四）循环状态评估

（1）外周循环：触摸皮温，判断末梢循环有无影响，观察皮肤有无花斑、变色；观察脉搏的强弱和对称性，尤其是四肢是否存在缺血情况。

（2）静脉充盈：评估颈静脉的充盈情况，判断体液状态。

（五）呼吸功能评估

（1）呼吸状态：观察患者的呼吸是否正常，是否存在呼吸困难。

（2）呼吸音检查：使用听诊器听取肺部，判断是否有啰音或干啰音。

（六）液体与电解质平衡评估

（1）尿量监测：每小时记录尿量，注意尿量是否减少［< 0.5 ml/（kg·h）］。

（2）实验室检查：检查血液中的电解质（钠、钾、氯等）、乳酸和肌酐水平，以评估肾功能和代谢状态。

（七）感染源评估

（1）体检：检查肺、尿道、腹部等部位，重点查找可能的感染源。

（2）实验室检查：采集血液、尿液及其他体液进行细菌培养，确定病原体。

（八）并发症评估

（1）多脏器功能：评估是否存在心、肝、肾、肺等脏器的功能障碍，定期监测相关生化指标。

（2）贫血、出血与血栓风险：观察有无贫血指征，皮肤是否有出血点、淤青，监测凝血指标。

（3）医院感染的风险：患者需留置各种管路，如进行呼吸功能支持、循环监测、治疗及监测等，观察有无相应管路感染的指征。

（九）心理状态评估

评估患者及家属的心理状态，有无焦虑和抑郁，及时给予情绪支持与沟通。

三、集束化治疗护理干预

2018 年，脓毒症最新指南更新为 1 h 集束化治疗，强调即刻启动脓毒症的规范化治疗，要求在 1 h 内迅速完成患者各项生命体征和检查结果、感染状态以及多个重要器官功能的全面评估，并及时进行液体复苏和抗感染治疗。

（一）建立静脉通路

护理人员应及时开放静脉通路，给予患者充足的血容量支持，保证各器官组织和脑组织的氧供给，恢复血容量，避免多器官功能衰竭。建立静脉通路时首选静脉留置针，对近心端大血管进行穿刺，至少建立 2 条以上的静脉通路，以保证药物和液体的顺利输入。必要时配合医生建立中心静脉通路，准备中心静脉穿刺需要准备的无菌物品，同时开通动脉血压监测。

（二）早期液体复苏

发病初始 6 h 被称为“黄金 6 h”，是液体复苏的重要时间节点。确诊脓毒症最初 1 h 内使用经验性广谱抗生素（建议尽早使用，最迟不超过 3 h，后期基于血培养结果使用敏感抗生素），指南推荐 3 h 内静脉输注不低于 30 ml/kg 的晶体液体，临床实践中最常输注的是生理盐水或乳酸林格溶液，对需多种晶体来纠正低灌注状态的患者，可输注白蛋白，但不推荐羟乙基淀粉。补液过程中，应监测中心静脉压、平均动脉压，每小时记录 1 次出入量、各种造瘘管和（或）导尿管的引流量、颜色、性状。

平均动脉压（mean arterial pressure，MAP）、中心静脉压（central venous pressure，CVP）和尿量是评价器官灌注的重要指标。目标值：中心静脉压 8 ~ 12 mmHg，MAP ≥ 65 mmHg，尿量≥ 0.5 ml/（kg·h）。当患者有中心静脉置管时，可以通过 CVP 来监测液体反应性，监测液体反应性的最佳方法是通过床旁超声测量下腔静脉收缩性。CVP 的变化能够辅助护士判断心功能不全或血容量不足，为输液的量、速度及使用强心药物提供依据。如出现心率增高、呼吸加快、CVP ＞ 15 mmHg、肺部湿啰音增加等容量负荷加重的表现，应及时报告医生，结束或减慢输液，密切观察 CVP，进行有效的对症治疗后，病情可改善。进行液体复苏时应警惕容量负荷过重及脑水肿的发生。

（三）血管活性药物护理

血管活性药物是通过调节血管舒缩状态，改善血管功能，维持血流动力学稳定，从而保证重要脏器血流灌注的一类药物。当患者液体无反应或不能维持 MAP > 65 mmHg 时，去甲肾上腺素是推荐的一线血管活性药物。使用血管活性药物时，建议行有创血压监测，严密观察患者动脉压的变化。MAP 是组织灌注的驱动力，在一定范围内能够反映组织的灌注情况。临床工作中护士应通过 MAP 来滴定血管活性药物，并确保 MAP ≥ 65 mmHg。对于特殊患者，MAP 的目标值应根据患者的个体化情况而定，例如有高血压基础的脓毒性休克患者可能需要较高的 MAP。

输注血管活性药物宜选择中心静脉通路，紧急情况下可选择外周大静脉输注，要严密观察穿刺部位皮肤情况，以免发生药液外渗。输注前应遵照医嘱精准配制药物浓度和设定泵入速度，输注多种血管活性药物时应在输注管路头端和尾端分别标识。输注过程中每 5 ~ 15 min 监测一次血压、心率、心律、呼吸、血氧饱和度；稳定后应每 60 min 监测一次血压、心率、心律、呼吸、血氧饱和度、末梢循环、尿量、药物不良反应等。当血管通路内有回血时，应先抽吸回血，确认通畅时，可用 0.9% 氯化钠溶液 5 ~ 10 ml 冲管，输注管路中有回血时应及时更换。输注过程中应观察注射泵的给药速度和剩余药量，续泵时应提前准备药物，输注大剂量血管活性药物时可采用双泵法续泵。

（四）规范采集标本，减少医源性失血

脓毒症患者病情进展快，需要频繁地采血化验以准确掌握病情动态。一旦发现或怀疑脓毒症，护士可启动集束化治疗的早期步骤，立即进行动脉血乳酸水平检测，初始乳酸> 2 mmol/L 时需要再次测量。虽然血乳酸对脓毒症没有特异性，但作为细胞功能障碍的指标却具有十分重要的诊断价值。

对疑似脓毒症患者，应该在使用抗生素之前留取两套血培养，包括两套厌氧培养和需氧培养。为确保血培养的准确率，应采用专用的真空血培养瓶，穿刺前对皮肤和培养瓶口进行消毒并充分干燥，成人每瓶采集 8 ~ 10 ml，婴幼儿及儿童不应超过患者总血量的 1%。经中心静脉血管通路（CVAD）采集血培养时去除无针输液接头，用酒精棉片消毒导管连接至少 15 s，诊断为 CABSI 且 CVAD 使用非抗菌封管液封管时无需弃血。除诊断 CABSI 或静脉穿刺困难情况下，应尽量避免经 CVAD 进行血培养采集。如果采用注射器直接注入血培养瓶，应先注入厌氧瓶、后注入需氧瓶；如采用蝶翼针，因有一段空气在采血管道中，应先注入需氧瓶、后注入厌氧瓶。标本留取后 2 h 内送检，不能送检的，在室温下保存。

护理人员可根据病情变化及医嘱采集相关血液标本，如感染监测指标、肺功能监测指标、肾功能监测指标等。为减少医源性失血，可以构建以护士为主导的诊断性失血管理方案，如组建多学科团队，实施个体化采血计划，优化医嘱系统，自动整合检验项目，推广现场即时检测实现微量采血。随着医护人员诊断性失血意识的加强以及检验、信息技术的发展，方案可以动态调整，以达到血液的精准采集。

四、脓毒症护理要点

（一）持续心电监护

护理人员应遵医嘱持续为患者进行心电监护，每 15 min 评估一次患者的生命体征和意识状态。脓毒症患者往往需要多学科团队共同管理。当患者血氧饱和度＜ 90% 时，应结合患者血气分析指标选择面罩给氧或者文丘里面罩给氧，必要时给予气管插管和机械通气为患者提供有效的通气支持。对于使用呼吸机辅助呼吸的患者，应主动使用加温装置，预防呼吸道热量的丢失。护理时要密切观察呼吸状况，注意翻身叩背，鼓励患者咳痰，防止气道梗阻。同时抬高床头，防止口腔分泌物误吸，加重病情。氧合指数＜ 150 mmHg 时协助患者行俯卧位通气，由多学科团队进行综合评估并实施，实施过程中可能导致皮肤损伤、导管移位或脱落、血流动力学不稳定、疼痛或氧合指数下降等不良结局，因此应密切观察并评估，确保患者安全。

（二）目标体温管理

脓毒症患者的主要临床表现为发热（体温＞ 38℃）和低体温（体温＜ 36℃），大多数患者以发热为首发症状，少数患者表现为低体温。体温变化是脓毒症的特征之一。临床上核心体温可通过血管内、膀胱、直肠、口腔、鼓膜、食管、鼻咽、颞动脉等部位进行测量，是体核温度的金标准。肛温也是一种临床常用的方法，它与核心温度最接近，但其测量的准确性与放置深度有关，一般推荐前端温度探头放置的深度超过肛门 6 cm 以上（即 7 ~ 10 cm）为宜。临床实践中可根据患者实际情况和临床设施条件选择合适的监测方法，加强对脓毒症患者的体温监测，以便及时发现患者的体温变化。

患者入院后按照“5R”原则给予抗菌药物使用，物理降温时可使用冰袋、冰帽或冰毯，放置于大动脉搏动处，但不能与患者皮肤直接接触，以防冻伤；选择药物降温时，阿司匹林、双氯芬酸钠等药物降温快，大量汗液的排出会导致患者体液的丢失，应警惕低血压的发生。此外，不要将患者床单位放在层流及空调出风口处，室温应维持在（24 ± 1.5）℃。在对患者实施治疗的过程中应合理安排、相对集中进行操作，以减少患者身体的暴露；当患者衣服浸湿时要及时更换，保持床单位整洁及干燥。严重脓毒症患者皮肤微循环灌注不足，皮肤容易出现花斑，耐受温度的阈值降低，易发生烫伤。禁止使用暖手袋或热敷贴进行复温。

（三）肠内营养护理

肠内营养已经成为重症脓毒症患者的首选营养支持方式，对维持肠道菌群平衡、改善胃肠黏膜以及调节炎性反应意义重大。但由于脓毒症患者本身存在肠黏膜的损伤，在喂养过程中很容易出现恶心、呕吐、腹泻或腹胀等喂养不耐受的情况。所以，在喂养过程中应注意以下几点。

（1）评估：行肠内营养治疗前应进行营养风险评估，监测患者胃残余量。

（2）严格控制营养液浓度：初次输注时将肠内营养液稀释至 1 ~ 2 倍，浓度由低到高，循序渐进。

（3）控制营养液温度：营养液温度以 38 ~ 40℃为宜。

（4）控制输注速度：输注速度遵循由慢到快的原则，最高不能超过 100 ~ 120 ml/h。

（5）抬高床头：输注肠内营养液期间，将患者床头抬高 30° ~ 45℃。

（6）严密观察不良反应，及时与医生沟通并调整喂养方案。肠内营养的效果与护士的操作质量密切相关，同时也与营养方案的制订密不可分。

（四）鼻肠管护理

部分重症患者经胃管喂养的耐受性较差，因此经空肠管喂养较为常见。临床上留置空肠管往往需要经过麻醉镇静的过程，经由医生操作并且需要影像学设备辅助才能完成。随着医疗技术的不断进步，徒手盲法空肠管的喂养方式可明显提高临床操作的成功率，改善营养状态。徒手盲法留置空肠管只需借助普通带导丝的鼻肠管，护理人员通过正确的置管方式及与患者的配合即可在短时间内完成操作，具有较高的可行性。徒手盲法留置空鼻肠管技术所用管道相对较细、柔软，不容易出现管道脱落、移位等现象，不会对创伤部位造成二次损伤。护理人员置管后需检测管道是否在指定目标内，通过打气于脐上听诊，通过听水气声判断管道是否在十二指肠内。此外，还可通过回抽液测试判断导管末端位于空肠部位还是十二指肠。在应用此置管技术时，护理人员应加强对导管的维护保养，仔细检查导管刻度、有无导管滑脱或移位现象，并及时采取相关措施解决。对患者进行持续喂养的过程中，应每间隔 4 h 用温开水或生理盐水冲洗导管，防止残留物堵塞导管。置管前护士应加强对患者的心理干预，讲解置管的重要性等，以获取患者信任，多与患者沟通，鼓励、安抚患者，缓解其紧张情绪，获得其配合，从而提升置管顺利度。

（五）连续性肾脏替代治疗护理

连续性肾脏替代治疗（continuous renal replacement therapy，CRRT）通过对流、弥散、

吸附原理，能有效清除机体水分和溶质，同时又能维持血流动力学稳定，动态控制容量的精准性和改善内循环稳定，是脓毒性休克合并多器官功能障碍的重要支持手段之一。

1. **滤器选择** 利用 oXiris 吸附型滤器治疗可以改善脓毒性休克患者的血流动力学，加速器官功能恢复；同时还可以吸附炎症因子，显著降低脓毒症患者血液中的炎症因子水平。由于 oXiris 吸附型滤器吸附具有饱和性，建议每 12 ~ 24 h 更换一次。

2. **上机** 上机时易发生血流动力学的波动，其中以低血压为多见，可进一步加重机体的低灌注。因此上机前应充分评估患者血流动力学及容量状况，从而采取有效的干预措施，以免造成患者血流动力学的波动。上机过程中应严密监测患者从引血前至引血后 1 h 的血流动力学变化。

3. **更换滤器与管路** 成人 CRRT 管路及滤器中液体的含量约 200 ml，容量控制的细微偏差可导致血流动力学的波动。常规更换管路及滤器的方法是先下机、后上机。当下机回血时，回血过多、过快易导致容量负荷过重，进一步加重心肺负担。再引血上机时，同样又面临患者低血压的风险。为避免常规上下机进一步加重心肺负担及血流动力学的波动，采用双机换管法。具体操作步骤如下。

（1）更换滤器前 1 h，提前准备另 1 台 CRRT 机器，并安装管路预充完成备用。

（2）当患者 CRRT 结束时，将患者动脉端接预充完毕的新机器的引血管路，开始引血，同时旧机器下机回血，血液流速均为 50 ml/min。

（3）等待新机器管路充满血液后，停止新机器引血，同时停止旧机器回血。

（4）将患者的静脉端与新机器回血管路连接。

（5）体外循环安全建立后，将血液流速逐步提高至目标血液流速 200 ml/min，开始治疗。两套设备的管路容积相同，同时一引一回，保证了更换过程中患者血液容量和性质的一致，容量基本不发生改变。患者在此治疗过程中未造成血流动力学的波动，而且全程无缝衔接，治疗中断时间仅为 5 min，从而保证了治疗的连续性和安全性。

4. **液体管理** 推荐 CRRT 时采用医护密切配合的 GDVM 策略。由医生对液体平衡目标及容量安全值进行动态设定，护士滴定式调节 CRRT 脱水速率，实现液体平衡目标并进行反馈调整，通过良好的医护配合实现 CRRT 期间精准的液体管理。结合患者的血压、CVP、乳酸、尿量、氧合指数、主诉及检验结果，动态调整液体管理策略，目标是各项指标趋于稳定，心肾功能逐渐恢复。

5. **抗凝管理** 可选择枸橼酸钠，设置血液流速 200 ml/min，枸橼酸钠 2 mmol/L，初始每 2 h 监测体内及滤器后钙离子水平，稳定后每 6 ~ 8 h 进行动态监测，维持滤器后钙离子浓度在 0.25 ~ 0.35 mmol/L，以达到良好的局部抗凝效果，体内钙离子浓度保持在 1.1 ~ 1.3 mmol/L。每日监测血清总钙水平，观察血清总钙与钙离子比值，警惕有无枸橼酸蓄积的发生。每小时观察并记录 CRRT 各压力数值，加强 CRRT 机器跨膜压（trans-membrane pressure，TMP）过高报警及滤器凝血情况。密切监测患者凝血功能、意识状态、皮肤、黏膜、口腔、呼吸道及穿刺处是否存在出血迹象。

（六）急性皮肤衰竭护理

急性皮肤衰竭一般指因灌注不足并发危重症，继而皮肤系统衰竭，出现皮肤和皮下组织死亡的表现。此类并发症会阻碍患者康复，降低患者舒适度，需要配合护理，促进创面愈合。

1. **评估**　患者入院后首先应由护理人员进行评估，搜集患者的年龄、病情等一般资料，结合实际情况，以头脑风暴的形式总结患者发生急性皮肤衰竭的危险因素，从而制订有针对性的护理措施。

2. **危险因素**　感染、营养不良、腹腔压力大、低灌注等。

3. **护理措施**

（1）抗感染干预：早期给予患者抗菌药物抗感染处理，并完善患者的细菌培养、留取血液、伤口分泌物等标本，结合培养结果、用药过敏史等合理选择抗菌药物，保证给药方案准确、安全，控制急性皮肤衰竭的进展并避免不良反应。

（2）营养干预：72 h 内早期启动营养干预，补偿高分解代谢状态的消耗，以提高营养水平，促进组织愈合。分析患者实际情况，对肠内营养耐受的患者采用营养泵持续喂养，根据患者的营养评分、各项指标个性化调整营养液剂量，动态观察支持期间有无不耐受等情况。

（3）腹腔情况监测：护理人员保持每 4 h 一次的频率对患者腹腔压力进行评估和监测，当超过 20 mmHg 时，需要停止肠内营养，给予患者促胃肠功能药物、按摩等护理，促进肠道蠕动。

（4）保护性隔离：将患者安置在单人间，由专人进行管理和监督，在患者床头张贴醒目标识，并严格限制探视和人员流动。医务人员进行各项诊疗操作时严格遵循无菌操作要求，积极执行手卫生，换药时需要穿无菌衣，以最大化保障无菌屏障。患者使用的设备、器械均需要专用并及时清洗、消毒。营造病房内的舒适环境，定时开窗通风并及时消毒，保持空气清新和适宜的温度、湿度。

（5）多学科伤口护理：分析患者急性皮肤衰竭创面面积和压力性损伤情况，若组织疑似失活，及时清创处理，直到新肉芽组织出现。护理人员密切观察患者伤口辅料情况，取下辅料前用生理盐水纱布充分软化创面，保持动作轻柔，避免造成创面出血。使用碘伏消毒创面并应用生理盐水清洗，使用银离子凝胶覆盖、涂抹创面，至少双层覆盖并使用绷带固定。保护愈合期创面，避免出现继发性损伤，及时为患者更换体位，避免长时期卧床局部受压，必要时使用减压垫、减压敷料。

（6）心理护理：待患者休克症状改善、意识逐渐恢复后，可能由于医院陌生环境、疾病应激和急性皮肤衰竭的不适感出现不良情绪，此时护理人员应与患者建立有效沟通，以患者能够理解、接受的语言给予患者鼓励，为患者播放视频、音乐等转移其注意力。充分尊重患者的隐私和个人意愿，及时疏导患者的不良情绪，拉近护患距离。

（7）血糖监测：持续的高血糖状态会加重机体的氧化应激，加重全身炎症反应，导致动脉血乳酸含量增加，不利于脓毒症的预后。临床推荐使用静脉持续泵入胰岛素控制患者的血糖水平，并每小时监测，根据实际情况调整剂量，维持适宜的血糖水平，避免患者发生低血糖事件。

（8）静脉血栓预防：对于静脉血栓栓塞风险评分高危的患者，遵医嘱落实药物及物理预防的相关措施。可采用物理预防，如四肢气压治疗仪，每日评估患者四肢肢体情况，结合床旁超声检查筛查有无血栓。待患者病情稳定后，可协助患者早期活动，如进行手指活动、手腕活动、握球运动、踝泵运动、屈膝运动等，每次运动 20 ~ 30 下，每天 3 次。

五、医院感染控制

（一）抗感染治疗的护理

脓毒症患者往往有感染源，对于脓毒症患者，推荐尽早使用广谱抗生素。一旦病原菌药敏试验结果确定，应结合临床情况选用敏感的抗菌药物。脓毒症抗感染治疗的“5R”原则，即正确的患者（right patient）、正确的时间（right time）、正确的目标（right target）、正确的抗生素（right antibiotics）和正确的感染灶处理（right source control），使脓毒症抗感染治疗更加规范。

（二）开展目标性监测预防感染

脓毒症患者病情危重，抵抗力下降，经常因治疗需要而留置各种管路。科室应成立感染控制质量改进小组，定期对医院感染知识进行培训、指导、督查、资料搜集、统计分析、信息反馈等工作，分析院内感染的原因，探讨干预措施，并及时执行。每月上报手卫生监测数据，增强医务人员的洗手依从性以及对侵入性操作重要性的认识，有效避免或降低无用的临床操作项目。护理人员在护理管路的过程中，应该严格遵守各项管路的技术操作规范及流程，每日进行导管评估，最大程度减少导管的留置时间，以降低侵入性操作的感染率，有效缓解患者的疼痛，保证患者安全。

（三）预防呼吸机相关肺炎

机械通气是重症脓毒症患者呼吸支持的重要手段。呼吸机相关性肺炎（ventilator associated pneumonia，VAP）是机械通气患者的并发症。VAP 的常见原因在于上呼吸道病原菌的定植吸入，通过加强手卫生减少耐药菌的定植，可降低 VAP 的发病率。

1. **手卫生**　手卫生是院内感染控制的重要措施。临床手卫生的 5 个时机是：①接触患者之前；②进行清洁 / 无菌程序之前：对患者进行口鼻腔护理、气管插管、气切套管护理前（戴清洁手套前）；经人工气道吸痰或经支气管肺泡灌洗留取标本前（戴无菌手套前）；③接触患者体液后：口鼻腔护理、气管插管、气切套管护理后；进行气道内吸引、呼吸道取样或其他接触呼吸道黏膜、呼吸道分泌物、被呼吸道分泌物污染的物品后；④接触患者后；⑤接触患者周围环境后（离开患者床单位前）。

2. **保持床头抬高** 30° ~ 45°　患者的体位是影响 VAP 发病率的重要因素，对于能够耐受半卧位的患者，抬高床头可以减少误吸的风险。研究结果证实，床头抬高＜ 30°对于预防 VAP 无效，而床头抬高 45°有效，考虑到更高的角度患者不易耐受，临床实施相对困难，所以建议床头抬高 30° ~ 45°。临床实践中床头抬高的依从性受多种因素影响，临床提倡通过教育培训、标准化医嘱、提醒、督查和反馈、品管圈等多种方式提高床头抬高的依从性。

3. **声门下分泌物引流**（subglottic secretion drainage，SSD）　SSD 是指通过应用附带于气管导管壁内的引流管对气囊上滞留物进行持续或间断负压引流的操作技术。对于预期气管插管时间可能超过 48 h 或 72 h 的患者，建议采用具有声门下分泌物引流的导管。为预防黏膜损伤，建议应用间断声门下吸引。可使用 10 ml 注射器每小时抽吸或每 2 h 100 ~ 150 mmHg 的间断中心负压吸引。通过气流冲击法清除气囊上滞留物的安全性及有效性有待进一步评估。

4. **气囊管理**　置入气管插管后应使气囊保持一定的压力，维持在 25 ~ 30 cmH_2O，使气囊周围渗出和进入肺部的分泌物减少，以确保其功效并减轻气管损伤。在气囊压力检测时不能采用根据经验判定充气的指触法给予气囊充气，可采用自动充气泵维持气囊压力。采用气囊测压表进行间断气囊压力监测时，应每 6 ~ 8 h 重新测量，每次测量时充气压力宜高于理想值 2 cmH_2O。当吸痰后或清理测压管内的积水后，或患者体位改变后，宜重新测量气囊压力。

5. **口腔护理**　对机械通气患者实施严格有效的口腔护理方法较多，一般是使用海绵棒、口腔拭棒或牙刷来清洁牙和口腔，并局部使用抗生素或消毒剂减少感染，目前没有明确的证据支持危重患者口腔护理的频次，有条件的医院建议采用改良 Beck 口腔评分表（表 29-1）评估确定口腔护理频次，或者参考重症监护病房感染预防与控制规范，每 6～8 h 进行口腔护理一次。对经口气管插管患者进行口腔护理时应双人操作，操作前抬高床头，头偏向一侧；操作后及时进行口腔内吸引；操作前后均应评估气管插管的深度，维持气囊压力在 25～30 cmH_2O，并进行声门下吸引。

表29-1　改良Beck口腔评分表

	1 分	2 分	3 分	4 分
口唇	光滑、红润 完整、湿润	轻微干燥 发红	干燥，肿胀 水疱	水肿、炎性 水疱
牙龈 黏膜	光滑、红润 完整、湿润	苍白、干燥 破损	红肿	非常干燥 水肿、发炎
舌	光滑、红润 完整、湿润	干燥，舌面可见凸起乳头黏膜改变	干燥、肿胀、舌尖和舌面有破损	非常干燥、水肿、发炎
唾液	稀薄量多	总量增多	量少、少许 黏稠	痰液黏稠
牙齿	清洁无渣	少许残渣	中等残渣	较多残渣
牙菌斑	无	＜ 1/3 牙齿 覆盖面	＜ 1/2 牙齿 覆盖面	＞ 1/2 牙齿 覆盖面
频次（依据评分分值）		7～12 分	13～18 分	19～24 分
口腔护理频次		每 8 h 一次	每 6 h 一次	每 4 h 一次
湿润口唇频次		每 4 h 一次	每 2 h 一次	每小时一次

（四）预防中心静脉导管相关血流感染

脓毒症患者往往需要留置中心静脉导管监测、治疗，长期留置导管、穿刺部位微生物污染或定植、输液接头微生物污染或定植、过度且不合格的维护是中心静脉导管相关血流感染（central line associated blood stream infection，CLABSI）的危险因素，因此预防 CLABSI 对于护理管理者来说尤为重要。

1. **手卫生**　置管前对患者进行穿刺点评估时，触摸前后要进行手卫生。置管时应在洗手或卫生手消毒后戴无菌手套。更换敷料前后、采血前后以及在准备这些操作的用物前，应进行手卫生。在日常使用导管给予静脉药液前后、冲封管前后均应进行手卫生。脱手套后应进行手卫生。

2. **最大无菌屏障**　在进行中央导管置管时或导丝引导下更换导管时均应使用最大无菌屏障，操作人员及助手都需要戴无菌手套、穿无菌手术衣、戴口罩和帽子、予患者全身覆盖无菌巾。

3. **穿刺部位的选择** 推荐在成年患者中使用锁骨下静脉而非颈内静脉或者股静脉，同时应避免有皮肤损伤或感染的部位。对于成年人 PICC 导管置管时，建议选择导管与静脉比例≤ 45% 的静脉位置，如正中静脉、头静脉、贵要静脉和肱动脉。经过超声引导静脉置管培训的人员置管可提高置管成功率，降低因血管损伤造成的感染风险。

4. **皮肤消毒** 穿刺及维护时应选择合格的皮肤消毒剂，宜选用 2% 葡萄糖氯己定溶液（2 月龄以内的婴儿慎用）、有效碘不低于 0.5% 的碘伏或 2% 碘酊溶液和 75% 乙醇。进行皮肤消毒时消毒范围应大于敷料面积，消毒后应充分待干。PICC 置管时以穿刺点为中心消毒皮肤，直径≥ 20 cm。

5. **导管选择** 根据治疗需要、血管条件、患者年龄、基础疾病、输液治疗史及患者意愿等因素选择材质及类型适宜的导管。

6. **导管固定** 不能依赖敷料、弹性或非弹性绷带作为导管固定的方法。推荐使用无缝线固定装置，避免使用胶布、缝合线固定中心静脉导管，每次更换敷料时要评估导管固定装置的完整性并进行导管更换。

7. 导管的日常评估与维护管理

（1）每日评估中心血管通路装置的通畅性，并评估留置的必要性。

（2）每班次评估并记录导管体外部分的长度，穿刺点周围有无皮肤发红、触痛、肿胀、渗血、渗液，同时结合患者的主诉，有无疼痛、感觉异常、麻木、刺痛感。一旦导管尖端有发生位移的可能，不应将导管的体外部分推进血管内。

（3）纱布敷料每 2 天更换一次，透明敷料每 5 ~ 7 天更换一次。如果敷料潮湿、松散、污染，应重新进行皮肤消毒，导管维护后覆盖新的敷料。每次更换敷料时应观察或通过完整的敷料触诊导管出口处。

（4）给药前后宜用生理盐水脉冲式冲管技术冲洗导管，宜选用单剂量药液或预充式冲洗装置进行冲封管。

（5）静脉药物的配制和使用应在洁净的环境中完成，肠外营养液宜现用现配，应在 24 h 内输注完毕。

（6）每次连接输液装置前，应对无针输液接头进行消毒，5 ~ 7 天更换一次输液接头，未输液时建议使用无菌保护装置保护输液接头，输液器每 24 h 更换一次，输注丙泊酚时，每 12 h 更换一次输液器及药液。

（7）有吸烟史、假体植入史、置管穿刺次数增多、D- 二聚体升高、感染革兰氏阴性杆菌的脓毒症患者，容易发生中心静脉导管相关深静脉血栓（CA-DVT），因此对此类患者更应该关注血栓早期预警、早期发现、早期监测和早期预防。

六、脓毒症的护理培训管理

1. **管理者重视** 脓毒症是影响全球公共健康的问题，病死率高，因此需要对脓毒症进行早期识别并及时、正确处理。现阶段急诊医疗对脓毒症的认知仅局限于是危及生命的临床疾病，但对其新的定义、识别及诊断缺乏了解。因此提高急诊护理管理者及护理人员对脓毒症的重视程度尤为重要，应该根据岗位能力培训需求加大继续教育的力度，把对脓毒症的识别作为急诊护理人员所需具备的能力进行培训。

2. **多学科协作** 脓毒症的管理需要多学科的参与，包括临床、护理、药学、检验和院感等，不同学科人员之间的沟通可由护士主导。护士主导的多学科协作，能够提高急诊科医护人员的脓毒症专业知识和处置能力，提高对脓毒症集束化治疗的依从性，减少集束化治疗的完成时间，减少患者在急诊的停留时间并显著降低患者的死亡率。此外，护士也可以主导与患者家属之间的沟通，了解患者及家属的心理及治疗意愿，告知其治疗及康复过程中的要点，保障脓毒症患者治疗的连续性和有效性，提升患者的结局和预后。

3. **人力资源配置** ICU 床护比会影响集束化治疗的完成率，因此适当增加 ICU 护士的数量，或根据病情，在弹性排班原则下，动态调整护理人力，可提高脓毒症患者的救治质量。脓毒症患者的血乳酸、SOFA 评分、APACHE Ⅱ评分数值越高，表明患者的预后越差。对重症患者建议每天进行评分，并给予护理干预措施。当患者 SOFA 评分、APACHE Ⅱ评分数值较高时，推荐加强护理资源配置，合理增加护患比，提高护理质量。APACHE Ⅱ评分＜ 15 分的患者护患比为 1.0∶1.0，APACHE Ⅱ评分 15 ~ 20 分的患者护患比为（1.0 ~ 1.5）∶1.0，APACHE Ⅱ评分＞ 20 分的患者护患比为（1.5 ~ 2.0）∶1.0。依据评分工具做出的评价，指导科室落实分级护理，增强护理人员的风险意识，制定有针对性的护理措施，提高护理效率。

总而言之，护理管理者要对脓毒症加强重视，提高护理人员对脓毒症知识，尤其是新的指南及共识的认知，在工作中积极引进新的筛查工具并运用到临床，理论指导实践，提高护理人员对脓毒症的识别能力，准确实施护理干预，推动集束化治疗，预防并发症，改善脓毒症患者的预后，从而真正提高脓毒症患者的生存率。

（王　颖）

参考文献

[1] Evans L，Rhodes A，Alhazzani W，et al. Surviving sepsis campaign：international guidelines for

management of sepsis and septic shock 2021. Intensive Care Med，2021，47（11）：1181-1247.

[2] Singer M，Deutschman CS，Seymour CW，et al. The third international consensus definitions for sepsis and septic shock（Sepsis-3）. JAMA，2016，315（8）：801-810.

[3] 胡莉，黄海燕，程维，等. 脓毒症的早期识别及护理研究进展. 中华急危重症护理杂志，2017，2（4）：365-369.

[4] 中国医师协会急诊医师分会，中国研究型医院学会休克与脓毒症专业委员会. 中国脓毒症/脓毒性休克急诊治疗指南（2018）. 临床急诊杂志，2018，19（9）：567-576.

[5] Seymour CW，Gesten F，Prescott HC，et al. Time to treatment and mortality during man date demergency care forsepsis. N Engl J Med，2017，376（23）：2235-2244.

[6] 夏义琴，曹钰. 急诊科脓毒症的早期筛检与评估. 华西医学，2022，37（11）：1607-1611.

[7] Desai MD，Tootooni MS，Bobay KL. Can prehospital data improve early identification of sepsisin emergency department an integrativere view of machine learn in approaches. Appl Clin Inform，2022，13（1）：189-202.

[8] 程小燕. 48例ICU脓毒症休克患者急性皮肤衰竭的护理效果分析. 实用临床护理学电子杂志，2023，8（37）：36-38，25.

[9] 周晓瑜，潘政雯，方珍珍，等. 1例Ⅳ度骨髓抑制患者并发脓毒症性休克的护理. 中华护理杂志，2023，58（13）：1635-1639.

[10] 蒋晓荃，周望红，黄静，等. 1例丹毒合并脓毒症休克伴多器官功能衰竭患者连续性肾脏替代治疗的护理. 天津护理，2024，32（5）：606-609.

[11] 陈琴心，陈惠瑶，李杏崧. 徒手盲法留置空肠管在重症脓毒症患者早期肠内营养中的应用效果. 吉林医学，2023，44（11）：3270-3272.

[12] 陈玲，黄素芬，熊杰. 脓毒症相关性贫血护理干预的研究进展. 中华急危重症护理杂志，2022，3（3）：280-283.

[13] 广东省医学会泌尿外科学分会. 尿路结石腔内碎石患者围手术期并发脓毒症护理专家共识. 中华护理学会，2022，57（8）：914-917.

[14] 何小亚. 急性脓毒症患者的早期识别及护理进展. 现代医药卫生，2024，40（14）：2486-2489.

[15] 蔡虻，高凤莉. 导管相关感染控制最佳护理实践专家共识. 北京：人民卫生出版社，2018.

[16] 陶秋艳，马旭东，芮曦. ICU护理人力资源配置对脓毒症休克集束化治疗完成率的影响. 中国卫生质量管理，2021，18（8）：43-46.

[17] 郑晓燕，陈丽芳，李海艳，等. 脓毒症患者院内死亡危险因素分析及护理干预. 山西医药杂志，2020，49（19）：2694-2698.

[18] 毕安平，黄素芳，熊杰，等. 脓毒症休克皮肤花斑危险因素分析及护理策略. 中西医结合护理，2020，6（10）：17-22.

[19] 刘媛媛，史凌云，高晶，等. 脓毒症患者中心静脉导管相关深静脉血栓发生因素分析. 新疆医科大学学报，2024，47（7）：1042-1048.

[20] 柳文娟，郝芳芳，姚波，等. 急诊护理人员对脓毒症及快速序贯器官估计评分的认知现状调查分析. 中华危重症医学杂志（电子版），2020，13（1）：72-75.

[21] 张倩，黄素芳，刘伟权，等. 脓毒症患者体温异常的护理研究进展. 临床护理杂志，2020，19（2）：62-65.

[22] 血管活性药物静脉输注护理. 中华护理学会团体标（T/CNAS22~2021）.

[23] 熊杰，黄素芳，刘伟权. APACHE 评分在 ICU 分级护理中的应用. 护理学杂志，2010，25（13）：16-18.

第三十章
典型脓毒症病例分析

病例 1　病源探秘：拼凑诊断线索

一、病情简介

患者，男性，45 岁，主因“发热 2 天，乏力 13 h”于 2024 年 9 月 30 日就诊于我院急诊科，因来诊时血压低、精神差入抢救室。患者于入院前 2 天出现发热，测体温 38.5℃，自行口服“布洛芬”后当日体温恢复正常，未再出现发热。13 h 前患者自觉乏力、精神差，无头晕、头痛、恶心、呕吐，无胸闷、胸痛、心悸、大汗，无咳嗽、咳痰，无腹痛、腹泻，无尿频、尿急、尿痛，无寒战。就诊于当地医院，完善血常规白细胞计数 10.2×10^9/L，中性粒细胞百分比 85.7%，生化检查提示白蛋白略低，肌酐轻度升高，余未见异常，予对症支持治疗，治疗期间监测血压逐渐下降，最低时收缩压约为 60 mmHg，给予多巴胺静脉注射，为进一步治疗转入我院。自发病以来，患者神志清楚，精神萎靡，排便正常，无尿。既往史：有胰头切除、胆囊切除病史，否认高血压、糖尿病、冠心病病史。否认外伤史。否认家族遗传病史。

体格检查：T 36℃，P 112 次 / 分，R 18 次 / 分，BP 65/34 mmHg，SpO_2 94%，神志清楚，精神萎靡，平车推入，查体合作。头颅五官无畸形。双侧瞳孔等大等圆，直径约 3 mm，对光反射灵敏。睑结膜无苍白，巩膜无黄染，口唇无发绀。颈软，无抵抗。双肺呼吸音清，未闻及干、湿啰音。心律齐，未触及心包摩擦感，各瓣膜听诊区未闻及病理性杂音。腹部平坦、柔软，全腹无压痛，无反跳痛，无肌紧张，墨菲征阴性，肝区无叩痛，双肾区无叩痛，肠鸣音正常。四肢肌力、肌张力正常，病理征阴性。四肢皮肤凉，无花斑，周身未见皮疹及红肿、破溃。

辅助检查（来诊时）：实验室检查：①血气（未吸氧）：pH 7.4，$PaCO_2$ 29 mmHg，PaO_2 98 mmHg，葡萄糖 7.4 mmol/L，标准碳酸氢根 20.7 mmol/L，乳酸 2.8 mmol/L。②血常规：白细胞计数 10.9×10^9/L，中性粒细胞百分比 92.7%，血红蛋白 130 g/L，血小板 35×10^9/L。③生化：肌酐 203 μmol/L，Na^+ 138 mmol/L，K^+ 3.8 mmol/L，尿素 13.02 mmol/L，ALT 80 U/L，AST 196 U/L，总胆红素 56.6 μmol/L，结合胆红素 50.2 μmol/L。④心肌损伤标志物：肌钙蛋白 I、肌酸激酶 -MB 同工酶、肌红蛋白均正常。Pro-BNP 3942 pg/ml。影像学检查：心脏超声示左室壁向心收缩不协调、运动幅度减低；二尖瓣、三尖瓣轻度反流，左室舒张功能不全（Ⅰ ~ Ⅱ级），左室收缩功能减低，EF 49%。2024 年 9 月 30 日胸部 CT（图 30-1）提示双肺间质性改变伴感染。2024 年 9 月 30 日腹部 CT（图 30-2）提示肝密度不均，见低密度区及条形高密度影，治疗后改变？肝内小低密度灶；胆囊未见明确显示，胆囊区高密度灶，术后？胰腺区置管后、胰腺边缘略毛糙。心电图：未见明显异常。

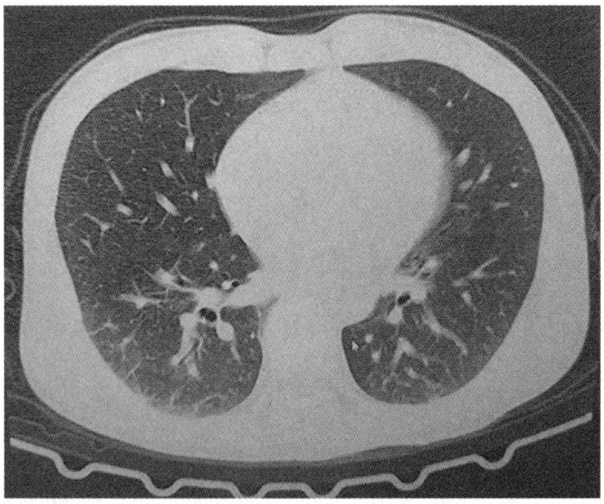

图 30-1　2024 年 9 月 30 日胸部 CT

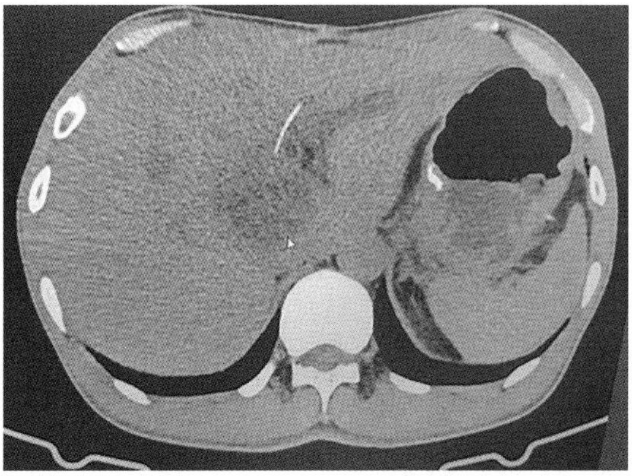

图 30-2　2024 年 9 月 30 日腹部 CT

二、诊疗经过

1. **入院诊断**　脓毒性休克；胰头切除术后状态；胆囊切除术后状态；肝低密度影原因待查。

2. **诊断依据**

（1）脓毒性休克：患者曾有发热，感染指标高，精神萎靡、皮肤凉、末梢循环差，无尿，血压低，休克指数高，乳酸高，需血管活性药物维持血压，支持脓毒性休克。但患者感染灶未明确，目前肺部 CT 无法解释患者的症状，考虑隐匿性感染所致休克可能性大。目前无证据支持其他原因引起的休克。

（2）胰头切除术后状态、胆囊切除术后状态：病史及影像学检查可明确。

（3）肝低密度影原因待查：影像学提示，需考虑如下可能：术后改变、肝脓肿、肝囊肿，需进一步评估。

3. 诊疗过程

（1）入科后诊疗经过

1）一般治疗：吸氧，心电、血压、血氧监测，记录液体出入量。

2）特殊治疗：积极液体复苏的基础上予血管活性药物治疗，维持生命体征，予头孢哌酮舒巴坦抗感染、维持水电解质平衡、抑酸护胃等对症支持治疗。

3）完善血常规、生化、凝血、心肌损伤标志物等复查，留取血、尿、痰培养，监测心脏超声、腹部超声等，积极寻找感染病灶，并排查有无其他导致休克的病因。

（2）治疗过程中的病情变化

1）入院第2天（2024年10月1日）：患者无发热，呼吸循环不稳定，用血管活性药物维持血压。查体无阳性发现。实验室检查：血小板 $13\times10^9/L$，肌酐 160 μmol/L，总胆红素 61.7 μmol/L，结合胆红素 52.3 μmol/L，降钙素原 91.65 ng/ml，白细胞介素 -6 ＞ 5000 pg/ml，Pro-BNP 2823 pg/ml，肌钙蛋白I 37 μg/L（08：40）、64 μg/L（20：44），乳酸 6.6 mmol/L。心电图较前无动态演变。心脏超声：左室壁向心收缩运动普遍减低。二尖瓣和三尖瓣轻度反流，左室舒张功能不全（Ⅰ～Ⅱ级），左室收缩功能减低，心律不齐，EF 35.1%。腹部超声提示肝右叶不均质回声区，泌尿系统无异常。相关结果回报后并回顾患者来诊时的影像学检查，考虑诊断为肝脓肿所致脓毒性休克。治疗方案：①考虑患者心功能差引起呼吸不稳定，予气管插管接有创呼吸机辅助通气、血液灌流吸附炎症因子、输血小板、有创血压监测、PICCO 监测、中心静脉压监测、生命体征监测；②药物治疗：头孢哌酮舒巴坦抗感染、补液、去甲肾上腺素联合多巴胺维持血压，营养心肌、改善心功能，抑制胃酸、护肝、抗炎、抗凝等治疗。

2）入院第4天（2024年10月3日）：入院后监测白细胞进行性升高，今日复查白细胞计数 $35.4\times10^9/L$，考虑患者感染控制不佳，加用万古霉素覆盖阳性球菌。入院后监测肌钙蛋白呈下降趋势。超声评估脓肿处不适宜穿刺引流。

3）入院第6天（2024年10月5日）：外周、中心静脉血培养均提示全敏感的肺炎克雷伯菌。复查心脏超声：左室壁向心收缩运动普遍减低。二尖瓣和三尖瓣轻度反流，左室舒张功能不全（Ⅰ～Ⅱ级），左室收缩功能减低，EF 46%。继续目前治疗。

4）入院第8天（2024年10月7日）：复查腹部CT提示肝混杂密度影（图30-3）。回报痰培养提示肺炎克雷伯菌，除头孢他啶 / 阿维巴坦外均耐药。再次血培养回报提示肺炎克雷伯菌、铜绿假单胞菌感染。肺炎克雷伯菌药敏除头孢他啶 / 阿维巴坦外均耐药。停用头孢哌酮舒巴坦，调整为头孢他啶 / 阿维巴坦继续抗感染治疗。同时予超声引导下肝脓肿穿刺引流，引流出黄色浑浊脓液。

5）入院第 12 天（2024 年 10 月 11 日）：患者病情已逐渐平稳，治疗期间血管活性药物逐渐减停，评估后拔除气管插管，予高流量吸氧，患者呼吸稳定。复查心脏超声：左室壁向心收缩运动不协调。二尖瓣和三尖瓣轻度反流，左室舒张功能不全（Ⅰ ~ Ⅱ级），左室收缩功能正常，EF 57%。

6）入院第 15 天（2024 年 10 月 14 日）：头孢他啶 / 阿维巴坦已使用 7 天，万古霉素已使用 12 天，均予停用。调整为亚胺培南西司他丁抗感染治疗，同时停用高流量吸氧，改为鼻导管吸氧后，患者情况稳定。转普通病房。

7）入院第 19 天（2024 年 10 月 18 日）：将亚胺培南西司他丁调整为厄他培南。脓肿处持续留置引流管。

8）入院第 22 天（2024 年 10 月 21 日）：复查腹部超声（图 30-4）提示肝内不均匀区（考虑肝脓肿恢复期声像图），带引流管转回当地医院继续治疗。

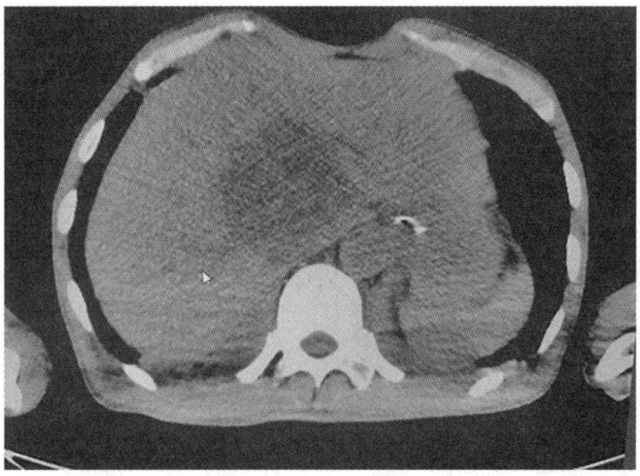

图 30-3　2024 年 10 月 7 日腹部 CT

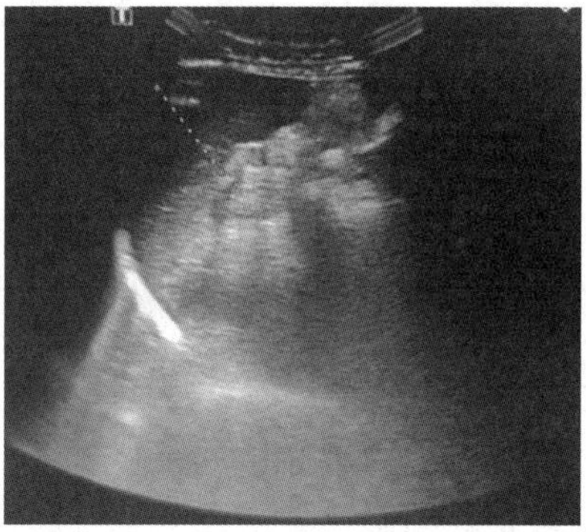

图 30-4　2024 年 10 月 21 日腹部超声

9）2 个月后随访，患者已拔管出院。

4. **最终诊断**　脓毒性休克；肝脓肿；脓毒性心肌病；多脏器功能障碍；肺炎；胰头切除术后状态；胆囊切除术后状态。

【思维提示】

（1）脓毒性休克原因分析：该患者曾有发热，感染指标高，精神萎靡、皮肤凉、末梢循环差，无尿，血压低，休克指数高，乳酸高，需血管活性药物维持血压，符合脓毒性休克诊断。但患者症状不典型，除乏力外无其他症状，感染灶不能明确。具体分析如下：①消化道方面：患者既往有胆胰相关手术史，腹部CT提示肝密度不均，有低密度区，腹部超声提示肝右叶不均质回声，故考虑感染灶为肝脓肿。②呼吸道方面：患者胸部CT虽提示有肺炎，但肺炎程度不重，引起脓毒性休克的可能性小。③泌尿道方面：患者无泌尿道感染相关表现，查体无肾区叩痛，尿常规无阳性提示，泌尿道超声无相关提示，暂不考虑泌尿道感染。④软组织感染：仔细检查患者皮肤无红肿、破溃，部分软组织感染较隐匿，不易发现，无相关证据支持。心肌酶明显增高，心脏超声提示室壁运动异常，随着感染控制，患者心功能逐渐恢复，考虑可能为脓毒性心肌病。

与其他休克相鉴别：①心源性休克：a. 暴发性心肌炎：支持的依据是患者2天前有发热病史，本次化验提示心肌酶、BNP、心脏超声均有异常，病程发展迅速，很快出现休克。感染多为病毒引起，也有细菌感染导致暴发性心肌炎的可能，相对病毒较少。不支持的依据是患者无暴发性心肌炎相关症状及体征，心电图无明显异常。b. 急性非ST段抬高型心肌梗死：虽然心肌酶及心脏超声均有异常，但无法解释患者感染指标的异常增高。②其余休克类型无证据。

（2）脓毒性休克方面：脓毒性休克的首要治疗原则为积极液体复苏，前3 h补液量为30 ml/（kg· d）。在充足的液体复苏后加用血管活性药物，一旦怀疑有脓毒性休克，应在1 h内启动抗感染治疗。同时应积极维持患者呼吸循环稳定，脓毒性休克极易引起其他器官功能障碍，应密切关注患者的脏器功能，针对合并症等进行对症治疗，防治并发症。

（3）肝脓肿病原体方面：细菌性肝脓肿最常见，其中肺炎克雷伯菌引起的肝脓肿最常见。患者来诊后无相关病原学回报，故予抗感染治疗启动前积极留取病原学，并予经验性广谱抗生素头孢哌酮舒巴坦抗感染治疗，后因效果不佳加用万古霉素覆盖革兰氏阳性球菌。待相关病原学回报后根据药敏结果调整抗感染治疗方案。待感染控制后充分评估降阶梯治疗，避免抗生素疗程过长，产生耐药菌。同时应警惕肺炎克雷伯菌肝脓肿向其他部位迁徙感染而引起肝外并发症。

（4）超声介入治疗是治疗肝脓肿非常有效的手段，如超声评估可行介入治疗，应尽早启动。

三、本疾病最新指南解读

肝脓肿（liver abscess，LA）诊疗指南

1. **定义**　肝脓肿（liver abscess，LA）是致病菌通过胆道、肝动脉、门静脉直接蔓延等途径侵入肝引起的肝内局灶性、化脓性病变，是临床上常见的消化系统感染性疾病之一。LA 常见病原菌包括细菌、真菌、阿米巴，其中细菌性肝脓肿（pyogenic liver abscess，PLA）最常见，占肝脓肿发病率的 80%，PLA 临床主要表现为发热、腹痛、白细胞及 C 反应蛋白等炎症指标升高，但也有部分患者腹部症状及体征不明显，体格检查缺乏特异性，容易造成漏诊、误诊。随着医学技术的进展，PLA 的诊断率与治愈率已显著提高，死亡率已低至 10% 以下。但近年来随着糖尿病、恶性肿瘤、使用免疫抑制剂等患者的增多，临床上肝胆有创操作的增多，以及多重耐药和高毒力致病菌株的产生，PLA 的病因、病原体和临床表现发生了相应变化，给临床诊治工作带来了新的挑战。

2. **感染灶的早期识别**　肝脓肿的早期识别并非易事。临床表现的非特异性可能延迟疾病的诊断，易造成漏诊、误诊。可表现为发热、腹痛，其他常见症状包括恶心、呕吐、厌食等。肺炎克雷伯菌感染所致肝脓肿的临床症状通常不典型，高毒力的肺炎克雷伯菌还可继发肝外转移性并发症，导致其他组织的迁徙性感染灶，包括脾脓肿、肺脓肿、眼内炎、脑膜炎、肺炎和感染性休克。与无肝胆胰疾病组相比，有肝胆胰疾病组患者的临床表现更严重，局部组织解剖结构的改变、引流管置入、手术史及肿瘤部位等均会提高感染风险。近年来，隐源性肝脓肿的比例有所上升，已成为最常见的感染方式。诊断主要依靠影像学和针吸细胞学进行微生物鉴定。

3. **病原菌与抗菌药物治疗**　感染通常是细菌性的，有时是寄生虫性的，很少是真菌性的。在确诊肝脓肿致病菌方面，相比血培养，脓培养的诊断价值更突出。引起细菌性肝脓肿的菌群多种多样，以革兰氏阴性菌中的肠杆菌科细菌最为常见。在我国主要致病菌为肺炎克雷伯菌，其中很少检测到产 ESBLs 的肺炎克雷伯菌，其次为大肠埃希菌，还包括变形杆菌属及假单胞菌属；革兰氏阳性细菌中以葡萄球菌属最常见。有肝胆胰疾病的细菌性肝脓肿患者耐药菌及复合菌感染的比例较高。

肺炎克雷伯菌肝脓肿（*klebsiella* pneumoniae liver abscess，KLA）分为经典肺炎克雷伯菌与高毒力肺炎克雷伯菌感染。经典肺炎克雷伯菌为人体肠道定植菌，属于条件致病菌，当人体免疫防御系统存在缺陷或被抑制时即可出现感染机会，或者当肠道黏膜屏障受损时，病原菌通过门静脉系统入侵肝形成肝脓肿病灶。高毒力肺炎克雷伯菌（hypervirulent Klebsiella pneumoniae，hvKP）可对免疫正常人群造成侵袭性感染。hvKp

的高毒力表现可能与该菌株周围大量多糖囊产生致高黏滞表型有关。此外，荚膜、脂多糖、菌毛、铁载体等毒力因子与 hvKP 的高毒力也密切相关。hvKP 毒力相关基因主要包括 *rmpA*、*iucA* 和 *iroB*。其中，*rmpA*（*rmpA1*、*rmpA2*）通过调控荚膜，导致高黏液表型延迟人体细胞免疫反应；而脂多糖和菌毛可以帮助该类型菌株形成生物被膜，促进细菌在脏器中定植。另外，该类细菌可通过铁载体获取人体中的铁元素加强新陈代谢，从而增强该类型菌株的毒力作用。

抗生素治疗是关键，在未明确药敏结果时，应选用对革兰氏阴性菌和厌氧菌敏感的药物，通常为替硝唑或奥硝唑或甲硝唑联合三代头孢菌素或 β- 内酰胺类 /β- 内酰胺酶抑制剂。伴有脓毒性休克或治疗效果不佳时，可选择碳青霉烯类。肠外抗生素通常治疗 2 ~ 3 周，口服药物总疗程为 4 ~ 6 周。对于需要后续引流术或有持续放射学脓肿证据的患者，可能需要更长疗程的治疗。脓肿腔通常在治疗后可完全消退，但有时即使延长抗生素治疗疗程，脓肿腔仍持续存在。这种情况下，应密切观察患者，对于脓毒症或脓毒性休克的患者，应每日评估抗菌药物降阶梯治疗的可能性，而不是采用固定的治疗疗程。

治疗还包括超声定位下穿刺引流或置管引流及手术治疗。利用超声介入治疗的效果十分显著，能有效改善不良症状，减少不良反应，并且缩短住院治疗时间，改善各项指标。超声引导下介入治疗应用于细菌性肝脓肿的优势在于定位准确，并且具有引流、清洗、灌药等作用。而且药物能直接到达病灶，提升杀菌效果。连续灌洗可有效清洁脓腔，改善患者的全身状态。手术引流主要应用于脓肿破裂、非手术引流无效等患者。

4. 脓毒症及脓毒性休克 脓毒症是由机体对感染反应失调引起的危及生命的器官功能障碍。脓毒性休克是指脓毒症患者经充分容量复苏后仍存在持续性低血压，需缩血管药物维持平均动脉压（MAP）≥ 65 mmHg 且血清乳酸水平＞ 2 mmol/L。脓毒症的早期识别和干预对于改善预后至关重要。目前常用的评分工具为 SOFA 评分及 qSOFA 评分，主要包含呼吸系统（氧合指数、是否有呼吸支持）、凝血系统（血小板）、肝（胆红素）、循环系统（平均动脉压、血管活性药物使用剂量）、神经系统（GCS 评分）、肾（肌酐、尿量）等方面。管理脓毒症和脓毒性休克的主要目标仍然包括快速识别、早期开始抗感染、液体复苏及脏器支持。

对于成人脓毒症 / 脓毒性休克患者及其家属，应在出院前及后续随访过程中，提供脓毒症相关教育知识，并使其参与到诊疗计划及出院计划中。

四、对本病例的思考

（1）不典型症状需警惕。并非所有肝脓肿患者都有典型高热、寒战、肝区疼痛表现。

部分老年或免疫力低下患者可能仅存在轻微不适、低热甚至无发热。如遇患者有不明原因乏力、精神萎靡，要考虑肝脓肿可能，避免漏诊。诊断时需综合判断，防止误诊为其他疾病而延误治疗。重视病史询问，了解患者有无糖尿病、恶性肿瘤、长期使用免疫抑制剂等病史很关键。糖尿病患者血糖控制不佳，是肝脓肿的高危人群。此外，还应询问近期有无肠道感染、肝胆胰腺等腹腔手术史，因肠道细菌可经门静脉、胆道等途径感染肝。注意预防脓肿破溃，若出现剧烈腹痛、腹膜炎体征，可能是脓肿破溃至腹腔所致，需紧急手术。还需关注有无膈下脓肿、胸腔积液等并发症，及时发现并处理。该患者早期症状不典型，行腹部 CT 后影像学变化易与腹腔手术后影像混淆，以致未能尽早发现。

（2）重视预警指标。应熟悉脓毒性休克的早期预警指标，如体温异常、心率加快、呼吸急促、意识改变等。任何不明原因出现这些表现的患者，都要高度警惕脓毒性休克的可能，及时进行相关检查。

（3）寻找感染源。不同病灶常见的病原体不同，更有针对性的治疗可能直接影响预后。针对可能的感染灶应早期留取病原学化验。该患者症状不典型，除乏力外无其他症状，更应充分评估各个系统，积极寻找感染灶。①消化道：患者既往有胆胰相关手术史，腹部 CT 提示肝密度不均，有低密度区，腹部超声提示肝右叶不均质回声，故考虑感染灶为肝脓肿。②呼吸道：患者胸部 CT 虽提示有肺炎，但程度不重，引起脓毒性休克的可能性小。③泌尿道：患者无泌尿道感染相关表现，查体无肾区叩痛，尿常规无阳性提示，泌尿道超声无相关提示，暂不考虑泌尿道感染。④软组织感染：仔细检查患者皮肤无红肿、破溃，部分软组织感染较隐匿，不易发现，无相关证据支持。

（4）动态评估病情。患者病情可能迅速变化，需持续、动态地评估生命体征、实验室指标等，不能仅凭一次检查结果就排除诊断。对于存在感染风险的患者，要密切观察病情进展，以便尽早发现休克迹象。

（5）积极抗休克治疗。一旦诊断为脓毒性休克，应尽快开始液体复苏，遵循早期目标导向治疗原则，在最初的几小时内给予足够的平衡晶体液，以恢复有效循环血量。①个体化补液：要根据患者的心肺功能、血压、尿量、中心静脉压等指标，调整补液速度和量，避免过度补液导致肺水肿等并发症，或补液不足无法纠正休克。②抗感染治疗：尽早使用抗生素：在留取相关标本进行病原学检查后，应在 1 h 内启动广谱抗生素治疗，覆盖可能的病原体。待药敏结果出来后，再调整为有针对性的窄谱抗生素，以减少耐药的发生。③联合用药策略：对于严重感染或病原菌不明确的情况，常采用联合用药，以增强抗菌效果，但要注意药物的相互作用和不良反应。④合理选择药物：去甲肾上腺素是脓毒症休克的首选血管活性药物，可有效提升血压，改善组织灌注。但对于存在心功能不全的患者，可能需要联合使用多巴酚丁胺等正性肌力药物。⑤监测药物反应：使用血管活性药物时，需密切监测血压、心率、尿量等指标，根据患者的反应调整药物剂量和滴速，防止血压过高或过低，以及心律失常等不良反应。⑥其他支持治疗，呼吸支持：对于出现呼吸衰竭的患者，应及时给予机械通气，根据病情选择合适的通气模式和参数，以保证氧供和二氧化碳排出。血糖管理：脓毒性休克患者常伴有应激性高血糖，应加强血糖监测，将血糖控制在合理范围内，避免血糖过高或过低对机体造成损害。

（6）评估是否需介入或外科手术干预。对脓肿患者进行脓液引流、清除感染源具有极其重要的意义，主要体现在以下几个方面：①阻止细菌繁殖：脓肿是由细菌感染等因素形成的局限性脓液积聚，脓液中含有大量细菌。及时引流能直接将这些细菌及毒素排出体外，减少细菌数量，阻止其大量繁殖，从根本上控制感染。②防止感染扩散：若不引流，脓肿内的压力不断增加，脓液可能会向周围组织间隙蔓延，引发更广泛的感染，如深部组织感染、败血症等严重并发症。引流可降低这种风险，避免感染范围扩大。③减轻炎症反应：脓液中的细菌产物、炎症介质等会持续刺激周围组织，引发炎症反应。引流后，这些刺激物减少，局部及全身的炎症反应会随之减轻，如红肿、疼痛、发热等症状会得到缓解。④利于组织修复：炎症减轻为组织修复创造了良好条件，有助于局部血液循环恢复，使组织细胞能获得充足的氧气和营养物质，加速伤口愈合。⑤恢复器官功能：脓液的压迫会影响器官的正常功能。引流脓液可解除压迫，使器官功能得以恢复或改善。⑥提高机体整体状态：通过引流控制感染、减轻炎症，能避免因感染和炎症导致的身体消耗，有助于患者体力恢复，提高生活质量，增强机体对疾病的抵抗力。

因此，治疗过程中应多次评估患者病情变化，给予及时干预。

（7）充分交代病情及出院后的指导治疗。脓毒性休克病情极为凶险、死亡率高、花费大，应注意治疗过程中对患者病情的交代。另外应注重为患者及家属提供脓毒症相关知识教育，使其参与到诊疗计划及出院计划中。

五、专家评析

本病例属于不典型肝脓肿，患者早期未能重视自身疾病，就诊时已出现休克，延误了早期预防休克的时机。以前此类病例并不常见，随着近年来医生对该类病例的认识增加，已能尽早识别该病，使得该病的发病率由 10 年前的（1.1 ~ 2.3）/10 万上升到现在的（3.5 ~ 5.0）/10 万。

本例患者无糖尿病史，但存在胰腺及胆囊手术史，提示可能存在胆胰吻合口狭窄、胆汁淤积或胆道逆行感染风险，此类解剖结构改变是肝脓肿的高危因素。本次感染需重点考虑胆源性肝脓肿可能。本病例病原体为肺炎克雷伯菌，属呼吸道定植菌，可在机体免疫力低下时入侵，结合患者有肺部感染，需警惕呼吸道来源。入院后予头孢哌酮舒巴坦联合万古霉素抗感染治疗，符合脓毒性休克“广谱覆盖”原则，药敏回报后及时升级为头孢他啶 / 阿维巴坦（针对耐药肺炎克雷伯菌和铜绿假单胞菌），体现了及时调整抗感染方案策略；后期换用厄他培南作为过渡，兼顾疗效与简化治疗，符合药动学 / 药效学（PK/PD）优化原则。该病例未能做到早期引流，可能与脓肿未完全液化相关，应积极复查超声寻找最佳穿刺时机（点评专家：邓颖）。

（刘雪晴）

参考文献

[1] 中华医学会急诊医学分会 . 细菌性肝脓肿诊治急诊专家共识 . 中华急诊医学杂志，2022，31（3）：273-280.

[2] 刘义思，高燕 . 高毒力肺炎克雷伯杆菌肝脓肿临床研究进展 . 中国感染与化疗杂志，2020，20（1）：95-101.

[3] 丰雯诗，段瑶，李妮，等 . 合并肝胆胰疾病的细菌性肝脓肿患者的临床表现及病原学特点分析 . 北京医学，2024，46（1）：14-19.

[4] Rossi G，Lafont E，Gasperini L，et al. Abcès hépatiques[Liver abscess]. Rev Med Interne，2016，37(12)：827-833.

[5] Lardière-Deguelte S，Ragot E，Amroun K，et al. Hepatic abscess：diagnosis and management. J Visc Surg，2015，152（4）：231-243.

[6] 邬文博，陈雄，李玉鹏，等 . 细菌性肝脓肿诊治研究进展 . 手术电子杂志，2023，10（5）：32-35.

[7] Lam MMC，Wyres KL，Duchêne S，et al. Population genomics of hypervirulent klebsiella pneumoniae clonalgroup 23 reveals early emergence and rapid global dissemination. Nat Commun，2018，9(1)：2703.

[8] 张慧，张照如，李家斌 . 细菌性肝脓肿合并糖尿病患者的临床特点 . 中华传染病杂志，2017，35(6)：364-368 .

[9] Hussain I，Ishrat S，Ho D C W，et al. Endogenous endophthalmitis in klebsiella pneumoniae pyogenic liver abscess：Systematic review and meta-analysis. Int J Infect Dis，2020（101）：259-268 .

[10] Jun JB. Klebsiella pneumoniae Liver Abscess. Infect Chemother，2018，50（3）：210-218.

[11] 翁璐昕，严梦寒 . 超声介入治疗细菌性肝脓肿的临床应用疗效及安全性评价 . 罕少疾病杂志，2025，32（1）：93-95.

[12] 蔡清源，吴晓敏，骆剑煌，等. 细菌性肝脓肿超声引导下置管引流疗效的影响因素分析. 中国超声医学杂志，2021，37（2）：167-169.

[13] 倪博，李玲，周军. 超声引导下经皮穿刺置管引流术对细菌性肝脓肿患者氧化应激指标及影像学特征的影响. 分子影像学杂志，2022，45（1）：106-109.

病例 2　但求肾解

一、病情简介

患者，女性，69 岁，主因“腹痛 1 周，发热半日”于 2024 年 9 月 10 日就诊于我院急诊科。患者 1 周前无明显诱因出现右上腹疼痛，伴食欲下降，未进一步诊治。半日前出现发热，体温最高 38.6℃，伴畏寒、寒战，伴恶心，呕吐 1 次，呕吐物为胃内容物，无咳嗽、咳痰，无腹泻，无尿频、尿急、尿痛，无呕血、黑便等不适。完善胸部 CT 提示双肺陈旧炎症，腹部 CT 提示右肾内低密度占位（肾脓肿？），周围可见渗出，盆腔积液；以发热、肾脓肿收入急诊抢救室。既往史：高血压病史 10 年余，最高血压 160/80 mmHg，长期服用苯磺酸氨氯地平 5 mg qd 控制血压，平素监测血压波动于 130～140/70～80 mmHg，否认糖尿病、冠心病等病史。否认结核、肝炎病史。否认手术、外伤及输血史。否认食物、药物过敏史。否认家族遗传史。

体格检查：T 39.6℃，P 129 次 / 分，R 38 次 / 分，BP 117/67 mmHg，SpO_2 98%。神清，查体合作。全身皮肤黏膜未见皮疹、黄染、瘀点、瘀斑。双侧瞳孔等大等圆，直径 2 mm，对光反射灵敏。双肺呼吸音粗，未闻及干湿啰音、哮鸣音。心律齐，各瓣膜听诊区未闻及病理性杂音，未闻及心包摩擦音。腹平软，上腹部轻压痛，无反跳痛，无肌紧张。双肾区叩击痛阴性，输尿管点压痛阴性，膀胱区无膨隆。双下肢不肿。神经系统查体未见异常。

辅助检查：实验室检查：①血常规：WBC 2.96×10^9/L，NEUT 1.55×10^9/L，Hb 138 g/L，PLT 112×10^9/L，CRP 46.54 mg/L；②血气分析（鼻导管 2 L/min）：pH 7.44，PCO_2 25 mmHg，PO_2 84 mmHg，HCO_3^- 17 mmol/L，SBC 20.7 mmol/L，BEecf −7.2 mmol/L，Beb −5.4 mmol/L，Lac 5.1 mmol/L；③降钙素原 0.09 ng/ml；④生化：K^+ 3.42 mmol/L，Na^+ 136.68 mmol/L，GLU 10.49 mmol/L，CO_2 16.55 mmol/L，UREA 4.10 mmol/L，Cr 64 μmol/L，AST 49 U/L，LDH 292 U/L，hs-TNT 0.027 ng/ml；⑤凝血功能：Fbg 4.5 g/L，D-dimer 8.82 mg/L，FDP 25.37 mg/L；⑥尿常规：WBC 26 个 /μl，红细胞 11 个 /μl，白细胞酯酶（−），亚硝酸盐（−）。影像学检查：胸部 CT 示双肺陈旧炎症，主动脉硬化。腹部 CT（图

30-5）示左肾上腺增生，右肾内低密度占位（肾脓肿？），周围可见渗出，盆腔积液。泌尿系超声：①双肾测值稍大，被膜下积液，请结合临床除外急性肾损伤；②右肾下极偏囊性包块，肾脓肿？（大小 32 mm × 33 mm）；③右肾囊肿。

心电图：房性心动过速。

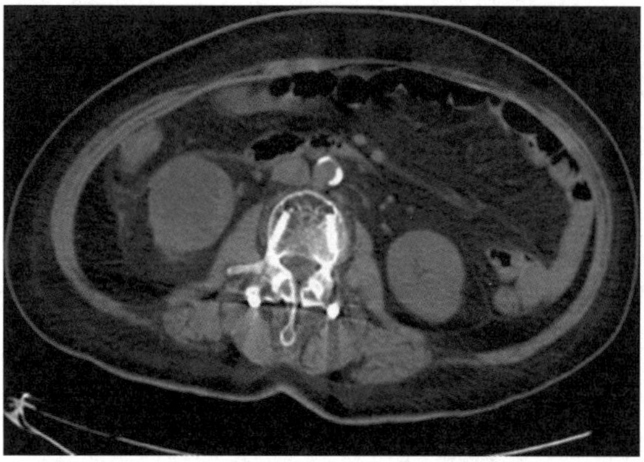

图 30-5　2024 年 9 月 10 日腹部 CT

提示左肾上腺增生，右肾内低密度占位（肾脓肿？），周围可见渗出，盆腔积液

二、诊疗经过

1. **入院诊断**　发热；脓毒症；肾脓肿；低钾血症；高血压 2 级 高危。

2. **诊断依据**

（1）脓毒症：①感染：患者为老年女性，以腹痛、发热起病，伴明显 C- 反应蛋白升高，血常规提示白细胞减少，结合腹部 CT 及泌尿系超声可明确存在感染，感染灶为肾；②器官功能障碍：患者 Lac 显著升高，提示组织灌注不足；SOFA 评分 3 分（呼吸 2 分，氧合指数 289.66 mmHg；凝血 1 分，PLT 112×10^9/L）。综上考虑脓毒症诊断明确。

（2）肾脓肿：患者以腹痛、发热起病，伴畏寒、寒战，伴恶心、呕吐及食欲下降，体格检查中肾区叩击痛阴性，但实验室检查中尿常规可见红白细胞，影像学检查中腹部 CT 及泌尿系超声均提示肾脓肿，故考虑该诊断。

3. **诊疗过程**

（1）入抢救室后综合治疗

1）一般治疗：予以心电监护，吸氧（鼻导管 2 L/min），建立静脉通路，留置胃管及尿管。

2）抗感染治疗：厄他培南（首剂前留取病原学培养 血？尿？）。

3）容量管理：快速补液纠正潜在容量不足。

4）留取病原学证据：完善尿培养、血培养。

5）专科会诊协助诊疗：建议继续内科保守治疗。

6）其他治疗：予以抑酸药物预防应激性溃疡，给予肠内营养支持治疗，纠正电解质紊乱。

（2）进一步诊疗经过

1）入抢救室第 2 天（2024 年 9 月 11 日），患者持续高热（体温持续＞ 38.5℃），予以非甾体抗炎药退热效果欠佳；血培养回报革兰氏阴性杆菌（约 12 h 报警）；患者出现持续血压下降，意识改变呈嗜睡状，考虑脓毒性休克。予以留置中心静脉置管、有创动脉血压监测，持续泵入血管活性药物维持血压，予以抗休克治疗，并强化液体复苏。

影像学检查肾脓肿大小 32 mm × 33 mm，经内科保守静脉抗生素治疗后患者出现病情进展，发展为脓毒性休克，现有治疗效果不佳；再次请泌尿外科会诊，考虑行经皮穿刺引流，同时联合抗生素抗感染治疗。行床旁超声引导下右肾脓肿穿刺引流术，留取引流液培养。患者经引流后仍有持续高热，并出现 SpO_2 持续下降。

复查检验：血常规：WBC 16.8 × 10^9/L，NEUT 16.05 × 10^9/L，Hb 122 g/L，PLT 78 × 10^9/L，CRP 182.38 mg/L；血气分析（鼻导管吸氧 2 L/min）：pH 7.40，PCO_2 23 mmHg，PO_2 57 mmHg，HCO_3^- 14.2 mmol/L，SBC 17.8 mmol/L，BEecf −10.6 mmol/L，Beb −8.9 mmol/L，Lac 3.7 mmol/L；降钙素原 100 ng/ml；生化：K^+ 4.44 mmol/L，Na^+ 133.60 mmol/L，GLU 6.63 mmol/L，CO_2 12.66 mmol/L，UREA 8.08 mmol/L，Cr 148 μmol/L，ALT 52 U/L，AST 104 U/L，LDH 411 U/L，CK 2885 U/L，hs-TNT 0.569 ng/ml，CK-MB 25.16 μg/L；凝血功能：PT 16.6 s，PTA 43%，INR 1.45，APTT 35.1 s，Fbg 4.06 g/L，D-dimer 53.26 mg/L，FDP 133.71 mg/L；BNP 1140 pg/ml。影像学检查：上腹部 CT（图 30-6）示右肾穿刺引流术后改变。右肾内低密度灶，左肾局部膨隆，双肾周围渗出性改变。考虑患者出现Ⅰ型呼吸衰竭，予以经鼻高流量吸氧（氧流量 30 L/min，FiO_2 50%）；患者肾功能恶化，血肌酐水平升高，但监测每小时尿量＞ 100 ml。血小板减少、凝血功能异常，并伴有心肌损伤标志物升高；调整抗感染治疗方案为美罗培南；同时完善心脏内科会诊，考虑感染相关心肌损伤。完善超声心动图：①左室壁对称性增厚；②主动脉瓣略增厚；③三尖瓣少量 + 反流；④左室舒张功能降低；⑤ EF 63.3%。置有创血流动力学监测提示高排低阻。血培养及引流液培养均提示肺炎克雷伯菌，继续美罗培南抗感染。

2）第 4 天（2024 年 9 月 13 日），患者体温降至正常，血流动力学趋于稳定，停血管活性药物。复查检验：血常规：WBC 24.27 × 10^9/L，NEUT 23.01 × 10^9/L，Hb 125 g/L，PLT 49 × 10^9/L，CRP 207.65 mg/L；降钙素原：59.34 ng/ml；生化：K^+ 3.10 mmol/L，

Na^+ 142.76 mmol/L，CO_2 14.52 mmol/L，UREA 4.68 mmol/L，Cr 53 μmol/L，ALT 38 U/L，AST 44 U/L，LDH 352U/L，CK 504 U/L，hs-TNT 0.157 ng/ml，CK-MB 11.05 μg/L；凝血功能：Fbg 6.16 g/L，D-dimer 5.01 mg/L，FDP 18.83 mg/L；BNP 387 pg/ml。继续抗感染治疗，纠正电解质紊乱。

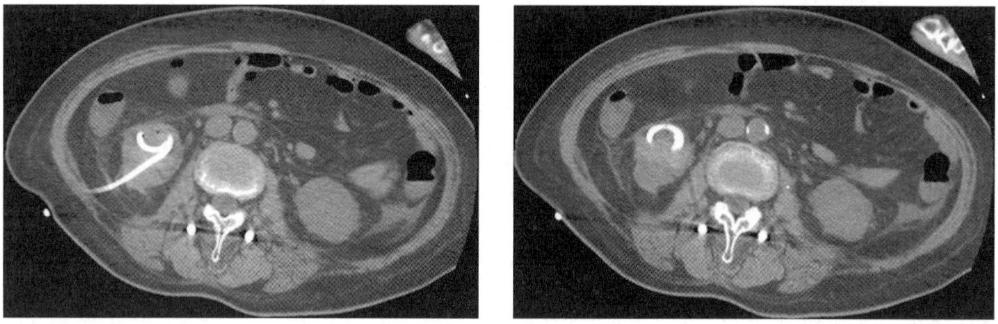

A　　B

图 30-6　2024 年 9 月 12 日上腹部 CT

提示双肾肿胀，密度减低，右肾引流术后改变，局部密度增高，右肾形态欠规则，实质内另见低密度灶，左肾局部膨隆，双侧肾周筋膜增厚，周围见渗出影，较前增多，双肾盂、肾盏未见扩张积水征象

3）第 8 天（2024 年 9 月 17 日），患者血常规白细胞、中性粒细胞已降至正常水平，血小板升至 117×10^9/L，C 反应蛋白降至 26.17 mg/L，PCT 降至 2.58 ng/ml，再次送检引流液培养后回报仍为阳性；第 9 天（2024 年 9 月 18 日）调整为厄他培南抗感染治疗。第 11 天（2024 年 9 月 20 日）复查影像学上腹部 CT（图 30-7）：右肾穿刺引流术。后复查；右肾内低密度灶较前减小，左肾局部膨隆较前减轻，双肾周围渗出性改变较前明显减少。右肾上腺内支结节样增粗同前。

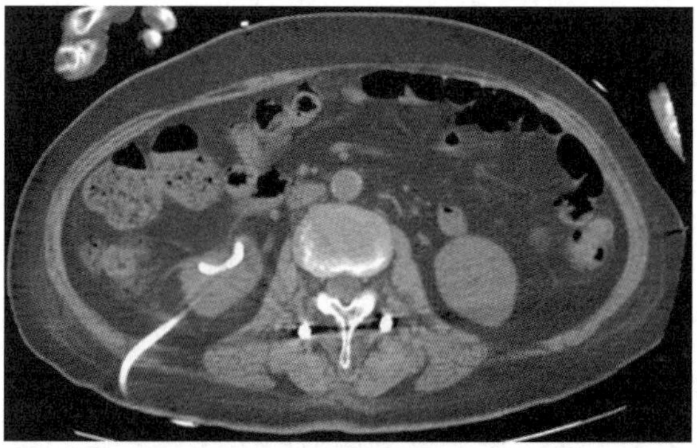

图 30-7　2024 年 9 月 2 日上腹部 CT

可见双肾肿胀较前明显减轻，密度较均匀，右肾引流术后改变，实质内低密度灶较前减小；左肾局部膨隆较前明显减轻，左侧肾周筋膜增厚，周围渗出影消失，右侧肾周筋膜增厚，周围渗出影较前明显减少

4）第 14 天（2024 年 9 月 23 日），患者 C 反应蛋白降至正常，PCT 降至 0.25 ng/ml。第 16 天（2024 年 9 月 25 日），再次送检引流液培养回报阴性；持续夹闭引流管 24 h 患者无发热，于第 20 天（2024 年 9 月 29 日）拔除引流管。第 21 天复查上腹部 CT（图 30-8）：左肾上腺内结节样增粗，请结合临床。右肾周渗出改变，请结合临床。右肾低密度影，伴少量气体，请结合临床进一步检查。结合影像学检查结果继续予以静脉抗生素抗感染治疗。第 25 天（2024 年 10 月 4 日）患者出院返家，予以口服抗生素继续抗感染治疗。

4 周后随访，患者行上腹部增强 CT（图 30-9）：右肾脓肿复查，较前好转。患者恢复一般生活。

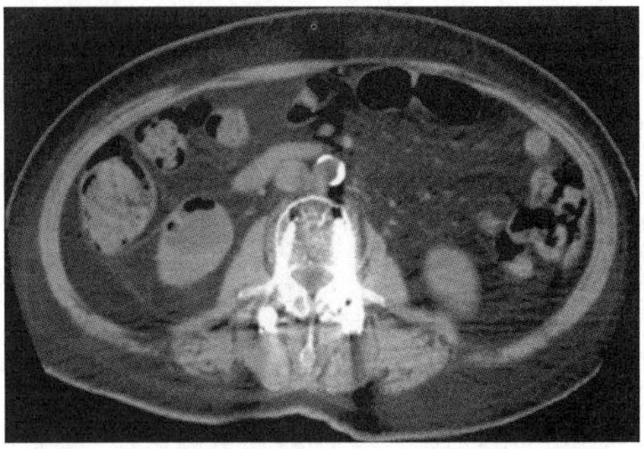

图 30-8　2024 年 9 月 30 日上腹部 CT

左肾形态、大小及密度未见异常，右肾前筋膜增厚，右肾周围少许渗出样改变，右肾下极见低密度影，内见气体影，原右肾插管未见显示

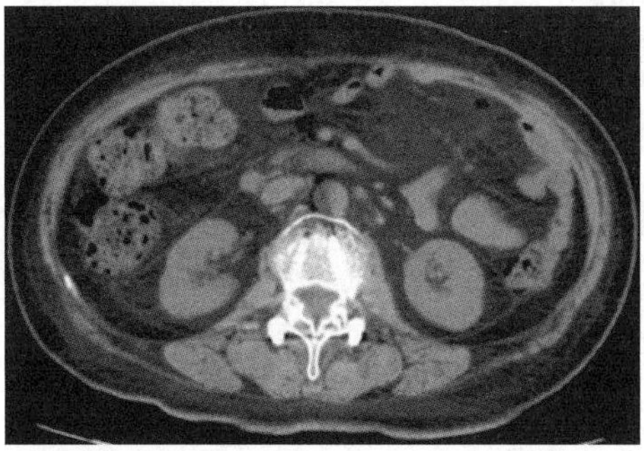

图 30-9　随访上腹部 CT 提示较前明显好转

4. **最终诊断**　脓毒性休克；肾脓肿；Ⅰ型呼吸衰竭；电解质紊乱；高血压 2 级 高危。

【思维提示】

（1）肾脓肿的临床表现多样，可有发热、畏寒、寒战、腰腹部疼痛、恶心、呕吐、乏力、食欲下降、体重减轻、尿痛、尿血等，该患者以腹痛伴发热起病，就诊后完善影像学检查明确肾脓肿诊断。常见致病菌为革兰氏阴性杆菌、金黄色葡萄球菌。该患者虽为老年女性，但无相关基础疾病，予以广谱抗革兰氏阴性杆菌经验性治疗。

（2）肾脓肿的治疗策略通常由脓肿大小决定，针对中、小型脓肿（直径＜ 5 cm）仅应用抗生素治疗即可获得较好疗效。但该患者在治疗过程中，病情呈现急速进展，出现脓毒性休克及多脏器功能受累，故应及时进行床旁经皮穿刺引流。

三、本疾病相关文献和指南解读

（一）肾脓肿 / 肾周脓肿

肾脓肿 / 肾周脓肿可并发于尿路感染，或继发于血行播散；在多个文献报道中，肾脓肿 / 肾周脓肿常见病原体为大肠埃希菌、金黄色葡萄球菌、肺炎克雷伯菌等。患者多有糖尿病、肝硬化、肾结石、慢性肾功能不全、免疫抑制状态、尿路梗阻、肾囊肿等基础疾病。肾脓肿 / 肾周脓肿临床表现多样，常见发热、寒战、腹痛、食欲下降、排尿困难等症状，且患者多不出现典型泌尿系统感染症状，如尿频、尿痛等。疑诊肾脓肿 / 肾周脓肿的患者，完善超声、CT 或 MRI 等影像学检查提示存在阳性征象即可明确诊断。在应用抗生素治疗前获取病原学证据，收集血、尿培养，如果条件允许，也应积极留取引流液培养，尤其是对于肾周脓肿的患者。部分患者尿培养、尿常规结果可为阴性，尤其多见于肾周脓肿的患者，这是因为脓肿不与集合系统相通。肾脓肿 / 肾周脓肿的治疗方法有药物治疗、经皮穿刺引流、手术引流和肾切除手术。经验性抗感染治疗应同时覆盖金黄色葡萄球菌及革兰氏阴性杆菌，因肾脓肿患者多存在基础疾病进而导致接触耐药菌感染风险增加，故多选择可覆盖耐甲氧西林金黄色葡萄球菌的药物联合广谱抗革兰氏阴性杆菌药物；后续可依据培养结果及药敏结果调整为针对性抗感染治疗方案。依据肾脓肿的直径，< 3 cm 为小型脓肿，3 ~ 5 cm 为中型脓肿，> 5 cm 则为大型脓肿。小型肾脓肿可仅应用抗生素抗感染治疗，中型肾脓肿根据抗感染治疗及患者一般情况决定是否联合引流；而> 5 cm 的脓肿应采取穿刺引流（优选经皮穿刺引流）联合抗生素治疗。为获取病原学证据，多对肾周脓肿行经皮穿刺引流，且尽量在应用抗生素治疗前留取。对于存在解剖学异常、尿路梗阻等患者，或经引流联合抗生素治疗效果欠佳的患者，需接受泌尿外科专科干预；不适宜经皮穿刺引流且抗生素治疗无效的患者则可能需手术治疗。治疗期间应监测患者症状、体温、血常规、C 反应蛋白等指标；如症状无改善、未引流、检验持续异常，需复查影像学检查。

（二）肺炎克雷伯菌

肺炎克雷伯菌（klebsiella pneumoniae）是兼性厌氧的革兰氏阴性杆菌，可定植于健康人的上呼吸道、消化道及皮肤，其中消化道是最常见的定植部位。目前常见的肺炎克雷伯菌致病型分为两种：经典肺炎克雷伯菌（classical *K.*pneumoniae，c*K*p）和高毒力肺炎克雷伯菌（hypervirulent *K.*pneumoniae，hv*K*p）。c*K*p 是常见的条件致病菌，主要在存在基础疾病、免疫受损及接受侵入性治疗的患者中引发感染；其引发的肝脓肿常伴有胆道基础疾病；感染部位多单一；c*K*p 的耐药性为临床治疗带来了更多挑战。hv*K*p 引发的感染多为社区获得性感染，可见于全年龄的健康人群，并且更多见于亚洲人、太平洋裔族群及西班牙裔族群；其引发的肝脓肿多不存在胆道基础疾病；可呈现多部位感染，并且出现同时或继发的转移性感染。hv*K*p 可长期定植于健康人体内，其检出率不仅在我国逐年提升，在世界范围内由 hv*K*p 所致感染病例也出现了逐渐增加的趋势。hv*K*p 所致社区获得性肺炎存在致死率高、多脏器功能障碍发生率高的特点。hv*K*p 的毒力因子包括：①荚膜（即 *K* 抗原）；②脂多糖（即 *O* 抗原）；③菌毛；④铁载体；⑤其他毒力因子：转运蛋白 PEG-344 等。依据多位点序列分型（multilocus sequence typing，MLST），hv*K*p 以 ST23、ST86 和 ST65 为主，最常检出的是 K1 型 ST23 和 K2 型 ST86。既往曾认为相对 c*K*p 的多重耐药性，hv*K*p 更多表现为对抗生素的高敏感型，但近年来出现了越来越多的 hv*K*p 耐药菌株。在耐药机制上 hv*K*p 与 c*K*p 一致。hv*K*p 的鉴定试验包括拉丝试验、荚膜分型、铁载体检测、毒力表型检测及 NGS 监测。

hv*K*p 所致感染：①腹部疾病：细菌性肝脓肿，hv*K*p 介导的 PLA 在症状和体征上与其他病原体所致 PLA 相似，但其多为单一细菌感染，且存在并发症转移性感染，多出现在没有胆道基础疾病及肝功能正常的个体中；②胸部疾病：大叶性肺炎、脓胸、肺脓肿、脓毒性肺栓塞；hv*K*p 引起的社区获得性肺炎较肺炎链球菌所致的 CAP 有更高的概率出现呼吸衰竭、双肺受累、脓毒性休克以及更高死亡率；hv*K*p 是台湾社区获得性脓胸的常见原因，与非肺炎克雷伯菌脓胸相比存在高死亡率；hv*K*p 所致的脓毒性肺栓塞，其影像学表现与其他病原体感染所致肺栓塞相似；③眼内炎：典型表现为眼部肿胀疼痛、发红、突发视物模糊；④中枢神经系统疾病：可有脑膜炎、脑室炎、硬膜下脓肿和硬膜外脓肿；⑤肌肉骨骼软组织：坏死性筋膜炎、骨髓炎以及浅表皮肤和软组织感染；⑥泌尿生殖道：c*K*p 多为逆行感染，但 hv*K*p 引起的泌尿生殖道感染多为菌血症的血源性播散所致，其可导致肾、肾周及前列腺脓肿形成；⑦菌血症：最常见的潜在感染灶为肝脓肿；⑧其他：存在眶周蜂窝织炎、附睾炎及巴氏腺脓肿等少见感染。

针对 hv*K*p 治疗：①控制源头：关键器官（如脑、硬膜外腔）的脓肿或破裂的脑脓肿行手术治疗；非关键部位的脓肿行引流（手术引流、经皮引流），但应注意 hv*K*p 的高黏液性会导致其引流时易出现引流管堵塞，故应选用较大孔径的引流管并及时冲洗、预防堵塞；②坏死性筋膜炎应尽快手术干预；③早期应用抗生素。

亚洲地区多见肺炎克雷伯菌引起的肾脓肿 / 肾周脓肿；糖尿病、尿路结石及免疫抑制为主要易感因素；其并发症包括菌血症、气肿性肾盂肾炎和转移性感染（如脑脓肿、眼内炎）。韩国的一项回顾性单中心研究提示肺炎克雷伯菌所致的肾脓肿中，约 60% 为 hv*K*p，其荚膜分型多为 K1 或 K2 型，以 K2 型为主，MLST 则是以 ST23 为主。

四、对本病例的思考

（1）脓毒症早期集束化治疗的规范化实施：在该病例就诊早期迅速开展快速反应机制：患者入院后即刻启动，在黄金时间内完成血培养标本采集；结合患者感染灶、病史特点选择广谱抗生素（厄他培南）静脉输注抗感染治疗，同时积极进行晶体液复苏。

（2）病原学导向的精准治疗：在首剂抗生素使用前系统留取血培养、尿培养，并在后续穿刺引流脓肿后完善引流液培养，为后续目标性抗感染治疗奠定基础。病原学标本的留取时机十分重要：①血培养：高热（体温＞38.5℃）或寒战时采集，双侧双瓶（需氧＋厌氧）送检；②尿培养：清洁中段尿或导尿标本。③脓肿引流液培养：超声引导下穿刺，留取脓液≥2 ml，避免污染，应完善需氧、厌氧及真菌培养。同时在该患者治疗后期，多次留取引流液培养，至引流液培养阴性，指导拔除引流管时间。

（3）感染源控制：该患者脓肿类型为中型大小脓肿，结合多篇文献报道，仅应用静脉抗生素抗感染治疗亦可获得较好的治疗效果，故首先予以静脉抗生素抗感染治疗，随后患者出现病情进展，积极予以超声引导下经皮穿刺引流。在脓肿持续引流治疗下可降低细菌负荷，同时联合静脉抗生素抗感染治疗，患者生命体征趋于稳定，病情逐渐好转，印证了“源头控制 - 全身抗感染”双管齐下的必要性。

（4）多器官功能障碍的阶梯化管理：①循环支持：采用限制性液体复苏策略，结合有创血流动力学监测评估容量反应性，避免液体过负荷导致肺水肿。监测患者氧合状态，并及时、适当地予以呼吸支持。②肾保护措施：患者随病情进展，出现一过性血肌酐升高，治疗期间应避免应用肾毒性药物，监测并维持尿量＞100 ml/h。

（5）脓毒症相关心肌病（SAIM）：脓毒症患者治疗过程中如出现心肌损伤标志物升高，应及时进行鉴别诊断，鉴别脓毒症相关心肌病与急性冠脉综合征（ACS）。在发现本例患者有肌钙蛋白、CK-MB 显著升高后，采取专科会诊、尽快完善超声心动图及动态监测心肌损伤标志物及心电图，同时采取精细化容量管理，减轻心脏后负荷，予以有创血流动力学监测。

（6）多维度评估病情：在评估患者病情过程中，不单纯依靠实验室检查监测患者血象、C 反应蛋白及 PCT 变化，在治疗期间应用超声、CT 等影像学检查评估患者的治疗效果，并参与决策下一步治疗方案的制定。

（7）提高对 hv*K*p 的警觉性。该例患者未行 *K*p 相关毒力检测，但是患者既往体健，此次感染为社区获得性，需高度警惕 hv*K*p 引发感染的可能；在后续接诊 *K*p 感染患者时，应尽量完善相关毒力检测，及时应用广谱抗生素抗感染治疗，适时予以局部脓肿穿刺引流治疗，同时积极开展播散性感染的筛查，警惕眼内炎、脑脓肿、获得性脑膜炎等。

（8）出院后管理：该患者出院后行抗生素降阶梯治疗，并制订随访计划，随访期间复查患者影像学检查（上腹部 CT/ 泌尿系超声）、血常规、C 反应蛋白、PCT、尿常规及肾功能。明确脓肿吸收情况，及时发现复发征象，评估有无手术干预指征。

五、专家评析

肾脓肿作为一种起病隐匿、进展迅猛的泌尿系统重症感染，其诊治过程犹如在迷雾中穿行的精密作战，要求临床医师具备见微知著的洞察力与多学科协同的决策力。本例患者以腹痛、发热等非特异性症状起病，初期诊治过程中虽及时应用静脉抗生素，但仍未能阻断病情向脓毒性休克及多脏器功能障碍的恶性演变，这一曲折历程充分印证了单一抗感染策略在复杂感染中的局限性，同时也凸显了早期识别脓毒症预警信号、动态评估治疗效果、及时调整干预策略的重要性。在病情转折的关键节点，采取经皮穿刺引流脓肿联合广谱抗生素的“双管齐下”策略，并辅以循环、呼吸支持治疗，以及脏器功能保护等治疗措施，最终实现病情的有效逆转。该病例提供的经验教训包括脓毒症集束化管理，从早期诊断层面的快速识别脓毒症、感染源的准确定位、病原体的留取，到治疗层面遵循脓毒性休克集束化治疗、多学科协作等，最终改善了患者结局。

肺炎克雷伯菌引起的感染为临床设立了不同挑战。一方面，经典肺炎克雷伯菌（c*K*p）在多重耐药性进化道路上愈行愈远，ESBLs 阳性率持续攀升，碳青霉烯类耐药率更以惊人速度增长，使得传统抗生素在治疗选择上捉襟见肘；并导致治疗成本增加（住院费用增长、平均住院日延长），同时防控体系压力增加。另一方面，既往认为对抗菌药物敏感的高毒力株（hv*K*p）亦悄然开启了耐药基因的武装进程；近年来越来越多的文献报道了 hv*K*p 耐药性上升，尤其是碳青霉烯耐药的 hv*K*p（CR-hv*K*p），这为 hv*K*p 的诊治增设了新难题。hv*K*p 感染多为社区获得性的全年龄健康人群，早期识别就诊困难，尤其是部分医疗机构临床检验科尚未开展相关毒力检测。在 hv*K*p 的治疗上除了早期及时应用广谱抗生素（首剂抗生素前留取病原学证据）、积极引流控制感染源外，还应常规进行播散性感染的筛查：常规行眼底检查、头颅影像学检查（排除眼内炎、脑脓肿）。该病例揭示了肾脓肿合并脓毒性休克救治中的核心矛盾——时间窗的把握与病原体的精准打击。在此特别强调肺炎克雷伯菌医院感染防控的必要性与紧迫性。作为医院获得性感染的重要病原体，肺炎克雷伯菌可通过医务人员手部接触、医疗器械污染、空气传播等多种途径在院内播散，其暴发流行往往会导致严重后果。因此，必须建立“预防为主、防治结合”的立体化防控体系：严格执行手卫生规范，强化环境物体表面消毒，落实接触隔离措施，规范抗菌药物使用，开展主动监测筛查。同时，必须清醒认识到，遏制多耐药、泛耐药细菌的出现已刻不容缓。世界卫生组织（WHO）已将细菌耐药性列为全球十大健康威胁之一，预计到 2050 年，耐药菌感染可能导致全球每年 1000 万人死亡。应加强抗菌药物合理使用培训，建立抗菌药物临床应用预警机制；推进新型抗菌药物研发；完善耐药监测网络，实现耐药数据的实时共享与预警；强化公众健康教育，提高社会对抗菌药物合理使用的认知度。

肺炎克雷伯菌（尤其是 hv*Kp*）通过耐药与毒力的“双重进化”，持续对现代医疗体系提出挑战。未来需整合快速诊断技术、多学科协作网络及新型治疗策略，构建从急诊到随访的全流程管理闭环，最终改善患者预后并降低医疗负担（点评专家：李杰）。

（高嘉悦）

参考文献

[1] Lee SH，Jung HJ，Mah SY，et al. Renal abscesses measuring 5cm or less：outcome of medical treatment without therapeutic drainage. Yonsei Med J，2010，51（4）：569-573.

[2] Siegel JF，Smith A，Moldwin R. Minimally invasive treatment of renal abscess. J Urol，1996，155（1）：52-55.

[3] Liu XQ，Wang CC，Liu YB，et al. Renal and perinephric abscesses in west China hospital：10-year retrospective-descriptive study. World J Nephrol，2016，5（1）：108-114.

[4] Coelho RF，Schneider-Monteiro ED，Mesquita JL，et al. Renal and perinephric abscesses：analysis of 65 consecutive cases. World J Surg，2007，31（2）：431-436.

[5] Lee BE，Seol HY，Kim TK，et al. Recent clinical overview of renal and perirenal abscesses in 56 consecutive cases. Korean J Intern Med，2008，23（3）：140-148.

[6] Rubilotta E，Balzarro M，Lacola V，et al. Current clinical management of renal and perinephric abscesses：a literature review. Urologia，2014，81（3）：144-147.

[7] Russo TA，Marr CM. Hypervirulent klebsiella pneumoniae. Clin Microbiol Rev，2019，32（3）：e00001-19.

[8] 中国老年医学学会检验医学分会，上海市医学会检验医学专科分会，上海市微生物学会临床微生物学专业委员会 . 高毒力肺炎克雷伯菌实验室检测专家共识 . 中华检验医学杂志，2023，46（11）：1164-1172.

[9] Chang SW，Yen DH，Fung CP，et al. Klebsiella pneumoniae renal abscess. Zhonghua Yi Xue Za Zhi

（Taipei），2000，63（10）：721-728.

［10］Chen KJ，Hwang YS，Wang NK，et al. Endogenous klebsiella pneumoniae endophthalmitis with renal abscess：report of two cases. Int J Infect Dis，2010，14（5）：e429-432.

［11］Dubey D，Raza FS，Sawhney A，et al. Klebsiella pneumoniae renal abscess syndrome：a rare case with metastatic involvement of lungs，eye，and brain. Case Rep Infect Dis，2013（2013）：685346.

［12］Lee J，Hwang JH，Yeom JH，et al. Analysis of virulence profiles in clinical isolates of klebsiella pneumoniae from renal abscesses：clinical significance of hypervirulent isolates. Front Cell Infect Microbiol，2024（14）：1367111.

病例 3　雾锁重峦难自拔，ECMO 助力破阴霾

一、病情简介

患者，男性，29 岁，主因“发热 9 天，呼吸困难 1 天”于 2023 年 12 月 19 日收入医院急诊科治疗。患者入院 9 天前出现发热，最高体温 40℃，伴有干咳，无其他不适，自服“退热药物”后体温未见明显下降，并出现咳痰、气喘，外院行病原学检查示肺炎支原体 IgM（+），予以阿奇霉素输注 3 天，症状无缓解，更改抗感染方案为头孢类＋莫西沙星。入院前 1 天出现指脉氧下降，最低 78%，更换为经鼻高流量吸氧后无明显改善，症状无明显缓解，遂转至我院，收住急诊重症监护室（EICU）。既往无慢性疾病史，其女儿曾于 1 周前因发热就诊，发现支原体、甲型流感及腺病毒阳性。

体格检查：神清，精神弱，呼吸窘迫，口唇发绀。T 37.2℃，R 40 次 / 分，P 126 次 / 分，SpO_2 85%（高流量鼻导管氧疗：FiO_2 95%，60 L/min），血压 142/84 mmHg。双肺呼吸音粗，可闻及广泛湿啰音，少许哮鸣音，无胸膜摩擦音，心脏及腹部查体无明显异常，双下肢无水肿，病理征阴性。

辅助检查：白细胞计数（WBC）$4.72 \times 10^9/L$，淋巴细胞计数（LYMPH）$0.47 \times 10^9/L$，降钙素原（PCT）1.3 ng/ml，血沉 109 mg/L，AST 67 U/L，CK 468 U/L，LDH 1010 U/L，BNP 78 pg/ml，IL-6 748.58 pg/ml，SARS-CoV-2 核酸阴性；动脉血气：pH 7.434，PCO_2 28.8 mmHg，PO_2 50 mmHg，SaO_2 89.7%，HCO_3^- 19.3 mmol/L，Lac 2.0 mmol/L。胸部 CT（2023 年 12 月 19 日）示双肺散在多发斑片状磨玻璃实变影，心包少量积液，双侧胸腔少量积液。

【思维提示】

（1）病原学方面：因有支原体、甲型流感病毒及腺病毒接触史，正值流感高峰期，外院提示支原体感染，结合实验室检查及影像学表现为双肺散在磨玻璃样（GGO）及实变表现，考虑病毒合并支原体感染可能性大。

（2）呼吸支持方面：患者症状及氧合逐渐加重，进展迅速，根据急性呼吸窘迫综合征（ARDS）管理指南推荐的呼吸支持技术，应该想到有创机械通气、采取俯卧位、体外膜肺氧合（ECMO）等。

二、诊疗经过

1. **入院诊断**　重症肺炎；Ⅰ型呼吸衰竭；脓毒症。

2. **诊断依据**

（1）重症肺炎：根据中国成人社区获得性肺炎（CAP）诊断和治疗指南推荐，CAP 符合下列 1 项主要标准或≥ 3 项次要标准者即可诊断为重症肺炎（SCAP）：

1）主要标准：①需要气管插管行机械通气治疗；②感染性休克经积极液体复苏后仍需血管活性药物治疗。

2）次要标准：①呼吸频率≥ 30 次 / 分；② PaO_2/FiO_2 ≤ 250 mmHg；③多肺叶浸润；④意识障碍和（或）定向障碍；⑤血尿素氮≥ 20 mg/dl；⑥收缩压＜ 90 mmHg，需要积极的液体复苏。该患者满足 1 项主要标准和 3 项以上次要标准，重症肺炎诊断成立。

（2）脓毒症：拯救脓毒症（SCC）指南中脓毒症（Sepsis）3.0 定义指出脓毒症是由宿主对感染的失调反应和免疫紊乱导致的危及生命的器官功能障碍。诊断标准为在感染的基础上满足 SOFA 评分≥ 2 分即可诊断。该患者结合临床表现及化验室检查提示存在感染，并且 SOFA 评分 4 分。

3. **诊疗过程**

（1）呼吸支持方面：入院后氧合指数逐渐恶化，因氧合难以维持及呼吸疲劳，俯卧位通气无果，于入院 20 h 后予以气管插管接呼吸机辅助通气（P-A/C 模式，FiO_2 100%，PC 16 cmH_2O，PEEP 14 cmH_2O，f 16 次 / 分）；滴定 PEEP 后 SpO_2 在 82% 左右，复查动脉血气：pH 7.354，PCO_2 34.9 mmHg，PO_2 43 mmHg，SaO_2 79.2%，HCO_3^- 19.4 mmol/L，Lac 1.4 mmol/L，氧合指数（P/F）（PO_2/FiO_2）43 mmHg。考虑到病情进展迅速且感染未控制，呈进行性加重，在建立有创机械通气 2 h 后启动 VV-ECMO，FmO_2 100%，转速

3200 r/min，血流量 5.0 L/min，气流速 5.0 L/min，SpO_2 94%；复查血气：pH 7.2，PCO_2 51.4 mmHg，PO_2 63.2 mmHg，SaO_2 89.9%，HCO_3^- 20.5 mmol/L，BE– 7.3 mmol/L，Lac 0.8 mmol/L。

（2）感染方面：白细胞正常，淋巴细胞计数低，降钙素原稍高，同时有支原体、甲型流感病毒及腺病毒接触史，目前正值流感高峰期，外院提示支原体感染，考虑病毒合并支原体感染可能性大，初始治疗予哌拉西林钠他唑巴坦（4.5 g，Q8 h）、左氧氟沙星（0.5 g，Qd）、奥司他韦（75 mg，Q12 h），并在气管插管后即刻送检肺泡灌洗液（BALF）病原学培养及宏基因组二代测序（NGS）以明确感染病原学。初始抗感染方案治疗效果不明显，体温及感染指标未见好转，更改抗感染治疗方案为：美罗培南（1 g，Q8 h）、米诺环素（0.1 g，Q12 h）、左氧氟沙星（0.5 g，Qd），伏立康唑（0.2 g，Q12 h）、奥司他韦（75 mg，Q12 h）。住院第 3 天，支气管灌洗液（BALF）- 宏基因组二代测序（NGS）回报：人类哺乳动物腺病毒 B 组，序列数 100627，相对丰度 99.64%。停用奥司他韦及米诺环素，加用西多福韦（325 mg，5 mg/kg；第 1、2、4 周），静脉注射人免疫球蛋白（25 g，Qd，连用 5 天）。

（3）镇痛镇静方面：入院第 7 天行气管切开后重新滴定镇痛镇静，逐渐过渡至清醒状态下的 ECMO 支持。

10 天后患者影像学复查逐渐好转，氧合指数（P/F）逐渐改善（图 30-10），于入院第 12 天成功撤除 ECMO，开始行康复锻炼，于入院第 28 天复查胸部 CT 提示肺间质改变，

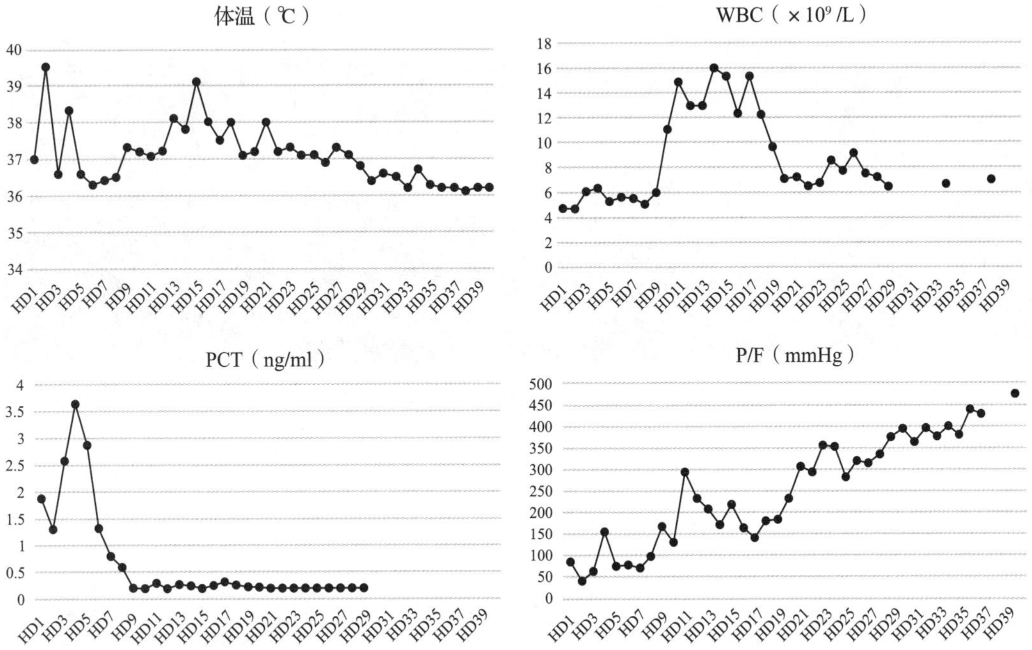

图 30-10　患者住院期间体温（T）、白细胞计数（WBC）、降钙素原（PCT）及氧合指数（P/F）的变化趋势

加用尼达尼布治疗，第 29 天转出 ICU，第 40 天康复出院。

患者入院之后影像学表现快速进展，持续加重，入院第 7 天影像学表现最重，为双肺大片实变影，仅上肺可见少量透光影，之后影像学表现逐渐好转，入院第 17 天的胸部 X 线检查显示病变再次加重，推测可能与肺内合并了院内耐药细菌感染有关，入院第 28 天时原本的实变影大部分已吸收，但遗留了肺间质改变（图 30-11）。

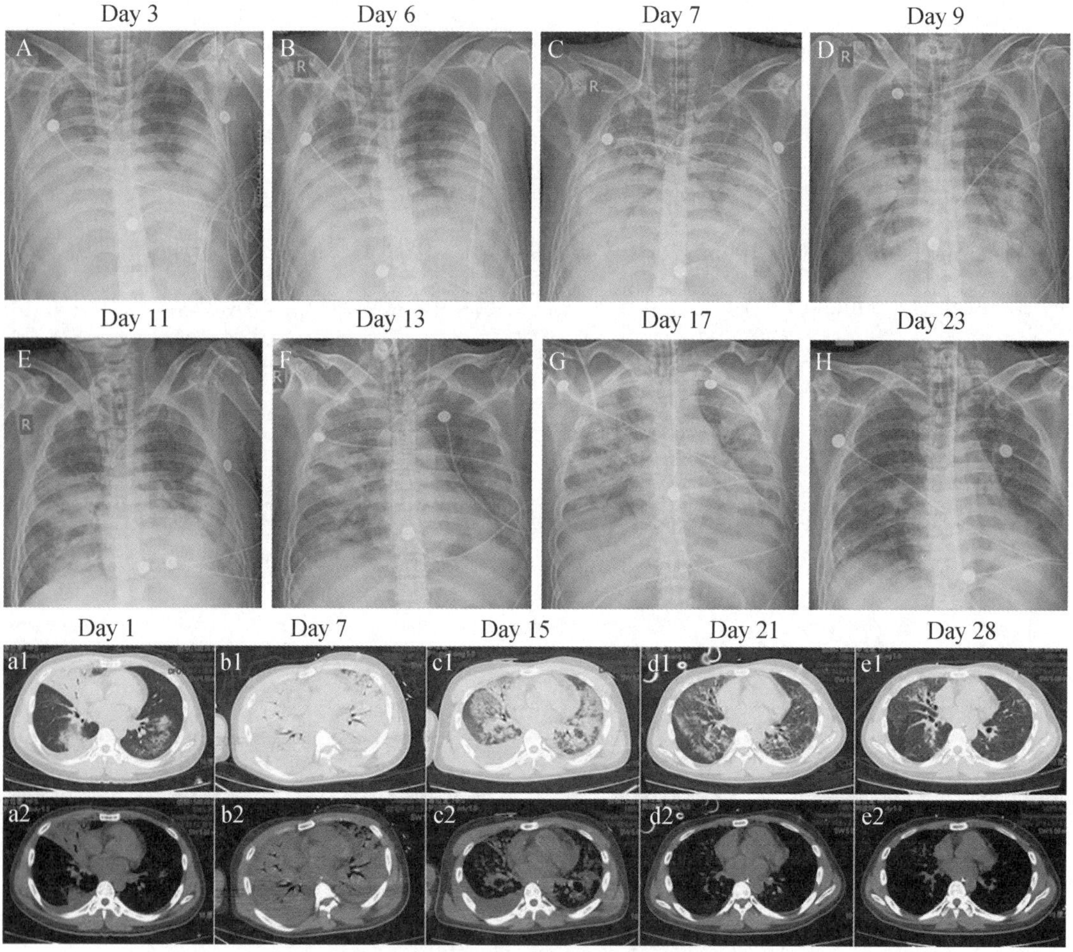

图 30-11　患者住院期间的胸部 X 线检查变化（A-H）及胸部 CT 变化（a-e）

【思维提示】

（1）重症肺炎及脓毒症诊断并不是该病例的难点，难点在于入院时在仅有的资料下对于病原学的推断以及初始治疗的确定。该患者为青年男性，急性社区起病，既往无慢性疾病史，非免疫功能低下人群，根据流行病学史和实验室检验检查，考虑到病毒性肺炎（甲型流感病毒或腺病毒）合并其他CAP常见病原学可能性大，因腺病毒尚无特效药，除此之外予以经验性用药后病情无明显缓解且逐渐加重，通过入院后第一时间完善BALF送检mNGS得到的病原学结果提示腺病毒感染，反推亦可解释整个发病过程及检验检查结果，遂考虑为重症腺病毒肺炎，结合现有循证医学证据予以西多福韦抗腺病毒。

（2）该患者在先后经过HFNC和最佳有创机械通气下仍无法维持氧合，根据美国胸科学会（ATS）指南建议，在现有条件下可以进行ECMO支持。基于对患者疾病发展的预测，为避免相关并发症的发生，在有创机械通气后的早期予以VV-ECMO支持。

4. **最终诊断** 重症腺病毒肺炎；急性呼吸窘迫综合征（ARDS）；Ⅰ型呼吸衰竭；脓毒症。

三、本疾病最新指南解读

人腺病毒（human adenovirus，HAdV）是无包膜的双链DNA病毒，在环境中无处不在，也是呼吸道感染的常见原因。HAdV肺炎通常局限于新生儿、免疫功能低下的宿主以及学校或部队人群。重症HAdV肺炎在免疫功能低下患者中屡见不鲜。在免疫功能正常的患者中，HAdV引起的呼吸道感染通常被认为是轻度和自限性的。有研究指出，腺病毒占成人呼吸道感染的1%～7%，在新生儿和婴儿中腺病毒肺炎的发病率高达20%，但在免疫功能正常的成人中腺病毒肺炎并不常见，在免疫功能低下的成人腺病毒肺炎中有10%～30%进展为重症肺炎，重症腺病毒肺炎的死亡率超过50%。

结合现有研究，重症腺病毒肺炎主要表现为流感样症状，以发热、咳嗽和快速进展的呼吸困难为主，血清肌酶升高，影像学以实变、磨玻璃影和胸腔积液为主。HAdV-55型是最常见的血清型，尤其在冬春季节高发。患者多为中青年，病情进展迅速，病死率较高。早期识别和治疗对于改善预后至关重要，包括氧疗、机械通气和ECMO支持。激素治疗在部分患者中得以应用，但其效果和剂量需进一步研究。Sun B等指出，严重的HAdV-55感染会导致呼吸衰竭的快速进展，无创正压通气（NPPV）和有创机械通气（IMV）的失败率非常高。这种失败率可能是由于肺组织大面积实变导致肺内严重分流，这可能导致对正压通气无反应。对于重度ARDS患者，应考虑ECMO是更好的氧合选择。

有研究表明，应用ECMO治疗重症腺病毒肺炎，在新生儿中的病死率为86.4%，儿童为 49%，成人为 49%，在 25 岁期间的病死率为 58%。现有的个案报道提示有创机械通气早期联合 ECMO 改善了成人重症腺病毒肺炎患者的预后。当然，基于目前有限的研究案例，还需要临床试验进一步证实早期启动 ECMO 支持对重症腺病毒肺炎预后的影响。

针对腺病毒感染，几种抗病毒药物已经显示出体内和体外抗腺病毒疗效，如西多福韦、利巴韦林和更昔洛韦，但目前尚无明确的抗腺病毒活性的药物，而西多福韦作为临床用于治疗重症腺病毒感染的首选药物，有研究表明对于免疫功能正常的成人患者早期应用西多福韦可改善患者的预后，但未来仍需要进一步强有力的研究证据证实西多福韦在腺病毒感染中的应用。

四、对本病例的思考

腺病毒导致的重症肺炎（SCAP）可能在症状上并不典型，当在临床中遇到冬、春季节发病，病情进展迅速，肺部影像学表现为实变和磨玻璃影时，应该警惕腺病毒肺炎，并给予高度重视。

根据目前 SSC 最新指南的建议，第一时间送检病原学是十分重要的。另外，当 CAP 的初始经验性抗感染治疗不佳时，应从宿主、病原和药物三方面分别分析，即宿主的免疫状态、更加准确完整的病原学筛查、药物的药效和药代动力学（PK/PD）。

针对重症腺病毒肺炎，无创正压通气和有创机械通气的失败率较高，可以考虑早期进行 ECMO 治疗。

五、专家评析

重症肺炎是急诊科中常见的病症，在病原学结果尚未得出之前，急诊医生必须依靠临床表现、肺部影像和化验室检验结果来推测可能的致病菌，这无疑是对急诊医生综合临床能力的严峻考验。正如本病例所示，面对体格检查和辅助检查结果，如呼吸频率加快、氧合功能下降、胸部 CT 显示双肺多发斑片状磨玻璃样实变影等，结合患者女儿的病原学阳性结果以及流感高峰期的流行病学背景，急诊医生初步推断病毒合并支原体感染的可能性较高，这一推断为后续的诊疗工作指明了方向。然而，重症肺炎及脓毒症的诊断并非难题，真正的挑战在于病原学的精准确定以及初始治疗方案的选择。在病原学尚未明确的情况下，依据经验进行治疗是常规做法，但病情的快速恶化凸显了精确病原学诊断的迫切性。幸运的是，通过 BALF 的病原学培养和 NGS 检测，最终明确了腺病毒感染，为后续进行针对性治疗奠定了坚实的基础。

在呼吸支持领域，患者经历了从经鼻高流量吸氧到气管插管接呼吸机辅助通气，再到最终启动 VV-ECMO 的逐步升级。这一过程充分展示了急诊重症治疗中根据患者氧合状态及病情进展动态调整治疗策略的重要性。当常规的呼吸支持手段无法维持氧合时，及时启动 ECMO 成为挽救患者生命的关键步骤，且在有创机械通气后的早期便予以 ECMO 支持，避免了因病情进一步恶化而导致的更多并发症，这一决策体现了对疾病发展趋势的精准预判以及对先进技术的大胆应用。

在治疗方案的调整上，从最初基于经验的抗感染治疗转向依据病原学结果进行精准调整，不断优化治疗方案。同时，镇痛镇静方案也根据患者病情的变化进行了精细调整，目的是尽快撤除 ECMO 支持，加速患者的康复进程。其中，及早进行气管切开是关键步骤之一，它不仅减轻了患者的呼吸负担，还为后续治疗创造了便利条件。这反映了临床治疗应根据病情和检验结果及时调整，更加凸显了个体化治疗策略在重症疾病管理中的核心作用。

该病例提供了关于急诊重症肺炎治疗的宝贵启示和深入思考。急诊医生需要加强诊断思维，对罕见疾病和特殊病原体感染保持高度关注；优化治疗方案，必要时果断采用高级生命支持技术，如 ECMO；同时，还需加强临床研究和数据收集工作，为特殊疾病的治疗提供坚实的循证医学支持，从而推动急诊重症医学的持续发展和进步（点评专家：闫圣涛）。

（胡天鹏）

参考文献

[1] 胡天鹏，闫圣涛，叶宇，等．应用 VV-ECMO 支持治疗成人重症腺病毒肺炎 1 例．中日友好医院学报，2024，38（3）：190-192.

[2] Lynch JP 3rd，Kajon AE. Adenovirus：epidemiology，global spread of novel serotypes，and advances in treatment and prevention. Semin Respir Crit Care Med，2016，37（4）：586-602.

[3] Gu L，Liu Z，Li X，et al. Severe community-acquired pneumonia caused by adenovirus type 11 in immunocompetent adults in Beijing. J Clin Virol，2012，54（4）：295-301.

[4] Cao B，Huang GH，Pu ZH，et al. Emergence of community-acquired adenovirus type 55 as a cause of community-onset pneumonia. Chest，2014，145（1）：79-86.

[5] Sun B，He H，Wang Z，et al. Emergent severe acute respiratory distress syndrome caused by adenovirus type 55 in immunocompetent adults in 2013：a prospective observational study. Crit Care，2014，18（4）：

456.

[6] Tan D，Zhu H，Fu Y，et al. Severe community-acquired pneumonia caused by human adenovirus in immunocompetent adults：a multicenter case series. PLoS One，2016，11（3）：e0151199.

病例 4　是谁悄悄蒙上你的眼睛

一、病情简介

患者，男性，41 岁，主因“腹泻、左眼疼痛伴视力下降 5 天，发热 1 天”于 2021 年 4 月 30 日就诊于我院急诊科。患者 5 天前无明显诱因出现腹泻，每日排黄色稀水样便 4～5 次，伴左眼疼痛，视力下降，视物模糊，自觉乏力，无发热、腹痛、便血，无恶心、呕吐，无咳嗽、咳痰，无头晕、头痛，无腰痛、尿频、尿急、尿痛，就诊于外院，测血糖 33 mmol/L，尿酮体阳性，考虑糖尿病酮症酸中毒，予以降糖、补液等对症支持治疗。患者血糖控制不佳，上述症状无改善。1 天前出现发热，体温最高 39℃，伴畏寒、寒战，自觉左眼视力明显下降，眼部胀痛较前加重，无头痛、腹痛、腰痛、恶心、呕吐等不适。外院行胸部 CT 提示双肺多发结节影，部分空洞形成，诊断为肺部感染，予以奈诺沙星抗感染治疗。为进一步诊治，转至我院急诊。既往史：2 型糖尿病 3 年，未控制血糖；否认冠心病、高血压病、脑梗死病史；否认肺结核、肝炎病史；否认重大手术外伤史；否认家族遗传病史；长期饮酒，平均每日饮白酒 2～3 两。

体格检查：T 39℃，P 132 次 / 分，R 28 次 / 分，BP 86/52 mmHg，SpO_2 96%，发育正常，BMI 17.5，神清，精神较差，左眼球结膜充血，双侧瞳孔等大等圆，对光反射灵敏，左眼视力未测，口唇略发绀，双肺呼吸音粗，未闻及明显干、湿啰音，心律齐，心脏各瓣膜听诊区未闻及病理性杂音，腹部稍膨隆，触软，无压痛、反跳痛、肌紧张，肝区叩痛（+），肠鸣音 3 次 / 分。双下肢不肿。脑膜刺激征、病理征未引出，四肢肌力、肌张力正常。

辅助检查：实验室检查：血常规：WBC 10.15×10^9/L，Hb 163 g/L，PLT 53×10^9/L，C-反应蛋白（CRP）> 250 mg/L；降钙素原（PCT）30 ng/ml；生化：Cr 118 μmol/L，Na^+ 132.98 mmol/L，K^+ 5.19 mmol/L，Glu 33.14 mmol/L，BUN 17.5 mmol/L；ALT 18.5 U/L，总胆红素 9.4 μmol/L，直接胆红素 3.9 μmol/L。血气分析（鼻导管吸氧 3 L/min）：pH 7.12，PCO_2 11 mmHg，PO_2 120 mmHg，PCO_2 11 mmHg，乳酸（Lac）4.5 mmol/L，HCO_3^- 3.6 mmol/L；心脏损伤标志物：TNI < 0.1 ng/ml，NT-proBNP 157.9 ng/L；凝血功能：PT 12.8 s，D-dimer

4.53 mg/LFEU；尿常规：酮体 6 mmol/L（2+），白细胞（–）；HbA1c 12%；血培养（报警时间 10 h 33 min）：肺炎克雷伯菌（对头孢曲松、头孢哌酮 / 舒巴坦、哌拉西林 / 他唑巴坦、厄他培南、亚胺培南、左氧氟沙星等抗生素均敏感）。心电图提示窦性心动过速。影像学检查：腹部超声示肝右后叶上段可见大小约 7.0 cm × 6.0 cm 不均质回声，边界尚清，内回声不均质，呈"蜂窝状"，周边可见少量血流信号（图 30-12）。腹部增强 CT：肝右后叶见不规则多房囊状低密度影，范围约 62 mm × 47 mm × 67 mm，其内可见少量气体影，增强扫描可见厚薄不一的分隔强化，囊内无明显强化，提示肝脓肿可能性大（图 30-13）；胸部增强 CT 示双肺见多发片状实变影、实性结节及肿块影，增强扫描可见明显强化，部分结节内见小空洞形成（图 30-14）；头颅 CT 示双侧大脑实质灰白质交界区多发类圆形低密度结节影，较大者位于左侧额叶，直径约 13 mm（图 30-15）；超声心动图未见心脏结构和功能异常。

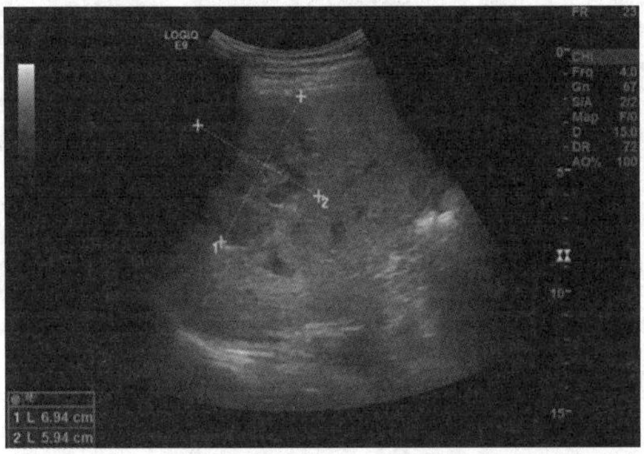

图 30-12　2021 年 4 月 30 日腹部超声提示肝脓肿

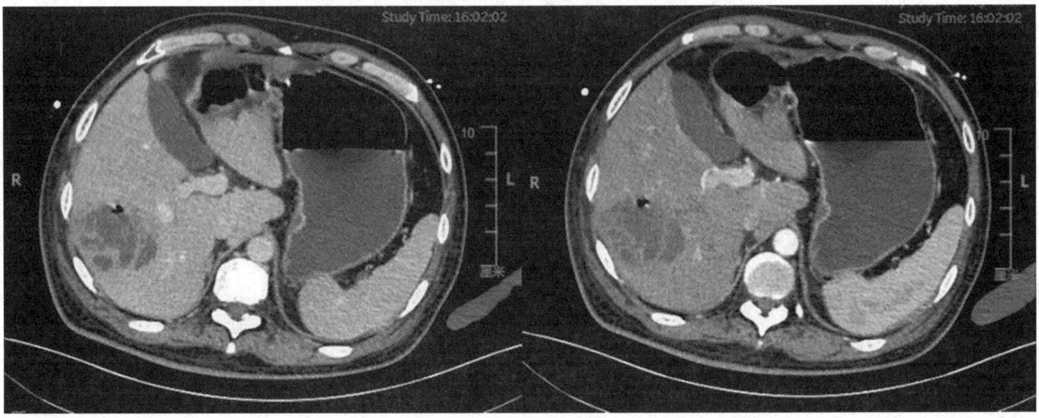

图 30-13　2021 年 5 月 1 日腹部 CT 提示肝右后叶见不规则多房囊状低密度影，无明显强化，提示肝脓肿

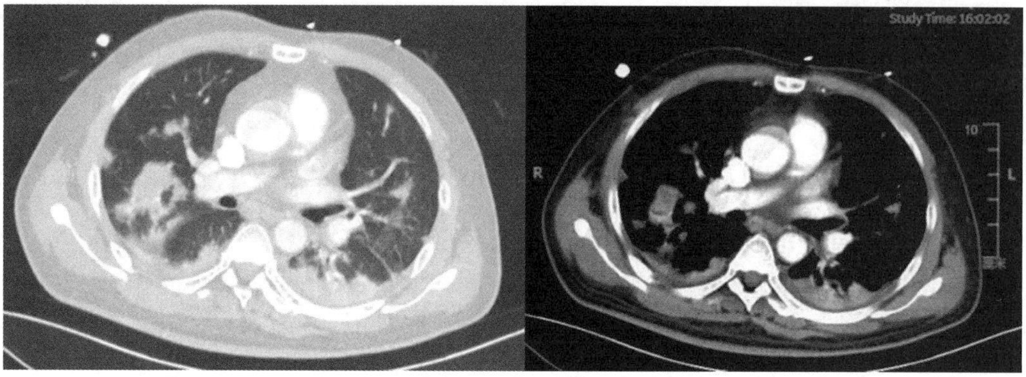

图 30-14　2021 年 5 月 1 日胸部 CT 提示双肺多发结节、实变影，增强扫描可见明显强化，部分结节内见小空洞，提示肺脓肿

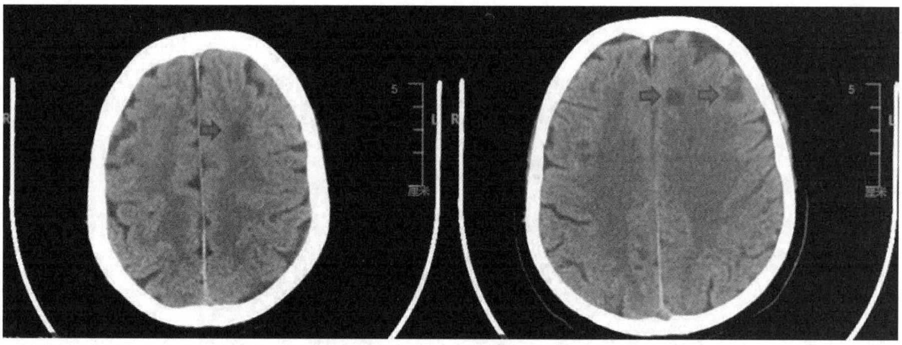

图 30-15　2021 年 5 月 1 日 头颅 CT 示双侧大脑实质多发类圆形低密度结节影，提示脑脓肿

二、诊疗经过

1. **入院诊断**　发热待查，脓毒性休克，肺炎克雷伯菌血症；细菌性肝脓肿；肺脓肿；脑脓肿可能性大；细菌性眼内炎可能性大；急性呼吸窘迫综合征（ARDS）；2 型糖尿病，糖尿病酮症酸中毒，乳酸酸中毒。

2. **诊断依据**

（1）脓毒症和脓毒性休克：患者为中年男性，急性起病，以腹泻、视物模糊及发热为主要临床表现。血感染指标：①白细胞升高；② CRP 升高；③降钙素原升高；血乳酸水平升高（> 4 mmol/L）。器官功能障碍指标：①氧合指数（P/F）下降；②平均动脉压降低；③血肌酐水平上升；④血小板减少。SOFA 评分（见第十一章表 11-3）为 5 分（呼吸：氧合指数 270 mmHg—1 分；循环：平均动脉压 63 mmHg < 70 mmHg—1 分；肾：肌酐 118 μmol/L—1 分；血小板 53.00×10^9/L—2 分）。综上，患者存在脓毒症和脓毒性休克，后续应积极观察病情变化以明确感染病原体及感染灶。

（2）感染灶：来诊后第一次血培养数小时后报警提示 G^- 杆菌，后续证实为肺炎克雷伯菌，影像学检查明确提示肝脓肿，同时合并肺脓肿、脑脓肿。患者发病初期即有左眼视物模糊表现，结合血培养结果及多部位脓肿表现，需高度警惕细菌性眼内炎。

（3）糖尿病酮症酸中毒和乳酸酸中毒：患者有明确 2 型糖尿病病史，此次血糖明显升高，尿酮体（+），血气分析示代谢性酸中毒和乳酸升高，诊断明确。

3. **诊疗过程**

（1）入科后采取综合治疗措施

1）一般治疗：心电监护，鼻导管吸氧 3 L/min。

2）容量管理：留置中心静脉导管，积极液体复苏（1 h 内给予碳酸氢钠林格液 2000 ml）后患者血压仍低，加用去甲肾上腺素泵入，维持电解质平衡，保证重要脏器灌注。

3）抗感染方面：美罗培南 1 g Q8h。

4）感染灶管理：拟行超声引导下肝脓肿置管引流。

5）气道管理：给予加强雾化，化痰，促进痰液引流。

6）酮症酸中毒处理：积极补液及胰岛素泵入控制血糖并纠酮。

7）专科会诊指导细菌性眼内炎诊治。

（2）进一步诊疗经过

1）患者入院第 2 天仍高热，并出现呼吸困难，动脉血气分析提示 I 型呼吸衰竭，予无创呼吸机辅助通气并收入 ICU 进一步诊治。经积极液体复苏（每日输液量 6000 ~ 7000 ml）、去甲肾上腺素泵入、将美罗培南调整为 2 g Q8h 抗感染、输注白蛋白和血浆、肠内营养支持治疗后循环趋于稳定，血乳酸降至正常水平，呼吸衰竭较前改善，并逐步停用血管活性药。但患者仍持续发热，左眼视力继续下降，伴胀痛明显。头颅 MRI 平扫及增强扫描均提示多发性脑脓肿可能性大。实验室检查示血炎症指标无明显下降趋势，PCT 最高 64.55 ng/ml，2021 年 5 月 2 日及 2021 年 5 月 5 日血培养均提示肺炎克雷伯菌感染。

2）感染灶控制：2021 年 5 月 3 日腹部超声提示：肝右后叶上段不均质病灶，考虑肝脓肿（未完全液化），请肝胆介入科会诊：考虑肝内病灶未完全液化，建议完善腹部增强 CT。2021 年 5 月 6 日腹部增强 CT 示肝脓肿病灶较前增大（62 mm × 47 mm × 67 mm → 85 mm × 64 mm × 96 mm）。监测患者血小板降至最低 12×10^9/L，予输注血小板 1 U 后血小板升至 38×10^9/L。2021 年 5 月 7 日行超声引导下经皮肝脓肿穿刺置管引流术，24 h 引流 210 ml 脓液，脓液培养 5 h 28 min 时报警为 G^- 杆菌，后证实为肺炎克雷伯菌。术后第 1 天体温即降至正常。患者肝脓肿引流量逐渐减少，至 2021 年 5 月 9 日每日引流量仅 10 ~ 20 ml。

3）细菌性眼内炎治疗：2021年5月3日眼科会诊医师查体见患者左眼结膜混合充血，角膜水肿，前房中深，可见积脓。立即行局部麻醉下左眼玻璃体腔注药术，术中行前房穿刺，抽取少量黄色房水及玻璃体液并送细菌培养，后行前房成形，予玻璃体腔注入头孢他啶0.1 ml/200 μg，术后予加替沙星滴眼液、妥布霉素滴眼液Q1h滴左眼，予左氧氟沙星眼用凝胶QN滴左眼，同时继续美罗培南全身抗感染治疗。后续房水及玻璃体液培养（–）。患者左眼症状无明显缓解，疼痛明显，右眼一直无疼痛、视力下降等症状。2021年5月6日查体左眼无光感，左眼睑肿胀，抬起困难，结膜充血水肿，结膜下出血，角膜水肿，前房积脓，高度约2 mm，瞳孔区大量脓性渗出，遂行全麻下左眼玻璃体切除＋晶状体切除＋硅油填充术。术后恢复可，左眼结膜充血水肿较前好转，未见前房脓性渗出物，继续左眼局部应用抗生素治疗。

4）转出ICU后治疗：2021年5月12日转入普通内科病房进一步诊治。患者一直无发热，但血炎症指标一直偏高，复查腹部超声示肝右后叶原低密度影有进一步液化表现，边界尚清晰，内可见大量分隔，遂超声引导下经皮经肝穿刺至脓肿部位，吸出黏稠脓液20 ml，未置入引流管。患者炎症指标逐渐降至正常水平。先后予美罗培南2 g Q8h→美罗培南1 g Q8h→头孢曲松2 g Qd抗感染治疗，并每周复查腹部超声，每2周复查头颅及胸部CT。影像学检查提示肝脓肿、肺脓肿、脑脓肿均逐渐吸收，左眼视力丧失，但无明显炎性表现。2021年5月28日拔除肝脓肿引流管，2021年7月26日患者顺利出院，定期门诊随诊。

4. **最终诊断** 脓毒性休克，肺炎克雷伯菌肝脓肿侵袭综合征；2型糖尿病，糖尿病酮症酸中毒。

【思维提示】

（1）中年男性，急性病程。患者有2型糖尿病史，血糖控制不佳，长期饮酒，以腹泻、左眼视物模糊及疼痛起病，随后出现发热，血炎症指标升高，多次血培养出肺炎克雷伯菌，肺炎克雷伯菌菌血症、脓毒性休克诊断明确。感染灶方面，患者有眼部症状，结合查体考虑细菌性眼内炎可能。血流感染合并无外伤的内源性细菌性眼内炎首先须考虑有无肝脓肿相关眼内炎可能。虽无明显其他临床表现，影像学证实存在多部位感染包括肝脓肿、肺脓肿、脑脓肿。超声心动图未见感染性心内膜炎表现。经完善检查未发现皮肤软组织、肌肉、前列腺等部位脓肿证据。

（2）治疗方面，患者来诊后很快出现脓毒性休克，经积极液体复苏、抗感染及感染灶引流，对症支持治疗后病情得到控制。抗感染方面，结合患者存在多部位感染尤其是颅内感染，早先在病情危重时选用对肺炎克雷伯菌疗效强并可通过血脑屏障的美罗培南，后期病情平稳后将抗生素降级为头孢曲松，取得了不错的疗效。同时在感染灶控制方面，发病初期腹部影像学检查提示肝脓肿液化不完全，且血小板水平低，未行穿刺引流，积极抗感染治疗后患者仍持续发热，经输注血小板提升血小板计数后进行超声引导下经皮肝脓肿穿刺引流后1天患者即热退，后期在治疗过程中虽无发热，但血炎症指标居高不下时再度抽吸脓液后炎症指标下降，均证实了对脓肿病灶充分引流在细菌性肝脓肿患者病情控制中起到了重要且关键的作用。

三、本疾病最新指南解读

细菌性肝脓肿（pyogenic liver abscess，PLA）诊治急诊专家共识

1. **定义**　肝脓肿（liver abscess，LA）是致病菌通过胆道、肝动脉、门静脉或直接蔓延等途径侵入肝引起的肝内局灶性、化脓性病变，是临床上常见的消化系统感染性疾病之一。其中PLA最常见，占肝脓肿发病的80%。PLA主要临床表现为发热、腹痛、白细胞及CRP等炎症指标升高，但也有部分患者缺乏明显的腹部症状，体格检查缺乏特异性发现，容易造成漏诊、误诊或诊断延迟。急诊科是肝脓肿首诊的主要科室之一。糖尿病、高龄、高血压病史、恶性疾病病史等亦被视作PLA的独立危险因素。

肺炎克雷伯菌是中国PLA的主要致病菌。对于宿主防御功能受损者，如糖尿病、酗酒、恶性肿瘤、肝胆疾病、慢性阻塞性肺病、接受糖皮质激素治疗及肾衰竭的患者，肺炎克雷伯菌的感染率明显增加。肺炎克雷伯菌肝脓肿在亚裔人群中高发，可能与华人族群本身更易在肠道定植K1/K2血清型肺炎克雷伯菌有关。原发性肺炎克雷伯菌肝脓肿（*klebsiella* pneumoniae liver abscess，KLA）定义为：在无腹腔易感因素（如肝胆疾病、结直肠病或腹腔手术史或创伤史）情况下发生的肝脓肿。相比其他病原体导致的肝脓肿，KLA具有较高的脓毒性转移感染风险，临床表现为肝外侵袭综合征，如脑膜炎和（或）脑脓肿、眼内炎、骨髓炎及其他部位脓肿形成（如肺脓肿）等。其中，最常表现为眼内炎和脑膜炎。肺炎克雷伯菌肺脓肿与基础糖尿病显著相关。相比厌氧菌性肺脓肿，肺炎克雷伯菌肺脓肿患者罕见咳恶臭痰，而合并菌血症、退热延迟及胸部影像学示多发空洞的发生率明显更高。肺炎克雷伯菌很少导致社区获得性细菌性脑膜炎或脑脓肿，但下述情况例外：脑膜炎和（或）脑脓肿作为原发性社区获得性肺炎克雷伯菌肝脓肿的转移性并发症而发生时，这种情况主要见于东亚国家。这种肝外转移性感染已经越来越受到国内外专家学者的重视，并将这种引起侵袭综合征的肺炎克雷伯菌称为高毒力型肺炎克雷伯菌，这种综合征被命名为肺炎克雷伯菌肝脓肿侵袭综合征。高毒力型肺炎克雷伯菌多见于社区获得性感染，有研究显示，社区获得性感染中更常见 K1 荚膜血清型和高黏液表型，而存在毒力更强的 K1 血清型及高黏液表型被认为与侵袭性感染有关。拉丝实验（String test）常用于高黏液表型检测，有助于高毒力型肺炎克雷伯菌感染的诊断。

内源性细菌性眼内炎是菌血症期间细菌播散至眼部所致的眼内感染。眼痛和视力下降是细菌性眼内炎较常见的临床表现，也可能出现菌血症的临床表现。在东亚国家，肺炎克雷伯菌是肝脓肿相关性眼内炎的主要病因，所致病例多达 60%。这种眼内炎虽发病率低，但危害严重，需高度警惕。

2. **早期诊断** PLA 患者腹部症状及体征常不明显，易造成漏诊、误诊，无典型腹痛的患者不能排除肝脓肿可能。PLA 的典型临床表现为发热和腹痛，其他常见症状包括恶心、呕吐、厌食、体重减轻等。腹部症状和体征通常局限于右上腹，包括疼痛、肌紧张、肝区叩击痛，甚至有反跳痛等。约半数的肝脓肿患者可出现肝大、右上腹压痛或黄疸。部分 PLA 患者病初缺乏右上腹痛、黄疸等典型症状及体征，仅表现为发热。所以因发热首诊的患者，在进行充分的问诊、体格检查及胸部影像学评估后仍不能明确感染病灶时，应考虑肝脓肿的可能，特别是合并糖尿病的患者。PLA 临床表现的非特异性可能会导致疾病诊断的延迟。临床表现不典型的原因可能有：①脓肿早期较小或脓肿位置较深、未累及肝包膜；②早期应用抗菌药物延缓病情进展；③高龄患者应激反应及腹痛等不适感觉减弱；④细菌毒力较弱；⑤被腹部其他疾病掩盖。PLA 患者应尽可能在应用抗菌药物前完善病原学检测，如血培养，有条件的情况下尽早完善脓液培养。血培养阳性的细菌性肝脓肿患者降钙素原（procalcitonin，PCT）明显升高，PCT 的动态监测在细菌性肝脓肿的诊治中有一定指导价值。PLA 早期常常通过超声、CT 或 MRI，结合临床感染性表现确诊。超声仍然是诊断 PLA 的一线手段，急诊超声的普及和推广对于 PLA，特别是临床症状不典型的 PLA 的早发现、早治疗非常有益。

KLA 引起的眼内炎多见于中老年男性，常单眼受累，右眼为主，约 20% 的患者可双眼受累。KLA 并发眼内炎的危险因素主要包括静脉药物滥用、合并糖尿病、留置导管及免疫功能低下等。由于早期缺乏特异性症状，眼内炎极易被漏诊、误诊，误诊率高达 16%～50%，虽然发病率较低，但危害严重，患者多会出现视力严重下降甚至失明，因此对 KLA 患者早期行眼底镜检查十分关键。

3. **治疗**

（1）初步评估和支持治疗：接诊 PLA 患者后应尽快进行病情评估。病情评估包括生命体征监测、营养风险评估、脏器功能评估等。对于合并脓毒症或脓毒性休克的危重症患者，开放气道（若有指征）、纠正低氧血症以及为早期给予复苏液体和抗生素而建立静脉通路是治疗脓毒症和脓毒性休克的首要措施。可能需要进行高流量鼻塞氧疗、无创通气或气管插管和机械通气，以提供氧合支持或应对脓毒症中常见的呼吸功增加。初始复苏时许多患者可能会需要中心静脉通路，然而，不应该为了置入中心静脉导管而延迟给予复苏液体和抗生素。初始复苏的基础是快速恢复组织灌注和早期给予抗生素。严重脓毒症或脓毒性休克患者只要没有严重肺水肿的确切证据，就需以快速静脉补充晶体液（30 ml/kg）作为初始治疗，在发病后 1 h 内开始、发病后 3 h 内完成。液体治疗应精确定量（如 500 ml）、快速输注。每次快速输注前后都应评估患者的临床和血流动力学反应以及是否存在肺水肿。若即将出现肺水肿或进一步补液不能增加灌注，应停止液体复苏。

（2）抗感染治疗：推定诊断为脓毒症或脓毒性休克后，应开始最佳剂量的适当静脉抗生素治疗，最好在发病后 1 h 内、获取培养标本后开始。经验性抗生素治疗应针对疑似感染病原体和部位。抗生素的选择可能很复杂，应考虑患者的病史（如近期使用过的抗生素、既往微生物感染）、合并症（如糖尿病、器官衰竭）、免疫缺陷（如获得性免疫缺陷综合征）、感染发生的临床背景（如社区获得性或医院获得性）、怀疑的感染部位、是否留置侵入性装置、细菌涂片镜检结果以及当地微生物的流行和耐药情况。治疗过程中应监测所有患者的 MAP、中心静脉压（CVP）、尿量、心率、呼吸频率、皮肤颜色、体温、脉搏血氧测定和精神状态改善情况，动态监测血乳酸、血小板、肝肾功能、凝血功能、炎症指标、微生物学检查等。针对 PLA 早期经验性应用抗菌药物应在考虑原发病因的基础上尽可能全面覆盖肝脓肿常见致病菌，根据药敏结果及时调整药物治疗方案。所选抗生素应覆盖常见革兰氏染色阴性菌和厌氧菌，治疗疗程 4～6 周。

（3）感染源控制：对于所有脓毒症患者，进行初始检查和经验性抗生素治疗后，应进一步努力识别病灶并控制感染源。有重点的病史采集和体格检查是查找感染源最有用的方法，应尽快（比如在最初 12 h 内）考虑针对疑似感染源行进一步检查，包括影像学检查（如 CT、超声检查）和样本采集。条件允许时应及时控制感染源，即应用物理方法清除感染灶及消除或治疗微生物增殖和感染，因为仅使用抗生素可能对未引流的感染灶无效。在获得病原学结果之前，早期积极应用广谱抗菌药治疗对尚未液化的肝脓肿患者可以延缓病情进展，并改善患者的预后。药物治疗、介入穿刺引流治疗是治疗 PLA 的基本手段，需根据临床实际情况采用个体化治疗策略。经皮肝脓肿穿刺置管引流的优势在于：方便、安全有效、创伤小、患者接受度高。即使对于较难处理的多发 PLA，其治疗成功率也在 90% 以上。穿刺或置管引流的适应证包括：①液化成熟的肝脓肿；②药物保守治疗效果不明显，持续高热的肝脓肿；③直径 >3 cm 的脓肿首选置管引流。急性凝血功能异常的定义为凝血酶原时间国际正常化比值（INR）≥ 1.5 或血小板计数≤ 100×10^9/L。PLA 合并凝血功能异常的患者在补充凝血因子和血小板的基础上应尽早完善穿刺引流。对于巨大肝脓肿、脓肿呈多腔性、脓肿未能液化或脓肿迟迟不消、穿刺引流效果不理想的患者，可考虑外科手术治疗。PLA 合并肝外侵袭表现时，如肺炎克雷伯菌感染可向远处侵袭导致眼内炎、脑膜炎、脑脓肿、肺脓肿及腰肌脓肿等，除全身静脉给予抗菌治疗外，还需要局部引流及手术治疗。眼内炎的治疗流程主要包括：评估眼部受累程度、确定病原体和原发感染灶，以及综合治疗眼部及全身感染。眼内炎手术治疗方案主要包括玻璃体腔注药术以及玻璃体切割术。玻璃体腔注药通常选用眼内渗透性好的广谱抗菌药物，包括万古霉素、头孢他啶、阿米卡星、氟喹诺酮类等药物，如果 48 h 内没有改善，则需根据药敏结果再次行玻璃体腔药物注射。玻璃体切割术可有效去除玻璃体及视网膜下感染病灶，对于复位脱离的视网膜，及时的玻璃体切割术对改善预后有重要意义。PLA 的诊治流程见图 30-16。

四、对本病例的思考

（1）接诊急性发热患者时首先应评估病情危重程度，其中早期识别是否合并脓毒症非常重要。脓毒症是一种急诊常见的临床综合征，特征为机体对感染的应答失调，严重程度从脓毒症到脓毒性休克逐步增加。脓毒症患者通常有感染的一般体征和症状（如发热或体温过低和不适）及感染部位特有的症状（如咳嗽、排尿困难或红斑），以及急性器官功能障碍的症状（如意识不清、尿少或呼吸困难）。2016 年美国和欧洲重症医学会（SCCM/ESICM）工作组将脓毒症定义为机体对感染的反应失调导致危及生命的器官功能障碍。器官功能障碍的定义为：SOFA 评分增加 2 分或以上（评分标准见第十一章表 11-3）。需注意的是 SOFA 是器官功能障碍评分系统，并不能据此诊断脓毒症，也不能识别由感染引起的器官功能障碍，但有助于识别感染致死风险较高的患者。目前还没有明确的指南可以帮助医生识别感染，或明确已识别微生物与脓毒症之间的因果关系。医生主要是依据感染的体征和症状进行临床怀疑，再结合影像学检查和微生物学数据及治疗反应来进行判断。对脓毒症的及时识别可能具有挑战性，因其表现具有异质性，随着时间的推移而演变，并且在疾病过程的早期可能很轻微。对于所有出现严重感染或急性器官功能障碍且不能明确归

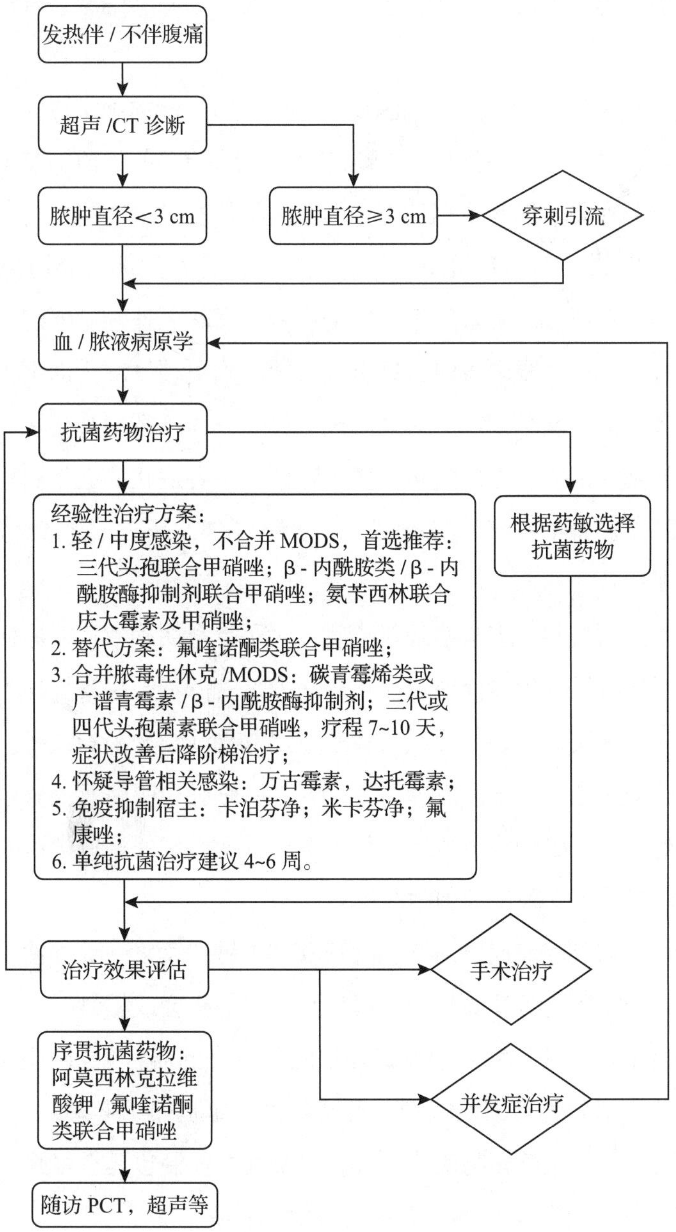

图 30-16　PLA 的诊治流程

因于非感染性原因的患者，均应考虑脓毒症。对于表现为感染的患者，临床医生应寻找急性器官功能障碍的临床和实验室证据。在感染患者中，精神状态改变、低血压和呼吸急促特别提示脓毒症，但没有这些体征也不能排除脓毒症。

（2）一旦怀疑脓毒症，应立即开始全面干预。脓毒症的治疗重点是感染控制、组织灌注恢复和器官功能支持。其中，初始复苏的基础是快速恢复组织灌注和早期给予抗生素。

此外，脓毒症的集束化管理还包括：积极寻找感染灶并控制感染源、合理的容量管理和器官功能支持。

（3）尽早确定感染灶至关重要。在临床工作中，感染灶的确定往往存在很大挑战。虽然影像学检查等辅助检查可以提供很多信息辅助医生诊治，但目前临床上有过度依赖辅助检查的迹象。临床医师需要极其重视病史询问、体格检查等临床基本功，不要漏过任何蛛丝马迹。比如查体时关注皮肤软组织有无感染迹象（检查足部、会阴部及肛周查体等）、肝肾区叩痛、脑膜刺激征、心脏杂音等。本例患者除发热之外，主要症状为眼部症状，故应重视眼部体格检查，怀疑眼内炎时，结合其有糖尿病史及饮酒史即可提示病原体。对于临床表现不典型者，很可能难以第一时间明确感染灶，这时密切观察患者病情并及时重复检查尤为重要。笔者曾接诊一位以发热、意识障碍为主要症状的老年糖尿病女性患者，完善辅助检查（包括全腹部 CT）后未能确定感染灶，在来诊第 3 天行床旁腹部超声才发现肝脓肿影像学表现。

（4）对脓毒症患者应尽早安排病原学检查。为了尽早明确致病病原体并提高病原学检查的阳性率，除了在应用抗生素前留取血培养之外，对于不同感染灶均须提高病原学检查的意识。如肺炎应完善痰培养，必要时气管镜下留取支气管分泌物或者支气管肺泡灌洗液送检；泌尿系统感染应送尿培养或者肾盂尿培养；肝脓肿、肌肉及皮肤软组织脓肿等应送检脓液培养；褥疮应送分泌物或清创组织培养等。早期准确的病原学诊断，可以指导抗感染方案，提高治疗成功率并降低细菌耐药率。

（5）感染灶能否得到控制是脓毒症治疗成功的关键要素之一。即使采用适当的抗菌药物治疗，一些感染仍需要进行源头控制，以提高治愈的机会或尽量减少并发症的风险。感染灶控制包括外科手术干预和穿刺引流，如切除受感染的器官（如阑尾切除术）、移除受感染的血管内装置、解除感染部位近端的解剖阻塞（如胆道或泌尿生殖道狭窄）、脓肿或受感染的积液的引流。与抗菌药物治疗一样，感染灶的控制也具有很强的时效性，延迟控制与死亡率增加有关，尤其是对于脓毒性休克的患者。

五、专家评析

本病例是一个以发热、单侧眼部胀痛及视力下降为主要症状的肝脓肿患者，病情危重，合并多器官功能障碍及多部位感染灶的播散（肺、脑、眼），血培养报警 G^- 菌菌血症，结合患者有糖尿病史、血糖控制不佳且长期饮酒，临床应高度怀疑肺炎克雷伯菌感染，随后的血培养、脓液、痰培养均证实此判断，综上考虑该患者为肺炎克雷伯菌肝脓肿侵袭综合征。肺炎克雷伯菌肝脓肿侵袭综合征多为高毒力肺炎克雷伯菌感染所致，往往起病急，病情进展快，容易出现脓毒症甚至脓毒性休克。在积极寻找感染灶及留取病原体的同时，积极液体复苏、早期应用广谱抗生素、强化器官功能支持是初步控制患者病情的关键。

由于肝脓肿病灶早期液化不充分以及患者存在凝血功能障碍未能第一时间进行病灶穿刺引流，导致患者体温居高不下，与后期脓肿穿刺引流后体温很快得到控制的对比，充分体现了感染灶控制在脓毒症管理中发挥的重要作用，故在临床工作中应积极创造条件，如补充血小板和凝血因子等，以尽早实施脓肿穿刺引流。

本例患者无胆源性和门静脉感染的证据，属于隐源性肝脓肿，有学者认为结肠黏膜屏障受损可能导致隐源性 PLA，因此，在该患者后续随访过程中可考虑行结肠镜检查。本例患者抗感染疗程较长，是考虑到患者有细菌性眼内炎、多发脑脓肿未行穿刺引流等因素。此外，细菌性肝脓肿的综合治疗还包括血糖的控制、营养支持等方方面面（点评专家：陈旭岩）。

（宋琳琳）

参考文献

[1] Lo JZ，Leow JJ，Ng PL，et al. Predictors of therapy failure in a series of 741 adult pyogenic liver abscesses. J Hepatobiliary Pancreat Sci，2015，22（2）：156-165.

[2] Ko WC，Paterson DL，Sagnimeni AJ，et al. Community-acquired Klebsiella pneumoniae bacteremia：global differences in clinical patterns. Emerg Infect Dis，2002，8（2）：160-166.

[3] Zhang SQ，Zhang XC，Wu Q，et al. Clinical，microbiological，and molecular epidemiological characteristics of Klebsiella pneumoniaeinduced pyogenic liver abscess in southeastern China. Antimicrob Resist Infect Control，2019（8）：166.

[4] Tao LL，Hu BJ，He LX，et al. Etiology and antimicrobial resistance of community-acquired pneumonia in adult patients in China. Chin Med J（Engl），2012，125（17）：2967-2972.

[5] Wang JL，Chen KY，Fang CT，et al. Changing bacteriology of adult community-acquired lung abscess in Taiwan：Klebsiella pneumoniae versus anaerobes. Clin Infect Dis，2005，40（7）：915-922.

[6] Ni YH，Yeh KM，Peng MY，et al. Community-acquired brain abscess in Taiwan：etiology and probable source of infection. J Microbiol Immunol Infect，2004，37（4）：231-235.

[7] Lundström M，Wejde G，Stenevi U，et al. Endophthalmitis after cataract surgery：a nationwide prospective study evaluating incidence in relation to incision type and location. Ophthalmology，2007，114（5）：866-870.

[8] Kaplan GG，Gregson DB，Laupland KB. Population-based study of the epidemiology of and the risk factors

for pyogenic liver abscess. Clin Gastroenterol Hepatol，2004，2（11）：1032-1038.

[9] 王水线，朱婉，王慧，等 . 降钙素原在细菌性肝脓肿诊治中的临床价值 . 中华医院感染学杂志，2014（8）：2072-2074.

[10] Lee SS，Chen YS，Tsai HC，et al. Predictors of septic metastatic infection and mortality among patients with Klebsiella pneumoniae liver abscess. Clin Infect Dis，2008，47（5）：642-650.

[11] 张自然，孟凡征，尹大龙，等 . 肺炎克雷伯菌性肝脓肿伴内源性眼内炎的诊断及治疗 . 中华肝脏外科手术学电子杂志，2017，6（6）：433-436.

[12] Evans L，Rhodes A，Alhazzani W，et al. Surviving sepsis campaign：international guidelines for management of sepsis and septic shock 2021. Crit Care Med，2021，49（11）：e1063-e1143.

[13] Rochwerg B，Alhazzani W，Sindi A，et al. Fluid resuscitation in sepsis：a systematic review and network meta-analysis. Ann Intern Med，2014；161（5）：347-355.

[14] Johnson MT，Reichley R，Hoppe-Bauer J，et al. Impact of previous antibiotic therapy on outcome of Gram-negative severe sepsis. Crit Care Med，2011，39（8）：1859-1865.

[15] Cai YL，Xiong XZ，Lu J，et al. Percutaneous needle aspiration versus catheter drainage in the management of liver abscess：a systematic review and meta-analysis. HPB（Oxford），2015，17（3）：195-201.

[16] Sadiq MA，Hassan M，Agarwal A，et al. Endogenous endophthalmitis：diagnosis，management，and prognosis. J Ophthalmic Inflamm Infect，2015，5（1）：32.

[17] 王峰，陶勇，孙兵，等 . 肺炎克雷伯菌肺炎并发内源性眼内炎三例并文献复习 . 中华结核和呼吸杂志，2019，42（6）：438-443.

[18] Nuala M，Hallie P. Sepsis and Septic Shock. N Engl J Med，2024，391（22）：2133-2146.

病例 5　一叶障目，不见泰山——揪出发热的元凶

一、病情简介

患者，女性，73 岁，主因“发热伴左侧肢体无力 5 天，加重伴意识障碍 1 天”于 2023 年 4 月 15 日到医院急诊科就诊。患者于 5 天前无明显诱因出现发热，体温最高 39.0℃，精神萎靡，食欲下降，伴左侧肢体无力，无抽搐，无头晕、头痛，无咳嗽、咳痰，无腹痛、腹泻，无尿频、尿急、尿痛，未予特殊处理，自服退热药。1 天前患者上述症状加重，伴意识不清，呼之不应，呼吸困难，二便失禁。呼叫“120”送至我院急

诊科。急测快速血糖 20 mmol/L，颅脑 CT 未见出血，胸部 CT 提示肺炎，以发热、肺炎、意识障碍待查、急性脑血管病待除外收入急诊抢救室。既往史：高血压病 30 年，血压最高 180/100 mmHg，2 型糖尿病 20 年，未规律监测血糖。陈旧性脑梗死病史 15 年，未遗留后遗症。否认冠心病史。否认肺结核、肝炎病史，否认重大手术外伤史，否认家族遗传病史。

体格检查：T 39.2℃，P 109 次 / 分，R 32 次 / 分，BP 102/62 mmHg，SaO_2 90%，昏迷状，呼之无反应，查体不合作，颈软，无抵抗，全身皮肤黏膜正常，颈软，无抵抗，双瞳孔等大等圆，直径 2 mm，对光反射灵敏。口唇轻度发绀，双肺呼吸音粗，偶闻及痰鸣音，心律齐，各瓣膜区未闻及杂音，全腹软，无肌紧张，四肢肌力查体不合作，肌张力正常，左侧病理征可疑阳性。

辅助检查：实验室检查：血常规：WBC 9.8×10^9/L，Hb 66 g/L，PLT 106×10^9/L，C-反应蛋白（CRP）169.81 mg/L；降钙素原 0.5 ~ 2 ng/ml；急查生化：Cr 131 μmol/L，Na^+ 140.4 mmol/L，K^+ 3.81 mmol/L，Glu 16.6 mmol/L，UN 15.3 mmol/L ；ALT 26 U/L，总胆红素 3.6 μmol/L，直接胆红素 2.1 μmol/L；血气分析（鼻导管吸氧 3 L/min）：pH 7.55，PO_2 89 mmHg，PCO_2 27 mmHg，Lac 0.7 mmol/L，HCO_3^- 23.6 mmol/L。心肌酶谱：TNI $<$ 0.05 ng/ml，BNP 72 pg/ml；尿常规：酮体（–），白细胞（–）。影像学检查：2023 年 4 月 16 日颅脑 CT 提示多发腔隙性梗死灶（图 30-17）；胸部 CT 提示双肺感染（图 30-18）。心电图提示窦性心动过速。

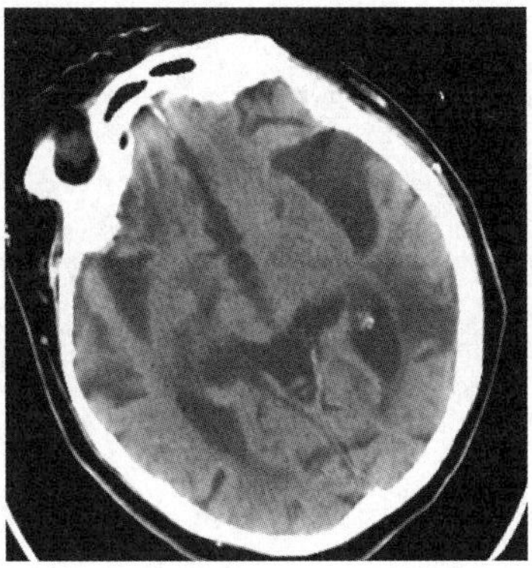

图 30-17　2023 年 4 月 16 日颅脑 CT 示多发腔隙性梗死灶

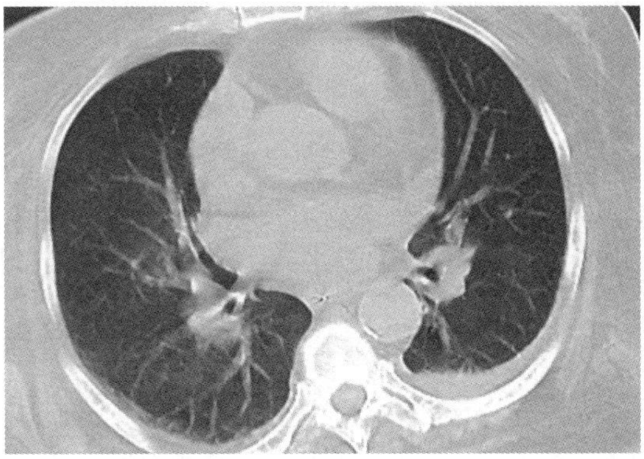

图 30-18　2023 年 4 月 16 日胸部 CT 示双肺感染

二、诊疗经过

1. **入院诊断**　发热伴意识障碍待查；脓毒症；肺炎；Ⅰ型呼吸衰竭；中枢神经系统

感染待除外？急性脑血管病待除外？

2. **诊断依据**

（1）脓毒症：存在感染的可能。①一般临床特征：发热，心率快，意识状态改变；②感染指标：白细胞升高，血浆 C- 反应蛋白升高，降钙素原升高；③器官功能障碍指标：动脉低血氧，血肌酐水平上升，意识障碍，SOFA 评分（见第十一章表 11-3）为 4 分（呼吸系统：氧合指数 270 mmHg—1 分；肾：肌酐 131 μmol/L—1 分；神经系统：GCS 评分 12 分—2 分）。胸部 CT 提示存在肺炎，但目前的肺部感染情况不足以引起脓毒症，感染灶不明确，继续积极寻找感染灶。

（2）中枢神经系统感染：患者发热、左侧肢体无力，伴意识障碍，感染指标升高，但无颈强直，可疑神经系统定位体征，中枢神经系统感染不能完全除外，必要时可完善脑脊液检查，协助明确诊断。

（3）急性脑血管病：患者为老年女性，此次主因“发热伴左侧肢体无力，加重伴意识障碍 1 天”来诊，既往有高血压、糖尿病、陈旧性脑梗死、颅内血管动脉粥样硬化病史。颅脑 CT 未见出血，查体：昏迷状态，左侧巴氏征可疑阳性。急性脑血管病不能除外，病情允许，择期完善颅脑磁共振成像检查。

3. **诊疗过程**

（1）入科后采取综合治疗措施

1）一般治疗：心电监护、鼻导管吸氧 3 L/min。

2）气道管理：给予加强雾化，化痰，定时吸痰，促进痰液引流，警惕痰堵窒息。

3）抗感染方面：头孢曲松 2 g Qd；寻找可能感染灶及病原学依据。

4）容量管理：补液，维持电解质平衡，保证重要脏器灌注。

5）脑血管方面：给予阿司匹林抗血小板、阿托伐他汀稳定斑块治疗，丁苯酞改善脑循环。

6）并发症处理：给予胃黏膜保护剂，预防应激性溃疡；被动活动四肢，预防下肢深静脉血栓形成。

7）营养支持治疗：留置胃管，给予鼻饲肠内营养，补充白蛋白，改善营养状态。

8）寻找感染灶及病原学依据：积极留取痰、尿、血培养的病原检查，待病情允许，进一步完善脑部磁共振成像检查。

（2）进一步诊疗经过

1）患者入院第 2 天（2023 年 4 月 17 日），持续高热，体温高峰无下降趋势，血压持续下降，应用血管活性药物维持，呼吸困难进一步加重，改为无创呼吸机辅助通气

（家属拒绝气管插管等有创治疗）。实验室检查血常规白细胞（WBC 21.8 × 10^9/L）、CRP（219.23 mg/L）进行性升高，血小板（PLT 54 × 10^9/L）进行性下降，血气乳酸水平升高至 6.0 mmol/L，肾功能持续恶化，肌酐（Cr 213 μmol/L）水平持续升高，尿量逐步减少（600 ml/24 h）。考虑脓毒性休克。患者高龄，基础疾病多，自身免疫功能差，病情进展迅速，已发展为脓毒性休克，病情危重，目前感染原因仍不明确，为全面覆盖革兰氏阳性球菌和革兰氏阴性杆菌，根据患者年龄及肾功能情况，立即将抗生素升级为亚胺培南西司他丁 0.5 g q8h+ 万古霉素 0.5 g q12h 静脉治疗，并进一步加强液体复苏和抗休克治疗。

2）同时继续积极寻找感染灶：在反复查体后发现患者左侧腰部可见约 16 cm × 11 cm 大小肿块，红肿，皮温高，触之有波动感，不能除外脓肿，遂完善体表肿物超声，提示肾旁至腹膜下不规则混合回声，皮下混合回声深部与脊柱分界不清（图 30-19），同时完善腹盆部 CT，提示左侧腰大肌旁可见多发软组织结节影，考虑腰大肌脓肿（图 30-20）。感染灶考虑为腰大肌脓肿。

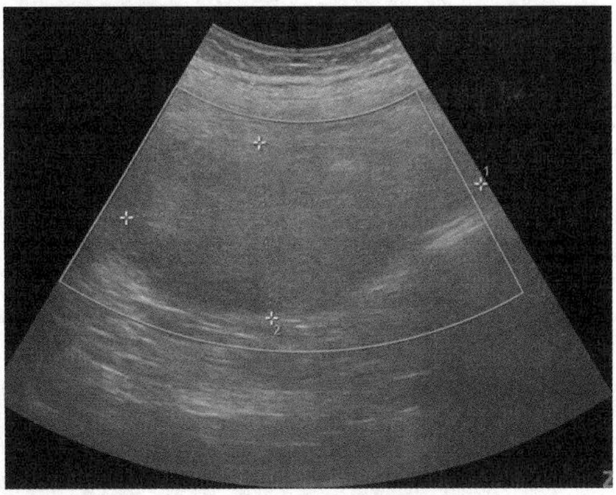

图 30-19　2023 年 4 月 17 日左侧腰部肿物超声显示

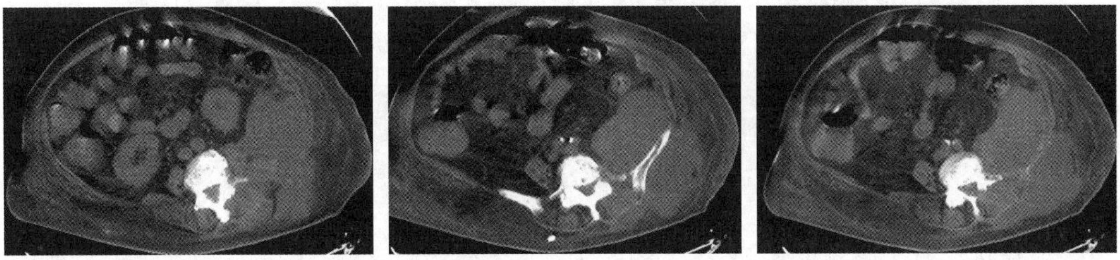

图 30-20　2023 年 4 月 17 日腹盆部 CT 提示左侧腰大肌旁可见多发软组织结节影，考虑腰大肌脓肿

3）迅速行床旁超声引导下脓肿穿刺引流，留取穿刺液培养，提示耐甲氧西林金黄色葡萄球菌（MRSA），根据药敏结果，继续万古霉素抗感染治疗，将亚胺培南西司他丁降阶梯为头孢哌酮舒巴坦 2.0 g q12h。

4）第 7 天（2023 年 4 月 22 日）患者体温降至正常，神志逐渐转清，肾功能恢复正常，左侧腰部肿块较前明显缩小，血流动力学稳定，停血管活性药，考虑急性脑血管病可能性小，患者意识状态改变考虑脓毒症相关脑病（SAE）所致，择期可完善颅脑磁共振成像和增强检查进一步评估脑血管情况。

5）第 18 天（2023 年 5 月 3 日），复查腹盆腔 CT，腰大肌脓肿较前明显缩小（图 30-

21），停用抗生素；第 22 天（2023 年 5 月 7 日）患者持续无发热，神志清楚，言语流利，能遵医嘱活动，生命体征平稳，拔除穿刺引流管，患者 WBC、CRP 及 PCT 等炎症指标逐渐下降至正常，肝肾功能指标正常。复查腹盆部 CT 提示脓肿较前吸收，达到出院标准，转社区医院进一步康复治疗。

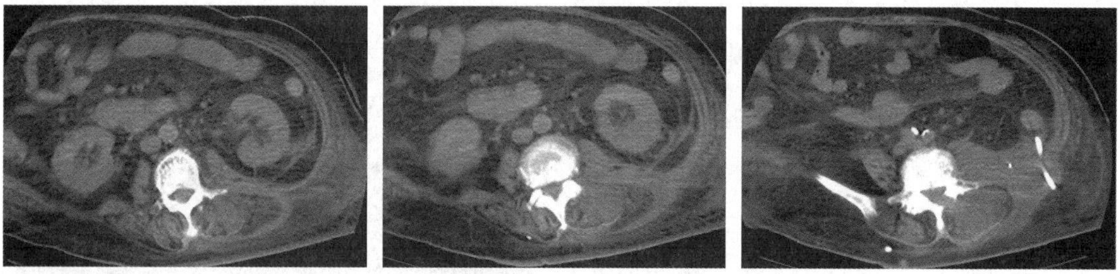

图 30-21 提示腰大肌脓肿较前明显缩小

6）2 个月后随访，患者腹盆部 CT 基本恢复正常（图 30-22）。患者基本恢复至发病前状态。

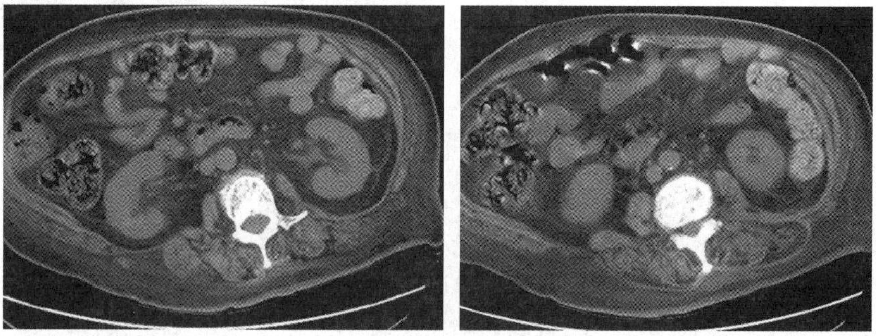

图 30-22 2023 年 7 月 15 日腹盆部 CT 提示腰大肌脓肿基本吸收

4. **最终诊断** 脓毒性休克；腰大肌脓肿；皮肤软组织感染；脓毒症相关脑病；肺炎，Ⅰ型呼吸衰竭；低蛋白血症。

【思维提示】

（1）常见的感染灶包括三腔（颅腔、胸腔、腹腔）和五道（呼吸道、泌尿道、胆道、胃肠道和医疗管道）。中枢神经系统：患者呈昏迷状，查体无颈强直、脑膜刺激征的表现。无抽搐，无恶心、呕吐，中枢神经系统感染可能性不大。腹腔感染：查体腹软，无肌紧张，腹膜刺激征阴性，完善腹部超声，无胆囊炎、胆管扩张表现。化验指标胆红素在正常范围。泌尿系统感染：患者尿常规白细胞阴性，完善泌尿系统超声未见肾盂、输尿管扩张。胃肠道：患者无腹泻，粪便常规阴性，艰难梭菌阴性。医疗管道：患者未长期留置胃管、尿管，无深静脉置管，导管相关感染可能性小。体内异物：患者体内无置入支架。感染性心内膜炎：完善床旁心脏超声提示未见瓣膜赘生物。心脏超声未见阳性表现。皮肤软组织感染：再次对患者进行全面查体，检查患者全身皮肤黏膜有无破溃，软组织有无红肿，直肠指检有无肛周脓肿。

（2）腰大肌脓肿属于皮肤软组织感染的一种类型，常见致病菌为金黄色葡萄球菌，特别是耐甲氧西林金黄色葡萄球菌（MRSA）。考虑患者高龄，有基础糖尿病，血糖控制不佳，呈卧床状态，出现脓毒性休克和多脏器功能损伤，存在革兰氏阴性菌和厌氧菌混合感染可能，继续万古霉素联合亚胺培南积极抗感染。

三、本疾病最新指南解读

皮肤及软组织感染（skin and soft tissue infection，SSTI）急诊诊疗指南

1. **定义**　皮肤及软组织感染（SSTI）是由致病菌侵犯表皮、真皮和皮下组织引起的炎症性疾病，其中皮肤和软组织包括皮肤和皮下组织、筋膜或肌肉的各种病理状况，从简单的浅表感染到严重的坏死性感染，SSTI 可能影响身体的任何部位。SSTI 发病率的增加主要与人口老龄化、代谢性疾病（尤其是糖尿病）以及心血管疾病数量的增加有关。

2. **早期识别与评估**　指南对 SSTI 从不同角度（如解剖结构、致病病原体、进展速度、感染深度、临床表现严重程度）进行分类，无论如何分类，人们所要关注的重点仍然是重症感染的管理。重症皮肤、软组织感染可以迅速进展为脓毒症甚至脓毒性休克，危及生命，死亡率极高。重症 SSTI 的管理包括及时识别、抗生素治疗、及时手术清创或引流、综合治疗。重症 SSTI 患者的最初表现可能会产生误导，因为严重的全身性中毒表现往往会掩盖有时不那么令人印象深刻的皮肤表现。感染可以迅速扩散，并且延迟手术会使预后恶化。识别 SSTI 是否为重症感染，才是减少 SSTI 死亡率和改善预后的关键。虽然可以通过血常规白细胞计数、降钙素原、异常的皮肤特征来辅助判断，但是这些指标只能代表患者存在感染，而是否合并器官功能障碍，如意识障碍、呼吸困难、血压下降、肾功能不全等这些才是重症感染的金指标。

3. **MRSA 和抗菌药物使用**　一旦识别出重症的 SSTI，需要第一时间应用合理的抗生素治疗。SSTI 的常见致病菌是革兰氏阳性球菌，包括金黄色葡萄球菌和链球菌。在指南中，一项基于人群的回顾性研究表明，在 SSTI 发作的病原体培养中，金黄色葡萄球菌是迄今为止最常见的病原体，可以在 81% 的病原体阳性标本中被分离出来，在金黄色葡萄球菌分离株中，46% 是耐甲氧西林金黄色葡萄球菌（MRSA）。其他重要的病原体是 β 溶血性链球菌和革兰氏阴性菌。耐甲氧西林金黄色葡萄球菌（MRSA）是社区和医院环境中的主要致病菌，因此化脓性皮肤和软组织感染的经验性治疗应覆盖耐甲氧西林金黄色葡萄球菌。β- 内酰胺类抗生素用于治疗甲氧西林敏感的金黄色葡萄球菌皮肤和软组织感染。

MRSA 通常是在医院或者其他医疗机构中获得的，但是社区中出现的 MRSA 感染（CA-MRSA）也有所增加。CA-MRSA 在基因上与医院相关 MRSA（HA-MRSA）不同，对较少的非 β- 内酰胺类抗生素耐药，并且经常产生细胞毒素和杀白细胞素。克林霉素已被用于治疗 CA-MRSA，但克林霉素耐药目前非常普遍。与青霉素一样，克林霉素对 A 组和 B 组链球菌以及金黄色葡萄球菌具有活性，它对革兰氏阴性菌几乎没有活性。此外，克林霉素具有抑菌作用，有引发肠道艰难梭菌感染的高风险。几项观察性研究和一项小型随机试验表明，甲氧苄啶和磺胺甲噁唑（sulfamethoxazole，TMP-SMX）、多西环素和米诺环素对 CA-MRSA 有效。然而，它们对 A 组和 B 组链球菌没有活性。因此，如果口服治疗希望同时覆盖链球菌和 MRSA，则可选择包括单独使用克林霉素、利奈唑胺或特地唑胺，或者将 TMP-SMX 或多西环素与 β- 内酰胺类药物（阿莫西林、头孢氨苄）或阿奇霉素联合使用（在 β- 内酰胺类药物过敏的情况下）。

近年来，糖肽类一直是复杂性革兰氏阳性菌感染的首选微生物制剂，频繁使用万古霉素可导致耐万古霉素的金黄色葡萄球菌增多。因此，对万古霉素的耐药率增加以及寻求更好的组织渗透和蛋白质合成抑制促进了对革兰氏阳性菌有效的新药的开发，例如利奈唑胺和达托霉素。利奈唑胺被认为是复杂性 SSTI 的首选药物，其优点是它是一种亲脂性药物，可以早期静脉内转口服，口服制剂具有非常高的生物利用度，此外，它还可抑制细菌蛋白质合成（如抑制毒素产生）。达托霉素已被证明对革兰氏阳性复杂性 SSTI 患者有效，包括 MRSA，它已被证明在皮肤和软组织中可以达到非常好的血药浓度，并具有快速杀菌作用。在两项荟萃分析中，达托霉素比万古霉素需要更短的治疗时间，而利奈唑胺可减少患者的治疗时间和住院时间。利奈唑胺和特拉万星在治疗由 MRSA 引起的 SSTI 方面已被证明优于万古霉素。特拉万星是一种半合成脂糖肽万古霉素衍生物，于 2009 年获得美国 FDA 批准，用于治疗由革兰氏阳性菌引起的复杂皮肤软组织感染，包括 MRSA、金黄色葡萄球菌、化脓性链球菌或粪肠球菌。鉴于其与血浆蛋白的广泛结合、较长的半衰期和较长的抗生素后作用，特拉万星代表了对抗耐药革兰氏阳性病原体（包括 MRSA）引起的感染的治疗武器的补充。头孢洛林是一种氧酰亚氨基高级广谱头孢菌素，在体外对甲氧西林敏感的金黄色葡萄球菌和 MRSA 均具有活性，并且具有与其他头孢菌素类抗生素一致的安全性。

推荐用于 MRSA 感染的抗生素如下：口服药物包括米诺环素、甲氧苄啶和磺胺甲噁唑、利奈唑胺、克林霉素、多西环素。静脉用药包括万古霉素、替加环素、利奈唑胺、达托霉素、头孢洛林。感染源控制包括引流感染的液体、清理感染的软组织、去除感染的装置或异物。对于源控制，需要迅速进行坏死组织清创术，以进行微生物采样送检。适当的源头控制在 SSTI 的治疗管理中也至关重要。

4. 老年 SSTI 的诊疗　世界卫生组织（WHO）预测，2015—2050 年 60 岁以上的人口数量将从 9 亿增加到 20 亿。此外，英国政府委托进行的《抗微生物药物耐药性审查》认为，到 2050 年，抗微生物药物耐药性引起的感染每年可能将造成 1000 万人死亡，超过癌症造成的死亡人数，这说明未来老年人将代表感染风险最高的人群。老年患者因其特殊的生理状况、衰老的器官功能、抵御疾病的能力下降等，对其的感染管理非常具有挑战性。老年人（＞65 岁）的 SSTI 几乎增加了 2 倍。老年患者患 SSTI 的危险因素包括：①皮肤衰老与免疫功能减退导致皮肤感染易感性增加。②多种合并症的存在，如糖尿病、心力衰竭，引起外周皮肤水肿，增加皮肤软组织感染的风险。③营养不良可能加重老年患者患 MRSA 的高风险。老年人 SSTI 的临床表现可能与成人不同。老年人可能不存在通常与年轻人感染相关的全身症状和体征（如发热），由于免疫系统受损和对外部压力源的反应能力低下，这类患者的 C 反应蛋白增加可能不太明显。考虑到存在多种合并症和高风险，老年患者的抗生素治疗选择需要特别注意。适当的抗生素处方，无论是在药物选择还是剂量方面，对老年人来说都至关重要，SSTI 抗生素在老年患者中使用具有很多的不良反应。氟喹诺酮类药物可能诱发老年人心脏不良事件和谵妄，而利奈唑胺可能导致骨髓抑制和血小板减少症。万古霉素与肾衰竭的高风险相关，慢性肾病患者应避免使用万古霉素。克林霉素诱发艰难梭菌感染的风险高。

总而言之，早期感染源控制、抗生素治疗和（器官）功能支持措施是 SSTI 引起的脓毒症或脓毒性休克患者治疗的基石。缩短诊断和首次手术清创的时间、开始早期广谱抗生素治疗和早期转诊至专科中心是可能影响 SSTI 预后的关键可改变因素（SSTI 的诊治流程见图 30-23）。

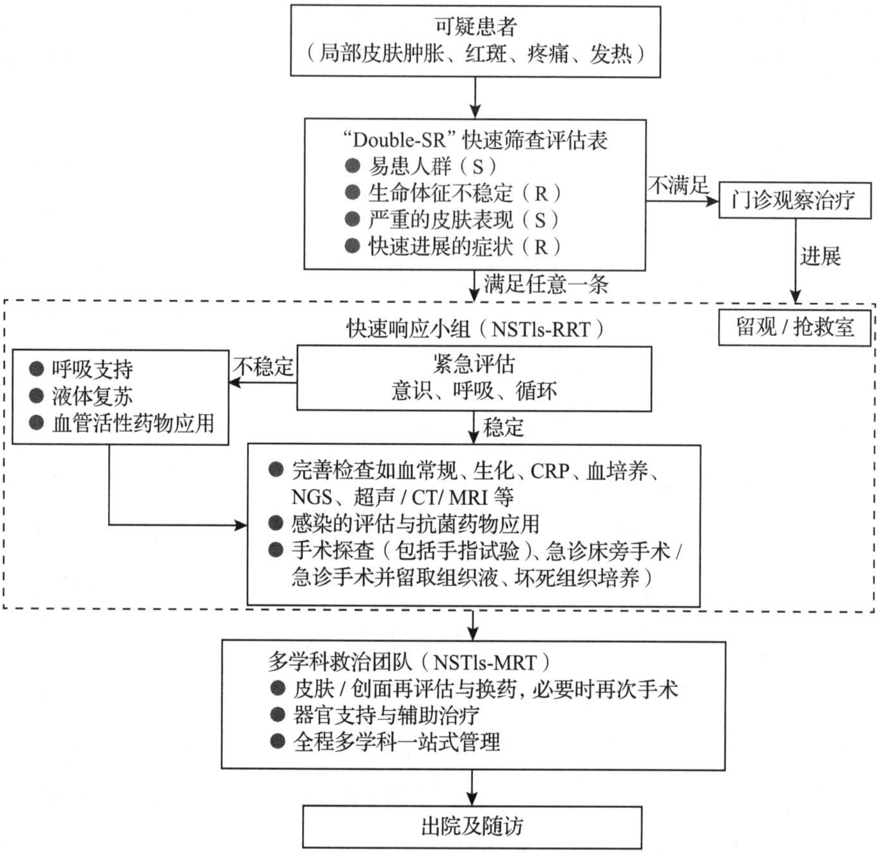

图 30-23　皮肤及软组织感染的诊治流程

四、对本病例的思考

（1）脓毒症的早期识别和干预对于改善临床预后至关重要。脓毒症是感染合并器官功能衰竭的表现，如果一个感染的患者同时存在器官功能障碍，如意识改变、呼吸困难、肾损伤、血小板下降、血压下降等，应及时启动脓毒症的治疗（抗生素使用、液体复苏、血管活性药）。为了快速识别脓毒症的可能，目前常用的评分工具有 SOFA 评分和 qSOFA 评分。

（2）确定脓毒症感染源很重要，可以依此选择更有效的抗生素，同时及时去除或控制脓毒症的病因。常见的感染灶包括三腔（颅腔、胸腔、腹腔）和五道（呼吸道、泌尿道、胆道、胃肠道和医疗管道）。除此之外，体内植入的异物如血管内支架、假体等，也是细菌入血后良好的避难所和温床。还有一些感染灶可能因为生理部位隐匿而被遗漏，比如肛周脓肿、人体背部的皮肤软组织感染、腰大肌脓肿等，这些部位常常容易被临床医师忽视或遗忘。

（3）从头到脚的全面查体对感染灶的筛查至关重要。部分患者本身的意识状态不清，或家属提供的病情信息有限，这时查体就成为发现疾病蛛丝马迹的有效客观手段。通过查体可以直接发现患者的皮肤、黏膜、关节等部位的异常表现，如红、肿、热、脓液渗出，包括感染部位的肿胀范围和严重程度，是否需要紧急处理。查体过程中发现的问题，可以为进一步实验室检查和影像学检查提供方向，比如肺部有啰音，可能存在肺炎，腰部有肿块，可能提示腰大肌脓肿。此外，通过仔细、反复的查体还可以对比治疗前后的变化，从而监测治疗效果。

（4）及早留取病原学培养，查找真正的致病微生物是脓毒症治疗的关键。在各种脓毒症指南中都反复强调在应用抗生素前留取血培养标本、体内脓肿穿刺留取脓液标本、肺部感染留取痰液标本等。因为不同感染部位的常见致病菌存在很大差异，通过早期准确的病原学诊断，可以及时调整治疗方案，有的放矢，选择针对特定病原学的药物，提高成功率，降低细菌耐药率。

（5）脓液的引流至关重要，不仅可以直接移除感染部位的脓液，减少该部位的细菌负荷，减轻感染部位的压力，并且可以防止或减少细菌逆流入血，防止感染进一步扩散。

（6）对于免疫功能低下的患者，如高龄、肥胖、糖尿病、营养不良、长期卧床或有ICU居住史的患者，即使培养出了特定致病菌，但考虑到此类患者通常易合并混合感染，在抗生素选择上，除针对培养的致病菌给予相应抗生素外，还建议联合用药保证同时兼顾革兰氏阴性菌和阳性菌。

（7）皮肤软组织感染诱发脓毒症的病例不在少数，传统的思维定式和对全面查体的疏忽容易导致漏诊或找不到真正的感染灶而延误最佳治疗时机。因此要努力提高对感染灶的多部位、多系统分析、筛查的意识，及时识别感染灶，第一时间启动脓毒症的救治。

（8）脓毒症的集束化管理包括：积极寻找感染灶，第一时间应用抗生素，解除感染灶，合理的容量管理和器官功能支持，每个环节不可或缺。图30-23为皮肤及软组织感染的诊治流程，每种引起脓毒症的疾病治疗原则大同小异，临床医师可以通过不断总结临床病例，进行经验教学，做到融会贯通，举一反三。

五、专家评析

脓毒症是急诊科的常见危重症之一，也是急诊医师经常漏诊和误诊的疾病之一。本病例是一个以昏迷原因待查为主诉的脓毒症合并脓毒性休克、多脏器功能衰竭病例，患者后被确诊为腰大肌脓肿，经积极综合治疗，最终转危为安，获得了良好预后。这是一个典型的、有代表性的急诊危重病例。从这个病例中临床医师能够获得很多收获和经验教训，包括脓毒症和脓毒性休克的早期识别和鉴别诊断、脓毒症感染灶的查找、病原体的早期留取、液体复苏和器官功能支持、抗菌药物的早期合理使用、脓肿的引流等，这些都是患者最终得以治疗成功的关键和基础，每个步骤都很关键，缺一不可。

随着老龄化社会的加剧，老年脓毒症患者的比例也越来越高，给急诊科医师的诊疗带来了巨大的挑战。很多老年脓毒症的首诊临床表现是非常隐匿的，部分老人没有明显的脓毒症表现，甚至早期都没有发热、白细胞升高等，很多患者表现为意识改变、原有生理功能的明显减退、跌倒和尿失禁等不典型症状，因此非常容易被漏诊。此外，很多老年人患有慢性神经系统疾病，认知和交流障碍明显，无法向家属和医师反映自己的实际情况，也是导致漏诊、误诊的主要原因，因此急诊医师在诊疗中对于此类患者要严格加强体格检查，这是提高确诊率的有效方法。

正如前文所述，对于脓毒症感染灶的发现也是非常重要的，这既可以辅助明确诊断，指导正确、合理使用抗菌药物，也可以帮助医生发现病因，进而借助其他有效治疗手段有效去除病因。除了传统的下呼吸道、泌尿道、腹腔和血行感染外，还要警惕不典型的感染部位，如中枢神经系统感染、深层的皮肤软组织感染、骨骼关节感染和心脏瓣膜感染等。此外，对于患者的免疫功能和危险因素的评估也是非常重要的，本病例患者合并糖尿病和血糖控制不佳是出现腰大肌脓肿的主要原因之一。总之，在临床上要格外重视免疫功能低下的患者，他们是脓毒症发展为重症的重要人群（点评专家：顾伟）。

（戎思萌）

参考文献

[1] Sartelli M, Coccolini F, Kluger Y, et al. WSES/GAIS/WSIS/SIS-E/AAST global clinical pathways for patients with skin and soft tissue infections. World J Emerg Surg, 2022, 17（1）: 3.

[2] Sartelli M, Guirao X, Hardcastle T C, et al. 2018 WSES/SIS-E consensus conference: recommendations for the management of skin and soft-tissue infections. World J Emerg Surg, 2018（13）: 58.

[3] Garlicki AM, Jawien M, Pancewicz S, et al. Management of bacterial skin and soft tissue infections. Przegl Epidemiol, 2020, 74（1）: 89-107.

[4] Peetermans M, de Prost N, Eckmann C, et al. Necrotizing skin and soft-tissue infections in the intensive care unit. Clin Microbiol Infect, 2020, 26（1）: 8-17.

[5] Hatlen TJ, Miller LG. Staphylococcal skin and soft tissue infections. Infect Dis Clin North Am, 2021, 35(1): 81-105.

[6] Turner NA，Sharma-Kuinkel BK，Maskarinec SA，et al. Methicillin-resistant staphylococcus aureus：an overview of basic and clinical research. Nat Rev Microbiol，2019，17（4）：203-218.

[7] Hindy JR，Haddad SF，Kanj SS. New drugs for methicillin-resistant Staphylococcus aureus skin and soft tissue infections. Curr Opin Infect Dis，2022，35（2）：112-119.

[8] Bouza E，Burillo A. Current international and national guidelines for managing skin and soft tissue infections. Curr Opin Infect Dis，2022，35（2）：61-71.

[9] Falcone M，Tiseo G. Skin and soft tissue infections in the elderly. Curr Opin Infect Dis，2023，36（2）：102-108.

[10] Urbina T，Razazi K，Ourghanlian C，et al. Antibiotics in necrotizing soft tissue infections. Antibiotics（Basel），2021，10（9）：1104.

[11] Windsor C，Urbina T，de Prost N. Severe skin infections. Curr Opin Crit Care，2023，29（5）：407-414.

病例 6　隐形的刀锋，从焦痂到治愈的生命纹章

一、病情简介

患者女性，76 岁，主因“皮疹 14 天，发热 12 天”入院。现病史：患者 14 天前无明显诱因出现全身多发皮疹，面部、躯干、四肢均受累，为淡红色点状皮疹，伴瘙痒，无发热、畏寒、畏光、晨僵、肌肉关节疼痛、腹痛腹泻、尿急尿痛等不适。12 天前开始出现发热，最高体温 40℃，伴头痛、畏寒、食欲下降、乏力、肌肉关节酸痛、盗汗等不适。就诊于当地诊所，予肌内注射药物治疗，具体不详，效果不佳。5 天前就诊于当地医院，查血常规提示 WBC 7.88 × 10^9/L，GR% 84.8%，CRP 30.71 mg/L，ESR 30 mm/h；生化 ALT 63.7 U/L，AST 54.3 U/L，Cr 68.4 mmol/L，尿常规提示尿蛋白 3+，尿胆原 1+，RF+ 抗 O：阴性。胸部及上腹部 CT 提示肺部少许慢性炎症，纵隔、肝门及腹膜后多发肿大淋巴结，予退热及抗过敏治疗，体温可恢复正常，5 ~ 6 h 后再次出现发热，热峰较前无明显变化，夜间为著。4 天前就诊于本院皮科门诊，考虑“荨麻疹”，予西替利嗪、“美能片”及头孢克洛治疗效果不佳。3 天前再次就诊于当地医院，查血常规提示 WBC 7.44 × 10^9/L，GR% 81.8%，CRP 146.1 mg/L，生化提示 ALT 314.2 U/L，AST 385.6 U/L，予头孢曲松抗感染，口服及外用抗过敏药物，皮疹较前明显消退，仍有间断发热，热峰较前下降，最高体温 38.8℃，发热间隔较前延长，为 8 ~ 9 h。今日就诊于急诊科门诊，门诊以“发热、皮疹、肝功能异常”收住我科。自发病以来，精神、饮食、睡眠欠佳，排便较少，排尿如常，体

重无明显变化。既往史：左侧乳腺癌术后 29 年，术后进行放化疗治疗，目前未治疗。左侧甲状腺良性病变切除术后 2 年，术后未服药。高血压病史 2 年，既往服用“降压灵”治疗，近半年未服药，未监测血压。否认其他既往史。个人史：出生并久居于当地，否认疫水、疫区接触史。

体格检查：T 36.3℃，P 95 次 / 分，R 22 次 / 分，BP 167/102 mmHg，神清、神志淡漠，浅表淋巴结未触及，颈面部及胸腹部可见部分陈旧性点状暗红色皮疹，不突出皮面，压之不褪色，伴瘙痒，部分可见脱屑，左侧乳房缺失，可见一长约 10 cm 的陈旧性手术瘢痕。双肺呼吸音粗，未闻及干、湿啰音及胸膜摩擦音。心律齐，心音正常。腹部平软，无压痛、反跳痛及肌紧张，未触及包块。肝、脾未触及。胆囊区无压痛，Murphy 征阴性。肝浊音界正常。肠鸣音正常，双下肢无水肿。

辅助检查：

2023 年 11 月 3 日：血常规 +CRP：WBC 7.88×10^9/L，GR% 84.8%，HGB 147 g/L，PLT 277×10^9/L，CRP 30.7 mg/L。ESR 30 mm/h，RF+ 抗 O：阴性。生化：ALT 63.7 U/L，AST 54.3 U/L，Cr 68.4 μmol/L。尿常规：尿蛋白 3+，尿胆原 1+。

胸部及上腹部 CT：①左肺上叶肺大疱；②双肺上叶及左肺舌叶少许慢性炎性病变；③双肺下叶钙化灶；④纵隔多发稍大淋巴结；⑤心包少量积液；⑥左侧乳腺未见明确显示；⑦脂肪肝；⑧考虑肝多发囊肿；⑨肝门及腹膜后多发小淋巴结。

2023 年 11 月 5 日：血常规 +CRP：WBC 7.44×10^9/L，GR% 81.8%，CRP 146.1 mg/L。生化：ALT 314.2 U/L，AST 385.6 U/L，Cr 71.2 μmol/L，ESR 50 mm/h，PCT 0.6 ng/ml，D-dimer 7.91 mg/L。

超声心动图：左室舒张功能减低；二尖瓣反流（轻度）；主动脉瓣反流（轻度）；心包积液（少量）；左室假腱索。泌尿系超声：左肾多发小结晶；腹部超声：脂肪肝。

二、诊疗经过

1. **入院诊断** 发热；皮疹；肝功能异常；高血压 2 级（高危组）；低蛋白血症；凝血功能异常；纵隔淋巴结肿大，肝门及腹膜后淋巴结肿大；心包积液；脂肪肝，肝囊肿；二尖瓣、主动脉瓣反流；左侧乳腺癌术后；左侧甲状腺切除术后。

2. **诊断依据** 老年女性，既往高血压、乳腺癌及左侧甲状腺切除术病史，此次主因“皮疹 14 天，发热 12 天”入院，临床表现为全身多发淡红色点状皮疹伴瘙痒，伴发热、头痛、畏寒、食欲下降、乏力、肌肉关节酸痛、盗汗等不适，抗过敏及头孢抗感染治疗后，皮疹消退、热峰较前下降，发热间隔延长。查体：颈面部及胸腹部可见部分陈旧性点状暗红色皮疹，不突出皮面，压之不褪色，伴瘙痒，部分可见脱屑。外院查中性粒细胞百分比及 CRP、ESR 升高，转氨酶升高、尿蛋白阳性，胸腹部 CT 提示纵隔、肝门及腹膜后多发淋巴结。结合患者病史、症状体征及辅助检查，目前诊断考虑“发热、皮疹、肝功能不全”等，其余诊断结合病史及辅助检查可得出。

3. 诊疗过程

（1）一般诊疗计划

1）吸氧、心电监护、监测体温，观测热型。

2）完善检查：检查血、尿、便常规，生化等了解一般情况；完善血、尿、痰病原学、血氨、甲状腺系列、风湿免疫抗体、肿瘤标志物检查。完善胸部 CT 平扫、腹盆腔增强 CT、甲状腺超声、浅表淋巴结超声、心脏超声等明确病灶。

3）予抗炎、保肝等对症治疗。

（2）进一步诊疗计划

1）入院第 2 天，患者仍有发热，体温最高 38.6℃，伴畏寒、寒战，头晕，恶心呕吐，无法进食。化验结果回报：一般项目：血气分析 pH 7.479，PO_2 60 mmHg，PCO_2 37.9 mmHg，HCO_3^- 27.5 mmol/L，Lac 0.8 mmol/L。血常规：WBC 7.80 × 10^9/L，GR% 75.6%，LY% 22.4%，CRP 72.37 mg/L，生化 ALT 193 U/L，AST 129.7 U/L，T-BIL 9.94 μmol/L，D-BIL 6.25μmol/L，K^+ 3.02 mmol/L。TnT 0.010 ng/ml，NT-proBNP 2210 ng/L。尿蛋白 4 项：微量白蛋白（Alb）83.60 mg/dl，α 微球蛋白（a1-MU）18.60 mg/dl，转铁蛋白（TrfU）3.30 mg/dl，血氨（NH_3）65 μmol/L。病原学检查：呼吸道病毒核酸 6 联 + 肺炎支原体核酸检测：呼吸道合胞病毒核酸（RSV）阳性。肺炎支原体检测 1∶40 阳性。EB 病毒壳抗原 IgG 抗体（VCAIgG）30.50 U/ml，EB 病毒核抗原 IgG 抗体（EBNA IgG）＞ 600.00 U/ml。新型冠状病毒核酸检测（2019-nCoV）、肺炎衣原体 IgM 检测、登革病毒抗体 IgM+IgG、杜氏利什曼原虫抗体检测、甲肝抗体 IgM、艾滋病梅毒乙肝丙肝感染项目、布氏杆菌虎红试验、流行性出血热 IgG+IgM 抗体检测：均阴性。炎症因子检查：铁蛋白 2107.00 ng/ml；ESR 38 mm/h；IL-6 16.4 pg/ml；PCT 0.41 ng/ml。肿瘤标志物检查：CA125 36.00 U/ml，CA19-9 44.20 U/ml。自身免疫相关：抗链 O+ 类风湿因子：阴性。甲状腺系列 +TGA+TPOA：FT 37.83 pmol/L。目前诊断：脓毒症（SOFA 评分 2 分）？病毒感染？肺炎支原体感染？急性肝功能损伤，予美罗培南抗感染，并予保肝、补充电解质等对症治疗。

2）入院第 3 天，患者仍有发热，最高体温 38.3℃，伴恶心呕吐，为胃内容物，偶有一过性四肢抖动，不伴有晕厥及意识丧失。追问患者家属补充病史：患者发病前与家属有争执中摔倒情况，有畏光，无恐水，否认四肢抽搐、否认昏迷及意识丧失，否认猫狗咬伤、抓伤病史等。查体：神清状弱，对答可，周身未见皮疹或风团，颈面部皮肤潮红，无明显新发皮疹，浅表淋巴结未触及，双肺呼吸音粗，未闻及干、湿啰音，心律齐，未闻及病理性杂音，腹软，无压痛、反跳痛及肌紧张，肌张力增高，颈强直可疑阳性，布氏征及克氏征可疑阳性，病理征阴性。头部 CT：①双侧放射冠、基底节区腔隙灶可能；②双侧筛窦、上颌窦、蝶窦黏膜增厚。胸部 CT：①双肺多发微小结节；②左肺上叶舌段索条及实变影，慢性炎症可能；③右肺下叶背段钙化灶；④左肺上叶支气管扩张；⑤双侧肺门及纵隔多发小淋巴结，部分钙化；⑥冠状动脉粥样硬化改变，心包积液；⑦右背侧胸膜增厚；⑧左乳术后改变；⑨肝低密度灶。腹盆部增强 CT：①肝内多发囊肿；②胆囊底部局限腺肌症可能；③十二指肠降段憩室。

病情分析：①感染方面：患者发热，伴头晕、恶心呕吐，病理征可疑阳性，需警惕中枢神经系统感染，完善头颅增强磁共振、腰椎穿刺及脑脊液检查、血和脑脊液宏基因组高通量测序技术（Q-mNGS）。②血液系统方面：铁蛋白升高，甘油三酯升高，需注意血三系变化，警惕噬血综合征及淋巴瘤可能，必要时完善 PET-CT 及骨髓穿刺和活检检查。③免疫方面：患者尿红细胞阳性，尿蛋白阳性，伴有皮疹，需警惕血管炎可能，目前已完善 ANCA 检查；另外尚无法除外血清阴性血管炎，必要时完善肾穿刺活检。

肾内科会诊意见：既往左侧乳腺癌根治术及左侧甲状腺切除术、高血压病等。否认糖尿病等。诊断：肾小球肾炎。处理：完善风湿免疫抗体、血尿免疫固定电泳，完善抗磷脂酶 A2 受体、抗体 IgG 检测及泌尿系超声。目前蛋白尿不除外与合并感染有关，积极治疗原发病。皮肤科会诊意见：查见面胸部淡红色充血性斑疹；诊断：毛细血管扩张？处理：随诊观察，必要时可取病理协助诊断。目前主要诊断“脓毒症？中枢神经系统感染？急性肝损伤、发热、皮疹等”，治疗方案暂维持美罗培南抗感染及保肝对症治疗。

入院第 4 天，患者仍发热，伴恶心呕吐，不能进食，四肢抖动明显。查血 Q-mNGS 结果回报：恙虫病东方体。再次仔细查体：发现患者左侧肩膀处可见一烧伤样焦痂（图 30-24）。追问病史，患者平素喜坐在草地上、树下等地方。目前诊断：脓毒症（氧合指数＜ 300，SOFA 2 分）、恙虫病、肝功能不全等；立即调整抗生素治疗方案，停美

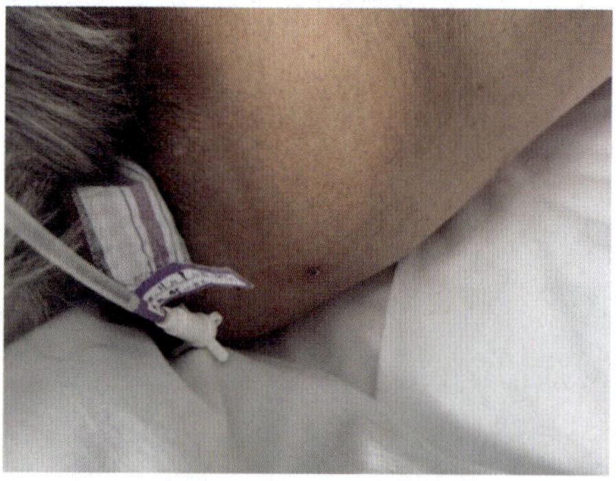

图 30-24　局部皮肤改变

罗培南，调整为头孢曲松 2 g qd 静脉输入，米诺环素 100 mg bid po。

入院第 6 天，体温降至正常，仍有恶心呕吐，较前缓解，四肢抖动亦较前缓解。查体：肌张力较前下降，颈强直阴性，布氏征及克氏征阴性。病原学：恙虫病 lgG+lgM 抗体检测：阳性。患者不能配合头颅磁共振及腰椎穿刺检查。

入院第 9 天，患者未诉特殊不适，精神状态可，可经口进食，无恶心呕吐，仍有乏力。查体：无特殊。检查结果回报：血常规 +CRP：WBC 3.46×10^9/L，GR% 44.8%，LY% 42.5%，CRP 4.62 mg/L。D-Dimer 0.899 mg/L；生 化：ALT 69 U/L，AST 45.2 U/L，Cr 52.0 μmol/L，K^+ 3.47 mmol/L。患者一般状况可，带米诺环素及头孢地尼药物出院，门诊随诊。后期追踪病历，患者未定期复查，未能明确尿蛋白恢复情况。

4. **最终诊断** 脓毒症；恙虫病；急性肝损伤。

【思维提示】

（1）发热常见的病因包括感染、肿瘤、血液系统疾病、风湿免疫性疾病等，其中以感染为最常见，感染源包括细菌、真菌、病毒及不典型病原体，常见感染灶位于呼吸系统、泌尿系统、消化系统和腹腔等，少见感染灶包括中枢神经系统、心血管系统和生殖系统等。因此对于不典型发热患者要进行系统筛查。

感染方面：①呼吸系统：患者无咳嗽、咳痰表现，胸部 CT 提示慢性炎症，暂不考虑呼吸系统感染；②泌尿系统：患者无尿频、尿急、尿痛等表现，尿常规白细胞阴性，完善泌尿系超声无输尿管扩张等，暂不考虑；③消化系统：患者有恶心、呕吐，转氨酶升高，不能除外肝炎、胃肠道病变，因此需筛查肝炎抗体，必要时完善胃肠镜等以除外。④腹腔：患者有恶心、呕吐，查体腹软，无压痛，无反跳痛及肌紧张，腹膜刺激征阴性，完善腹部增强 CT，未见明确阳性表现，化验指标胆红素等在正常范围内，暂不考虑。⑤其他少见病灶：感染性心内膜炎：完善心脏超声未见瓣膜赘生物。⑥中枢神经系统：该患者有头晕，恶心、呕吐，查体肌张力增高，颈强直可疑阳性，布氏征及克氏征可疑阳性，因此中枢神经系统感染不能除外，需进一步完善头颅增强磁共振成像及腰椎穿刺、脑脊液检测等以除外。⑦生殖系统：可进一步完善子宫附件超声检查以明确。⑧皮肤软组织：经完善血不典型病原体抗体、血 Q-mNGS 明确诊断为恙虫病，再次对患者全面查体，发现患者左肩部可见焦痂样皮疹，符合恙虫病体征。

（2）恙虫病是由恙虫病东方体感染引起的急性发热性斑疹伤寒样疾病，其宿主是老鼠，传播方式是通过草地或泥土中的恙螨传播。临床症状主要表现为发热、皮疹、头痛、肌肉酸痛、多脏器功能损害。早发现、早治疗是预后的关键，病原治疗可选择米诺环素、多西环素或阿奇霉素等。一般 2～3 天体温下降，疗程为退热后 10 天，重症患者可联合用药。

三、本疾病最新指南解读

恙虫病临床诊疗专家共识 2024

1. **定义** 恙虫病又名丛林斑疹伤寒（scrub typhus/tsutsugamushi disease）、洪水热（flood fever）、日本江河热（Japanese river fever）、恙螨传立克次体病（chigger-borne rickettsioses），是一种由恙虫病东方体（orientia tsutsugamushi）感染引起的急性自然疫源性传染病，经恙螨幼虫叮咬传播，临床以发热、皮疹、特征性焦痂与溃疡、淋巴结及肝脾大为特征，可引起中毒性肝炎、支气管肺炎、心肌炎、脑膜脑炎、消化道出血及急性肾衰竭等并发症。未经治疗的病例病死率可高达 30%～70%。

2. **诊断流程**

（1）流行病学史：流行季节，发病前 3 周内曾到过恙虫病流行区，并有野外活动史、草地坐卧史等。

（2）临床表现：①发热；②淋巴结肿大；③皮疹；④特异性焦痂或溃疡；⑤实验室辅助检查：a. 外斐试验阳性：单份血清 OXK 效价 ≥ 1∶160；b. IFA IgM ≥ 12 800，或双份血清 IFA 检测 IgM 滴度 4 倍及以上升高；c. 针对靶基因 56 kD、47 kD、groEL 的 PCR 反应至少 2 个阳性；d. 分离到病原体；e. 胶体金免疫层析试验（GICA）中 IgM 阳性。

（3）疑似病例：具备流行病学史和发热，以及淋巴结肿大、皮疹中任何一项，且明确排除其他疾病；或无明确流行病学史，在流行季节同时具备发热、淋巴结肿大、皮疹 3 项。

（4）临床诊断病例：疑似病例加特异性焦痂或溃疡；或同时具备流行病学史、发热和特异性焦痂或溃疡 3 项。

（5）实验室诊断病例：疑似病例加 b、c、d、e 中的任何一项；或临床诊断病例加实验室辅助检查中的任何 1 项；或皮疹加（3）（4）（5）中的任意一项。

3. **治疗**

（1）一般治疗：患者应注意休息，进食易于消化的食物，注意口腔卫生，维持水、电解质平衡，减少并发症发生。高热可用物理降温，酌情使用解热药物，但慎用大量发汗的退热药。烦躁不安者可适量使用镇静药物。重症患者应加强观察，及时处置。

（2）病因治疗：恙虫病东方体为专性细胞内寄生，革兰氏染色阴性，只有进入细胞内的抗菌药物才有效，目前推荐四环素类、大环内酯类、氯霉素和利福平。轻症患者口服抗菌药治疗即可有效，重症患者建议采用肠外途径给药。恙虫病东方体对β内酰胺类、氨基糖苷类、氟喹诺酮类抗菌药具有天然耐药性。

1）多西环素：多西环素能迅速抑制恙虫病东方体，已成为恙虫病抗病原治疗的首选药物，尽早治疗效果更好。抗感染疗程至少持续到体温复常后3天，临床症状改善并稳定，一般7～10天。

2）大环内酯类：大环内酯类为快速抑菌药，临床上常用约20个品种，其中最常用的是阿奇霉素、罗红霉素、克拉霉素等。研究证明，阿奇霉素及其他大环内酯类药物与多西环素或氯霉素有相同的临床效果，但是克拉霉素使用经验少。以上药物疗程均为7～10天。

3）氯霉素：目前是恙虫病治疗的二线用药。疗程7～10天。

4）利福平：鉴于中国是结核病高发地区，单用利福平有诱发耐药风险，临床医生应谨慎将利福平作为恙虫病的一线治疗选择，仅在排除活动性结核病后，才可以考虑将利福平作为二线治疗选择。

另外，米诺环素作为四环素类药物，也可用于治疗恙虫病感染，已有文献报道米诺环素治疗恙虫病感染同样有效，本病例使用米诺环素治疗起效快，患者的临床症状很快缓解，效果良好。

（3）对症支持治疗：恙虫病合并呼吸和肝肾功能损害时，常采取抗炎、给氧、保肝降酶以及维持/替代肾功能等治疗。

4. 重症患者并发症及诊治　重症患者常见并发症可累及很多系统，包括中枢神经系统（如脑膜炎、脑膜脑炎、肌阵挛）、心血管系统（可并发心肌炎）、呼吸系统（可出现肺炎甚至ARDS）以及急性肝功能不全、肾功能不全、DIC等。恙虫病患者的预后主要与血清PCT水平、治疗是否及时、有无并发症和器官衰竭，以及APACHE Ⅱ评分有关，PCT水平越高，病情越重，预后越差，ICU患者中APACHE Ⅱ评分＞20分者，病死率可达75%。另有研究表明，血淋巴细胞比例降低、转氨酶升高、尿蛋白阳性等均提示重症，血小板计数及清蛋白水平降低也提示重症；重症患者可静脉使用多西环素，在无法获得静脉多西环素时，可单独予静脉阿奇霉素或联合口服多西环素治疗，并积极予脏器支持治疗。

总之，由于恙虫病早期临床症状不典型，且易与其他立克次体、螺旋体、细菌等感染相混淆，同时考虑到多重感染的存在，建议紧密结合实验室检查结果完成最后诊断。近年来，随着分子生物学的发展与应用，mNGS 正在成为检测恙虫病的新手段，尤其是对未发现明显焦痂患者的诊断具有明显优势。

四、对本病例的思考

（1）详细询问病史对发热原因不清的患者至关重要。尤其是对不典型病原体感染、地方性疾病或传染性疾病，应反复询问患者有无诱因、冶游史、个人不良生活习惯等。再次追问病史发现，患者尽管没有外出史，但平素喜欢坐在草地上或树下面，可能给病原体入侵带来了可乘之机。

（2）仔细全面的体格检查，对疾病的诊治非常重要。对于病因不清的发热患者，往往一个有特征性的体征就能“拨开云雾见晴天”，比如本病例的烧伤样焦痂，就很好地给临床医师提供了下一步诊疗方向，进而确定了发热元凶，为疾病的诊疗节省了大量的人力、物力和财力。因此，对于病因不清的患者，要仔细进行体格检查。本例患者典型的焦痂样皮疹是“拨开云雾见晴天”的关键，也是尽早启动治疗的关键，减少了并发症的发生。

（3）对于可疑感染患者，及早留取病原学，找出真正的致病原因是治疗的关键。留取病原学的类型包括血液、痰液、引流液、脓液等，不放过任何一种可找出病因的体液，尤其是对于脑脊液、穿刺液等较难获取的体液标本。

（4）对于发热原因待查的患者，利用 mNGS 可更早明确真正的致病原因。mNGS 是近几年发展起来的检测病原微生物的新手段，可帮助临床诊治很多发热疑难病例，有检测灵敏度高、检测时间短等优点。但是临床医师也要仔细甄别结果的可靠性，因为其灵敏度高，可能检测出污染或定植微生物，若完全依此结果进行诊疗，可能与真正的病因大相径庭，引起误诊。因此，还需要临床医师根据病史、体格检查、其他辅助检查进行综合判断。

（5）积极脏器支持。对于发热原因待查的患者，查找病因的过程往往相对漫长，在此期间需积极监测各脏器功能。尤其是感染引起的发热，容易引起脓毒症、多脏器衰竭。因此在找出病因之前，早期识别、早期干预脏器衰竭对于临床预后非常关键。

（6）对发热待查患者，了解如何进行系统查因至关重要。虽然发热在很多情况下是由各种病原体感染所致，但仍有许多非感染性疾病可导致发热，如风湿免疫性疾病、肿瘤性疾病、血液系统疾病、成人 Still 疾病等，因此，对于发热待查入院的患者，全面系统的筛查是必要的。

（7）此病例也对患者进行了科普教育，要尽量减少在草丛、灌木丛、稻田等恙螨活跃的地方坐卧或晾晒衣物；野外活动时要穿长衣、长裤，扎紧袖口和裤脚，避免裸露皮肤，活动结束后及时洗澡；皮肤裸露处可涂抹避蚊胺或含派卡瑞丁成分的驱虫剂等。

五、专家评析

恙虫病东方体是一种少见的不典型病原体，尤其在长江以北地区，是临床医师经常漏诊或误诊的疾病之一。本病例是一个以发热、皮疹为主诉的恙虫病病例，入院第4天即被确诊，经及时调整抗生素治疗方案，以及其他脏器保护措施，患者得到了及时、有效的治疗，最终康复出院，预后良好。从这个病例中临床医师可以学到典型恙虫病的诊治过程，掌握恙虫病的传染源、传播途径、临床表现和典型的焦痂样皮疹、病原学方面的检测手段，以及明确诊断后抗菌药物的合理使用等。

部分以发热、皮疹等为初始临床表现的疾病病因可能非常隐匿，常规的入院筛查很难找到病源及病灶，给临床诊治带来了很大的困扰。对于这类患者，详细询问病史及仔细的体格检查就显得尤为重要，尤其是流行病学史，当患者缺少特异性临床症状及体征，且已经做过的检查无任何提示意义时，则应进行全面的实验室检查，一旦有异常发现，再予进一步检查。另外，发热、皮疹类疾病的疾病谱比较广泛，掌握这类疾病的疾病谱，会给疾病的诊疗提供明确的方向，可减少对这类疾病的误诊、漏诊，做到早发现、早治疗。mNGS对于新发或少见病原微生物的检出具有重要价值，对于临床表现高度怀疑感染性疾病而多种传统技术反复检测不能明确致病微生物、但仍怀疑微生物感染者，可以考虑开展mNGS检测（点评专家：齐文杰）。

（李彦媚）

参考文献

[1] Peter JV，Sudarsan TI，Prakash JA，et al. Severe scrub typhus infection：clinical features，diagnostic challenges and management. World J Crit Care Med，2015，4（3）：244-250.

[2] Trent B，Fisher J，Soong L. Scrub typhus pathogenesis：innate immune response and lung injury during Orientia tsutsugamushi infection. Front Microbiol，2019（10）：2065.

[3] Ogawa M，Hagiwara T，Kishimoto T，et al. Scrub typhus in Japan：epidemiology and clinical features of cases reported in 1998. Am J Trop Med Hyg，2002，67（2）：162-165.

[4] Choi YH，Kim SJ，Lee JY，et al. Scrub typhus：radiological and clinical findings. Clin Radiol，2000，55（2）：140-144.

[5] Luce-Fedrow A，Lehman ML，Kelly DJ，et al. A review of scrub typhus（Orientia tsutsugamushi and

related Organisms): then, now, and tomorrow. Trop Med Infect Dis, 2018, 3 (1): 8.

[6] Lim C, Paris DH, Blacksell SD, et al. How to determine the accuracy of an alternative diagnostic test when it is actually better than the reference tests: a re-evaluation of diagnostic tests for scrub typhus using Bayesian lcms. PLoS One, 2015, 10 (5): e0114930.

[7] Tantibhedhyangkul W, Angelakis E, Tongyoo N, et al. Intrinsic fluoroquinolone resistance in Orientia tsutsugamushi. Int J Antimicrob Agents, 2010, 35 (4): 338-341.

[8] ElSayed I, Liu Q, Wee I, et al. Antibiotics for treating scrub typhus. Cochrane Database Syst Rev, 2018, 9 (9): CD002150.

[9] Crecelius EM, Burnett MW. Scrubtyphus. J Spec Oper Med, 2020, 20 (1: 120-122).

[10] Rajapakse S, Rodrigo C, Fernando SD. Drug treatment of scrub typhus. Trop Doct, 2011, 41 (1): 1-4.

[11] Lee KY, Lee HS, Hong JH, et al. Roxithromycin treatment of Scrub typhus (tsutsugamushi disease) in children. Pediatric Infect Dis J, 2003, 22 (2): 130-133.

[12] 吕燕宁，陈丽娟，窦相峰，等. 2种恙虫病东方体核酸检测方法的比较. 中国卫生检验杂志，2015，25（24）：4295-4297.

[13] 朱黎明，王勇，黄进，等. 湖南老年医院首例恙虫病多器官受累病例实验室分析. 中国人兽共患病学报，2015，31（8）：775-777.

第三十一章

脓毒症的研究进展与展望

脓毒症作为全球公共卫生的重要挑战，其病理机制研究和临床管理策略近年来持续迭代。尽管早期目标导向治疗等理念改善了部分患者的预后，但脓毒症患者的死亡率仍居高不下，治疗反应异质性等问题仍未得到根本解决。本章将系统梳理近 5 年脓毒症的关键研究进展，涵盖病理生理学、管理治疗策略等前沿领域，并客观分析基础研究向临床转化中的现实瓶颈，为后续科研与临床实践提供方向性参考。

一、脓毒症的病理生理学

脓毒症可由多种病原体引起，炎症和免疫抑制可能或先或后或同时发生。促炎和抗炎的级联反应通常是感染的最终反应。在感染消除之后，机体通过免疫上调和下调建立平衡，并产生免疫记忆。在炎症反应早期，如果免疫系统能及时清除病原体，就能迅速恢复免疫平衡。如果没有及时清除病原体，则大量炎症因子的释放会造成患者继发感染，导致长期免疫抑制、营养代谢紊乱和器官功能障碍，也称为持续性炎症免疫抑制分解代谢综合征。因此，炎症相关性免疫抑制是导致继发性感染和多器官功能障碍综合征的重要因素，也是导致脓毒症患者预后不良的主要原因。

（一）免疫方面

免疫系统分为固有免疫系统和适应性免疫系统，它们可以在脓毒症早期释放许多炎症细胞因子，以消除外来病原体。固有免疫系统又称为先天性免疫系统，它可在病原体暴露的部位激活和招募免疫细胞。例如：TNF 和 IL-1β 等促炎因子的激活在组织损伤中起主要作用。进一步增强的活化中性粒细胞通过释放活性氧、蛋白酶和中性粒细胞胞外诱捕网（由蛋白酶、组蛋白和 DNA 的纤维网络组成）导致组织损伤。免疫细胞作为识别

PAMPs 的第一道防线，其表面有模式识别受体（pattern recognition receptor，PRR），它们与细菌细胞壁上的 PAMPs 或 DAMPs 结合并被激活。这种受体的结合可启动细胞内信号级联，导致胞质转录因子（如核因子 kB 和激活蛋白 -1）的激活，从而启动免疫炎症级联反应。此外，脓毒症中大量的炎症反应由补体系统和凝血系统、内皮细胞和免疫细胞释放的细胞因子组成。促炎反应的一个突出特征是 C3a 和 C5a 的释放，代表着补体系统的激活，它们的释放可招募和激活免疫细胞和血小板，增加血管通透性，刺激白细胞黏附和移动，进而可能导致 DAMPs 的开启，进一步促进先天性免疫细胞的激活和细胞因子的释放。凝血系统失调的特点是促凝活性失控，同时内源性抗凝机制（即抗凝血酶、组织因子途径抑制剂和蛋白 C 系统）受损，后者主要是由于炎症引起的糖被（血管内皮表面的糖蛋白多糖层）损伤。持续的免疫刺激不仅是由入侵的病原体引起的，而且是由 DAMPs 引起的，这些内源性分子是从受损细胞中释放出来的。DAMPs 激活 PRRs，而 PRRs 通常也能感知 PAMPs，从而启动持续免疫激活和功能障碍的恶性循环。随后的连锁反应将激活更强的免疫反应。这种快速的免疫激活和由此产生的细胞因子风暴被认为是脓毒性休克的致病途径。

此外，脓毒症导致了免疫抑制现象，如抗炎细胞因子浓度升高；$CD4^{+}$T 细胞和 $CD8^{+}$T 细胞、B 细胞、自然杀伤细胞和树突状细胞的耗竭和凋亡；严重脓毒症患者的免疫抑制机制常表现为 T 细胞和 B 细胞耗竭、凋亡和细胞无能。抗原呈递细胞的重编程，导致在受到刺激后产生促炎细胞因子的能力降低；细胞表面分子表达减少，如程序性细胞死亡 -1（programmed cell-death-1，PD-1）、人类白细胞抗原（human leukocyte antigen，HLA）表达减少。脓毒症中单核细胞的重编程主要是由表观遗传改变所导致的，包括转录因子表达、使用和结合动力学、组蛋白修饰和 DNA 甲基化的改变。表观遗传改变也与一些脓毒症患者的长期免疫抑制状态有关。调节性 T 细胞和骨髓来源的抑制性细胞数量的相对增长进一步加重了免疫抑制。通过对脓毒症患者外周血单细胞 RNA 的测序，发现了一种不成熟的骨髓来源的 $CD14^{+}$ 单核细胞表型，具有免疫抑制特性，称为单核细胞状态 1（monocyte state 1，MS1）。最近的研究表明，调控免疫检查点在脓毒症诱导的免疫抑制中有重要作用。免疫检查点蛋白是一种膜结合蛋白，作为第二信号指导对特定抗原的免疫反应（抑制或刺激），特别是 PD-1 和 PD-L1。T 细胞、单核细胞和粒细胞上 PD-1 表达的延长和增加以及抗原呈递细胞上 PD-L1 表达的增强被认为是免疫抑制的标志。细胞功能的损伤与脓毒症患者对慢性病毒感染和病毒再激活的易感性增加有关。免疫反应失调可产生严重后果，包括诱发凝血障碍：1/3 的脓毒症患者经历弥散性血管内凝血（DIC），其特征是血小板计数低、纤维蛋白降解产物或可溶性纤维蛋白水平高、凝血时间延长和内源性抗凝剂（如抗凝血酶和蛋白 C）含量低。严重的 DIC 可导致中小血管血栓形成和过度出血，这与死亡风险增加有关。目前，DIC 没有专门的治疗方法。因此，维持炎症和抗炎平衡以及先天性和适应性免疫功能的正常运作同样重要。

（二）营养代谢方面

免疫细胞的能量状态决定了它们的功能。静息状态下，免疫细胞主要通过三羧酸循环和氧化磷酸化（oxidative phosphorylation，OXPHOS）途径来摄取能量。免疫细胞被病原体激活后，通过糖酵解途径（葡萄糖分解为丙酮酸和乳酸）产生能量，利用三羧酸循环合成脂质。与 OXPHOS 相比，糖酵解产生腺苷三磷酸（ATP）的速度快，但效率较低。脓毒症患者的外周血单核细胞常表现出广泛的代谢缺陷，如 ATP 含量降低，乳酸生成减少，耗氧量减少，这种情况被称为“免疫代谢瘫痪”。

（三）器官功能障碍

免疫反应失调的另一个表现是严重的器官功能障碍。脓毒症引起的器官衰竭除了影响中枢神经系统、血液系统和消化系统外，通常还影响呼吸系统、心血管系统和泌尿系统。脓毒症患者的呼吸衰竭通常表现为急性呼吸窘迫综合征（acute respiratory distress syndrome，ARDS）。脓毒症引起的心血管功能障碍，以心肌功能障碍和相对（由血管舒张引起）或绝对（由血管通透性增加引起）低血容量为特征，被认为是由钙稳态、线粒体功能障碍、细胞凋亡、循环心脏抑制介质和一氧化氮的改变引发的。脓毒症导致的急性肾损伤也是多种病理生理机制的结果，包括炎症级联及其后果，如补体激活、线粒体功能障碍、代谢重编程、低血压、肾素 - 血管紧张素 - 醛固酮系统失调、微循环功能障碍和大循环异常，以及肾毒性药物的使用。

二、脓毒症的管理和治疗

脓毒症患者的管理包括三个关键分支：控制潜在感染、血流动力学稳定和调节宿主反应。感染控制是所有脓毒症患者治疗的基础环节，主要包括抗生素治疗以及为消除传染源而通常采取的手术干预措施。血流动力学支持包括患者的液体管理以及为出现相关循环休克的患者使用血管活性药物。在血管活性药物的选择上，去甲肾上腺素是首选的血管加压药物；而当患者出现心肌抑制的情况时，通常会加入多巴酚丁胺这类肌力药物。有效管理脓毒症的关键在于及时识别脓毒症，并迅速启动治疗。早期液体复苏和抗生素的合理使用是成功治疗脓毒症的关键要素。2018 年，SSC 指南对“1 h 集束化治疗”进行了更新，并且在 2021 年的 SSC 指南中，依然保留了这一方案用于脓毒性休克患者的管理。SSC 指南的“集束化”方案指出，在遇到可疑脓毒症患者时，需在 3 h 和 6 h 内完成一系列治疗。

首要任务是诊断：在使用抗生素之前，需检测患者的乳酸水平并抽取血培养。乳酸水平的升高是脓毒症严重程度的标志。SSC 指南依旧建议将乳酸清除设定为复苏目标（此为基于低质量证据的弱推荐），并且将乳酸升高作为当前诊断脓毒性休克标准的一部分。血培养结果对于判断全身感染具有重要意义，阳性结果是全身感染的明确证据。目前的指南建议抽取两组血液培养物，分别进行需氧和厌氧培养。此外，还应根据患者的临床症状和体征，对其他相关体液（如痰液、尿液和脑脊液等）进行微生物培养，并检测其抗生素耐药性。

其余的治疗内容包括：早期抗菌药物管理、液体复苏以及血管加压素支持。不过，“1 h 集束化治疗”并非那么理想，尽管观察数据充分表明及时治疗感染性休克至关重要，但目前仍缺乏高质量的前瞻性证据来有力支持这一治疗方案的转变 。除了及时给予抗生素这一环节外，多项研究发现，“3 h 和 6 h 集束化治疗”不仅缺乏充分的科学证据支持，而且对患者的预后也未能产生积极影响。“1 h 集束化治疗”对于急诊科疑似脓毒症患者采取包括乳酸测定、血培养、广谱抗生素给药以及因患者出现低血压或乳酸≥ 4 mmol/L 而给予 30 ml/kg 晶体液等一系列措施的实际疗效，至今仍存在争议。

（一）控制感染

感染是脓毒症的根本原因，也是免疫失调的开始和延续。因此，区分感染来源并尽一切努力消除感染是当务之急，这有利于早期开展抗生素治疗和（或）手术控制病灶。Kumar 等的研究发现，在观察到脓毒症症状的第 1 h 内开始使用抗生素可使生存率提高 79.9%，每延迟 1 h，生存率就会降低 7.6%。对于疑似脓毒症的患者，尤其是脓毒性休克患者，应在就诊后 1 h 内进行早期经验性广谱抗生素治疗。理想情况下，在给予抗生素之前，应获取所有疑似感染病灶的微生物样本。但如果获取样本会导致抗生素使用延迟，那么就应优先进行抗生素治疗。尽管这一发现并未在所有研究中都得到验证，特别是对于脓毒性无休克患者的研究，但在其他多项研究中均显示，及时给予抗生素与脓毒症患者生存率的提高存在独立相关性。适当给予经验性抗菌药物治疗对于降低脓毒症死亡率至关重要。应根据患者的临床表现、当地抗菌药物耐药性模式以及患者对特定微生物的危险因素来指导用药。SSC 指南对脓毒症患者进行初始广谱抗菌治疗，确保药物在患者体内达到足够浓度。该治疗一般持续 3 ~ 5 天，之后应转为适当的单一抗菌药物治疗。是否停止治疗可依据 PCT 水平来判断，若 PCT 水平表明患者不再处于脓毒症状态，即可停止治疗。在选择初始抗生素方案时，还需考虑患者的慢性合并症（如人类免疫缺陷病毒感染、联合可变免疫缺陷病、糖尿病）和侵入性医疗装置（如中心静脉导尿管、导尿管）的存在情况。除了抗生素治疗，对感染部位进行清创或引流，以及移除（可能）感染的导管或设备也十分关键。与抗生素给药一样，这些操作应立即执行。强烈建议移除可能引起感染的侵入性装置，特别是尿导管和中心静脉导管。在脓毒症的最佳治疗方案中，传染源控制日益被视作一个至关重要的因素。多学科方法的早期干预（6 h）与患者生存率的提高有关。

（二）血流动力学稳定

1. 液体复苏 当患者被诊断为脓毒症后，为维持血流动力学稳定，应即刻启动液体复苏措施。以往，指南明确且强烈建议：若患者在确诊脓毒症后出现低血压症状，需在 1 h 内立即为其静脉输注 30 ml/kg 的晶体液。但最新的指南对这一液体量的推荐强度有所降低。液体复苏包括 4 个阶段：抢救（rescue）、优化（optimization）、稳定（stabilization）和清除阶段（de-resuscitation），即 ROS-D。

（1）抢救（rescue）阶段：对危及生命的休克患者［表现为低血压和（或）组织低灌注］，需要快速建立静脉通道，迅速补充血容量，纠正低血压和维持组织灌注。

（2）优化（optimization）阶段：患者的病情已有所缓解，不再面临直接的生命危险，但处于代偿性休克阶段，存在较高的代偿失代偿风险。在此阶段，对任何额外的液体治疗都需采取更为谨慎的态度，液体治疗应以优化心功能为核心目标，通过精细滴定的方式来实施，其目的在于改善组织灌注，进而减轻器官功能障碍。工作组强烈认为，必须明确避免盲目地快速注入大量液体，且在这一过程中缺乏密切的监测。这种做法可能会使患者在不知不觉中面临液体过载的风险，进而对患者的病情产生不利影响。

（3）稳定（stabilization）阶段：维持稳定的血流动力学状态，此时，液体治疗的主要目的是补充正常的液体流失，这些流失途径通常包括肾排尿、胃肠道排泄以及因昏迷导致的非显性失水等情况。如果患者由于某些尚未解决的病理状况，正在经历持续的额外液体流失，那么根据具体情况，也可以进行适当的液体输注，其中就包括补液措施，旨在通过合理的液体管理，确保患者体内的液体平衡，进而助力维持稳定的血流动力学状态，为患者的康复创造有利条件。

（4）清除（de-resuscitation）阶段：清除感染源，减少炎症负荷，通常目标是促进负流体平衡。

通过抢救改善灌注不足、优化和稳定以维持灌注，同时清除多余的液体以防止水肿。在一项研究中发现，接受限制性液体管理的患者死亡率从 33.2% 降至 24.7% 。

在脓毒症治疗中，确定患者所需液体量是困难的，受多种因素影响，如液体流失程度、心功能状况，以及脓毒症发病与识别时间等。因而提前明确每个患者的液体给予量并不现实。因此，液体给药需遵循个体化原则，还应定期重新评估患者的液体需求。从而有效降低高血容量风险，避免其对气体交换、肾功能、伤口愈合及认知等造成不良影响。在评估患者液体需求时，传统方法是在短时间内（一般为 10 min）为患者输注少量液体（约 200 ml 的晶体溶液）。随后，依据预先设定的目标（如使心输出量增加 10%）以及安全标记（如中心静脉压），对患者的反应进行评估。若有需要，这一策略可重复施行。关键的一点是，血压对液体给药的变化并非总能迅速呈现，因为当血管张力降低时，即便动脉血压没有上升，血流量依然有可能增加。所以，相比只关注血压的变化，评估心输出量（或每搏量）的变化更为科学。评估心输出量的反应可以借助多种技术来完成。此外，也可以通过被动抬腿试验对患者的液体反应进行评估。

目前还没有一种理想的液体用于治疗。目前有两种选择：晶体液和胶体液。最常用的等渗晶体液是 0.9% 氯化钠溶液。随着时间推移，这种溶液可能会导致肾血管收缩和肾小球系膜收缩，进而损害肾功能。SPLIT 试验对缓冲晶体液和生理盐水进行了比较，结果发现，与生理盐水相比，缓冲晶体液并不能降低急性肾损伤的风险。一项荟萃分析表明，白蛋白在降低死亡率方面并无益处。

2. 液体选择、液体平衡与液体灌注评估

（1）生理盐水和平衡盐溶液的选择：两项大型随机对照试验发现，接受平衡盐溶液与生理盐水治疗的普通患者，在住院天数方面没有差异。在危重症患者中，使用平衡盐溶液治疗会导致死亡率、肾脏替代疗法或持续性肾功能不全的复合结局发生率更低。在一项荟萃分析中，对危重症患者使用平衡盐溶液，可使死亡风险相对降低 9%，而使用生理盐水则会使死亡风险相对增加 1%。总体而言，在降低死亡率方面，平衡盐溶液更具优势。

（2）液体平衡：虽然充分复苏是必不可少的，但液体超负荷与死亡率增加有关，进行灌注评估对治疗至关重要。在成功复苏后 24 ~ 48 h 内，仔细注意液体管理并过渡到保守液体管理，可缩短 ICU 住院时间。CLASSIC 和 CLOVERS 随机对照试验表明，对于脓毒性休克患者而言，采用更保守的液体给药方法，在 90 天时的死亡率并不低于标准静脉输液治疗的情况。这表明，相对保守的液体输注策略对脓毒性休克患者的死亡率几乎没有影响，但同时也证明了相对液体限制的安全性。

（3）液体灌注评估：在脓毒症的灌注评估中，应将重点放在血流动力学参数正常化上。复苏的目标已从静态的血流动力学指标（如心率、平均动脉压、中心静脉压）发展为动态变量，例如脉压变异度、每搏输出量变异度、体积描记变异指数，以及其他通过床旁超声心动图测量获得的指标。

外周灌注是一个很有潜力的替代目标。研究发现，皮肤温度梯度、毛细血管再充盈时间（capillary refill time，CRT）、皮肤花斑程度以及外周灌注指数可作为深部器官灌注的替代指标。在一项研究中，与以乳酸为目标的液体复苏相比，以 CRT 为目标的复苏策略在降低 28 天死亡率方面未显示出具有统计学意义的降低，不过存在有益的趋势（P=0.06）。该试验还表明，在脓毒性休克复苏过程中，CRT 可被用于可靠地追踪局部和微循环血流参数以及缺氧替代指标的动态变化。在后续的研究中，该试验旨在对脓毒性休克患者进行进一步分层，以便更精确地指导基于 CRT 的复苏工作。

（三）调节宿主反应

脓毒症的免疫反应是病原体入侵后免疫系统的一种模式识别受体介导的失调，炎症和抗炎反应之间的精细平衡至关重要。入侵性感染会触发促炎和抗炎宿主反应，其程度取决于病原体毒力、感染部位、宿主遗传学和合并症等多种因素。在这种情况下，最广泛的干预措施是使用糖皮质激素，糖皮质激素通过核因子 kB 等途径对炎症产生多种影响。

（四）治疗

脓毒性休克是一种严重的组织低灌注状态，由感染引起全身炎症反应，伴有微循环受损和细胞病变性缺氧，包括严重的低血容量、血管舒张和心功能障碍。虽经积极治疗，但脓毒性休克患者的死亡率仍然很高。这些患者的主要死亡原因是难治性多器官衰竭和低血压。因此在脓毒性休克中，开始早期治疗是至关重要的。

1. **抗生素** 抗生素滥用问题在医疗领域愈发凸显，其主要原因在于人们对细菌感染的担忧以及对延迟治疗风险的恐惧，使得抗生素常被过量使用。而且，在开始使用抗生素后，由于缺乏明确的停用抗生素的科学依据，导致抗生素使用时间过长的现象屡见不鲜。一项有关 ICU 严重脓毒症的成年患者的荟萃分析显示，给予经验性单一抗生素治疗与联合抗生素治疗，在死亡率或其他重要结局方面并未呈现出明显差异。所以对抗生素的使用应精确到个体，不仅能够有效减少抗生素的滥用，还有助于进一步降低多重耐药病原体出现的风险，毕竟，抗生素的过度使用已然成为威胁人们生命健康的重要因素之一。在感染来源不明的情况下，通常需对患者经验性地给予广谱抗菌药物治疗。对于大多数患者，经验性抗生素覆盖范围应包括扩展谱青霉素、第三代或第四代头孢菌素或碳青霉烯类药物。同时，还需考虑到耐甲氧西林金黄色葡萄球菌存在的可能性，建议经验性使用万古霉素。此外，若患者处于免疫抑制状态、正在接受全肠外营养，或者近期有过腹部手术，在这些情况下，也可考虑进行经验性抗真菌治疗。值得注意的是，一旦获取微生物数据，应迅速将治疗方案降级为靶向抗微生物药物。这种做法不仅安全可靠，还与较低的死亡率相关。

2. **糖皮质激素** 最新的 SSC 指南建议，当患者出现脓毒性休克且需要持续使用血管升压药物时，建议静脉应用糖皮质激素。推荐去甲肾上腺素用量达到 0.25 μg/（kg·min）至少 4 h 后应用糖皮质激素（氢化可的松每日 200 mg 静脉注射，或者每 6 h 静脉注射

50 mg）。这一建议主要基于近期的两项试验。ADRENAL 试验将脓毒性休克患者进行随机分组，分别接受氢化可的松治疗和安慰剂对照。结果显示，两组患者的死亡率并无差异，但接受氢化可的松治疗的患者在休克逆转、ICU 住院时长、无机械通气天数以及输血需求等方面均有显著改善。另一项试验对脓毒性休克患者给予氢化可的松加氟化可的松与安慰剂相比，发现治疗组的死亡率降低，休克持续时间缩短，ICU 住院时间缩短，器官支持时间也缩短。关于糖皮质激素在脓毒症中的作用目前研究仍然存在争议。

3. **血管活性药物** 当经充分的液体复苏后仍有低血压时，应及时给予血管活性药物。目前，SSC 指南推荐将去甲肾上腺素作为一线血管加压药物。如果需要第二种药物来达到平均动脉压目标，则推荐选择血管加压素。血管升压药包括精氨酸血管加压素及其衍生物（特利加压素）以及血管紧张素Ⅱ。但缺少证据及大量的试验，所以其有效性还在进一步论证中。

2021 年 SSC 指南将肾上腺素作为三线用药，尤其适用于存在心功能不全的患者。小剂量肾上腺素是一种强心剂，但当大剂量使用时，会表现出血管收缩特性。在脓毒性休克治疗中，将肾上腺素与去甲肾上腺素，或与去甲肾上腺素和多巴酚丁胺进行直接对比，发现死亡率并无差异，但与单独使用去甲肾上腺素相比，使用肾上腺素会增加不良事件的发生。值得注意的是，肾上腺素可通过刺激 β_2 受体产生代谢效应，导致高乳酸血症。

多巴胺以往被作为脓毒性休克的一线血管加压药物，但 2010 年 SOAP Ⅱ随机对照试验发现，接受血管加压药治疗的休克患者与接受去甲肾上腺素治疗的休克患者之间的死亡率并没有显著差异，但使用多巴胺会导致更多不良事件的发生。一项荟萃分析发现，使用去甲肾上腺素比使用多巴胺更能降低脓毒性休克患者的死亡率。多巴胺应仅用于特定的患者（如脓毒性患者合并心动过缓）。

4. **维生素** C 最新 SSC 指南不再建议应用静脉输注维生素 C 治疗脓毒症或脓毒性休克。

5. **血液净化技术** 50% 的脓毒性休克患者存在内毒素循环，并与不良预后相关。血液净化疗法已被提议作为辅助疗法，以调节失调的炎症反应。这些疗法的主要目的是从血液中去除炎症介质和内毒素。然而，到目前为止，在随机试验中评估时，他们未能明确证明患者生存率的改善。目前没有足够的证据建议使用其他血液净化技术以及多黏菌素 B 包被滤器血液灌流。指南未提及近年来较热门的内毒素吸附，也应该与证据不足有关。

6. **抗凝治疗** 只要没有禁忌证就推荐使用静脉血栓栓塞症的药物性预防，并推荐使用低分子肝素。

7. **静脉注射免疫球蛋白** 获得性免疫抑制导致低内源性免疫球蛋白水平可能影响脓

毒症患者的死亡率，免疫球蛋白被认为可以减轻炎症反应和增强免疫机制，具有调节促炎和抗炎过程的潜力。然而，静脉输注免疫球蛋白尚未被证明可以改善脓毒症患者的死亡率。因此，目前仍不推荐将免疫球蛋白作为治疗脓毒症的一线用药。

8. **血糖控制**　脓毒症的血糖控制是一个备受争议的话题。一方面，高血糖会产生免疫抑制作用，降低机体产生有效免疫反应的能力；另一方面，胰岛素的抗炎作用可能抑制细胞自噬，对患者清除感染的能力产生负面影响。有证据表明，脓毒症患者的严重高血糖与 30 天死亡率增加有关。有研究对脓毒症患者强化胰岛素控制（目标血糖 81 ~ 108 mg/dl）和常规胰岛素控制（< 180 mg/dl）进行了对比，发现强化胰岛素治疗可造成脓毒症患者的低血糖率和死亡率增加。由于高血糖和低血糖都与不良后果相关，目前的建议是在血糖水平超过 10 mmol/L（180 mg/dl）后开始使用胰岛素，目标是维持 8 ~ 10 mmol/L（144 ~ 180 mg/dl）的水平，建议避免低血糖或血糖水平大幅波动。

三、脓毒症的展望与进展

脓毒性休克是导致脓毒症高死亡率的主要原因。目前，对脓毒症和脓毒性休克的定义是基于对脓毒症更深入的理解，脓毒症并非仅仅一种炎症过程，而是一种失调的免疫反应。早期识别和及时处理对于改善患者的预后至关重要，比如对脓毒性休克的患者实施“1 h 集束化治疗”。核心要素为：使用抗生素、控制感染源、进行静脉液体复苏以及使用血管活性药物。同时，脓毒症和脓毒性休克是一个不断动态变化的过程，根据患者病情的变化及时调整治疗方案是至关重要的。

（张文博　顾　伟）

参考文献

[1] Singer M, Deutschman C S, Seymour C W, et al. The Third International Consensus Definitions for Sepsis and Septic Shock (Sepsis-3). JAMA, 2016, 315 (8): 801-810.

[2] Torres LK, Pickkers P, van der Poll T. Sepsis-Induced Immunosuppression. Annual Review of Physiology, 2022, 84 (1): 157-181.

[3] Van der Poll T, Shankar-Hari M, Wiersinga WJ. The immunology of sepsis. Immunity, 2021, 54 (11): 2450-2464.

[4] Wu D, Shi Y, Zhang H, et al. Epigenetic mechanisms of Immune remodeling in sepsis: targeting histone modification. Cell Death Dis, 2023, 14 (2): 112.

[5] Leite GGF, de Brabander J, Michels EHA, et al. Monocyte state 1 (MS1) cells in critically ill patients with sepsis or non-infectious conditions: association with disease course and host response. Critical Care, 2024, 28 (1): 88.

[6] Adelborg K, Larsen JB, Hvas AM. Disseminated intravascular coagulation: epidemiology, biomarkers, and management. British Journal of Haematology, 2021, 192 (5): 803-818.

[7] Hu T, Liu CH, Lei M, et al. Metabolic regulation of the immune system in health and diseases: mechanisms and interventions. Signal Transduction and Targeted Therapy, 2024, 9 (1): 268.

[8] Matthay MA, Zemans RL, Zimmerman GA, et al. Acute respiratory distress syndrome. Nat Rev Dis Primers., 2019, 5 (1): 18.

[9] Zarbock A, Nadim MK, Pickkers P, et al. Sepsis-associated acute kidney injury: consensus report of the 28th Acute Disease Quality Initiative workgroup. Nat Rev Nephrol, 2023, 19 (6): 401-417.

[10] Zaki HA, Bensliman S, Bashir K, et al. Accuracy of procalcitonin for diagnosing sepsis in adult patients admitted to the emergency department: a systematic review and meta-analysis. Syst Rev, 2024, 13 (1): 37.

[11] Henning DJ, Hall MK, Watsjold BK, et al. Interleukin-6 improves infection identification when added to physician judgment during evaluation of potentially septic patients. Am J Emerg Med, 2020, 38 (5): 947-952.

[12] Parlato M, Philippart F, Rouquette A, et al. Circulating biomarkers may be unable to detect infection at the early phase of sepsis in ICU patients: the CAPTAIN prospective multicenter cohort study. Intensive Care Med, 2018, 44 (7): 1061-1070.

[13] Largman-Chalamish M, Wasserman A, Silberman A, et al. Differentiating between bacterial and viral infections by estimated CRP velocity. PLoS One, 2022, 17 (12): e0277401.

[14] Ma K, Zhang Y, Hao J, et al. Correlation analysis of systemic immune inflammatory index, Serum IL-35 and HMGB-1 with the severity and prognosis of sepsis. Pak J Med Sci, 2023, 39 (2): 497-501.

[15] Pugin J, Daix T, Pagani JL, et al. Serial measurement of pancreatic stone protein for the early detection of sepsis in intensive care unit patients: a prospective multicentric study. Crit Care, 2021, 25 (1): 151.

[16] Azim A. Presepsin: A Promising Biomarker for Sepsis. Indian J Crit Care Med, 2021, 25 (2): 117-118.

[17] Qin Q, Liang L, Xia Y. Diagnostic and prognostic predictive values of circulating sTREM-1 in sepsis: A meta-analysis. Infect Genet Evol, 2021 (96): 105074.

[18] Huang N, Chen J, Wei Y, et al. Multi-marker approach using C-reactive protein, procalcitonin, neutrophil CD64 index for the prognosis of sepsis in intensive care unit: a retrospective cohort study. BMC

Infect Dis，2022，22（1）：662.

［19］Zhao D，Li S，Cui J，et al. Plasma miR-125a and miR-125b in sepsis：Correlation with disease risk，inflammation，severity，and prognosis. J Clin Lab Anal，2020，34（2）：e23036.

［20］Na L，Ding H，Xing E，et al. Lnc-MEG3 acts as a potential biomarker for predicting increased disease risk，systemic inflammation，disease severity，and poor prognosis of sepsis via interacting with miR- 21. J Clin Lab Anal，2020，34（4）：e23123.

［21］Zhou F，Liu D，Ye J，et al. Circ_0006944 aggravates LPS-induced HK2 cell injury via modulating miR-205-5p/UBL4A pathway. Autoimmunity，2023，56（1）：2276066.

［22］Shi W，Zhu W，Yu J，et al. LncRNA HOTTIP as a diagnostic biomarker for acute respiratory distress syndrome in patients with sepsis and to predict the short-term clinical outcome：a case-control study. BMC Anesthesiol，2024，24（1）：30.

［23］Gatseva P，Blazhev A，Yordanov Z，et al. Early Diagnostic Markers of Late-Onset Neonatal Sepsis. Pediatr Rep，2023，15（3）：548-559.

［24］Custodero C，Wu Q，Ghita G L，et al. Prognostic value of NT-proBNP levels in the acute phase of sepsis on lower long-term physical function and muscle strength in sepsis survivors. Crit Care，2019，23（1）：230.

［25］Jiang S，Wang Y，Chen L，et al. PAI-1 genetic polymorphisms influence septic patients' outcomes by regulating neutrophil activity. Chin Med J（Engl），2023，136（16）：1959-1966.

［26］Erikson K，Ala-Kokko TI，Koskenkari J，et al. Elevated serum S-100β in patients with septic shock is associated with delirium. Acta Anaesthesiol Scand，2019，63（1）：69-73.

［27］Hu J，Xie S，Li W，et al. Diagnostic and prognostic value of serum S100B in sepsis-associated encephalopathy：A systematic review and meta-analysis. Front Immunol，2023（14）：1102126.

［28］Evans L，Rhodes A，Alhazzani W，et al. Surviving sepsis campaign：international guidelines for management of sepsis and septic shock 2021. Intensive Care Med，2021，47（11）：1181-1247.

［29］Wayland J，Teixeira JP，Nielsen ND. Sepsis in 2024：a review. Anaesthesia & Intensive Care Medicine，2024，25（10）：642-651.

［30］Freund Y，Cancella de Abreu M，Lebal S，et al. Effect of the 1-h bundle on mortality in patients with suspected sepsis in the emergency department：a stepped wedge cluster randomized clinical trial. Intensive Care Medicine，2024，50（7）：1086-1095.

［31］Hoste EA，Maitland K，Brudney CS，et al. Four phases of intravenous fluid therapy：a conceptual model. British Journal of Anaesthesia，2014，113（5）：740-747.

[32] Hammond NE, Zampieri FG, Di Tanna GL, et al. Balanced Crystalloids versus Saline in Critically Ill Adults — A Systematic Review with Meta-Analysis. NEJM Evid. 2022, 1 (2): EVIDoa2100010.

[33] National Heart, Lung, and Blood Institute Prevention and Early Treatment of Acute Lung Injury Clinical Trials Network, Shapiro NI, Douglas IS, et al. Early Restrictive or Liberal Fluid Management for Sepsis-Induced Hypotension. N Engl J Med, 2023, 388 (6): 499-510.

[34] Kattan E, Bakker J, Estenssoro E, et al. Hemodynamic phenotype-based, capillary refill time-targeted resuscitation in early septic shock: The ANDROMEDA-SHOCK-2 Randomized Clinical Trial study protocol. Rev Bras Ter Intensiva, 2022, 34 (1): 96-106.

[35] Heming N, Sivanandamoorthy S, Meng P, et al. Immune Effects of Corticosteroids in Sepsis. Front Immunol, 2018 (9): 1736.

[36] Routsi C, Gkoufa A, Arvaniti K, et al. De-escalation of antimicrobial therapy in ICU settings with high prevalence of multidrug-resistant bacteria: a multicentre prospective observational cohort study in patients with sepsis or septic shock. J Antimicrob Chemother, 2020, 75 (12): 3665-3674.

[37] Annane D, Renault A, Brun-Buisson C, et al. Hydrocortisone plus Fludrocortisone for Adults with Septic Shock. N Engl J Med, 2018, 378 (9): 809-818.

[38] Kotani Y, Belletti A, D'Amico F, et al. Non-adrenergic vasopressors for vasodilatory shock or perioperative vasoplegia: a meta-analysis of randomized controlled trials. Crit Care, 2024, 28 (1): 439.

[39] Einav S, Helviz Y, Ippolito M, et al. Vasopressor and inotrope treatment for septic shock: An umbrella review of reviews. J Crit Care, 2021 (65): 65-71.

[40] NICE-SUGAR Study Investigators, Finfer S, Chittock DR, et al. Intensive versus Conventional Glucose Control in Critically Ill Patients. N Engl J Med, 2009, 360 (13): 1283-1297.